Assessing and Treating Dysphagia A Lifespan Perspective

吞咽障碍评估与治疗

一生透视

原 著 [美] Debra M. Suiter [美] Memorie M. Gosa
主 译 窦祖林

中国科学技术出版社
·北 京·

图书在版编目（CIP）数据

吞咽障碍评估与治疗：一生透视 /（美）黛布拉 · M. 苏特 (Debra M. Suiter)，（美）麦默里 · M. 戈萨 (Memorie M. Gosa) 原著；窦祖林主译 . — 北京：中国科学技术出版社，2021.5（2022.9 重印）

书名原文：Assessing and Treating Dysphagia: A Lifespan Perspective

ISBN 978-7-5046-8979-5

Ⅰ . ①吞… Ⅱ . ①黛… ②麦… ③窦… Ⅲ . ①吞咽障碍—治疗 Ⅳ . ① R745.105

中国版本图书馆 CIP 数据核字 (2021) 第 034640 号

著作权合同登记号：01-2021-0559

Copyright © 2019 of the original English language edition by Thieme Medical Publishers, Inc., New York, USA

Original title: *Assessing and Treating Dysphagia: A Lifespan Perspective, 1e*

by Debra M. Suiter, Memorie M. Gosa

《吞咽障碍评估与治疗：一生透视》（第 1 版）由美国纽约的 Thieme Medical Publishers，Inc. 于 2019 年出版，版权归其所有。作者：[美] 黛布拉 · M. 苏特（Debra M. Suiter），[美] 麦默里 · M. 戈萨（Memorie M. Gosa）。

策划编辑 焦健姿 费秀云

责任编辑 孙 超

装帧设计 佳木水轩

责任印制 徐 飞

出 版 中国科学技术出版社

发 行 中国科学技术出版社有限公司发行部

地 址 北京市海淀区中关村南大街 16 号

邮 编 100081

发行电话 010-62173865

传 真 010-62179148

网 址 http://www.cspbooks.com.cn

开 本 889mm × 1194mm 1/16

字 数 655 千字

印 张 25.75

版 次 2021 年 5 月第 1 版

印 次 2022 年 9 月第 2 次印刷

印 刷 天津翔远印刷有限公司

书 号 ISBN 978-7-5046-8979-5 / R · 2670

定 价 258.00 元

（凡购买本社图书，如有缺页、倒页、脱页者，本社发行部负责调换）

译者名单

主　　译　窦祖林

译　　者　（以姓氏笔画为序）

于　帆　万桂芳　卫小梅　王　杰　王玉珏
刘　艳　安德连　李婉萁　李慧娟　杨清露
何　萃　张梦清　张耀文　林　拓　欧海宁
罗子芮　於雪英　贺子桐　唐志明　温红梅
谢纯青　谢梦姝　窦祖林　樊　萍　戴　萌

学术秘书　贺子桐　杨　晨

内容提要

本书引进自世界知名的 Thieme 出版社，是一部反映整个生命周期中各类疾病所致吞咽障碍评估与治疗的权威参考书。著者从整个生命周期中具有代表性的吞咽生理和解剖学基础知识入手，详细介绍了吞咽障碍的筛查与评估，以及关于吞咽造影、软管喉镜吞咽功能检查和高分辨率测压技术最新进展的相关信息；重点阐述了生命周期中从早产到临终关怀，以及每个病种所致吞咽障碍的评估与治疗，还特别用大量篇幅对与儿童相关的吞咽喂养问题展开了深入讨论，旨在指导读者深入研究特定吞咽障碍人群，并将学习的知识与技能应用于感兴趣的特定人群。书末还特别增加了有关吞咽障碍实践的职业道德、伦理和多元文化内容。全书始终贯穿着最新且基于循证医学证据的信息，非常适合目前或将来从事评估与治疗吞咽障碍的临床医师、治疗师、护士及广大的医学生阅读。

原书编者名单

原 著

Debra M. Suiter, PhD, CCC–SLP, BCS–S, F–ASHA
Director, Voice and Swallow Clinic
Professor
Department of Communication Sciences and Disorders
University of Kentucky
Lexington, Kentucky

Memorie M. Gosa, PhD, CCC–SLP, BCS–S
Associate Professor, Speech–Language Pathologist
Department of Communicative Disorders
The University of Alabama
Neonatal Intensive Care Unit
Druid City Hospital
Tuscaloosa, Alabama

其他参编人员

Saima Aftab, MD
Director
Fetal Care Center
Medical Director
Victor Center
Miami, Florida

Paras M. Bhattarai, MD, MBA
Assistant Professor and Director, Pediatric Stroke Program
Department of Pediatrics, Division of Pediatric Neurology
University of Tennessee Health Science Center
Le Bonheur Children's Hospital
Memphis, Tennessee

Susan Brady, DHEd, MS, CCC–SLP, BCS–S
Director of Quality and Research
Department of Quality, Outcomes, Research, and Education
Marianjoy Rehabilitation Hospital, Northwestern Medicine
Wheaton, Illinois

Martin B. Brodsky, PhD, ScM, CCC–SLP, F–ASHA
Associate Professor
Department of Physical Medicine and Rehabilitation
Johns Hopkins University
Baltimore, Maryland

Giselle Carnaby, MPH, PhD, CCC=SLP, FASHA
Professor
Internal Medicine and Communication Sciences and Disorders
University of Central Florida
Orlando, Florida

Mary L. Casper, MA, CCC–SLP, FNAP
Corporate Rehabilitation Consultant
Rehabilitation Department
HCR ManorCare
Rockville, Maryland

Edgar Chambers IV, PhD
University Distinguished Professor
Center for Sensory Analysis and Consumer Behavior
Kansas State University
Manhattan, Kansas

Kelly Green Corkins, MS, RD, CSP, LDN, CNSC
Pediatric Clinical Dietitian III
LeBonheur Children's Hospital
Memphis, Tennessee

Mark R. Corkins, MD, FAAP
Professor of Pediatrics
University of Tennessee Health Science Center

Division Chief
Pediatric Gastroenterology
LeBonheur Children's Hospital
Memphis, Tennessee

Scott Dailey, PhD, CCC–SLP
Speech–Language Pathologist, Adjunct Assistant Professor
Department of Otolaryngology–Head and Neck Surgery
University of Iowa Hospitals and Clinics
Iowa City, Iowa

Amy L. Delaney, PhD, CCC–SLP
Assistant Professor
Department of Speech Pathology and Audiology
Marquette University
Milwaukee, Wisconsin

Pamela Dodrill, PhD, CCC–SLP
Clinical Specialist
Feeding and Developmental Therapy Team
Neonatal Intensive Care Unit
Brigham and Women's Hospital
Boston, Massachusetts

Caryn Easterling, PhD CCC ASHA Fellow
Adjunct Faculty
Department of Communication Sciences and Disorders
University of Wisconsin–Milwaukee
Milwaukee, Wisconsin

Jane Mertz Garcia, PhD
Professor
Department of Communication Sciences and Disorders
Kansas State University
Manhattan, Kansas

Memorie M. Gosa, PhD, CCC–SLP, BCS–S
Associate Professor, Speech–Language Pathologist
Department of Communicative Disorders
The University of Alabama
Neonatal Intensive Care Unit
Druid City Hospital
Tuscaloosa, Alabama

Melanie P. Hiorns, MBBS, FRCR, FRCP
Consultant, Paediatric Radiologist
Radiology Department
Institution Great Ormond Street Hospital for Children
London, United Kingdom

Sudarshan R. Jadcherla, MD, FRCPI, DCH
Professor and Associate Division Chief, Academics
Department of Pediatrics
Nationwide Children's Hospital
The Ohio State University College of Medicine
Columbus, Ohio

Jason Nathaniel Johnson, MD, MHS
Director, Cardiac MRI
Assistant Professor of Pediatrics and Radiology
University of Tennessee Health Sciences Center
LeBonheur Children's Hospital
Memphis, Tennessee

Molly A. Knigge, MS
Senior Speech Pathologist
Department of Surgery, Division of Otolaryngology
University of Wisconsin–Madison
Madison, Wisconsin

Steven B. Leder, PhD, CCC–SLP (deceased)
Professor
Department of Surgery
Section of Otolaryngology
Yale University School of Medicine
New Haven, Connecticut

Paula Leslie, PhD, MA (Bioethics), FRCSLT, CCC–SLP
Senior Lecturer
School of Health Sciences
Faculty of Health and Wellbeing
University of Central Lancashire
Lancashire, United Kingdom

Georgia A. Malandraki, PhD, CCC–SLP, BCS–S
Associate Professor
Department of Speech, Language, and Hearing Sciences
Purdue University
West Lafayette, Indiana

Jaime Bauer Malandraki, MS, CCC–SLP, BCS–S
Clinical Assistant Professor
Department of Speech, Language and Hearing Sciences
West Lafayette, Indiana

Claire Kane Miller, PhD, MHA
Program Director
Aerodigestive and Esophageal Center
Interdisciplinary Feeding Team
Division of Speech–Language Pathology
Cincinnati Children's Hospital Medical Center
Cincinnati, Ohio

William G. Pearson Jr., PhD
Associate Professor
Department of Cellular Biology and Anatomy
Medical College of Georgia
Augusta University
Augusta, Georgia

Emily K. Plowman, PhD, CCC–SLP
Associate Professor
Departments of Communication Sciences and Disordersand Neurology
Co–Director, Swallowing Systems Core
Clinical Director, Center for Respiratory Rehabilitation and Research
University of Florida
Gainesville, Florida

Luis F. Riquelme, PhD, CCC–SLP, BCS–S
Associate Professor, Director
Department of Speech–Language Pathology, School of Health Sciences and Practice
New York Medical College
Valhalla, New York
Center for Swallowing and Speech–Language Pathology
New York–Presbyterian Brooklyn Methodist Hospital
Brooklyn, New York

Erin Sundseth Ross, PhD, CCC–SLP
Developmental Therapist, Speech/Language Pathologist
Physical Medicine and Rehabilitation
Rose Medical Center
Denver, Colorado

Martina Ryan, LRSLT, MRSLT
Specialist, Speech and Language Therapist
Department of Speech and Language Therapy
Great Ormond Street Hospital
London, United Kingdom

Reza Shaker, MD
Senior Associate Dean, Chief, Professor
Division of Gastroenterology
Director
Digestive Disease Center
Clinical and Translational Research
Medical College of Wisconsin
Milwaukee, Wisconsin

Pamela A. Smith, PhD, CCC–SLP
Professor of Speech Pathology
Department of Communication Sciences and Disorders
Bloomsburg University
Bloomsburg, Pennsylvania

Heather M. Starmer, MA, CCC–SLP, BCS–S
Director, Head and Neck Speech and Swallowing Rehabilitation
Department of Otolaryngology–Head and Neck Surgery
Stanford University
Palo Alto, California

Catriona M. Steele, PhD, S–LP(C), CCC–SLP, BCS–S
Senior Scientist

Swallowing Rehabilitation Research Laboratory
Toronto Rehabilitation Institute–University Health Network
Toronto, Ontario, Canada

Debra M. Suiter, PhD, CCC–SLP, BCS–S, F–ASHA
Director, Voice & Swallow Clinic
Professor
Department of Communication Sciences & Disorders
University of Kentucky
Lexington, Kentucky

Nancy B. Swigert, MA, CCC–SLP, BCS–S
President
Swigert & Associates, Inc.
Biltmore Lake, North Carolina

Lauren Tabor, MS, CCC–SLP
Swallowing Systems Core
University of Florida
Gainesville, Florida

Susan L. Thibeault, PhD, CCC–SLP
Professor, Diane M. Bless Endowed Chair
Department of Surgery
University of Wisconsin–Madison
Madison, Wisconsin

Kay A. Toomey, PhD
President, Toomey & Associates, Inc.
Clinical Supervisor, The Feeding Clinic @ STAR
Developer, SOS Approach to Feeding program
Pediatric Psychologist
Denver, Colorado

James D. Tutor, MD
Professor of Pediatrics
Program in Pediatric Pulmonary Medicine
University of Tennessee Health Science Center
Le Bonheur Children's Hospital
Memphis, Tennessee

Heather L. Warner, PhD, CCC–SLP
Assistant Professor
Department of Communication Disorders
Southern Connecticut State University
New Haven, Connecticut

Tammy Wigginton, MS, CCC–SLP, BCS–S
Speech Language Pathologist
University of Kentucky Voice and Swallow Clinic
Lexington, Kentucky

Jay Paul Willging, MD
Professor
Department of Otolaryngology–Head and Neck Surgery
University of Cincinnati College of Medicine
Cincinnati Children's Hospital Medical Center
Cincinnati, Ohio

原书序

读者通常会根据图书简介或书评人的文章来衡量是否购买一本书。许多人认为，一本好书所蕴含的智慧，足以超越技术变革或传统观念的转变，这是一种非常真实的感受。吞咽障碍领域的研究范围广阔，所以该专业的临床医师认为，随着临床习惯受到挑战，旧的信息会被新的观念所取代，因此需要更多的指导和引导。

但是，新事物代替旧事物的过程往往是非常缓慢的，在临床和实验室中的变化只能通过漫长的演变过程才能实现，很少能在源头就获得实现。由于过程非常缓慢，以至于很多变化常被忽视。很少能遇到天时、地利、人和的情况，只有那些对自己所处领域比较敏感的人才能意识到这些变化。当他们意识到有机会精准表达时，一定会抓住这样的罕见时刻。我的朋友 Debra Suiter 和 Memorie Gosa 共同编写的这本书就是这样一个例子。他们感知并利用知识和有利条件的交集，在合适的时间聚集了合适的专家，并诠释了一种对临床医师、研究人员、医学教师及医学生都有意义的变化状态。

我坚信临床总会为研究提供信息，而研究为临床提供信息的情况很少发生。在实验室与世隔绝的研究人员发现，他们基本不具备提出重要问题所需的洞察力，也很难创造出一个能够回答这些问题应用于临床实践的架构。Suiter 博士和 Gosa 博士都是完美的临床科学家，他们成功地跨越了这两个领域。两位专家为患者服务了数十年，并从他们的实验室中收集了许多经过同行评议的文章。他们将有益的临床实践和数据汇总收集到书中。多位作者合著的困难之处在于，要为读者创造出一种独特的、无缝的“声音”。本书的多位作者都是各领域具有广泛临床和技术专业知识的人。当我看到这本书时，我没有因费力理解评估和分析的技术而受到阻碍，因为每一章都提供了细致入微的处理。书中涉及的主题也令人印象深刻，除吞咽造影、喉镜、测压等新的先进技术信息外，还包括临终时给予患者及家庭成员的咨询意见和护送。

读者会发现，Debra 和 Memorie 说服了各自专业领域的权威专家为本书提供准确且有用的信息，并帮助他们继续扩大其专业知识和创新能力。遗憾的是，有些专家在撰写和出版本书的过程中离开了我们，但 Steven Leder 博士应该为本书感到自豪，因为他与 Debra Suiter 和 Memorie Gosa 一起撰写了这部优秀的著作。本书几乎没有缺点，每一章都闪耀着光芒，我相信每位著者都给出了他们撰写得最精彩的章节。

George Herbert（1593—1633）说过，“老朋友是一面最好的镜子”。Debra 和 Memorie 两人共事多年，是众所周知的老朋友。他们一个是具有创造性的科学家，一个是细心的医师。现在，他们又成为这部出色著作的共同作者，我为他们感到骄傲。

Joseph Murray, PhD, CCC-SLP

Chief, Audiology/Speech Pathology Service

VA Ann Arbor Healthcare System

Ann Arbor, Michigan

译者前言

Assessing and Treating Dysphagia: A Lifespan Perspective 中文翻译版《吞咽障碍评估与治疗：一生透视》在团队成员的共同努力下，终于要与大家见面了。本书原著由 Debra M. Suiter 和 Memorie M. Gosa 联合撰写。全书共有 28 章，第 1～3 章主要介绍了与吞咽有关的解剖生理等基本知识；第 4～10 章侧重于吞咽障碍的筛查、临床评估及仪器检查的内容；第 11～26 章重点阐述了个体生命周期中各类疾病所致吞咽障碍的评估与治疗；第 27、28 章则介绍了职业道德、医学伦理的相关内容。

著者以问题引导的循证依据作为基础，批判性地介绍和吸收了当今吞咽障碍领域的评估治疗技术方法，包括婴幼儿特有的由早产、颅面综合征、先天性心脏病和脑瘫所致的吞咽障碍，以及成人特有的由神经退行性疾病、脑卒中、脑外伤、头颈部肿瘤、消化道疾病、肺部疾病所致的和临终的吞咽障碍，从疾病的病因、病理机制等角度，结合解剖生理，描述了有关吞咽障碍的新问题、相关评估及多学科干预与管理，从大量文献研究中寻找有无证据支持。各章的开篇都有本章概要、关键词和学习目标，在章末都有习题及答案与解析。书中配有大量精美图片、表格和临床须知，图文并茂。与国内同类著作相比，本书是一部非常实用的教科书，但又不是一般意义上的教科书和专著，书中不仅包括知识点的介绍与描述，而且引导读者透过现象看本质，基于循证医学证据理解消化吸收知识点。相信大家捧读此书时，会发现书中所述对日常工作中的临床问题处理及自己感兴趣问题的研究都大有裨益。

翻译不只是对原著所述进行中外文字转换，而是一种再创作、再加工的过程。如何做到“信、达、雅”，对于专业著作而言更是一种挑战。若逐字逐句翻译，很难流畅通顺；若完全意译，许多重要细节信息又可能丢失。如何把握“度”，既做到忠于原文，准确表达原文之意，又符合中文读者阅读习惯，着实很困难。原著书名 *Assessing and Treating Dysphagia: A Lifespan Perspective* 前半句直译为“评估与治疗吞咽障碍”，后半句中 lifespan 译为“寿命”，perspective 译为“观点、看法、透视”，结合书中内容及专业背景，我们决定以“吞咽障碍评估与治疗：一生透视”为中文书名，因为吞咽障碍的评估需要吞咽造影检查，也就是以 X 线透视为载体，所以我们将“perspective”译成“透视”有一语双关之意。

参加本书翻译的各位译者都是从事吞咽障碍临床工作的临床医师、治疗师和护士，是我的同事和研究生。他们有很好地专业背景及英语水平，许多人在国外学习或访问过。即便如此，在翻译过程中我们仍遇到两大挑战，一是专业知识所限，很难翻译；二是理解偏颇，翻译有误。为了避免错漏发生，我们虚心学习，精心安排，通过互译、审校等多种形式，圆满完成了翻译工作。实践证明，我们整体吞咽障碍团队不仅做到临床、科研与国际接轨，而且充分发挥了桥梁作用，将国外先进的知识与技能介绍给广大国内同行。

衷心感谢团队中的各位优秀专业人员，特别是温红梅、张耀文、谢纯青、李慧娟、张梦清、刘艳、戴萌、卫小梅等出色的译文让我在审校工作中节省了许多时间，也衷心感谢本书秘书贺子桐，她不仅出色地翻译了较为生僻的解剖学专业术语，同时统筹完成了大量繁杂的事务性工作。最后衷心感谢中国科学技术出版社的支持与帮助，让我们有机会参与本书的翻译工作，通过对原著中文版的再创作和再加工，我们的知识与技能也提升了许多。

翻译本书时恰逢新冠肺炎在全球暴发流行。疫情面前，全世界携手合作，互相理解与支持，本书的出版也见证了让我们终生难忘的不平凡一年。

中山大学附属第三医院康复医学科主任、教授
中国康复医学会吞咽障碍康复专业委员会主任委员

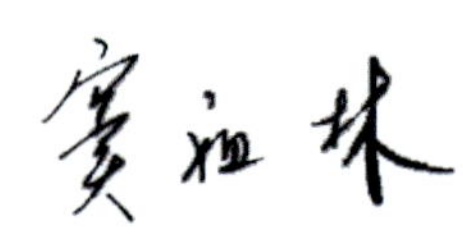

原著前言

本书是两位临床研究人员学术与临床合作的巅峰之作。在我们一生的职业生涯中，我们从众多吞咽障碍领域的专家那里获得信息，为我们的临床实践提供指导，并将有关吞咽障碍复杂性的知识传授给学生和同事。我们的努力最终汇聚在书中，希望为更多人提供一部可参考的知识合集。

本书旨在整合一个人全生命周期中与吞咽相关的概念，各章均由相关领域的权威专家撰写。其独特之处在于它考虑了吞咽障碍实践的伦理和多元文化。书中收录了最新的参考资料，反映了循证实践信息的完整来源，对医学生、低年资和经验丰富的临床医师都非常有用。

我们希望各位读者在努力为吞咽障碍患者提供照护时，会发现本书在你职业生涯的每个阶段都很有用。

Debra M. Suiter

Memorie M. Gosa

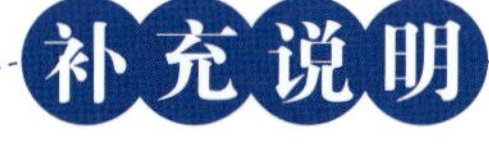

书中参考文献条目众多，为方便读者查阅，已将本书参考文献更新至网络，读者可扫描右侧二维码，关注出版社“焦点医学”官方微信，后台回复“吞咽障碍评估与治疗”，即可获取。

献　词

感谢 Steve Leder，他教导我要提出问题，并且要我们为所服务的患者提供最好的治疗。

感谢我的丈夫 Steve 和女儿 Lauren，他们在我撰写本书的过程中，给予了坚定的支持和无比的耐心。

感谢我的患者和学生教会我如何成为一个更好的临床医师和教育工作者。

Debra M. Suiter

感谢我的孩子 Tucker 和 Sam，你们改变了我的一切，并且一直以来，对我处理儿童喂养和吞咽障碍的方式产生了深远影响。

感谢我的丈夫 Joe，还有我的父母 Bill 和 Sharon Mintz。在我的教育和职业生涯中，你们一直支持和鼓励我。感谢你们对我的爱，对我的信任，让我走出自己的舒适区，去实现那些我以前认为是不可能的事情。

感谢那些在喂养和吞咽方面有困难的婴幼儿和他们的家人，他们激励我在这一领域不断进取。

Memorie M. Gosa

目　录

第1章 概 述
Introduction

Debra M. Suiter　Memorie M. Gosa　著
杨清露　译

本章概要

本书是关于吞咽障碍及其在人生跨度中表现出的各种临床症状的书籍，具有综合性、易读性、信息量大的特点。它是针对目前正在从事治疗吞咽障碍的临床医师、研究生阶段的学生，以及有望以后从事治疗吞咽障碍相关的临床医师所编写的。各自领域的专家为吞咽障碍及其评估与治疗提供了最新且基于循证医学证据的信息。

关键词

吞咽障碍，脱水，渗漏，误吸，咀嚼，食团

学习目标

了解吞咽障碍，首先学习以下术语。

- 吞咽障碍（dysphagia）：是咽物不适（swallowing disorders）的医学术语，由吞咽障碍领域的评估与治疗先驱 Jerilyn Logemann 博士所描述：吞咽障碍是指食物从口腔转移到胃的过程中出现障碍的一种表现。
- 吞咽（deglutition）：是咽下（swallowing）的医学术语。
- 渗漏：经过口腔及分泌物（唾液或黏液）所消化的食物，或胃内容物反流进入喉前庭的一种现象。喉前庭是指上界的会厌，侧面的杓状会厌皱襞以及下界真声带所构成的区域。渗漏表示物质已进入到喉前庭，但尚未溢出到下界的真声带。
- 误吸：经过口腔及分泌物（唾液或黏液）所消化的食物，或胃内容物反流进入喉前庭及真声带以下区域的一种现象。
- 咀嚼（mastication）：是咬碎（chewing）的医学术语。
- 食团：是一团具有凝聚性的食物或液体。

其余在不同情形和不同患者人群中特指吞咽障碍的术语将在相应章节中定义。

一、吞咽障碍的概述

每章的开头均由本章概要（summary）、列出学习目标（learning objectives）、本章要讨论的简介（introduction）三部分组成。在每章结束部分，我们留有一些供复习使用的问题，即习题与答案（questions、answers and explanations）。我们希望通过这样的编排让读者能够更好地学习本书。

本书的设计并非“操作方法”手册，而是遵循“当你看到这一点，就能做到这一点”的原则。本文旨在帮助目前和将来准备从事吞咽障碍评估与治疗的临床医师们储备必备的知识，以尽可能地确保患者安全地经口进食。本书首先介绍整个生命跨度中具有代表性的吞咽生理和解剖学基础知识，这样的设计旨在让读者对我们已知的整个生命周期中典型的吞咽功能有所了解，为临床医师应用相关知识对已知影响吞咽功能的各种疾病的吞咽情况进行评估奠定基础。一旦读者理解解剖结构和生理学如何共同作用构成典型的安全吞咽，他们就可以理解疾病是如何影响正常的结构或功能从而影响吞咽功能。

本书过渡到评估章节时，再次提供了整个生命周期中有关概念的基础知识。这些章节中的知识可以指导读者深入研究后面特定人群的章节，并将评估中学习的概念应用于感兴趣的人群。

从评估开始，这本书就融合了吞咽障碍患者治疗的章节。其中，第8～10章的内容将不考虑病因的阐述所有治疗中需要理解的基本概念。同样，读者在对每个病种章节中针对性治疗进行评估时仍然可以应用这些基本概念。然后，读者可以开始研究特定人群的吞咽障碍信息，这些信息会影响到个体的整个生命周期，从早产开始到肺部疾病结束。

最后，读者将有机会评估从本书中学习到的关于生物医学伦理学方面的考虑。当学到这个时候，我们希望临床医师（未来和目前正在实践的）已具备准确诊断和治疗不同人群吞咽障碍所需要的知识与技能，这比简单的“操作方法”手册所能提供的更多。应该有足够合格的临床医师来帮助吞咽障碍的患者，他们具备帮助患者达到与喂养和吞咽有关的特定目标所必需的知识。所有为本书做出贡献的作者都出于为吞咽障碍患者提供最佳照护的愿望，投入了必要的时间和精力来整合这些资源，我们希望它将成为所有读者的宝贵资源。

二、问题范围

人类从生命开始就从母乳或配方奶中摄取以液体形式存在的营养和水分。通常在婴儿2岁时，他们迅速地从全液态饮食过渡到各种质地和稠度的饮食。随着婴儿开始进食不同质地食物，会有一段时间出现咳嗽和呕吐增多，这种现象随着他们掌握了咀嚼不同质地食物时所需要的口腔运动模式而逐渐改善。随着婴儿发育到儿童期、青春期和成年期，他们很可能继续伴随着短暂的吞咽障碍。

大多数人在吞咽时发生的呛咳可能与食物的质地有关，例如干脆的玉米面包或玉米片，或感觉到食物“进错了管道”。在生病的时候，人们由于喉咙痛而造成吞咽疼痛，会避免选择某些加剧疼痛的食物或饮料。随着年龄的增长，他们可能难以吞咽较大的药片，并需要寻找能够促进安全吞咽的方法。在大多数情况下，这些吞咽障碍的发生是短暂的，不会对人的身体健康或福祉造成较为持久的负面影响。但是，对于某些人来说，吞咽障碍是一个持续存在的问题，可能会对健康和生活质量产生重大影响，迫使他们陷入似乎无法控制的状况。

从出生到年老，任何年龄都可能发生吞咽障碍。吞咽障碍可能包括早产在内的等多种原因造成。可能是由于脑卒中、脑损伤、帕金森病或肌萎缩性侧索硬化症（Lou Gehrig disease）等导致的神经性吞咽障碍；或由结构异常导致，例如颅面部障碍、头颈部肿瘤、食管狭窄、头颈部的外伤，或全身性的肺部疾病等。本书的第11～22

章提供了有关由特定病因引起的吞咽障碍的相关信息，不仅如此，同时也提供了有关的诊断和治疗知识。

每年大约每 25 名成年人中就有 1 人发生吞咽障碍 [1]，每 1000 名 3—17 岁的儿童中会有 9 名患有吞咽障碍 [2]。吞咽障碍在某些发育异常的儿童和特殊疾病中更为普遍，例如患有先天性心脏病和某些伴有颅面部疾病的综合征的人群。但由于定义和诊断方式各异，因此难以准确了解发病率和患病率。吞咽障碍在老年人中最常见 [1, 3, 4]。在一家大型急诊医院中，吞咽障碍转诊率在 2000—2007 年增加了一倍，其中超过 70% 的转诊对象是 60 岁或以上的成年人，42% 的转诊对象是 80 岁以上的成年人 [4]。50 岁以上的社区居民吞咽障碍的患病率为 15%～22% [5, 6]，专业的护理机构中患病率上升到 60% 以上 [7]。

三、吞咽障碍的后果

吞咽障碍会对个人的健康造成严重的影响。吞咽障碍患者经常会发生营养不良和脱水。在吃或喝的过程中经常咳嗽或清除食物或液体有困难的人，通常会避免食用某些食物和液体，最终限制了食物和液体的摄入总量。

营养不良症状可能导致其他健康问题，包括免疫系统能力低下，从而增加感染风险，导致伤口愈合不良和肌肉无力，这些都会增加跌倒或其他伤害的风险。婴幼儿和儿童若没有足够的营养储备来对抗长时间的脱水和营养不良，将会导致明显的发病率和死亡率。因此，吞咽障碍必须准确诊断并有效治疗避免这些不良后果。

除了营养不良和脱水外，吞咽障碍还可能导致肺部并发症，包括吸入性肺炎。通过放射影像学检查证明了有吞咽障碍风险的个体存在肺部浸润的吸入性肺炎 [8, 9]。在口咽或鼻咽的细菌通常进入肺部引起吸入性肺炎。根据卫生保健政策和研究机构（AHCPR）发布，大约 1/3 吞咽障碍患者会发展为吸入性肺炎，每年有 60 000 人死于与吸入性肺炎相关的并发症 [1, 10]。吸入性肺炎 30 天的总体死亡率为 21%，与医疗相关的吸入性肺炎高达 29.7% [11]。

尽管吸入性肺炎在成年人中更为常见，但在整个生命周期的任何时候都可能发生。误吸也被认为是小儿患者呼吸系统疾病的重要病因，因为它有可能对发育中的肺造成永久性损害 [12]。

吞咽障碍除了严重影响个人的健康外，也会严重影响生活质量。一个人一生中有很多特别时刻是通过吃喝来庆祝和答谢。生日以蛋糕来庆祝，婚礼用香槟敬酒，假期与朋友和家人在餐桌上庆祝，深爱的人死后朋友通过食物来表达对死者家人的安慰。饮食是日常生活的一部分，吞咽障碍的人可能无法参加这些活动，或仅能观看其他人参加活动。进而导致患者可能产生社交孤立，焦虑和沮丧。有时在参加餐饮活动时，即使因为口腔摄取少量食物或液体导致的咳嗽或反流都会让人尴尬。为了减少这种尴尬的场面，许多有吞咽障碍的人会避免参加这些活动，例如外出在餐厅就餐。

吞咽障碍儿童的父母必须保持警惕，限制孩子参与某些日常的社交活动，例如学校活动，与朋友的约会以及生日派对。在一项有关吞咽障碍患者的调查中发现，有 7% 的受访者患有临床抑郁症，有 20% 的受访者报告他们患有与吞咽障碍相关的焦虑症 [13]。Hewetson 和 Singh [14] 报道了吞咽障碍儿童母亲的经历，发现母亲们将吞咽障碍的经历描述为两个相互交织的过程：一次是解构，失去了他们以前对母性的期望；另一次是重构，他们学会了在有吞咽障碍孩子的现实生活中发挥作用。作者强调医疗保健专业人员需要将父母的经验纳入真正以家庭为中心的干预措施中。

四、吞咽障碍团队

吞咽障碍团队成员的专业包括许多卫生保健专业，如言语病理学、护理、营养、医学、心理学、相关健康专业（作业治疗或物理治疗）以及呼吸疗法等。在此并未详尽地列出全部专业，具体情况是要根据患者的需求而定，不同医疗保健专业的人员都可能会成为吞咽障碍团队的成员。通过团队成员共同努力确保患者个人的所有吞咽相关需求能得到满足。例如，物理治疗师与吞咽障碍患者在一起，可以研发头颈部支撑的座椅系统以适应吞咽障碍患者达到最佳体位。作业治疗师会寻找有助于患者自食能力的器皿或盘子；再次强调这些情况在患者的治疗过程中都是很常见的。言语语言病理学专业人员（SLPS）与营养师密切合作，以确保满足吞咽障碍患者能安全摄入足够的营养和水分；而心理学家则可以帮助吞咽障碍患者解决他们的负面社会问题。

通常言语语言病理学专业人员在照料吞咽障碍患者中起主导作用。主要负责吞咽障碍患者评估和管理，这是因为他们接受了大量关于上消化道解剖和生理方面知识的训练，包括参与吞咽过程中的口腔、咽部和颈段食管等部分的知识。他们的工作包括以下内容。

- 进行临床吞咽和喂养评估。
- 视情况与医学专业人员一起进行吞咽功能的仪器评估。
- 辨别正常和异常吞咽的解剖学和生理学。
- 寻找吞咽上消化道可能或潜在的疾病征兆，并转介给相应的专业人员。
- 制订有关吞咽和喂养障碍管理的决策。
- 制订治疗计划。
- 为吞咽和进食障碍患者提供治疗，记录进展，并制订合适的出院标准。
- 为患者及其家庭提供教学和咨询服务。
- 倡导为吞咽和喂养障碍患者提供适宜的服务，为其他专业人员讲解吞咽和喂养障碍患者的需求。
- 向其他专业人员介绍言语语言病理专业人员作为团队不可或缺的一部分，在吞咽和喂养障碍诊断和管理的作用。
- 通过研究活动以促进基础知识[15]。

考虑到吞咽障碍未被识别或未正确治疗会对患者健康造成负面影响，美国言语语言听觉协会道德规范要求[16]与其他临床实践领域一样，言语语言病理学专业人员为吞咽障碍患者治疗前必须经过适当的知识培训。

五、吞咽障碍的评估与治疗

吞咽障碍的个体的正确治疗始于准确的评估，评估包括吞咽功能筛查，临床检查法或仪器评估，例如吞咽造影（X 线）检查，内镜检查或测压。在此第 4～10 章讨论了每种评估的目的，完成评估的最佳方法以及每种检查的适应证 / 禁忌证。

吞咽障碍通常可以治愈。如前所述，言语语言病理学专业人员与其他医疗保健专业人员紧密合作，可以采取合适的治疗方案。治疗包括直接治疗（例如，积极锻炼以加强吞咽相关结构的功能）以及间接的补偿性治疗（例如，建议采用最佳的吞咽姿势）或饮食调整（例如，调整个人的食物或液体的质地）。在某些情况下，如果治疗结果不成功或进展速度比预期的慢，则建议采用其他治疗方法。吞咽障碍的治疗方法将在本书的第 11～13 章中详细讨论。此外本书的第 14～25 章讨论了与特定病因相关的吞咽障碍治疗。

六、结语

吞咽障碍在成年人和儿童中都很常见，但其后果可能是毁灭性的。我们希望本书能帮助目前或将来从事吞咽障碍治疗的临床医师夯实基础知识，为吞咽障碍患者的工作做好准备。

第2章　吞咽解剖学
Anatomy of Swallowing

William G. Pearson Jr.　Memorie M. Gosa　著
贺子桐　译

本章概要

正常情况下在5对脑神经和数对脊神经的控制下，30多块肌肉需要在500ms内将呼吸通道转换成消化道然后完成复位。在解决吞咽障碍的问题之前临床医师必须对吞咽有关的正常解剖结构有一定的了解。本章详细描述了口腔、咽与骨骼的关系，讨论了神经肌肉结构的各种功能，这些神经肌肉系统构成了吞咽的各种生理要素，包括摄食、食团形成、食团在口腔和咽部运送。在讨论儿童和成人的发育差异之后，将讨论解剖相关的气道保护、流涎、吞咽神经生物学、食管和上呼吸消化道的发育。这些结构、功能或发育异常均会导致吞咽障碍。深入了解与吞咽功能有关的解剖结构有助于理解人一生中的吞咽功能、损伤和康复。

关键词

口腔，咽，摄食，食团形成，食团的口腔运送，咽部运送

学习目标

- 列举口腔和咽部的表面解剖结构特征。
- 识别面部、口腔和咽部的肌肉，这些肌肉有助于安全有效的吞咽。
- 解释适用于舌的肌肉性流体静压原理的概念。
- 识别咽部推送相关的肌肉。
- 描述成人和婴儿吞咽解剖学特征的差异。
- 描述口腔和咽腔的发育。

一、概述

解剖学和生理学的研究令人着迷，不过仅仅阅读解剖学和生理学的描述可能是乏味的。如果读者在解剖学这一章的细节上陷入困境，那么先读第3章生理学可能会有所帮助。一旦了解了吞咽器官的功能，就能激发读者学习其潜在功能结构的好奇心。如前所述，本章中的神经肌肉解剖学结构是按功能分类的。由于这些结构具有多种功能，因此某些叙述可能会有所重复。

学生应该在本科阶段的课程中对人体解剖学和生理学有基本的了解，最好能在拥有完整的人体解剖学和生理学的实验室完成这部分学习。如果学生还没有完成全面的人体解剖学和生理学课程，应鼓励他们在阅读这本书的这些章节时，同时根据需要阅读人体解剖学、生理学教科书和医学词典。在语言病理学的研究中，学生们常常被教导只考虑与该领域相关的功能。然而，要真正掌握吞咽障碍的复杂性，学生需要把人体及其生物学功能作为一个整体来思考。如果可能的话，建议学生除了阅读本章之外，也可同时参与实践。如果没有实践经验，学生可以考虑使用虚拟解剖软件来增强阅读能力。此外，学生应该以积极的、有目的的方式阅读这些章节。使用一切可用的方法，尽量使吞咽过程中的解剖结构可视化。学习解剖学的意义不在于记住每个结构，而在于获得功能相应的基础形态学的工作知识，这样你既可以有效地给患者进行吞咽障碍康复，又可以给你的患者和其他临床医师解释吞咽障碍产生的原因。因此在医疗机构工作的言语语言病理学专业人员也是吞咽解剖学和生理学方面的专家。

二、口腔的表面解剖

口腔包括嘴唇、两颊、硬腭和软腭、舌和牙齿。嘴唇和牙齿构成口腔的前边界，牙齿和面颊形成侧边界。硬腭和软腭构成口腔的上边界，悬雍垂位于软腭后缘的中线上。由腭舌弓和腭咽弓构成的咽峡位于口腔的后外侧边界。在舌表面有各种类型的乳头（丝状、叶状和轮廓），它们容纳着许多味觉感受器。唾液由口腔周围的唾液腺产生，可滋润上皮细胞。下颌下腺和舌下腺开口于口腔底黏膜，而腮腺的开口位于颊和上磨牙之间（图 2–1）。整个口腔都由本体感觉神经元支配，这些神经元提供有关食团的温度、体积、浓度和位置信息，这些信息对有效地吞咽至关重要。

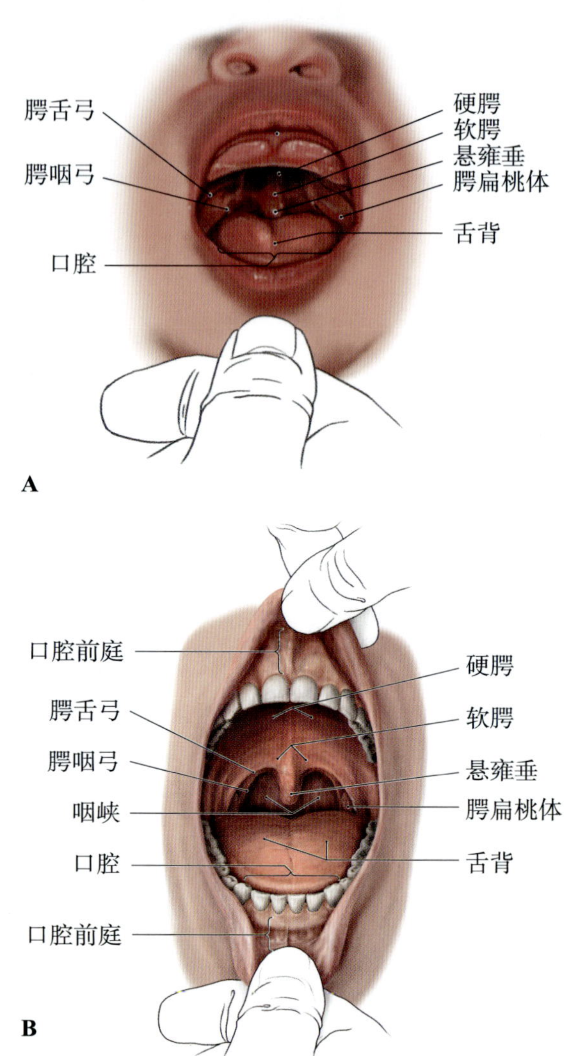

▲图 2–1　婴儿（A）和成人（B）的口腔，结构已标记

图 B 引自 Gilroy AM, MacPherson BR. Atlas of Anatomy. 3rd ed. New York,NY: Thieme, 2016. Based on Schuenke M, Schulte E, Schumacher U.THIEME Atlas of Anatomy. Volumes 1–3. Illustrations by Voll M and Wesker K. 2nd ed. New York: Thieme Medical Publishers; 2016.

临床须知：嘴唇、舌和软腭是肉眼可见的重点结构，在吞咽造影研究中用于评估吞咽的口腔阶段。

三、咽部的表面解剖

咽是食物和氧气进入人体的通道。它曾被

称为“四通道”，在拉丁语中被译为“四条路的交汇处”。口腔、鼻腔、气管和食管在咽部相连或汇合[1]。咽由多种骨骼成分（包括骨骼和软骨）彼此连接和融合形成。肌性咽的内表面覆盖着一层坚硬的深筋膜，其由一个连续黏膜层延续而来，称为颊咽筋膜。该黏膜层覆盖整个咽部肌肉、骨骼和软骨的内表面。黏膜覆盖的区域形成了一些空间和褶皱，这些空间和褶皱被赋予了专有的名字。咽可分为 3 个部分，包括鼻咽、口咽和喉咽。喉咽在临床上通常被称为下咽。食团从口腔通过口咽和下咽进入食管（图 2–2）。

与咽部吞咽最相关的空间结构是会厌谷、梨状窦或梨状隐窝。会厌谷，又称“小山谷”，位于舌会厌正中襞和舌会厌外侧襞之间，是咽部残留物的潜在储藏处。其他常见的残留部位是梨状窦，其位于喉部的外侧，由喉口和两侧咽壁的肌肉层之间的黏膜下陷形成。当咽部松弛时，残留物会在食管上括约肌任意一侧的梨状窦内残留（图 2–3）。

每个皱襞都是由位于相应的襞内的结构形成的。舌会厌正中襞是由悬垂在舌会厌韧带上的黏膜形成的。杓会厌襞与喉前庭相邻，并含有小的可变肌束。腭舌襞和腭咽襞由同名肌肉构成，其从腭扁桃体两侧的上腭垂下，被分别称为腭前垂和腭后垂。咽鼓管咽襞在咽鼓管咽肌周围形成，始于鼻咽管的开口，向下延伸至咽侧壁的下咽（图 2–4）。

咽在解剖学上可细分，其分区以相邻的开口命名。鼻咽向前经鼻后孔通鼻腔，由软腭向下封闭，并由咽壁向后和向外侧接壤。口咽的边界以口咽峡前、软腭下、会厌下、咽壁后、外侧为标记。会厌、喉前庭、食管和咽壁（包括梨状窝）为下咽的边界。

口咽和下咽易识别的特征性结构包括软腭、悬雍垂、咽峡、腭扁桃体、喉前庭、食管上括约肌、会厌谷和梨状窦。鼻咽的特征是围绕着耳咽管或咽鼓管的开口。咽鼓管扁桃体位于咽鼓管开口的黏膜上，咽扁桃体又称腺样体，位于咽鼓

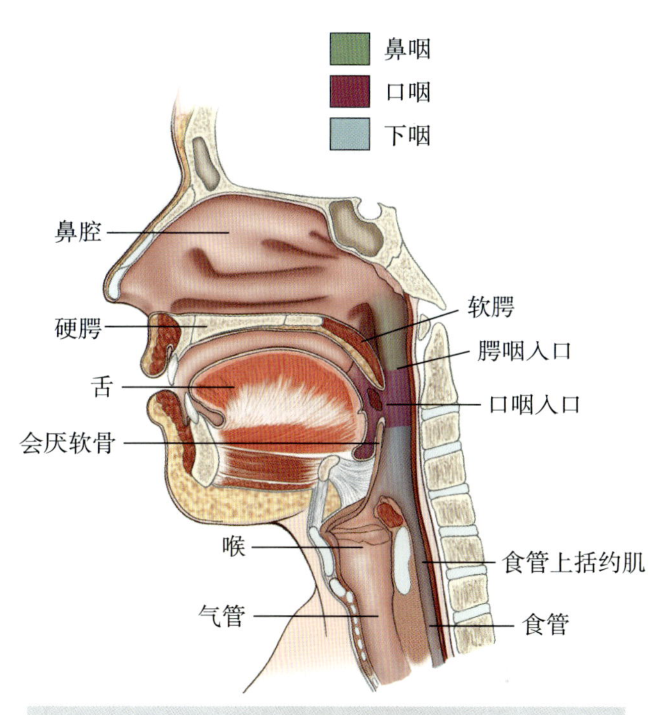

▲ 图 2–2　咽的分区（侧面观）

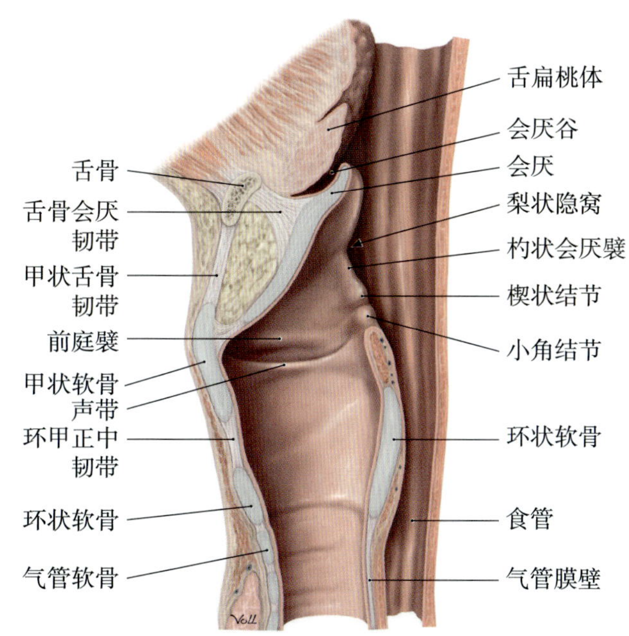

▲ 图 2–3　会厌谷和梨状隐窝

引自 Gilroy AM, MacPherson BR. Atlas of Anatomy. 3rd ed. New York, NY: Thieme, 2016. Based on Schuenke M, Schulte E, Schumacher U. THIEME Atlas of Anatomy. Volumes 1–3. Illustrations by Voll M and Wesker K. 2nd ed. New York: Thieme Medical Publishers; 2016.

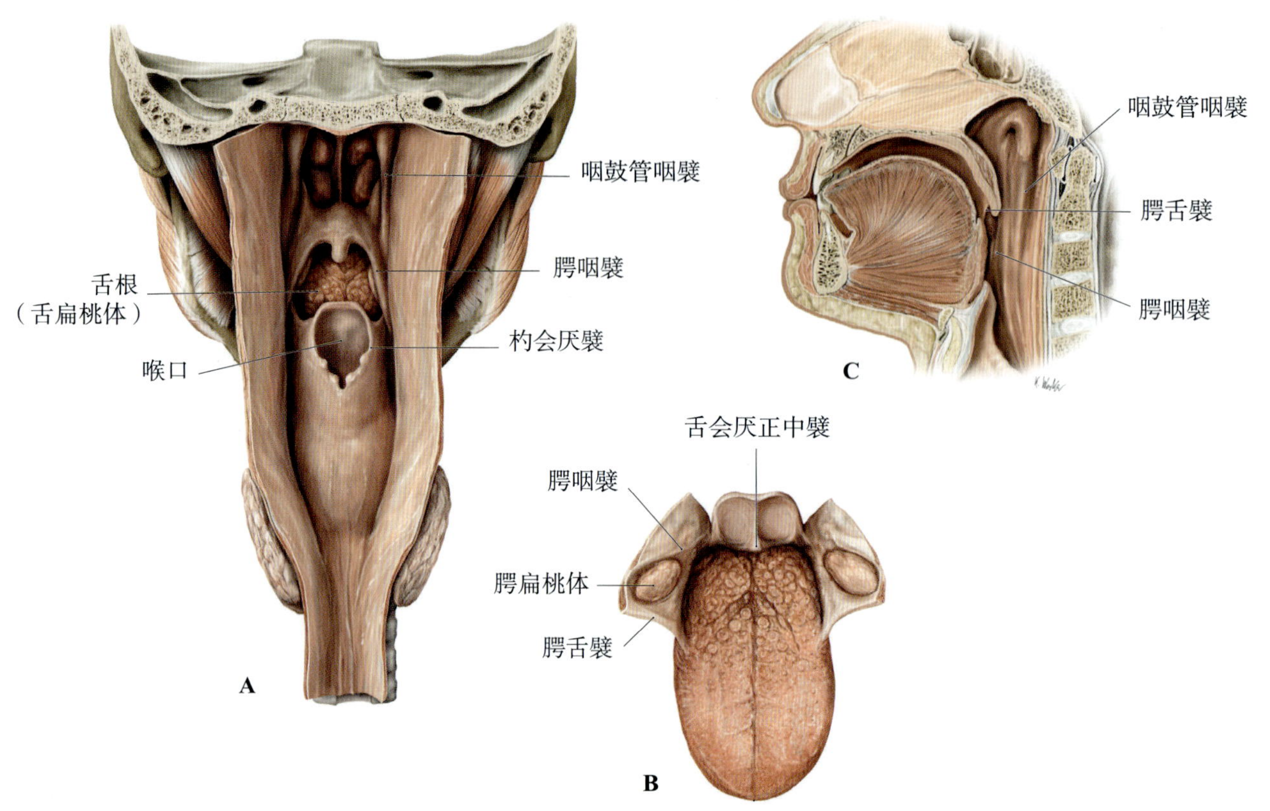

▲ 图 2–4 咽 襞

引自 Gilroy AM, MacPherson BR. Atlas of Anatomy. 3rd ed. New York, NY: Thieme, 2016. Based on Schuenke M, Schulte E, Schumacher U. THIEME Atlas of Anatomy. Volumes 1–3. Illustrations by Voll M and Wesker K. 2nd ed. New York: Thieme Medical Publishers; 2016.

管开口的后方。肿大的腺样体会阻塞鼻腔和耳咽管，导致儿童经口呼吸和颅面发育问题[2]。腭扁桃体，通常被称为扁桃体，位于腭下方的两侧咽峡之间。所有这些扁桃体形成一个淋巴组织环（Waldeyer 环），围绕口腔和鼻腔通往咽部的入口，保护身体免受外源性物质入侵。严重的扁桃体炎症可导致疼痛和吞咽障碍（图 2–5）。咽的体感神经支配程度总体上不如口腔；然而，覆盖喉弓、喉口和喉前庭的黏膜处神经分布较密集。

临床须知：合格的软管喉镜吞咽功能评估（FEES）需要识别鼻咽、口咽和下咽的特征和功能。

四、上消化道骨学

咽至鼻腔和口腔的近端开口与下颌骨和颅底骨相连，而气管和食管的远端开口与舌骨喉复合体相连。口腔包括下颌骨、上颌骨、牙齿和腭骨，软腭从腭骨向后延伸。牙齿位于上颌骨和下颌骨的牙槽突内。乳牙大约在 7 月龄时萌出，后期通常在青春期被恒牙代替。内侧翼状骨板是咽上端通向鼻腔的附着部位。枕骨的咽结节、颞骨的茎突和乳突以及颞骨和蝶骨的其他表面都是咀嚼和吞咽肌肉重要的颅底附着部位（图 2–6）。

舌骨 – 喉复合体（hyolaryngeal complex）由舌骨、喉软骨和相关结构组成。喉骨主要由 5 块软骨组成，包括甲状软骨、环状软骨、成对杓状

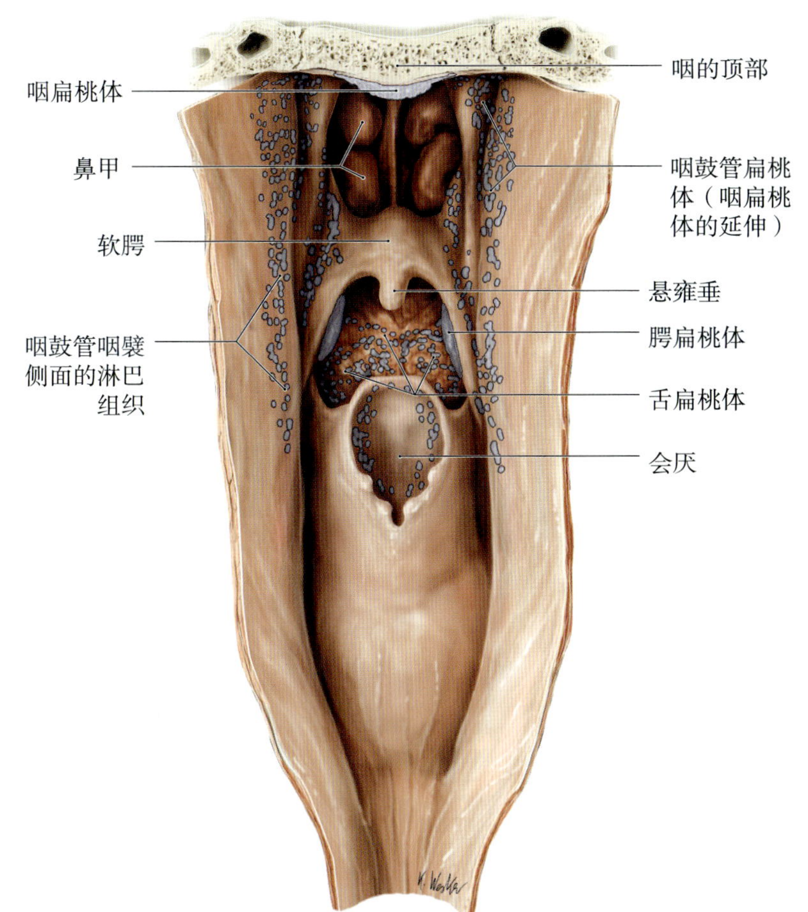

◀ **图 2-5 扁桃体**

引 自 Gilroy AM, MacPherson BR. Atlas of Anatomy. 3rd ed. New York, NY: Thieme, 2016. Based on Schuenke M, Schulte E, Schumacher U. THIEME Atlas of Anatomy. Volumes 1-3. Illustrations by Voll M and Wesker K. 2nd ed. New York: Thieme Medical Publishers; 2016.

软骨和会厌软骨。韧带将会厌软骨和甲状软骨连接。在喉软骨中，甲状软骨和环状软骨是连接咽喉和食管的咽下缩肌重要的附着部位。

致密的韧带将甲状软骨固定在舌骨上（称为甲状舌骨膜），将环状软骨固定在甲状软骨上（称为环甲韧带）（图 2-7）。喉的瓣膜功能主要涉及杓状软骨、环状软骨和甲状软骨。向下锚定舌骨的肌肉附着于胸骨和肩胛骨的后关节突（图 2-8）。总之，与吞咽功能直接相关的骨骼包括下颌骨、硬腭（上颌骨和腭骨）、蝶骨翼内板、颞骨茎突和乳突、颞下颌关节、舌骨和喉软骨（甲状软骨、环状软骨、杓状软骨和会厌软骨）、胸骨和肩胛骨。

喉是颈前部可见的结构，位于咽的最下端，即下咽或喉咽。声带和完成该器官运动的肌肉附着于软骨上。喉软骨由一系列滑膜关节组成，包括环甲关节和环杓关节。环甲关节允许环状软骨围绕甲状软骨旋转，从而缩短或延长声带。环杓关节的运动使声带内收或外展。此外，环杓关节使声带前倾（图 2-9）。

其他骨骼结构与吞咽间接相关，对吞咽障碍管理也很重要。颈椎、寰枢关节和寰枕关节均位于颈椎前间隙内。该腔室内的肌肉和骨骼主要与头部和颈部的位置有关。屈曲或伸展头颈部或将头部从一侧转向另一侧会改变咽腔的形态，并可能增加吞咽肌肉的机械优势[3]。

临床须知：正确区分吞咽器官和椎骨的骨骼成分的作用和功能非常重要。虽然舌骨似乎与椎骨有关，舌骨的运动应该与它所附着的下颌骨有关，而与它未附着的椎骨无关。

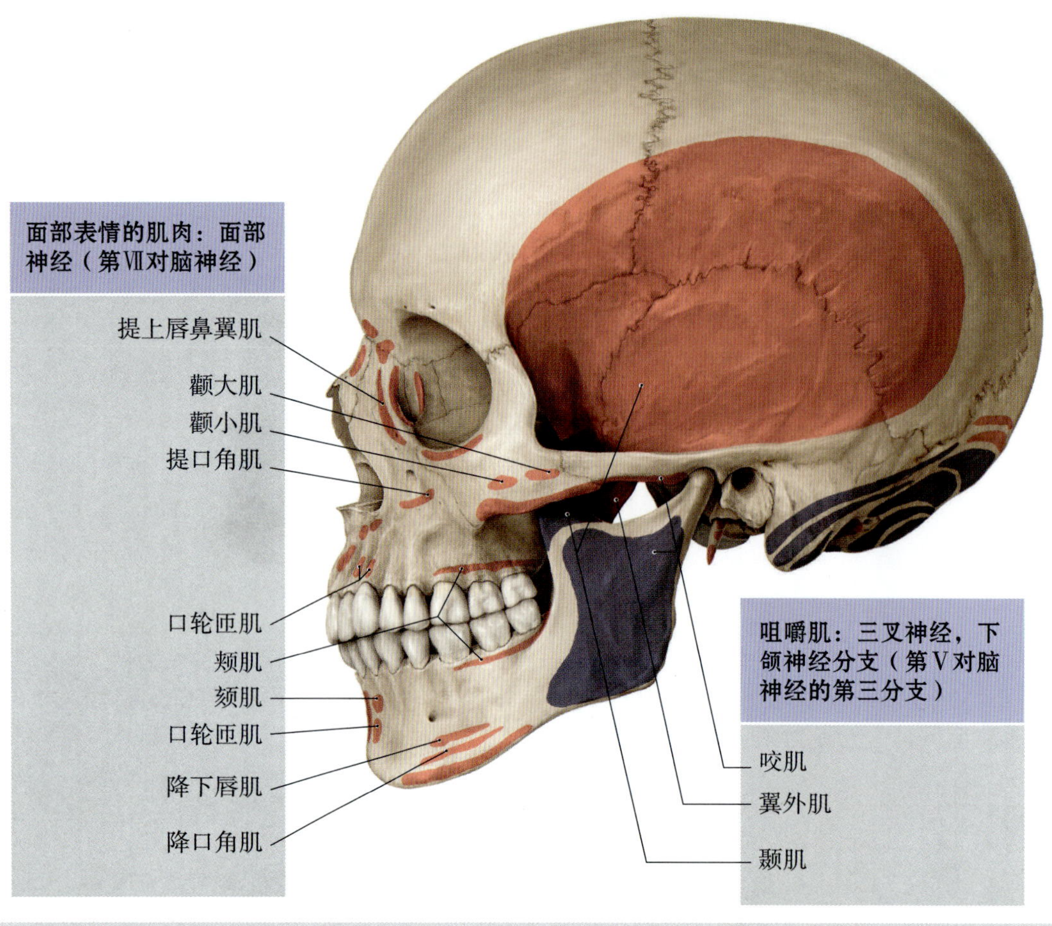

▲ 图 2-6 面部和口腔的骨性支持

引自 Gilroy AM, MacPherson BR. Atlas of Anatomy. 3rd ed. New York, NY: Thieme, 2016. Based on Schuenke M, Schulte E, Schumacher U. THIEME Atlas of Anatomy. Volumes 1-3. Illustrations by Voll M and Wesker K. 2nd ed. New York: Thieme Medical Publishers; 2016.

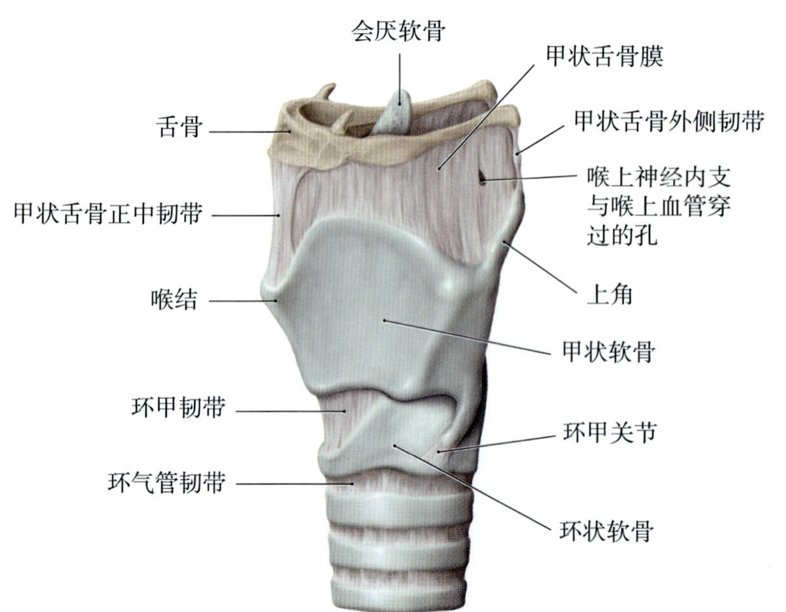

◀ 图 2-7 舌骨 - 喉复合体（侧面观）

引自 Gilroy AM, MacPherson BR. Atlas of Anatomy. 3rd ed. New York, NY: Thieme, 2016.

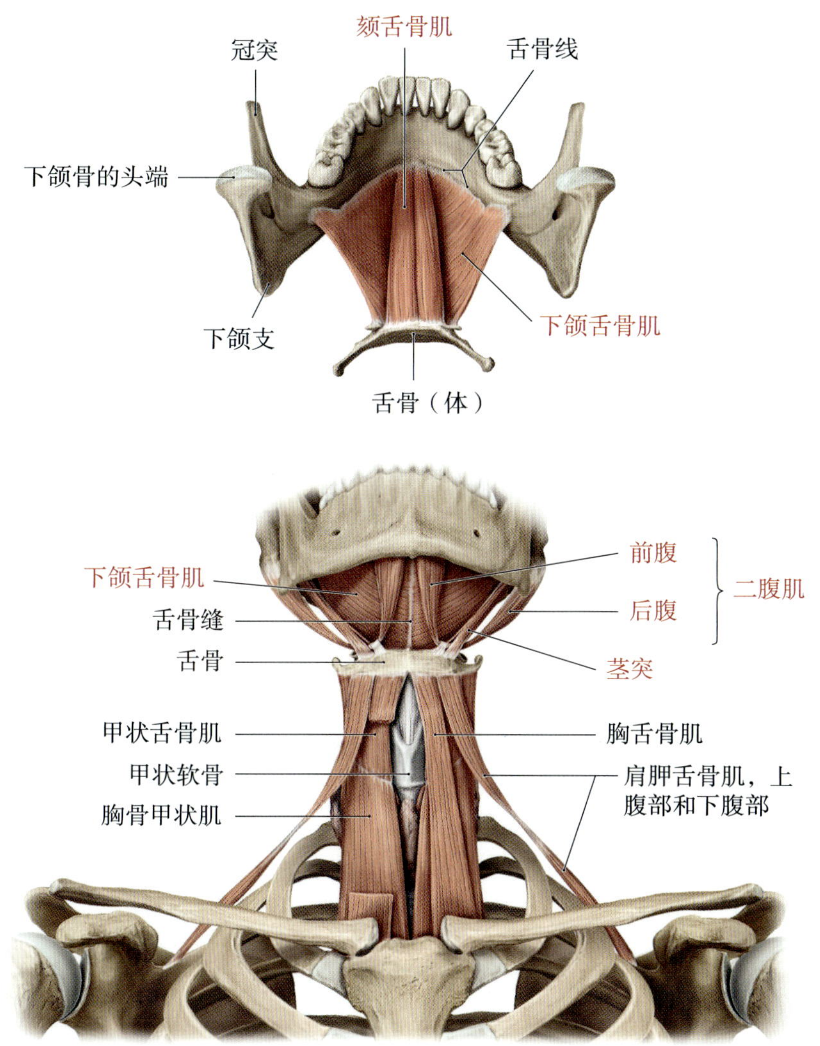

◀ **图 2-8 舌骨上肌和舌骨下肌**

引自 Gilroy AM, MacPherson BR. Atlas of Anatomy. 3rd ed. New York, NY: Thieme, 2016. Based on Schuenke M, Schulte E, Schumacher U. THIEME Atlas of Anatomy. Volumes 1-3. Illustrations by Voll M and Wesker K. 2nd ed. New York: Thieme Medical Publishers; 2016.

对婴儿的重要性

婴儿出生时，若胚胎和胎儿正常发育，其将拥有一个具备正常发音器官的完整口腔。口腔结构的完整性和发音器官正常使母乳喂养成为可能。口面部肌肉系统是婴儿出生时发育最充分的肌肉系统之一。这种发育赋予婴儿吸吮反射、吸吮动作和吞咽的能力[4]。然而，婴儿的口腔需要的不仅仅是喂养相关的动力。口腔、咽部和喉部的主要功能按其重要性可归纳为定位功能、呼吸功能和进食功能[5]。为了解保持气道通畅位置的重要性，应考虑婴儿颅骨的作用，特别是基底颅骨区域。

颅底是颅骨的底面（不包括硬腭），它形成了颅底（脑壳）和咽后部（图 2-6）。出生时，基底颅骨呈一般扁平状，无明显成角，这与成人基底颅骨的锐角有显著差异[6]。婴儿基底颅骨缺乏成角，有利于保持咽部呼吸通畅；然而，它缩短了声道，限制了婴儿说话的潜能[7]。由于出生后几年内大脑快速生长，头颈部结构迅速变化，使基底颅骨也发生明显变化[8]。

咽部通畅是保障婴儿呼吸和生存的关键区域。婴儿的口腔则使他们能够交流对周围世界的认识及不断变化的刺激[9]。口腔的骨骼及口腔后期的形状会受到来自其周围肌肉的强力作用的影响。

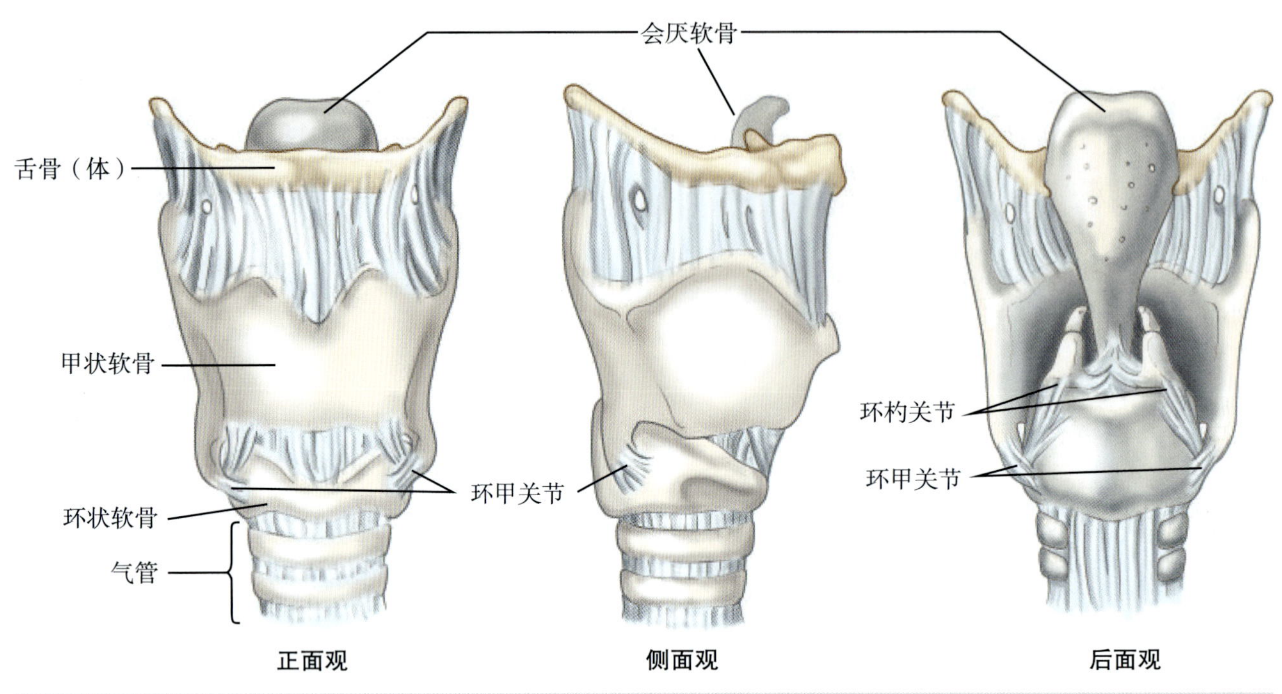

▲ 图 2-9　喉的骨性结构

临床须知：舌头产生的力对硬腭的形状有很大的影响。高拱形的上腭可能是一种发育特征，也可能是由长期吮吸拇指引起的。这种情况可能导致气道狭窄和睡眠期间呼吸紊乱。

五、摄取及食团形成的相关肌肉

摄取食物和食团形成的相关肌肉包括面部肌肉、咀嚼肌和舌肌。这些肌肉群协同工作，接收食物或液体进入口腔，并形成一个食团，为食团的运送做准备。

（一）与进食有关的面部肌肉组织

周围区域的肌肉包括以下几种。

- 口轮匝肌。
- 颊肌。
- 提上唇肌。
- 降下唇肌。
- 提口角肌。
- 降口角肌。
- 颏肌。
- 颧大肌。
- 颧小肌。

摄食由面部肌肉运动开始（图 2-10）。口轮匝肌位于唇深处的面部浅筋膜内，由数块聚集在口侧角的肌肉组成，形成了一个称为唇瓣的组织。该括约肌可关闭口腔，和颊肌（脸颊的肌肉层）协作将食团包含在口腔内。颊肌前方与口前轮匝肌相连，后方与咽上缩肌相连。所有面部肌肉均由面神经（CN Ⅶ）支配。

临床须知：Bell 麻痹的患者第Ⅶ对脑神经受到影响，其可能难以经口进食或将食物包含在口腔。

（二）咀嚼肌

- 咬肌。
- 颞肌。

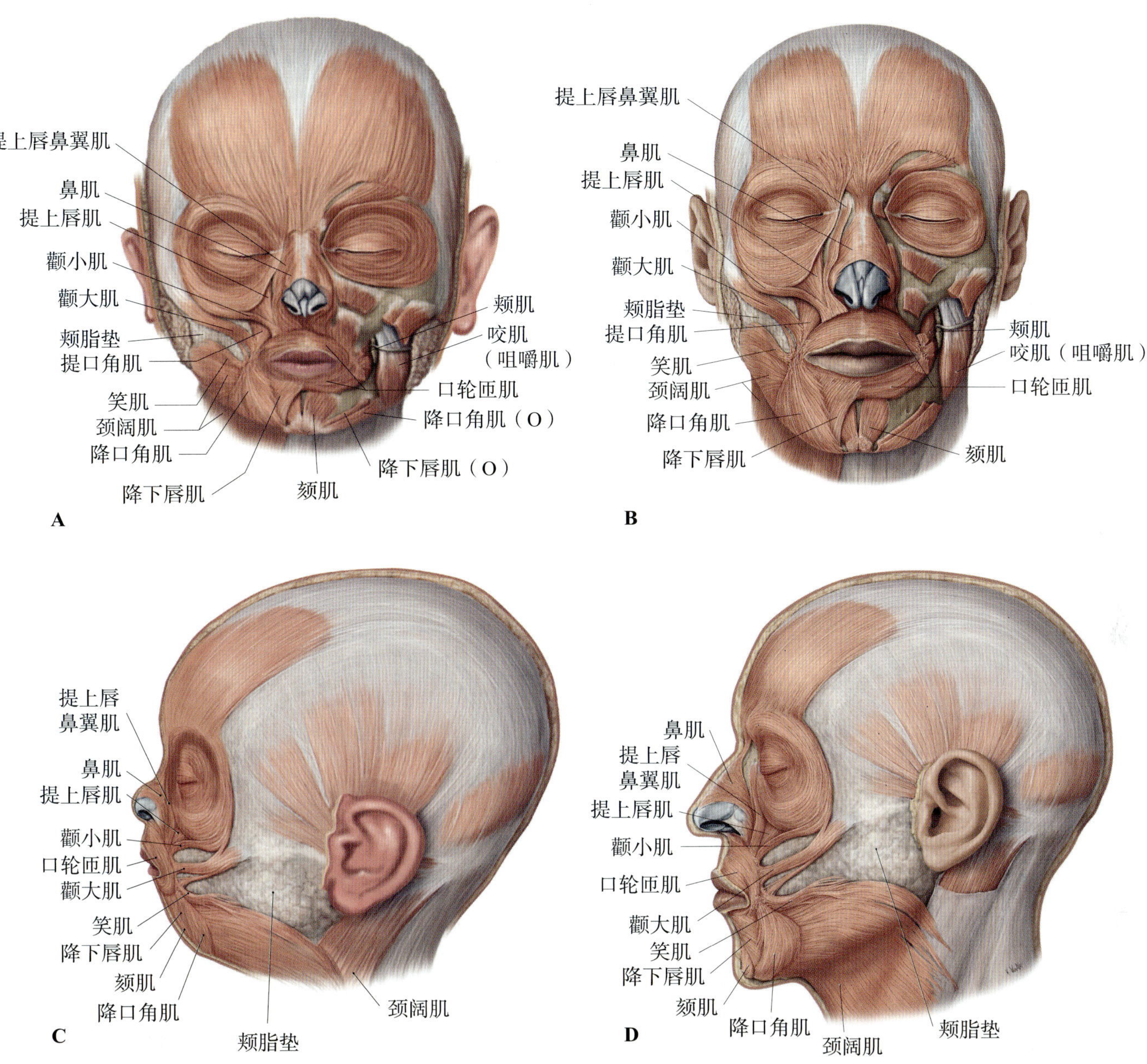

▲ 图 2-10 婴儿（A 和 C）和成人（B 和 D）的面部肌肉

B 和 D 引自 Gilroy AM, MacPherson BR. Atlas of Anatomy. 3rd ed. New York, NY: Thieme, 2016. Based on Schuenke M, Schulte E, Schumacher U. THIEME Atlas of Anatomy. Volumes 1–3. Illustrations by Voll M and Wesker K. 2nd ed. New York: Thieme Medical Publishers; 2016.

- 翼内肌。
- 翼外肌。
- 前二腹肌。
- 下颌舌骨肌。

咀嚼包括打开和关闭下颌的肌肉（图 2–11）。负责闭合下颌的肌肉包括咬肌和翼内肌，它们构成 V 形吊带肌肉。V 形底部分别由下颌角浅面和深面相遇的各肌肉远端附着点组成。咬肌的近端附着于颧弓，而翼内肌近端附着于翼突外侧板的内侧面，共同完成 V 形吊索。颞肌是一种强有力的下颌闭合器，在颞窝的颅骨扁平骨上有广泛的附着。肌纤维在下行到颧弓深处时会聚，在

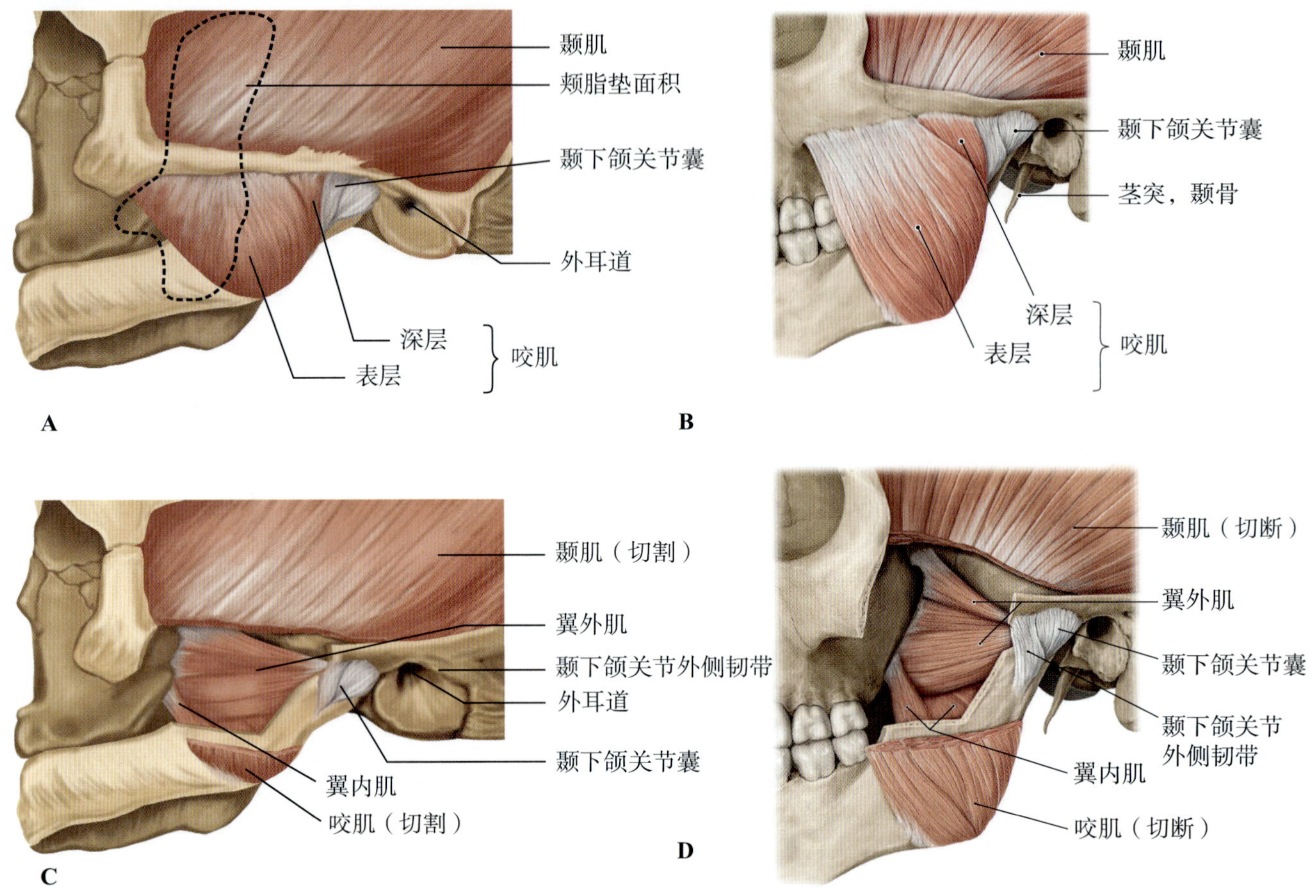

▲ 图 2-11　婴儿（A 和 C）和成人（B 和 D）的咀嚼肌

B 和 D 引自 Gilroy AM, MacPherson BR. Atlas of Anatomy. 3rd ed. New York, NY: Thieme, 2016. Based on Schuenke M, Schulte E, Schumacher U. THIEME Atlas of Anatomy. Volumes 1–3. Illustrations by Voll M and Wesker K. 2nd ed. New York: Thieme Medical Publishers; 2016.

下颌骨冠状突上形成肌腱止点。这 3 块肌肉和下面讨论的翼外肌被称为咀嚼肌，它们都是由下颌神经支配的，下颌神经是三叉神经的第三个分支（CN V_3）。

下颌张开肌包括翼外肌和舌骨上肌。翼外肌起自翼突外侧板的外侧面，并在侧后方插入双侧下颌骨颈前表面和颞下颌关节的关节盘上。舌骨上肌包括前二腹肌、下颌舌骨肌、颏舌骨肌和茎舌骨肌，其形成一个肌肉吊索，附着在下颌骨的内表面前方（图 2–8），颅底后方和舌骨的中间。这些肌肉共同作用时具有打开下颌的机械优势[10]。三叉神经的下颌支配下颌舌骨肌和二腹肌前部，面神经支配二腹肌和茎突舌骨肌后部，C_1 脊神经支配颏舌骨肌。虽然这些肌肉都是用来打开下颌的，但在正常情况下，翼外肌是主要的下颌张开肌。舌骨上肌还有其他重要的功能，包括支持舌在口腔中的运动。下颌舌骨肌、颏舌骨肌和二腹肌前部作为一个整体，以口底作为参照被称为口底肌，以下颌骨颏突作为参照被称为颏下肌。

（三）舌

舌是一个肌肉水压器，其内在的肌肉有纵向、垂直向和横向分布，允许多个自由度活动[11]（图 2–12）。肌肉收缩拥有大量的组合方式，允许舌围绕口腔运动和操纵各种类型的食

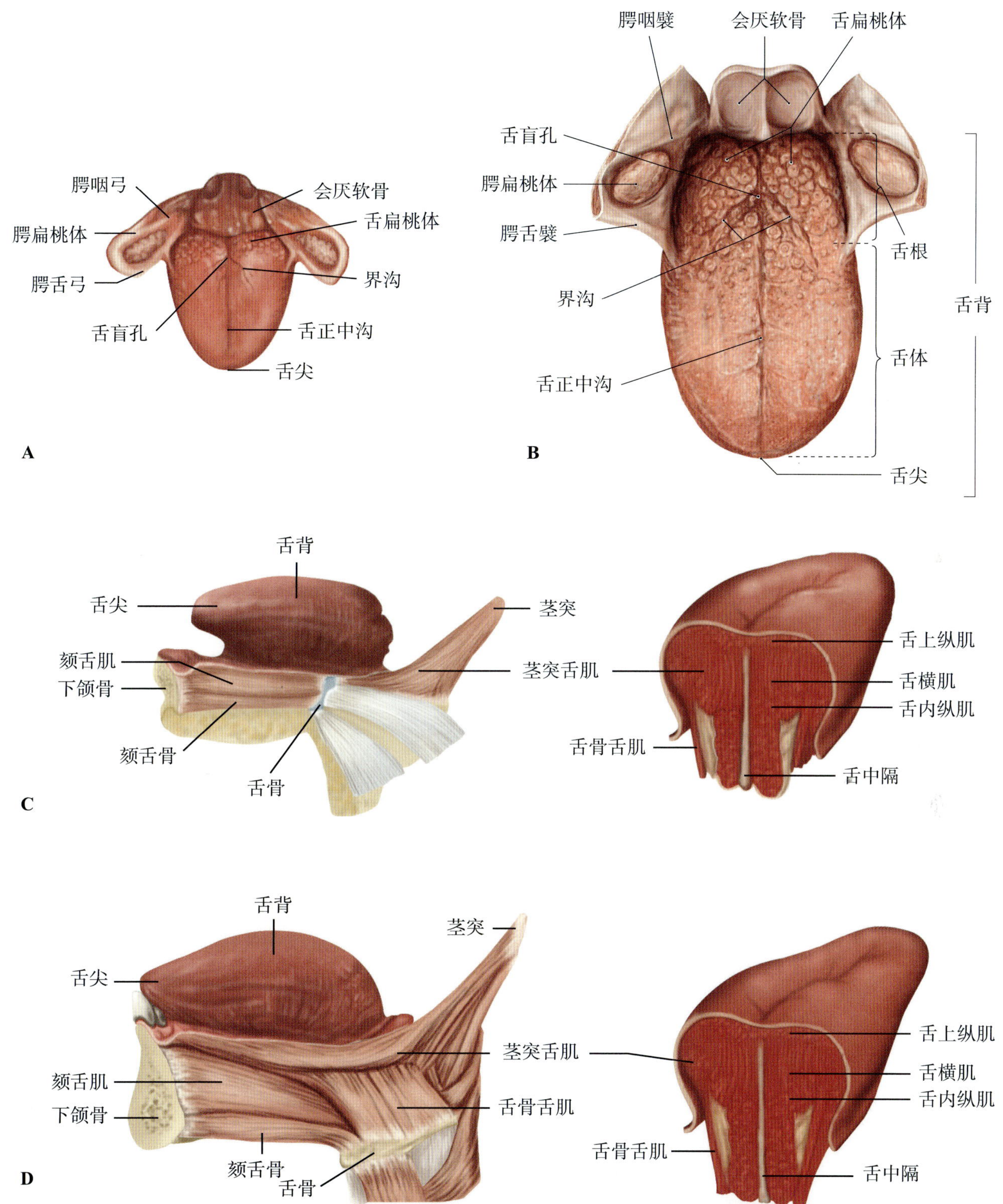

▲图 2-12 婴儿（A 和 C）和成人（B 和 D）的舌肌（舌内肌和舌外肌）

B 和 D 引自 Gilroy AM, MacPherson BR. Atlas of Anatomy. 3rd ed. New York, NY: Thieme, 2016. Based on Schuenke M, Schulte E, Schumacher U. THIEME Atlas of Anatomy. Volumes 1-3. Illustrations by Voll M and Wesker K. 2nd ed. New York: Thieme Medical Publishers; 2016.

物。上、下纵肌沿舌长轴走行，横肌和垂直肌交织在整个舌体部。舌的形状在很大程度上受内在肌肉的控制，而舌在口腔中的位置则直接受外在肌肉控制，间接受舌骨上肌和咀嚼肌的控制。

颏舌骨肌、腭舌骨肌、茎突舌肌和舌骨舌肌使舌在口腔中复位。这些舌的外在肌肉以其各自附着部位命名，前至下颌颏结节，上至腭，后至茎突，下至舌骨。舌的外在肌肉通过与舌的内在肌肉交织的肌纤维进入舌的实质，因此对舌的形状有很大的影响，尤其是颏舌骨肌。

舌肌在功能上常被分为前伸肌或后缩肌[12]。颏舌肌、舌横肌和舌垂直肌主要负责前伸舌，而舌骨舌肌、茎突舌肌和舌纵肌主要负责后移舌。

舌骨上肌（图 2–8）和咀嚼肌（图 2–11）保持舌在口腔内的姿势。口底肌在咀嚼过程中起重要作用，可帮助舌形成食团。例如，颏下肌肉变硬以使舌压在腭上。另外，舌的姿势会受到下颌姿势的影响。舌运动、面部肌肉、咀嚼肌和口底肌的协调涉及脑干的中枢模式发生器，其负责协调第Ⅴ、Ⅶ和Ⅻ对脑神经的运动核[13]。

临床须知：这些中心模式发生器的位置解释了为什么脑干卒中（也称为延髓卒中）对吞咽具有如此大的破坏性。

六、口腔运送相关肌肉

食团的口腔运送过程包括舌包裹食团并将其移向咽，最后以强有力的舌根后缩结束。面部肌肉（图 2–10）通过保持嘴巴紧闭或固定在杯子或吸管周围来包裹食团。咀嚼肌（图 2–11）使下颌固定，颏下肌支持舌的活动。颏舌肌和舌垂直肌的前纤维包裹食团。由前向后的颏舌肌与舌内在肌肉连续收缩形成波状运动，使食团滚动通过口腔[14]。舌根像活塞一样被舌骨舌肌和茎突舌肌拉动，推动食团进入下咽。这些肌肉由第Ⅻ对脑神经（舌下神经）支配。

临床须知：最近的证据表明，有意地将舌尖支撑在上牙槽嵴和硬腭上，可以促进舌波状运动，增加咽部的压力[15]。

七、咽部运送相关肌肉

吞咽最复杂的阶段是咽期。其关键的收缩元件是一系列插入骨骼、软骨、其他肌肉或筋膜上的吊带肌肉。如果认为每一块肌肉都是独立运动的，那就会产生误导。这些吊带肌肉协同工作，经常被深筋膜捆绑在一起，所以肌肉的作用不像拉着结构的绳子，而更像吊床的两端，环绕和取代结构。这些吊带肌肉的作用是密封开口，帮助改变咽的形态。

（一）软腭肌肉

腭帆张肌［受三叉神经下颌支（CN V_3）支配］起源于翼状骨板之间的窝，并以翼突钩作为滑轮使嵌入软腭的腭腱膜变硬（图 2–13）。腭帆提肌连接颈动脉管附近的颅底和颞骨上的咽鼓管。它穿过咽上缩肌的边缘，进入软腭，在软腭内部形成肌肉吊带。这些肌纤维附着于腭腱膜，并与悬雍垂肌［由迷走神经咽支（CN Ⅹ）支配相连］，后者是软腭唯一的内在肌肉，它与鼻后棘相连。腭帆提肌在吞咽中的主要功能是封闭腭咽口[16]。其次，这块肌肉锚定并利用咽腭肌［受迷走神经咽支（CN Ⅹ）支配］的近端附件，因此除了关闭软腭外，还间接地对吞咽的重要功能起作用[17]。

临床须知：旨在解决阻塞性睡眠呼吸暂停的外科手术中，如果这些肌肉或神经受到损害，可能会在无意中造成吞咽障碍。

（二）舌外肌

舌分别由颏舌肌（向前）和茎突舌肌（向后）悬吊于口腔内。舌骨舌肌附着于舌骨大角，并通

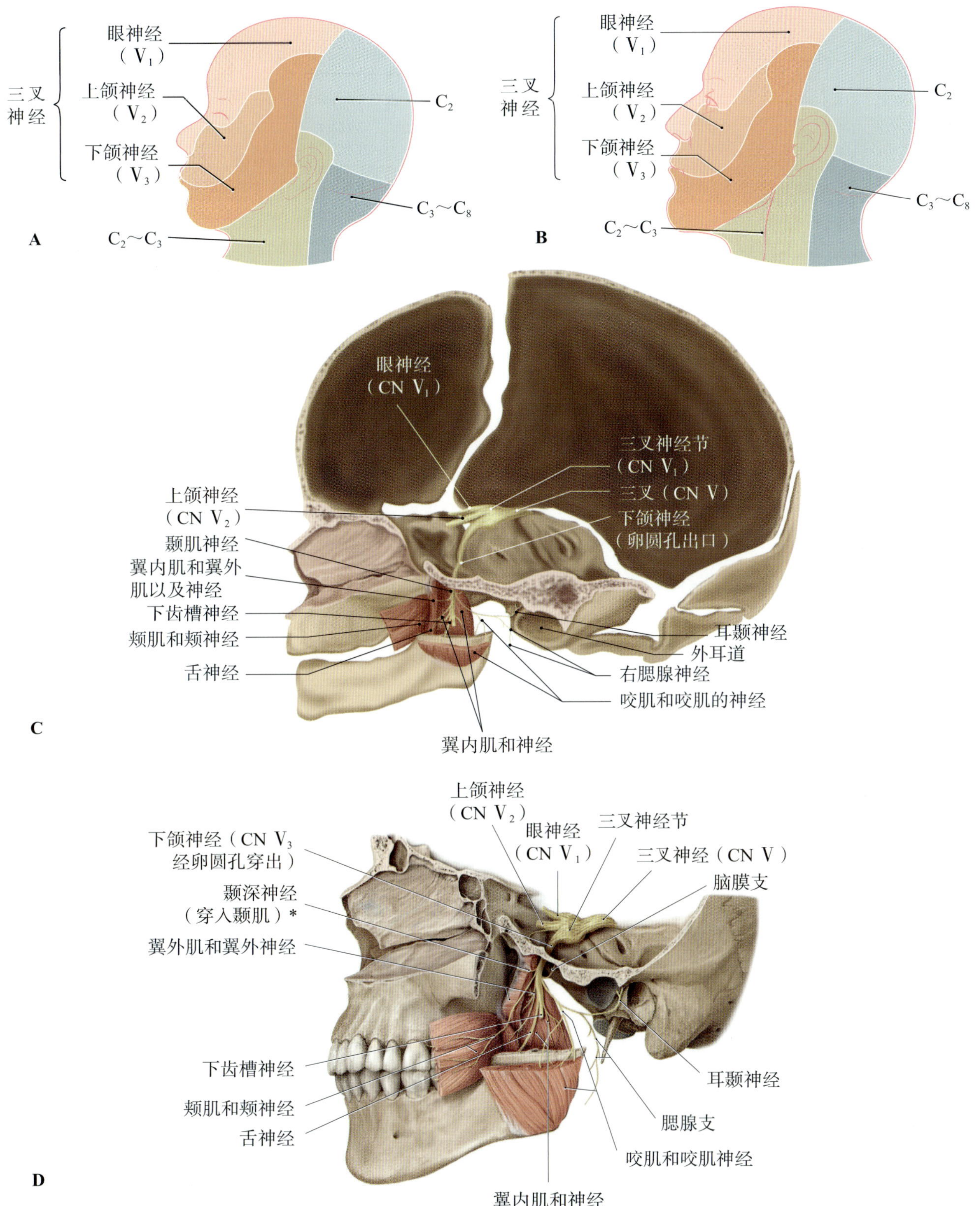

▲ 图 2-13 婴儿（A 和 C）和成人（B 和 D）面部和口腔的感觉与运动神经支配

引自 Gilroy AM, MacPherson BR. Atlas of Anatomy. 3rd ed. New York, NY: Thieme, 2016. Based on Schuenke M, Schulte E, Schumacher U. THIEME Atlas of Anatomy. Volumes 1-3. Illustrations by Voll M and Wesker K. 2nd ed. New York: Thieme Medical Publishers; 2016.

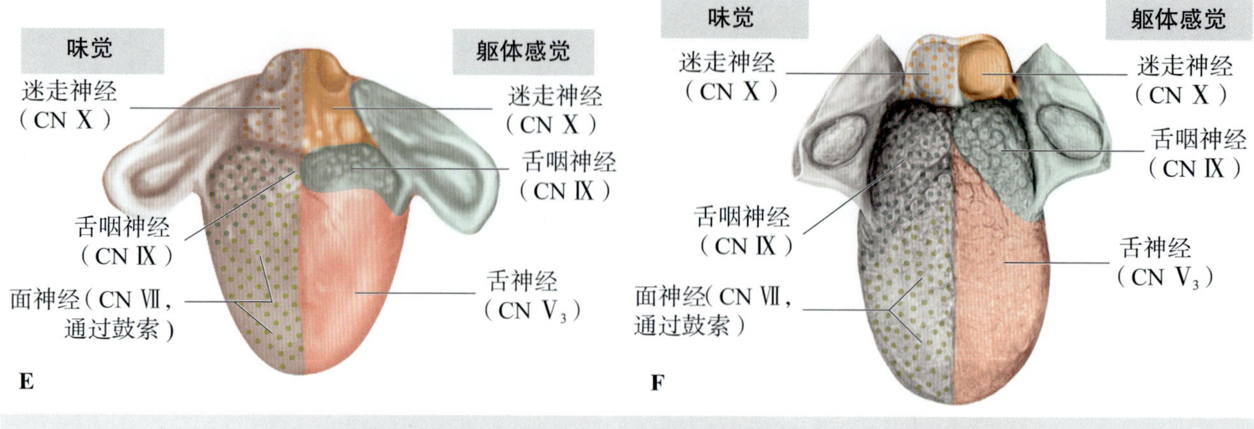

▲ 图 2-13（续） 婴儿（E）和成人（F）面部和口腔的感觉与运动神经支配

过舌外侧壁上升。茎突舌肌附着于茎突，插入舌侧缘并环绕舌骨舌肌。这两块肌肉在舌根回缩时收缩并共同向后牵拉舌根[18]。舌腭肌所在位置可使舌悬空；然而，这一小块肌肉可使腭与舌根对合，有助于在咽转换过程中封闭口咽峡。腭舌肌接受迷走神经（CN Ⅹ）的支配；其他所有舌肌均由舌下神经（CN Ⅻ）支配（图 2-12）。

（三）舌骨 - 喉抬高的双悬吊机制

舌骨 - 喉复合体上抬（图 2-7）有助于会厌翻转，以帮助伸展和打开松弛的食管上括约肌，并使气道在食团通过后复位。舌骨 - 喉复合体包括舌骨、喉和相关结构，即形成食管上括约肌的环咽肌。舌骨 - 喉复合体上抬的基础是舌骨上肌形成的前吊带（图 2-8）和咽长肌形成的后吊带（见第 3 章，图 3-14）[19]。

如前所述，舌骨上肌（下颌舌骨肌、颏舌骨肌、茎舌骨肌和二腹肌）的近端附着于前方的下颌骨和后方的颅底。舌骨上肌的远端止点主要对舌骨体部施力，因此可作为前悬吊带共同发挥作用，使舌骨向前上方向移位。此外，这些肌肉通过口底深处的致密筋膜彼此连接。该吊带通过甲状舌骨膜和肌肉发挥作用，使舌骨和喉前移以帮助舌在口腔中发挥功能。这些肌肉共同协作，不同的肌肉在不同的时间对舌骨施加牵引力，使舌骨沿一条类三角形的路径移位。二腹肌参与对舌骨的上抬，但起作用或多或少在前后方向相互抵消。下颌舌骨对于舌骨提升的力学优势最大，颏舌骨对于舌骨前移的力学优势最大[20]。

茎突咽肌、输卵管咽肌和腭咽肌统称咽长肌，共同构成后肌吊带。茎突咽肌向上附着于茎突。该肌穿过咽上、中缩肌之间，插入甲状软骨后缘，此外还有其他结构，包括咽侧壁[21]。腭咽向上附着于腭腱膜和腭帆的肌肉[17]，并向下延展贴合于咽侧壁上，常也插入甲状软骨。如前所述，腭帆提肌使该肌上抬并稳定。腭咽肌是腭咽皱襞的组成部分，为咽的咽后壁。咽鼓管咽肌的近端小头附着于听管，向下与咽侧壁的茎突咽肌和腭咽肌混合。

长咽肌彼此交叉以获得机械优势。腭咽肌起始于咽部，位置略靠前内侧，而茎突咽肌起始于咽外略靠后外侧。它们在舌骨水平交叉，使茎突咽肌向前插入喉，腭咽肌插入咽。总之，它们都有助于喉上抬和咽缩短。茎突咽肌与喉的连接较多，主要作用是抬高喉，而腭咽肌与咽的连接较多，主要作用为缩短咽。除茎突咽肌由舌咽神经（CN Ⅸ）支配外，所有咽肌均由 CN Ⅹ 支配。

临床须知：咽长肌对喉抬高和气道保护至关重要，在头颈部癌放疗中可能受损，进而影响气道保护。

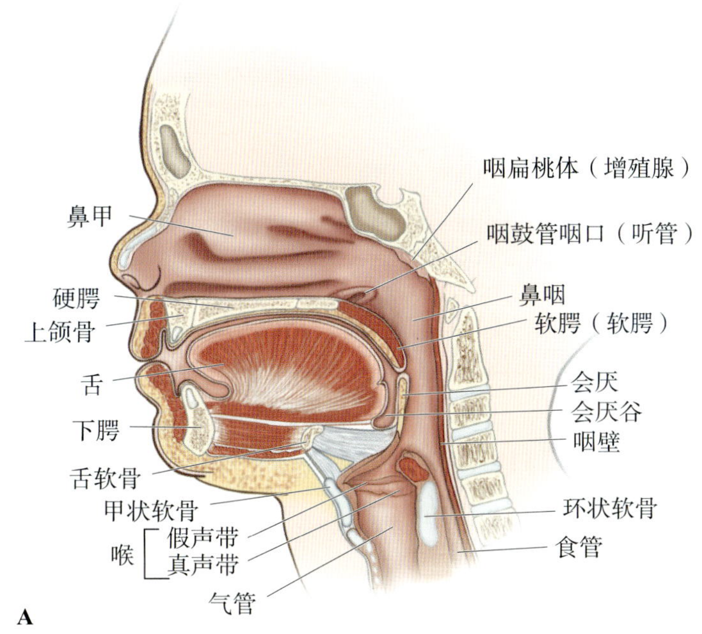

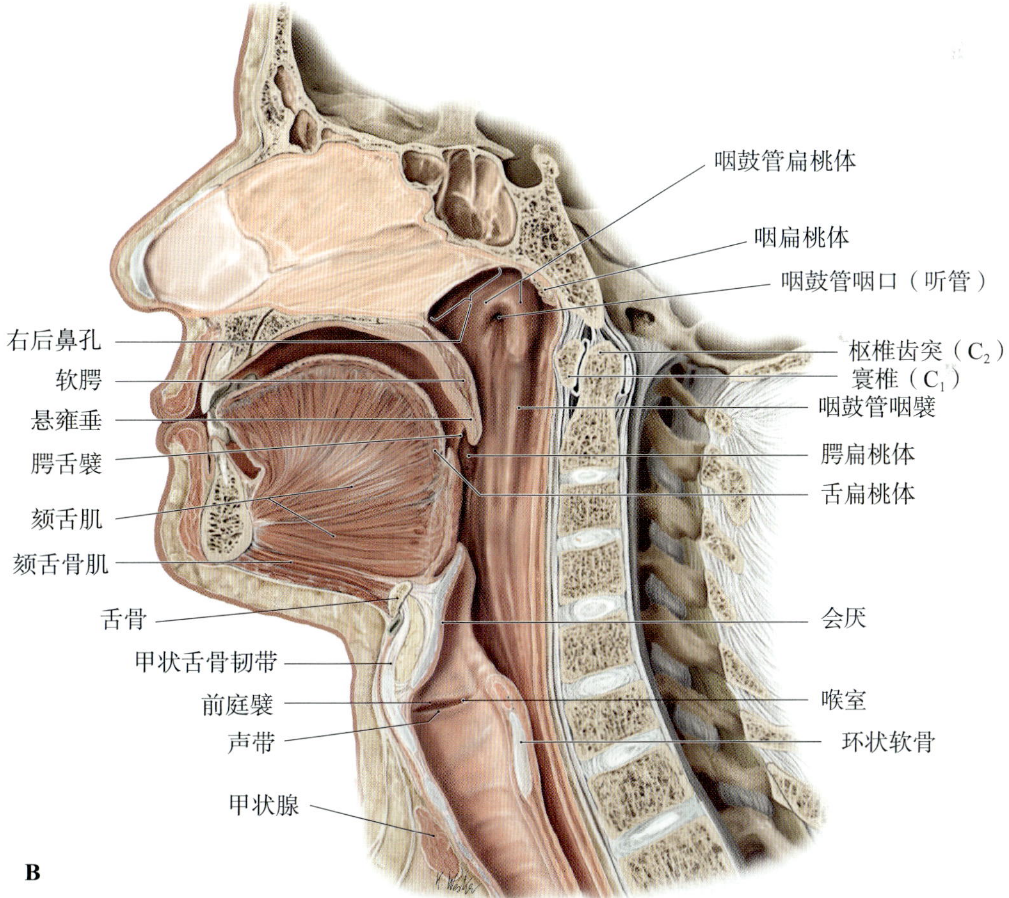

▲ 图 2-14　婴儿（A）和成人（B）的喉位置比较

B 引自 Gilroy AM, MacPherson BR. Atlas of Anatomy. 3rd ed. New York, NY: Thieme, 2016. Based on Schuenke M, Schulte E, Schumacher U. THIEME Atlas of Anatomy. Volumes 1-3. Illustrations by Voll M and Wesker K. 2nd ed. New York: Thieme Medical Publishers; 2016.

（四）舌骨下肌有助于喉稳定

舌骨下肌与舌骨上肌和咽长肌相拮抗。这些肌肉共同控制喉在咽内上下活动，对稳定喉骨骼和实现喉内肌肉组织的精细功能至关重要[22]。甲状舌骨肌、胸骨甲状肌、胸骨舌骨肌和肩胛舌骨肌这 4 对肌肉将舌骨和甲状软骨固定在下方。它们共同形成两层肌肉，被称为舌骨下肌或带状肌（图 2–8）。甲状舌骨肌是舌骨 – 喉复合体的内部肌肉，其所处位置使其可辅助对合甲状软骨和舌骨。胸骨甲状肌使喉下降，而胸骨舌骨肌使舌骨下降。肩胛舌骨肌向舌骨施加向下的压力。除甲状舌骨肌外，所有舌骨肌均由颈襻的 C_2～C_4 支配。与舌下神经伴行的 C_1 脊神经支配甲状舌骨肌。

（五）喉肌

喉内、外肌是喉运动和喉内运动所必需的。喉内肌负责外展（环杓后肌）、内收（环杓外侧肌和杓间肌、杓横肌和杓斜肌）和改变真声带的张力（环甲肌和甲杓内肌）。

甲杓肌、环杓侧肌和杓间肌对内收声带和保护气道有重要意义。喉内肌均由骨骼肌组成。喉肌的肌肉直径变异性大于其他骨骼肌。许多喉运动单位受多种神经支配以完成喉的多种功能（图 2–13，表 2–1）[23–25]。

婴儿和成人口腔的差异

与成人口腔相比，婴儿口腔存在明显差异，读者在审查上述插图后应能明显看出这一点。由于下颌骨体积较小且位置不同（出生时下颌骨有轻微后退），婴儿的口腔体积相对较小。此外，婴儿口腔内有吸吮 / 颊垫，随着生长和成熟而被吸收，在年长儿童或成人消失。此外需重点注意婴儿的舌相对较大，占据了口腔中的大部分空间，并且完全位于口腔中（舌体和舌根）。与成人头颈部区域相比，正常婴儿的头部也相对较大，颈部较短[4, 5, 26–30]。

目前所有观察到的解剖学特征结合出生时存在的一系列原始反射（表 2–2）使婴儿能够成功完成食团摄入、操控和转移以摄入足够的营养。

表 2–1　面部和口腔的感觉和运动神经支配

解剖部位	脑神经支配
面部	Ⅴ— 三叉神经：所有面部的感觉神经支配 Ⅶ— 面神经：面部表情肌的运动神经支配
颅下颌肌	Ⅴ— 三叉神经：对负责咀嚼的肌肉的运动神经支配
口腔	Ⅴ— 三叉神经：所有口腔感觉神经支配
唾液腺	Ⅸ— 舌咽神经：腮腺 Ⅶ— 面神经：舌下腺和颌下腺
舌	Ⅴ— 三叉神经：舌前 2/3 的感觉神经支配 Ⅶ— 面神经：舌前 2/3 的味觉 Ⅸ— 舌咽神经：舌后 1/3 和腭咽弓的味觉 Ⅹ— 迷走神经（喉上神经）：舌根后部及舌瓣的味觉 Ⅻ— 舌下神经：内在及外在肌肉的运动神经支配
软腭	Ⅴ— 三叉神经：支配腭帆张肌，负责咽鼓管的扩张 Ⅹ— 迷走神经：支配软腭四对肌肉，负责腭帆运动

表 2–2　婴儿反射出现和消失的时间

反　射	出现时的周龄（孕龄）	消失时的月龄
吮吸	11～15	5～6
张口	26～27	6～12
阶段性咬合	28	9～12
觅食	32	3
吐舌	38～40	6
舌偏侧	40	6

八、成人和儿童喉之间的差异

众所周知，成人喉与新生儿喉有差异。与成人喉相比，新生儿喉在咽部的位置较高[32]。婴幼儿的喉位于 C_1～C_3。成年喉的环状软骨后缘位于 C_6～C_7[31]。在某些情况下，特别是在新生儿中，由于喉部位置较高，会厌可能与软腭直接接触。婴幼儿和儿童的会厌与舌根也有较直接的接触[31, 33]。

九、喉下降

婴儿优先经鼻呼吸，直至 4—6 月龄时开始出现明显的经口呼吸。这种从优先经鼻呼吸转换为经口呼吸与喉的成熟、下移和随后会厌尖从 C_2～C_3 降至成人位置这些解剖学改变是相互吻合的[33, 34]。

临床须知：喉下降和口腔呼吸的启动代表呼吸功能的重组。巧合的是，这一过程与发生在 3—5 月龄的婴儿猝死综合征（SIDS）的风险在时间上高度重合（图 2-14）[35, 36]。

十、喉反射发育成熟

人体存在多种上气道反射以保护下气道免受异物侵入。上呼吸道反射性反应的例子包括打喷嚏、呼吸暂停、吞咽、喉闭合、咳嗽、呼气和负压反射[37]。喉化学反射是常见于新生儿一组反射，其中包括惊跳、快速吞咽、喉部收缩、呼吸暂停、高血压和心动过缓。这些反应是由杓状软骨间受体的激活启动的。随着喉成熟，婴儿时期常见的误吸性快速吞咽和呼吸暂停变得不太明显，代之以咳嗽和喉收缩，后者较少见。这种反射性转变与中枢神经处理的成熟变化有关，而与喉化学感受器的变化无关[37, 38]。

十一、气道保护机制

呼吸消化道是食物和氧气进入人体的十字路口，两者都是生存所必需，在到达最终目的地的途中，都经过咽部。喉位于咽的最下部（即下咽），具有许多功能。其负责下气道保护、发声和呼吸。喉部与上呼吸消化道的其余部分一样，在出生时形态上是完整的，但在整个生命周期中经历快速演变，以确保随着发育成熟的需要而增加功能水平[39, 40]。

喉上神经（CN Ⅹ）的内支是支配喉前庭的重要神经[41]。该神经触发吞咽或咳嗽反应，以保护气道免受阻塞。在喉上抬时，甲杓肌（声襞的组成部分）使甲状软骨向会厌的叶柄靠拢。会厌悬吊于气道开口处，甲状会厌韧带、舌骨会厌正中韧带和舌会厌韧带这一系列位于会厌中线的韧带附着于喉、舌骨和舌上。舌骨会厌外侧韧带是多变的，它们有助于保持会厌在适当的位置。会厌被四边形膜包绕，在外侧形成杓会厌襞。在杓会厌皱襞内有甲状会厌肌和杓会厌肌这些小型肌肉。尽管有这些小型肌肉参与，会厌翻转很大程度上属于一个被动过程，在翻转过程中肌肉吊带缩回舌根和抬高喉部[42]。气道保护的最终措施是由环杓外侧肌、杓横肌和杓斜肌使声带内收[43]。

临床须知：保护气道的感觉神经元受损可能导致食团误吸进入气管。

十二、食管

食管是与咽相连的肌性管道。由环咽肌附着于环状软骨上。食管由骨骼肌和平滑肌组成，由包括迷走神经在内的自主神经丛支配。肌纤维分别沿环向和纵向分布，使食管可以推动团块通过管腔，并缩短团块周围的管腔。纵向纤维位于环向纤维的外部。食管在 T_{10} 椎体水平通过呼吸肌的食管裂孔，膈肌右脚包绕食管，形成食管下括约肌。

十三、唾液腺

两套唾液腺（见第 3 章，图 3-4）对吞咽很重要[44]。口腔干燥（口干）是吞咽障碍的诱因。与 CN Ⅶ 相关的上唾液核控制着开口于口底的 2 对唾液腺。颌下腺位于下颌角下下颌舌骨的表面。导管包绕下颌舌骨后缘，向前伸入口底，止于系带两侧舌下乳头。舌下腺包绕口腔中的颌下腺导管，并有许多开口进入口底上皮。腮腺位于下颌支上，腺体的一部分缠绕在下颌支的后缘。

腮腺导管向前离开腺体，越过咬肌，穿经颊肌在上磨牙外侧黏膜皱襞后方排出唾液。腮腺的内脏运动信号起源于与 CN Ⅸ相关的下唾液核。该脑干核也通过 CN Ⅹ的咽支向整个口咽部的散在腺体提供神经支配。

临床须知： 头颈部癌症放射治疗常见后遗症是因唾液腺或支配唾液腺的神经受损而导致的口干症。

十四、吞咽的神经生物学

在发育上，支配舌和其余与吞咽相关的肌肉的运动神经来自不同的位置。舌下神经和舌来源于枕体节。其他几乎所有肌肉都是由咽弓形成的。因此，舌的功能是半独立的。当舌向下咽推进食团时，喉内上神经触发脑干的中枢模式发生器（central pattern generators，CPG）。这些 CPG 始于"前导复合体"，触发环咽弓衍生的神经和肌肉，包括由 CN V_3 支配的颏下肌肉。CN V_3、Ⅶ、Ⅸ 和 Ⅹ 的神经核按顺序由上至下排列在脑桥外侧和髓质中。一连串信号在这些咽弓衍生物中产生一波去极化，促进食团从口腔向咽部运动。口腔中的味觉、温度、本体感觉和触觉感受器向皮质反馈信息，以调节从口腔转运开始至咽部清除完成期间每次吞咽事件的节律模式。皮质延髓束调节脑干 CPG，而脑干 CPG 负责协调 5 对脑神经（CN Ⅴ、Ⅶ、Ⅸ、Ⅹ、Ⅻ）和 5 对脊神经（C_1～C_5）控制下肌肉的运动单位的募集。由脑干调节的对咽部吞咽重要的其他功能（包括呼吸停止和唾液流动）至关重要。吞咽这一复杂生理过程由外周和中枢通路共同监测、调节和同步。

临床须知： 神经源性吞咽困难有多种表现和预后，取决于受累的周围和中枢神经系统结构。

十五、发育

超声检查相关证据表明，人类胎儿早在 12 周胎龄时就开始吞咽[29]。口腔的发育大约在受孕后 3 周开始，此时存在 3 个胚层（细胞群或初级组织层），包括外胚层、中胚层和内胚层。皮肤和神经系统来自外胚层，结缔组织和血管起自中层，即中胚层。消化系统和呼吸系统从内胚层发育而来。受孕后第 4 周开始，咽弓由这些原始胚层发育形成[45]。咽弓之间有明显的腮沟或隐裂。除舌外，大部分对吞咽重要的解剖结构来源于 5 个咽弓（图 2–15）[46, 47]。

咀嚼肌、下颌舌骨肌和二腹肌前腹在第一咽弓内发育。下颌舌骨肌和二腹肌前部对下颌张开很重要，也被认为是主要复合体的一部分，或取代舌肌成为吞咽起始动作中的肌肉。三叉神经第 3 分支支配第一咽弓的肌肉。茎突舌骨肌、后二腹肌和面部肌肉为第二咽弓衍生物，由面神经（CN Ⅶ）支配。茎突舌骨肌和二腹肌后部使舌骨移位。面部的 2 块肌肉（嘴唇周围的口轮匝肌和颊肌，用于控制脸颊）对于摄入和食团形成非常重要。茎突咽肌、舌骨体下部和舌骨大角来源于第三咽弓，茎突咽肌受舌咽神经（CN Ⅸ）支配。操纵软腭、咽和喉的喉软骨和肌肉来源于第四和第六咽弓。迷走神经（CN Ⅹ）的咽支支配第四咽弓的肌肉，包括腭帆提肌和除茎突咽外的所有咽肌，而喉返神经（CN Ⅹ）支配第六咽弓的肌肉。人类的第五咽弓不发育。

覆盖于以上咽弓形成的管道内表面的黏膜由相同的神经支配，尤为重要的是，CN Ⅴ支配口腔，CN Ⅸ和Ⅹ分别支配咽和喉。枕部体节在舌下神经（CN Ⅻ）（一种单纯包含运动神经元的神经）的控制下迁移到咽部发育为舌。舌前 2/3 的体感感受器通过三叉神经下颌支（CN V_3）传递信号。同一区域的味觉由三叉神经末梢，最终经 CN Ⅵ的感觉功能传递。舌后 1/3 的味觉和躯体感觉是由 CN Ⅸ介导的。CN Ⅶ为颌下腺和舌下腺提供内脏运动神经支配，CN Ⅸ 为腮腺，CN Ⅹ

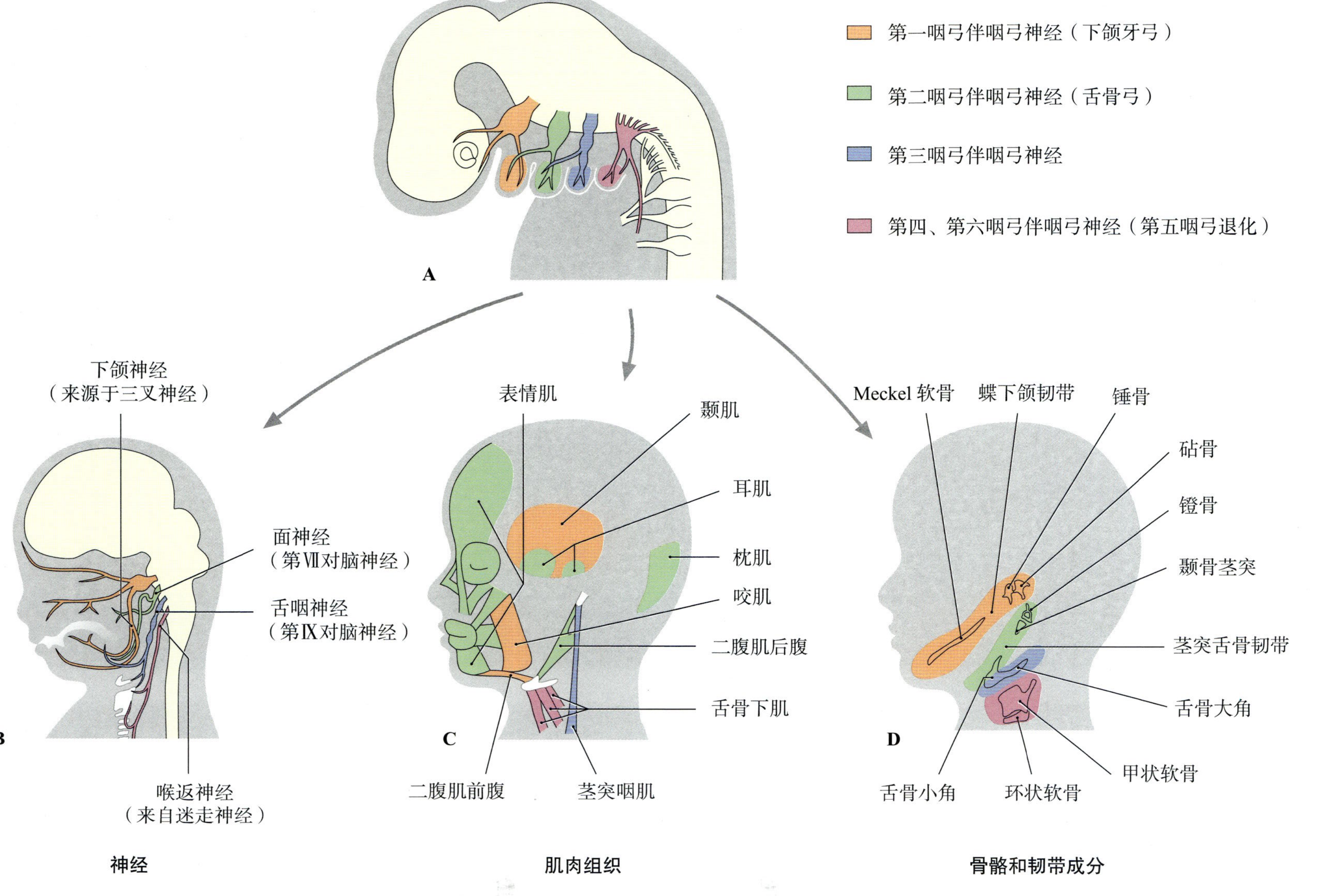

▲ 图 2-15　婴幼儿与成人喉位置比较

引自 Schuenke M, Schulte E, Schumacher U. THIEME Atlas of Anatomy. Volume 1. Illustrations by Voll M and Wesker K. 2nd ed. New York: Thieme Medical Publishers; 2014.

为分散在整个咽部的黏膜腺。咽弓结构和舌与下颌骨和颅骨同步发育，形成重叠的呼吸、消化和发声的通道。

临床须知： 由于裂隙会影响口腔将液体从奶瓶或乳房抽吸和转移的能力，出生时存在口面裂的儿童可能存在早期喂养/吞咽困难。市场上有许多专门的奶瓶/乳头系统，可帮助婴儿弥补解剖缺陷以达成经口喂养的目的。与口面裂相关的吞咽和摄食障碍的讨论详见第14章。

习　题

1. 喉部骨骼由下列结构组成，除外

A. 甲状软骨
B. 成对杓状软骨
C. 环状软骨
D. 舌骨
E. 会厌

2. 哪块舌骨下肌可以被定位有助于甲状软骨和舌骨靠近?

A. 甲状舌骨肌
B. 胸骨甲状肌
C. 胸骨舌骨肌
D. 肩胛舌骨肌
E. 下颌舌骨肌

3. 哪两块肌肉主要负责舌根回缩?

A. 颏舌肌和茎突舌肌
B. 颏舌肌和舌骨舌肌
C. 舌腭肌和颏舌肌
D. 茎突舌肌和舌骨舌肌
E. 舌腭肌和茎突舌肌

4. 在吞咽过程中，软腭的哪块肌肉主要负责密封腭咽闭合口?

A. 腭帆张肌
B. 腭帆提肌
C. 悬雍垂肌
D. 腭舌肌
E. 腭咽肌

5. 由于唾液腺分泌到口底，哪些唾液腺对吞咽最重要?

A. 腮腺和舌下腺
B. 甲状腺和颌下腺
C. 舌下腺和甲状腺
D. 腮腺和下颌下腺
E. 颌下和舌下腺

答案与解析

1. 正确答案：（D）舌骨。

舌骨是喉下框架的一部分，但不是喉骨骼的一部分。喉部骨骼主要由软骨组成，包括甲状软骨（A）、成对杓状软骨（B）、环状软骨（C）和会厌（E）。

2. 正确答案：（A）甲状舌骨肌。

甲状舌骨是舌骨－喉复合体的内在肌肉，由于其起源于甲状软骨并插入舌骨，因此在结构上可定位有助于甲状软骨和舌骨靠近。胸骨甲状肌（B）、胸骨舌骨肌（C）和肩胛舌骨肌（D）均为舌骨下肌，将舌骨和甲状腺锚定在下方。下颌舌骨肌（E）是舌骨上肌。这些肌肉在结构上都不能像甲状舌骨那样帮助甲状软骨与舌骨对合。

3. 正确答案：（D）茎突舌肌和舌骨舌肌。

舌骨舌肌附着于舌骨大角，并通过舌侧壁上升。茎突舌肌附着于茎突，插入舌侧，环抱舌骨舌肌纤维。这2块肌肉在舌根回缩时收缩并共同向后牵拉舌根。舌本身在口腔内分别由颏舌肌向前和茎舌肌向后悬吊。腭舌肌的位置是悬吊舌；然而，这一小块肌肉使腭与舌根对合，从而有助于在咽转换过程中封闭口咽峡。

4. 正确答案：（B）腭帆提肌。

腭帆提肌附着于颈动脉管附近的颅底和颞骨上的咽鼓管。它穿过咽上缩肌的边缘，进入软腭，在软腭物质内形成肌肉的吊带。腭帆提肌在吞咽中的主要功能是封闭腭咽闭合口。腭帆张肌（A）起源于翼板之间的窝内，利用翼钩作为滑轮使嵌入软腭的腭腱膜变硬。腭帆提肌的肌肉附着于腭腱膜，并与悬雍垂肌相连（C）。腭帆提肌锚定并利用腭咽肌（E）的近端附着点，因此间接贡献了除软腭闭合以外的吞咽重要功能。腭咽肌的功能是缩短咽部，间接地帮助喉部隆起。

5. 正确答案：（E）颌下和舌下腺。

舌下和颌下腺是吞咽最重要的 2 组唾液腺。与 CN Ⅶ 相关的上唾液核控制着开口于口底的 2 对唾液腺。腮腺位于下颌支上，腺体的一部分缠绕在下颌支的后缘。腮腺导管向前离开腺体，越过咬肌，潜入颊肌，在上磨牙外侧黏膜皱襞后方排空唾液。甲状腺不是唾液腺，它没有导管。相反，甲状腺在体内分泌激素来调节代谢率。

第3章 吞咽生理学

Physiology of Swallowing

William G. Pearson Jr.　Memorie M. Gosa　著

卫小梅　译

本章概要

吃喝给人类生长发育提供必要的营养支持，然而进食则是人类重要的体验，不只是提供营养。虽然通过医疗技术干预，如经皮内镜胃造瘘等，能提供人体所需营养，以防误吸，但是这种喂养方式限制了患者的社交和精神心理活动，降低了与别人分享食物的乐趣。在人生中遇到一些特别重要的事、值得庆祝的时刻都需要吃喝等行为参与。所以，一个人要完整体验人生，必须要有安全吞咽。

关键词

吸吮反射，吸吮，味觉，嗅觉，肌性流体静压

学习目标

- 描述吸吮反射与吸吮的区别。
- 列出摄食包括哪些成分。
- 比较味觉、嗅觉和化学感觉的不同。
- 解释肌性流体静压的定义，并描述其在人体中的作用。
- 列出咽转运包括哪些成分。

一、概述

复杂的吞咽是上呼吸道、上消化道和声道的高度整合（图 3-1）。当人们的吃、喝、与人对话的目标，以及对氧的基本需求相互竞争时，与他人聚餐则会存在问题。吞咽是将食物和空气准确通过上消化道的各个空间进行运送的复杂过程。气道保护和食团有效率的运送是有效吞咽的 2 个目标。

吞咽通常分为口腔准备期、口腔运送期、咽期、食管期[1, 2]。本章同样将吞咽过程分为摄食、食团形成、食团在口腔运送、咽部运送，以及随后的食管将食团运送至胃。每个吞咽时期，都有一些特定成分来保证吞咽过程充分有效地进行。虽然本章尝试描述“正常”吞咽生理中的功能性成分，特别强调了各年龄阶段的不同，但是应认

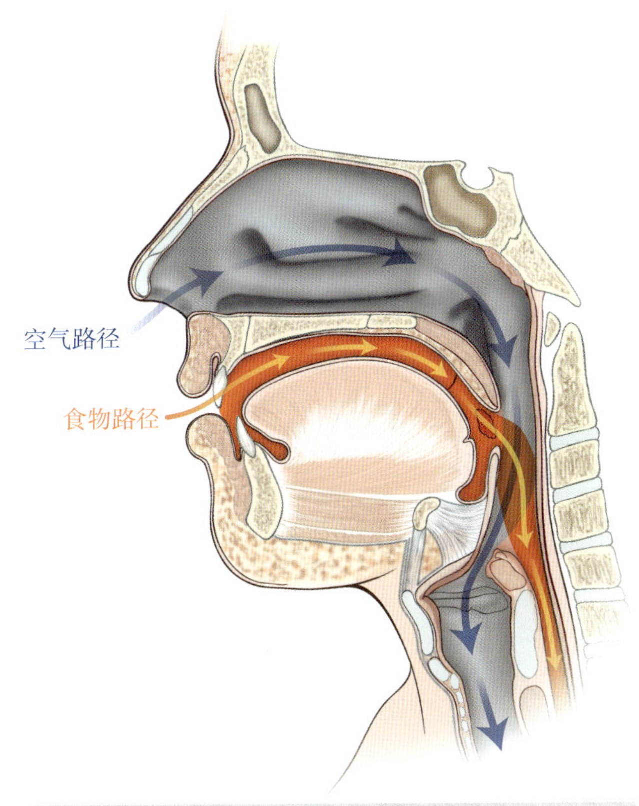

▲ 图 3-1 上呼吸道的重叠功能

识到吞咽是动态变化的。吞咽系统会根据身体状况、发育阶段甚至损伤情况做出调整。

正如第 2 章吞咽解剖学中提到，吞咽的解剖和生理的研究非常引人注目，但是只阅读其生理方面的描述让人费解。利用其他资源，如动画显示吞咽的动态模式，或者功能性吞咽的临床诊断影像，对可视化理解吞咽生理的各个成分非常有帮助。当你想弄明白如果吞咽的某个因素缺失，是否会被另外一个因素代偿以达到安全而有效地吞咽则非常有用。这对在医疗机构工作的言语语言病理学专业人员非常重要，他们的目标就是能给出吞咽生理相关的专业认识，因为该患者的医疗团队将根据这些认识来解释临床症状和制订治疗决策。

二、进食起于摄食和食团形成

婴幼儿时期，摄食是指食用材料从乳头或者奶瓶吸出来，并最终吸入。吮吸和吸入需要口腔内压力下降，以便食物来源中的液体被吸入嘴里。这 2 个过程能通过他们原发的口腔运动特点区分开来。对于健康的足月产婴儿，吸吮反射（suckling）是一个反射性动作，包括以下特点：①上下嘴唇在奶嘴周围合拢；②有效的口内密封是由舌向硬腭靠近挤压奶嘴，双侧的脂肪垫和牙槽固定住奶嘴；③下颌的下移伴随舌面的推进和往返运动。下颌下移和舌面的运动增加了口腔容积，降低口腔内压，有效地将源头（乳房或者奶瓶）中的液体吸入嘴中。一般婴儿吮吸时，吸吮、吞咽和呼吸协调的比例为 1：1：1，也就是婴儿应该每秒钟完成一次吸吮、一次吞咽和一次呼吸。摄取营养物质时，是反射性的，应该是自动和非随意的动作。当婴儿口腔内感受到足够的感觉刺激时，就可以激活该反射[3, 4]。

吸吮是一种更成熟的、后天学习获得的一种经奶嘴喂养的一种模式。吸吮是大脑皮质成熟的结果，取决于婴儿是否有乳头摄食的经验，以使他学习到经乳头进食行为。吸吮不是单纯的反射性行为，因此不一定会在对口腔产生刺激时自动发生。尽管乳头来源有足够的口腔刺激作用，但经历疼痛或不适的婴儿可能不会吸吮。吸吮动作通常会在婴儿 5 个月大时取代吸吮反射，并会有以下不同之处，例如唇会紧紧包围在乳头周围；舌比较放松的靠近硬腭，下颌分步 / 集中运动；舌进行上抬和下降运动，而不是前伸和后缩。吸吮时，舌和下颌虽然在不同平面运动，但都是为了进一步增加口腔容积，降低口腔内压，将液体引入口腔内。吸食在吞咽和呼吸的预期比率范围内会有更多变化。对于健康的无吞咽障碍的婴儿，每吞咽 2 次吮吸 3 次，而 1 次吸吮 1 次呼吸都是可以接受的，而之前的吮吸反射时这三者的比例是 1：1：1。两种模式都对婴儿期的液体摄入有效，并且在发育过程中吸吮持续发展，从而在神经和生理发育足够成熟时，允许这些更高级的液体摄入方法，最终达到用杯和吸管饮用[4-10]。

临床须知： 婴幼儿可能有先天或后天吞咽障碍，可由许多不同的疾病引起。同样，吞咽障碍可能是短暂的或慢性的，取决于所致的病因。报道中最常见引起儿童吞咽障碍的疾病，包括脑瘫、获得性颅脑外伤、头面部畸形、气道畸形、心脏病、胃肠疾病和早产儿。

大多数情况下，进食是有生理和神经成熟状况驱动的可预期的发育过程。如前所述，新生儿最初 4～6 个月的全部营养都是通过乳头进食方式获得。在 4—6 月龄时，婴儿的头颈部控制更好，可以借助外源的躯干支撑维持坐位时，某些形式的勺子进食开始引入。首先，婴儿吸吮勺子上的泥状食物，直到他们通过不断实践学会触碰勺子时能抿唇，并用上唇帮忙移动勺子上的泥状或者半固体状食物。5—6 月龄的婴儿将会产生原始的、反射性的咀嚼模式，当更加坚硬的食物接触到唾液时，他会有能力将其混合在一起。当进食不具有融化特性的固体时，必须使用更成熟的咬合方式，要求婴儿紧闭嘴唇包绕在餐具或食物物质周围，使用切牙（如有必要）进行咬合，使用其磨牙表面进行咀嚼，他们的舌将食团在口腔内侧向移动以进行进一步操作，将在舌中部的食团集中到前方以利于启动将食团输送到咽部。一般而言，喂养的发育可以概括为 5 个不同的阶段：①乳头喂养；②勺子喂养；③咀嚼；④自喂养；⑤杯饮[11–13]。喂养发育的每个阶段取决于婴儿的身体成长和发育成熟状况。虽然成功摄取营养的所有单个成分在 2 岁之前都已就位，但是它们在整个童年时期都会不断完善，直到达到与成人类似的进食技巧。

在生长和成熟过程中，随着人类饮食的增加，其摄食取决于食物来源的特征。饮用液体的策略随浓度和输送方式的不同而不同，可能是通过勺子、吸管或是杯子。半固体和完全固体可以借助手指或器皿，或只是咬碎其中一小块食物到口腔内。诸如咬食物或通过产生负压从吸管中吸取液体等策略都需要咬合，嘴唇的肌肉控制对于咬和咀嚼期间的食物成团很重要。

临床须知： 面神经的周围性或者中枢性病变，即 Bell 麻痹，可由普通感冒引起，可导致口腔期吞咽障碍。

摄入液体和食物后形成食团，既作为食物运输的准备，又是消化的开始。咀嚼增加了食物的表面积，同时将食物分成可控制容积和稠度并能吞咽的食团。咀嚼是呈节律性的随意运动，由脑干中央模式发生器（图 3–2）驱动，该发生器控制下运动神经元，调控那些因感觉刺激被激活、开闭下颌的肌肉。脑干中的这些节律性发生器从牙齿、咀嚼肌和舌不断的接收信息，减少食物在口腔残留，并清洁口腔，同时保护舌。围绕此过程的是颊和嘴唇黏膜里的肌肉，它们可使食团含在口腔中，并向皮质提供感觉反馈。

味觉在吞咽和营养中起着重要作用。味觉受体与人体的营养需求相匹配，并通过呕吐反射提供保护，使之投射到延髓中的髓后区域，从而诱发对有害促味剂的呕吐反射。多种味觉受体位于舌的味蕾内，其中一些在会厌黏膜中。这些受体可触发由自主神经系统介导的味觉反射（图 3–3），以将唾液释放到口腔中。唾液提供的酶开始分解营养素，最终在小肠重新吸收，并润滑口腔和咽腔内的食团和黏膜。

味觉神经将信息传递给延髓的孤束核内，并从那里投射到大脑的许多区域，包括负责认知和快乐的区域。一些感觉刺激，如辣椒素或薄荷醇，通常与味道混淆，由三叉神经系统中的疼痛受体介导，并被恰当地区分为化学感觉。味觉感知也与味道相混淆，前者是受气味、味觉、温度、化学感觉甚至激素影响的感知。品尝食物的经验向我们表明，味觉会引起不同的吞咽机制。苦味的咳嗽糖浆可能会引起一次快速吞咽，而喜欢的菜肴或甜点可能会减慢整个进食过程。

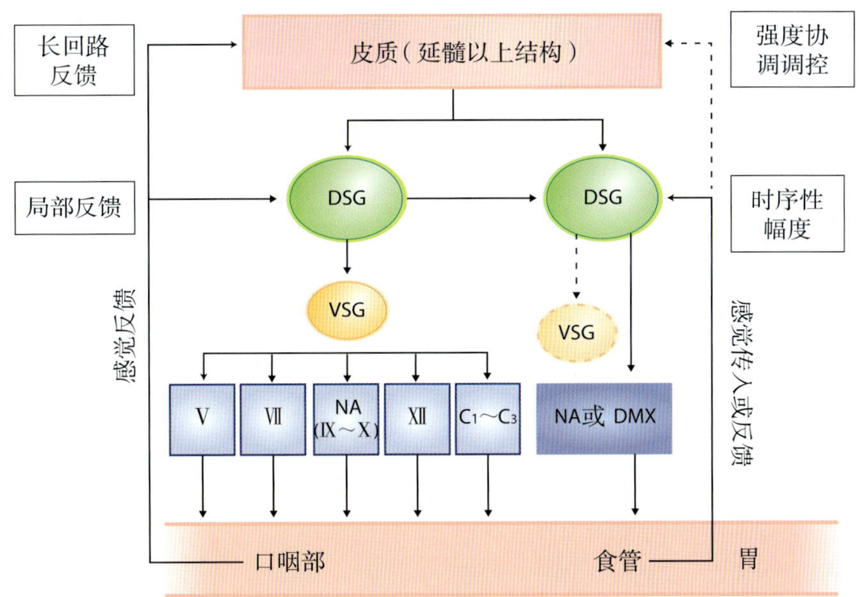

▲ 图 3-2　脑干吞咽中枢示意图

DSG. 背侧吞咽中枢；VSG. 腹侧吞咽中枢；NA. 疑核；DMX. 第Ⅹ对脑神经背侧运动核（迷走神经背核）

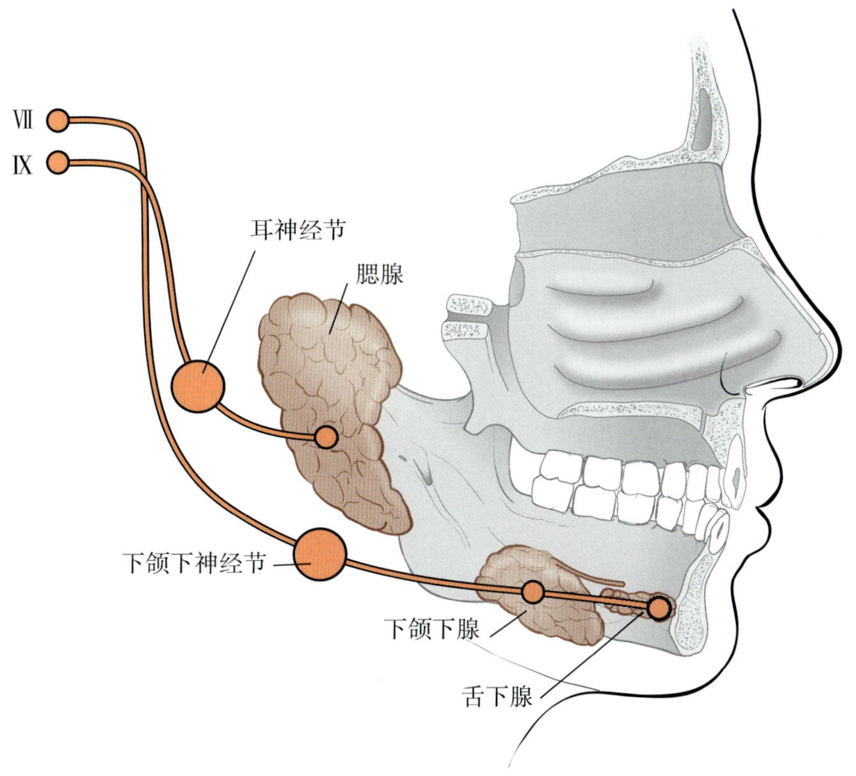

▲ 图 3-3　唾液腺及其神经支配

Ⅶ. 第Ⅶ对脑神经（上泌涎核）；Ⅸ. 第对脑神经（上泌涎核）

临床须知：目前正在研究使用不同味觉和刺激物作为治疗吞咽障碍可能的神经康复手段。

味觉的感知在子宫内就已经产生并发挥作用。胎儿可以区分不同的口味，而羊水含有多种营养和口味，具体取决于母亲的饮食。婴儿偏爱先前体验过的口味[14]。婴儿还对口味产生情感反应，例如甜味 / 鲜味引起有舌节律性前伸，咂巴嘴唇和嘴角抬高。苦涩会引起张嘴，皱鼻子，手臂发抖和皱眉。酸味引起缩唇，而张嘴、皱鼻子、摇头、手臂晃动和皱眉的程度较小；咸味会引起新生儿中性反应（咸味的识别直到大约 4 月龄时才会出现）[15]。出生后，味觉和嗅觉都继续发育，从发育学上来说，味觉和嗅觉是决定儿童所吃食物的主要决定因素[14]。最终的饮食喜好是暴露的功能，即假设在婴儿的关键时期接受更多质地及风味的饮食。3—4 月龄的婴儿更愿意尝试新口味的食物，这恰好与他们的体格发育相吻合，以支持汤匙喂养。在生命的第 1 年下半年到第 2 年，他们尝试新食物的意愿下降，直到新食物恐惧症的发展阶段变得突出为止[16, 17]。新食物恐惧症在 2—6 岁达到峰值，这是可预测的发育阶段，这时儿童表现出不愿进食和避免食用新食物[17]。在正常发育的儿童中，新食物恐惧症通过反复接触新食品得以克服（有时一种新食品需要暴露达 15 次之多才被接受），饮食范围得以继续扩展[18]。

感觉统合是人类从环境中接收到的各种感觉功能信息进行整合的神经过程。它与进食特别相关，因为进食是人类经验中最丰富的感官活动之一。当中枢神经系统适当地接收并处理了感官信息时，人类将以规定的动作和行为做出预期反应。这可以在个人进食和吞咽的过程中得到验证，即每次进餐和吃零食时都不会出现吞咽障碍。感觉调节、抑制、适应和促进的过程，使功能正常的人能够在吞咽功能未受损的情况下，下意识地摄入足够量的营养。感觉统合功能障碍是一个通用术语，是指无法通过感官接收到某些信息。这可能导致无法对影响个体行为和行为的感觉刺激做出恰当的反应。

临床须知：感觉统合障碍常发生在一些口腔期吞咽障碍患者中，尤其是儿童患者[4, 19, 20]。

三、口腔运送启动吞咽

食团的形成时间随食团的类型以及个人进食的愉悦和认知目标的不同而不同。在吞咽造影检查时，如果环境因素控制良好，当食物聚集在口腔前端牙齿的后面时，食团形成结束。然而，有时，固体食物尚被包裹在口腔的前端和舌面后方，而更多尾部的食块则准备好运入咽部。当舌开始适应食团并将其移动通过口腔时，便开始了口腔运送，而当食团通过卷舌的运动而被推入下咽时，口腔运送便结束了。在成熟的被喂养者中食团运送是随意控制的，受到皮质调控。

临床须知：脑卒中患者可能表现为口腔运送之前就出现舌面抽动，预示着上运动神经元传导通路受损。

舌是一种肌性流体静压式骨骼结构，其变形是由纵向、垂直方向和水平方向的舌内肌完成的（图 3–4）[21, 22]。舌外肌将舌与下颌、舌骨、颅底和腭连接，与舌内肌交织在一起（图 3–5）。值得注意的是，颏舌肌像手持折扇一样散开，其顶端（尖端）固定在下颌骨上。该肌肉与舌内肌共同将食团推向上腭，然后随着舌根向咽峡部缩回而将食团推入下咽。当食团进入下咽时（图 3–6），吞咽从自主控制转变为非自主控制，因为触发了咽部吞咽的脑干中枢模式发生器，并且在 500ms 内通过一系列生物力学变化将食团从呼吸道转移到消化道中[23]。

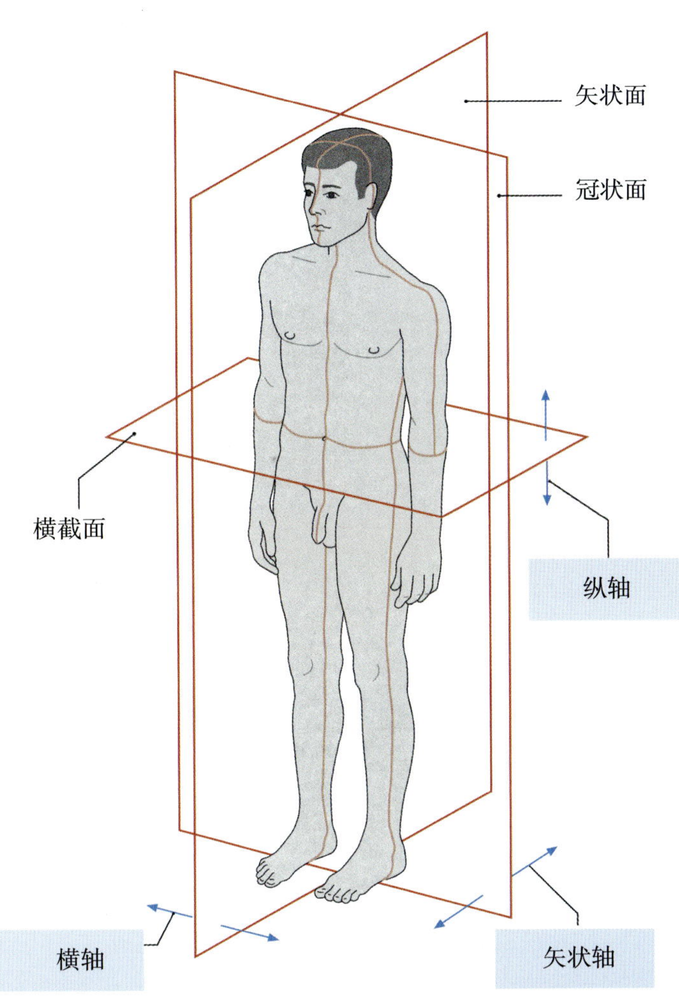

▲ 图 3-4　解剖平面和术语

引　自 Schuenke M, Schulte E, Schumacher U. THIEME Atlas of Anatomy. Volume 1. Illustrations by Voll M and Wesker K. 2nd ed. New York: Thieme Medical Publishers; 2014.

身体上半部分（头、颈、躯干）	
术　语	说　明
头部的	朝向头部
尾部的	朝向尾部
前方	朝前的方向（动物中用腹侧的代名词）
后方	朝后的方向（动物中用背侧的代名词）
上方	上方的 / 向上
下方	较低 / 向下
轴向的	结构的轴面
横断面的	与结构的长轴呈一定角度
纵向的	与结构的长轴平行
水平的	与水平面平行
垂直的	与所在面垂直
内侧的	朝向中间面
外侧的	远离中间面
中间的	朝向中间面
周边的	远离表面
浅表的	表面之下的浅层
深部的	表面之下的深层
外	外面或外侧
内	内面或内侧
尖端	位于顶端
基底部	位于底部
矢状的	与矢状线平行
冠状的	与冠状线平行
肢体	
近段	靠近躯干，或者朝向起点
远段	远离躯干（向着肢体末端），或者远离起点
桡侧	前臂外侧面或者桡骨面
尺侧	前臂内侧面或者尺骨面
胫侧	腿的内侧面或者胫骨面
腓侧	腿的外侧面或者腓骨面
掌侧	手掌面
跖面	足底面
背侧	手的背面或者足背面

前面的介绍中提到，婴儿必须通过乳房或奶瓶吸奶获取液体，才能成功完成口腔准备阶段。舌主要负责此动作，取决于获取食物时所需的吸吮次数，婴儿可能需要在口腔内一点点地积聚液体，直到其量足以触发吞咽。由于婴幼儿的口腔解剖构造，流质食物积聚在舌和软腭之间，舌后部，或者会厌谷 [24]。与成熟的喂食器中看到的吞咽不同，婴儿的吞咽没有明显的口腔准备阶段和运送阶段之分。吸吮动作和吸吮反射中可见到舌从前到后的连续波浪状运动以使乳头喂养过程中口腔准备阶段和吞咽过程之间无缝过渡。吸吮动作和吸吮反射的波浪状运动发生在舌的内侧。随着舌运动波向后推进，它会在乳头上施加负压和正压，从而帮助食团转移到咽部 [25]。

呼吸吞咽周期是在口腔运送的背景下进行的。呼吸是因为人体需要氧气供给必要的代谢功能，以及从体内清除二氧化碳以防止中毒所驱动的。这主要是一个非自主过程，涉及位于延髓的中枢神经系统的呼吸中枢。呼吸中枢对神经、化学和激素信号做出响应，通过调节吸气和呼气的速度和深度来调节呼吸。在健康个体中，通常是血液中的化学感受器检测到二氧化碳含量升高，

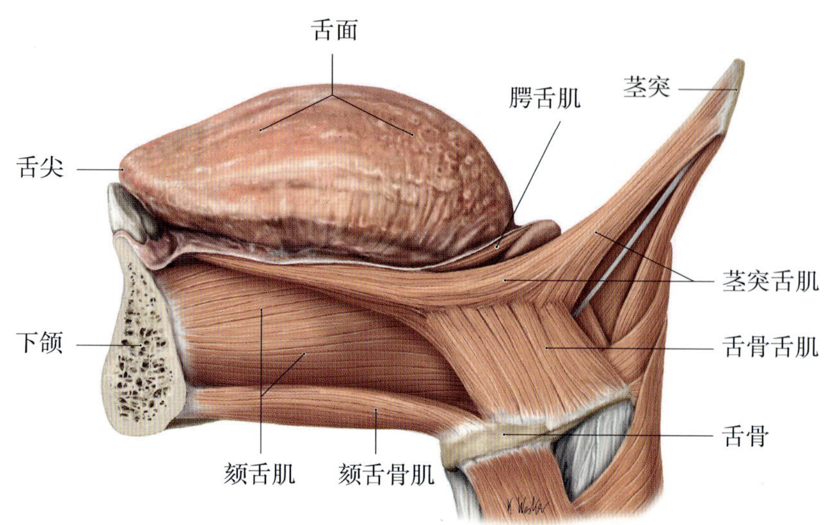

舌的神经支配		
神　经	神经纤维	支配区域
舌神经（CN V_3）	一般感觉纤维	舌前 2/3
鼓索神经（CN Ⅶ）	味觉	舌前 2/3
舌咽神经（CN Ⅸ）	一般感觉和味觉	舌后 1/3
迷走神经（CN Ⅹ）	一般感觉和味觉	舌根部分散的味蕾
舌下神经（CN Ⅻ）	本体运动纤维	舌肌，除了腭舌肌（由 CN Ⅹ支配）

▲ 图 3-5　舌肌及其神经支配

引自 Schuenke M, Schulte E, Schumacher U. THIEME Atlas of Anatomy. Volume 3. Illustrations by Voll M and Wesker K. 2nd ed. New York: Thieme Medical Publishers; 2016.

从而使呼吸中枢发出呼吸信号[26]。由于吞咽的主动行为在成熟的进食者中发生，脑干发出呼吸抑制信号。文献中有足够的证据支持吞咽最佳发生在中低呼气量时[27]。吞咽后立即吸气可能会导致残留物被吸入气道。相反，呼气前在全肺活量下进行吞咽会产生因横膈膜下移导致的负压向下拉的代偿问题[28]。中低容量的呼吸暂停有利于残留物呼出来对抗误吸发生，而无须吞咽仪器对抗全肺容积的负压。

临床须知：脑卒中或癌症治疗引起的吞咽和呼吸控制的不协调可能导致吞咽障碍。

婴儿需要使用复杂的、高度协调的吸吮动作 / 吸吮反射、吞咽和呼吸过程，以安全地消耗足够的能量来支持其快速生长和发育。以前认为婴儿可以同时呼吸和吞咽[29]。目前对婴儿吞咽生理的理解包括对短暂的吞咽呼吸暂停的认识[30, 31, 32, 33]。在有限的研究中，对 10 例 1 岁以内的婴儿进行了长期随访。研究人员发现，无论婴儿的胎龄如何，大多数婴儿都会呼气后伴随一次营养性吞咽，就像成年人通常报告的吞咽和呼吸模式一样[33]。

婴儿是优先鼻呼吸，对吸吮或吸吮反射 / 吞咽 / 呼吸顺序的协调通常描述如下：①经鼻吸气；②吮吸 / 吸吮反射同时过渡到呼气准备；③吞咽（由于完全关闭了喉而停止了呼气）；④完成了呼吸的呼气阶段[34]。据报道，气道关闭的最短时间是完全停止了呼吸流（平均 530ms）[35]。健康的婴儿在孕 37 周时通常会出现协调的吮吸、吞咽和呼吸模式[32, 36]。而在孕期＞ 37 周时，吮吸和吞咽的节奏成熟，而呼吸和吞咽周期的稳定性会

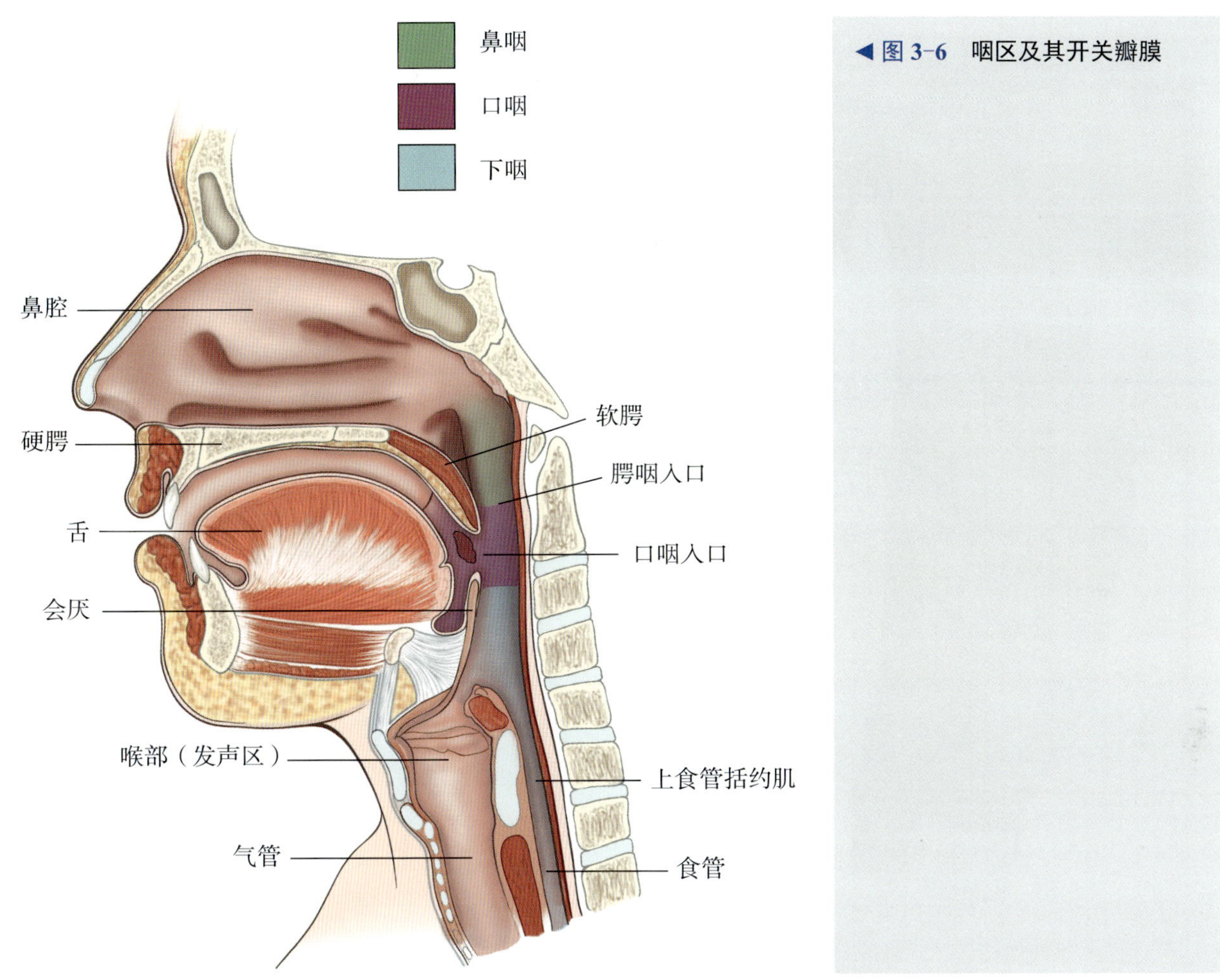

◀图 3-6　咽区及其开关瓣膜

在稍后的时间成熟 [37]。

> **临床须知：** 正在进行的研究探讨吮吸 / 吮吸反射与吞咽之间的动态关系。生理学研究可帮助临床医师了解成功喂养的健康婴儿的吮吸 / 吮吸反射与吞咽之间的关系，并帮助指导对吞咽障碍的婴儿进行干预。

四、咽部转运

随着食团被推进到咽部，咽部即进行从呼吸道到消化道的转化。咽是肌纤维管，内衬肌筋膜和黏膜。咽腔有 4 个可以关闭或密封的开口，分别是口咽入口，腭咽入口，喉和食管上括约肌（通常称为咽食管段）。在正常呼吸过程中，通向口腔、鼻腔和气管的入口打开，而食管的入口则关闭。在口咽期吞咽过程中，3 个打开的门均被关闭，食管入口松弛并打开。这些入口关闭和打开的同时，咽部形态发生变化，从而咽腔容积大大减少。读者回想一下博伊尔定律（Boyle law），随着容积减小，压力会增大。现在，食团后方舌根的推进力增加食团后方的力，从而使食团获得通过食管上括约肌的动力 [38]。咽部清除力是通过咽部蠕动波完成的，一般正常吞咽后，咽壁上应观察不到残留物质。

安全有效地吞咽取决于咽部这 4 个入口中每个入口的准确开闭功能。下面将根据咽部转运的顺序依次讨论每个入口。

随着吞咽期间呼吸受到抑制，环咽肌的张力性收缩也会变化。下咽缩肌（图 3–7）的远端部分连接到环状软骨，并将食管连接到咽部。这块肌肉的张力性收缩会形成一个高压区，称为食管

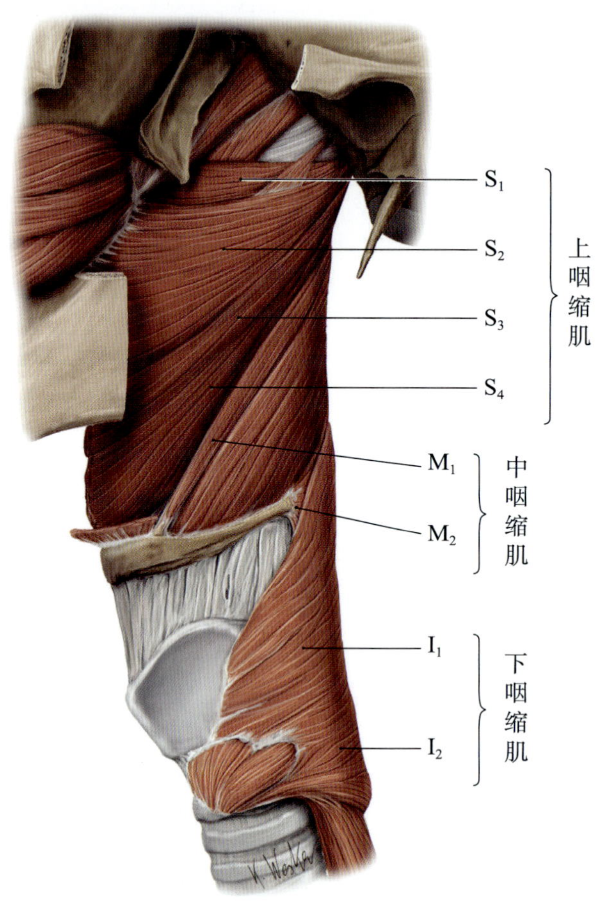

▲ 图 3-7　咽缩肌

引自 Schuenke M, Schulte E, Schumacher U. THIEME Atlas of Anatomy. Volume 3. Illustrations by Voll M and Wesker K. 2nd ed. New York: Thieme Medical Publishers; 2016.

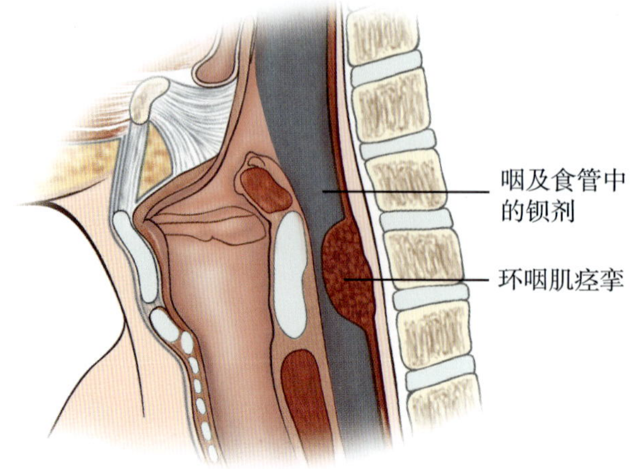

▲ 图 3-8　吞咽造影中的环咽肌棒

上括约肌或咽食管段[39, 40]。该高压区的长度各不相同，还可能包括下咽缩肌较上的部分，附着在甲状软骨上的成分称为“甲咽肌”。在咽转运过程中张力性收缩被抑制，当咽部恢复原形并将食团推入食管时，食管上括约肌松弛和开放。当食团末端通过咽食管段时，环咽肌的位相性收缩有助于将食团推入食管，随后环咽肌恢复到静息时的张力性维持状态。

临床须知：环咽肌失抑制，可以导致“环咽肌棒”（图 3-8），在调整的钡餐吞咽造影中可见到正对环状软骨的咽后壁软组织影[41]。

悬雍垂，或者软腭，悬挂在硬腭后方边缘。软腭关闭发生于口腔运送期，很少受损。当腭咽入口关闭不全时，吞咽功能受损。腭帆提肌延伸到软腭的基底部（图 3-9），形成一个吊带来关闭此入口。在软管喉镜吞咽功能检查中一个重要的发现就是，软腭紧贴咽壁以封闭腭咽部入口（图 3-10）[42]。

口腔运送过程中舌的推动力使得食团进入下咽部，并关闭口腔。当舌根部回缩，咽峡部被腭舌肌拉向舌根部时，口咽关闭。

有多种生理功能均可关闭喉并保护气道。喉入口有丰富的神经支配，不管在清醒或是睡眠状态下均受到持续监控（图 3-11）[43]。当食团靠近喉入口时，会触发咽期吞咽。舌骨向下颌骨方向移动，将喉与之一起移动。当喉上抬、舌根缩回时，杓状软骨向会厌基底部倾斜，此时会厌闭合了喉道。会厌翻转时可以观察到两种会厌运动，一种是水平向运动，另一种是完全反转以使气道远离食团。喉的上抬和舌根的回缩是这 2 个动作的基础[44]。最后，声带内收是保护气道的最后措施。

临床须知：软管喉镜吞咽功能评估中发现食团进入这种场景前，杓状软骨靠近会厌，以缩短喉部入口[45]。

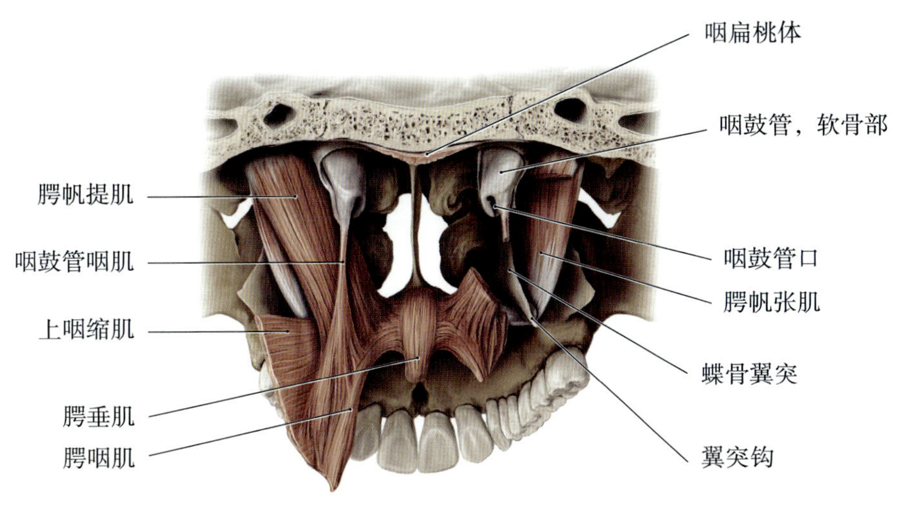

◀ **图 3-9 腭咽部的肌肉**

引自 Schuenke M, Schulte E, Schumacher U. THIEME Atlas of Anatomy. Volume 3. Illustrations by Voll M and Wesker K. 2nd ed. New York: Thieme Medical Publishers; 2016.

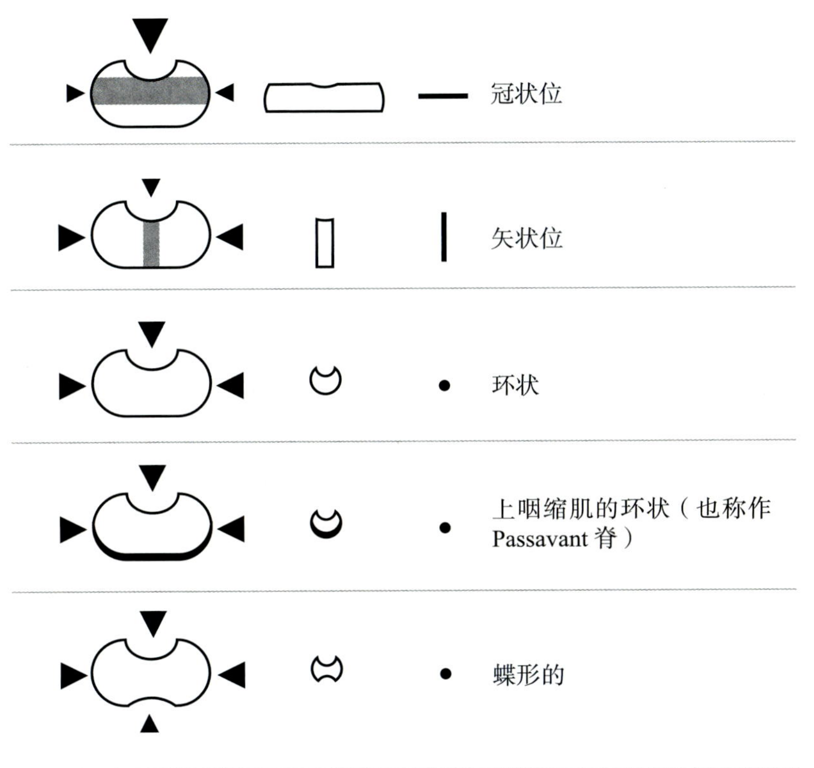

◀ **图 3-10 腭咽关闭的模式**

在这些入口反复打开和关闭以重新推送食团的同时，咽部也被重新塑形以实现几个生理目标。喉头重新移到回缩的舌根下方，远离即将到来的食团运送轨迹；咽部缩短并被拉起以吞入食团的头部[46]；最后，不但通过缩短咽腔上下径，同时通过咽部的径向压缩来减小咽腔容积，以增加推动食团通过食管上括约肌的动力。喉部的重新定位和咽部的缩短是通过一系列的悬吊在吞咽器官上的条状肌肉带完成的[47]，咽部的这些条带称为“长咽肌”（图 3-12）。长咽肌具有抗疲劳性，可缩短咽部。快反应的咽缩肌包裹这些纵向肌肉，并使咽部从上到下径向缠绕，产生所谓的咽蠕动波，在正常情况下可确保咽清除[48]。

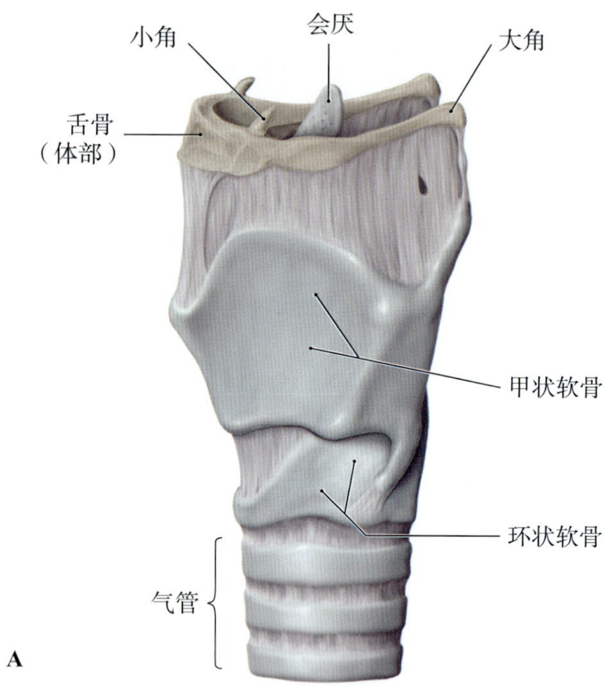

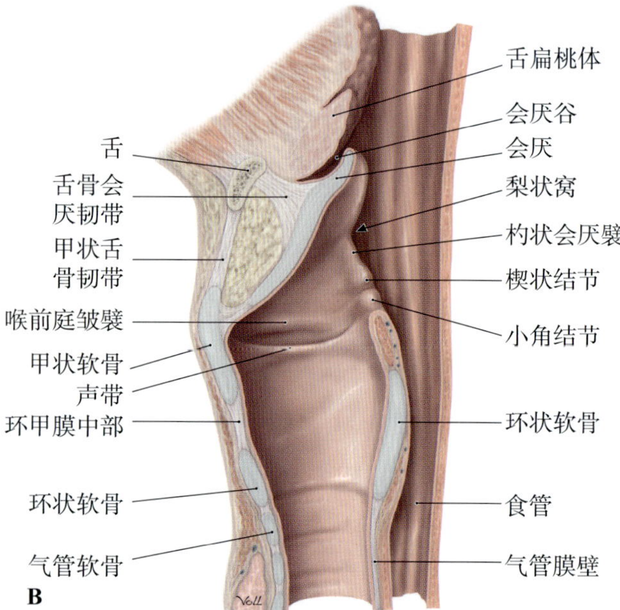

▲ **图 3-11　喉**

引自 Schuenke M, Schulte E, Schumacher U. THIEME Atlas of Anatomy. Volume 3. Illustrations by Voll M and Wesker K. 2nd ed. New York: Thieme Medical Publishers; 2016.

临床须知：头颈部肿瘤放疗术后可导致肌纤维化，显著地降低了肌肉功能，也是吞咽障碍的常见原因。已证明治疗前和治疗中的吞咽训练有助于患者维持吞咽功能 [49]。

食团头部经过食管上括约肌后，咽的收缩波将食团推入食管后，咽还原为呼吸通道。当食管入门关闭时，位于口咽入口、腭咽入口和气道入口基础上的所有肌性条带关闭并打开这些入口。吞咽后在呼气相中间开始恢复呼吸为最佳 [50]。

婴儿吞咽的咽腔阶段与成人吞咽的阶段相似。但是，一个明显的区别是婴儿吞咽的频率。与成人相比，婴儿吞咽更频繁，吞咽速度更快，部分原因是与成人相比，婴儿每次吮吸 / 吸吮反射的液体量较小，口腔内空间较小及婴儿的咽长度较短有关 [51]。还有一个问题是婴儿吞咽期间会厌后翻覆盖在喉部入口处 [52, 53]。

婴儿的会厌可能是 Ω 形的，更柔顺和柔软的，并且已经发现由于婴儿的喉部位置较高，会厌会直接接触到软腭（在某些情况下）。同样，由于喉的位置较高，婴幼儿的会厌也会更直接地与舌根接触 [54, 55]。婴儿休息状态时的甲状软骨和舌骨比成人更靠近 [56]。婴儿和成人喉部之间在解剖学和位置上的差异可能解释了一些作者报道的缺乏会厌倾斜 [52, 53]。Rommel 最早报道了婴幼儿直到 5 岁后才会表现出持续的会厌倾斜 [52]。Rommel 认为，在婴幼儿发现的较小的喉前庭中，杓状软骨前向的活动足以使喉管闭合。此外，她认为会厌倾斜可能代表随着喉和咽生长的变化而成熟的因素 [52]。

五、咽转运的时序性

咽转运中的事件发生时机虽然不同，但对气道保护和吞咽效率至关重要 [57]。如果食团在咽入口重新定位，保护和封闭喉之前到达咽入口，误吸则是不可避免的。如果喉部通过声带闭合而被封闭，但是没有通过会厌翻转或杓状软骨 – 会厌靠拢得到充分保护（如 Rommel [52] 所述），或者由于喉头偏移而重新定位（如在成年人中发生的那样），则食团很可能进入喉口。渗漏和误吸都会威胁吞咽的安全性。

咽部清除食团时会观察到吞咽的有效性 [58]。

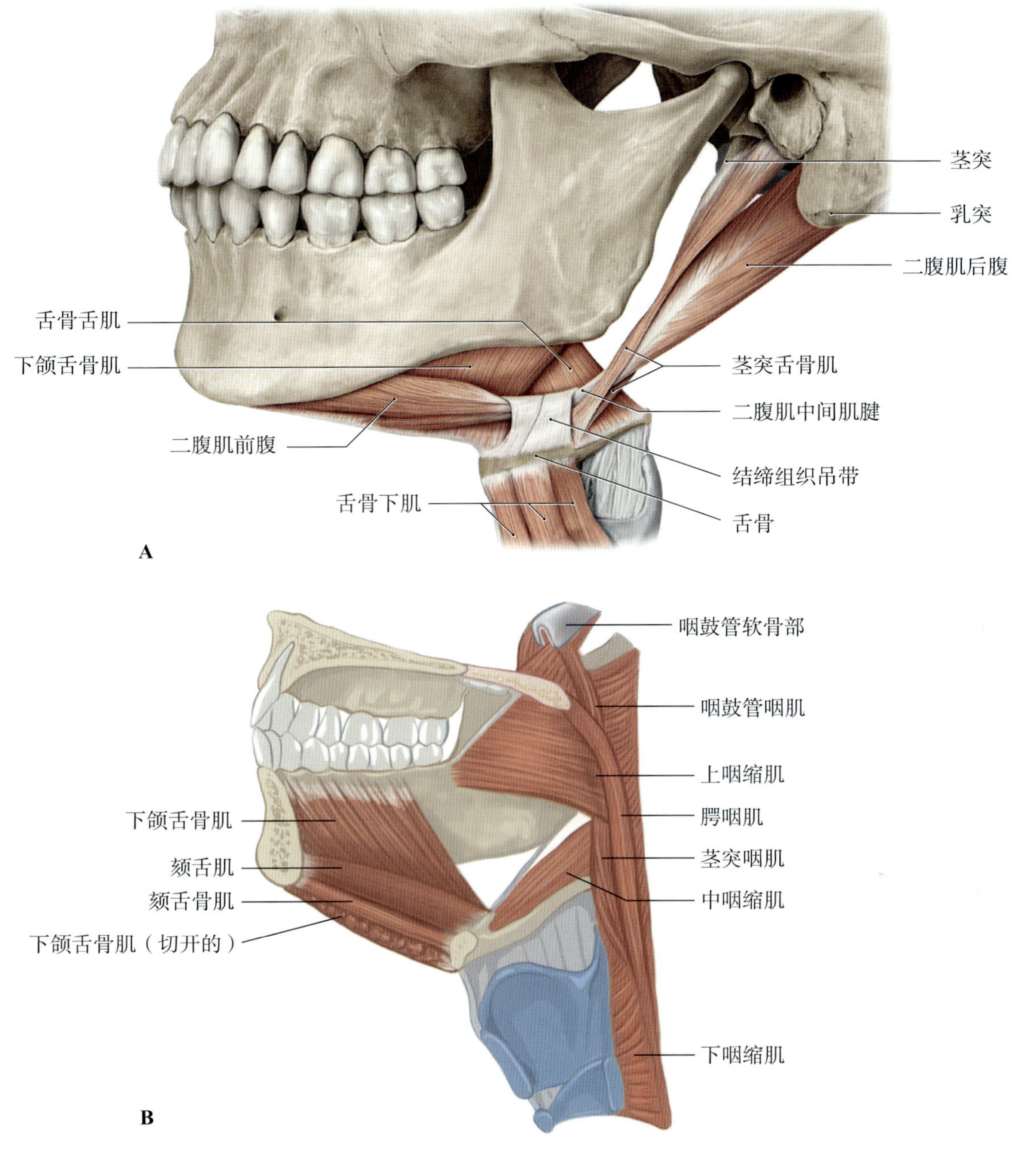

▲ 图 3-12 咽肌和吊带

图 A 引自 Schuenke M, Schulte E, Schumacher U. THIEME Atlas of Anatomy. Volume 3. Illustrations by Voll M and Wesker K. 2nd ed. New York: Thieme Medical Publishers; 2016.

如果食团被舌推送进入咽部后，随之没有咽部转运产生的对食团的推动力和食管上括约肌的有效开放，则咽部出现残留的可能性很大。残留物最常见于会厌谷或梨状窦中，但也可位于咽壁或舌上。在成人吞咽期间，会厌谷中有残留物最有可能表明舌根回缩、喉头抬高、会厌翻转或咽挤压不充分，导致部分食物保留在该空间中。相反，由于婴儿喉头位置较低，乳头喂养的婴儿通常在会厌谷中仅有少量残留。婴儿静息时的咽喉位置类似于成人在吞咽动作时的喉部位置[51, 59]。梨状窦中的残留是多因素导致的，尽管在这两类人群中食管上括约肌的无效开放可能导致发病。病理性残留增加了渗漏 – 误吸事件的风险。梨状窦中的残留表明这两种群体的吞咽生理功能受损，而在吞咽功能成熟的人群中，会厌谷中的残留物则表明吞咽生理功能受损。

公认的是喉上神经内侧支是不自主吞咽的传入触发因素[60]。这些轴突属于第 X 对脑神经迷走神经，并散布在喉入口和周围黏膜。在动物模型中刺激该神经时，在 5 对脑神经和数条脊神经的支配下，使 20 多块肌肉同步收缩，能引发一系列事件，从而使食团从口腔运送并通过咽部和食管。脑干的吞咽中枢协调咀嚼和呼吸中枢，产生有效地吞咽时序[61]。在正常的生理性吞咽中，获取食团黏稠度的感觉信息可以使之产生运动计划和皮质驱动，从而调节咽部吞咽的时序性和强度。

临床须知：皮质病变可能会损害吞咽有效性和安全性，可以通过康复来恢复，而涉及中枢模式发生器的脑干脑卒中或畸形将对吞咽功能产生长期有害影响。本章附录 3.1 的结论部分对吞咽功能的神经控制进行了更详细的介绍。

六、食管期吞咽

食管是由横纹肌和平滑肌组成的肌肉管道。上、下食管括约肌是由吞咽过程中松弛的肌肉连续收缩而产生的，起到将酸性消化液保留在适当位置的作用。由于神经系统的不成熟，婴儿的食管括约肌会暂时松弛，导致非病理性、发育性、胃食管反流，通常在 1 岁时随着身体和神经系统的成熟而消退。反流是两类人群中括约肌功能受损的常见并发症。食管中的肌肉以纵向和环状方式排列，以蠕动波方式推动食团向前移动。食管的主要蠕动是咽部蠕动波的延续，并一直延续到食管下括约肌。食管有丰富的感觉神经网络，可通过局部回路向平滑肌提供反馈。如果食团在运送过程中卡住，则局部牵张感受器会引起继发性蠕动，从而推动食团前进。食管期吞咽的问题可能包括食团在食管中滞留、食团经食管括约肌逆行或无任何清除而完全滞留。

临床须知：胃食管反流病（gastroesophageal reflux disease，GERD）是食管下括约肌的一种慢性疾病，可使胃酸逆流回到食管，通常在睡眠时仰卧状态下加剧。

吞咽是一个复杂的生理过程，整合了多种功能以满足有机体的营养和最终愉悦的需求。咽部正处于多个医学专业的交叉部分，包括耳鼻喉科、神经病学、肠胃病学、肺科及物理和康复医学。至关重要的是从事言语病理学临床医师必须对吞咽功能和结构有全面的了解，以使医疗团队能够为每个患者提供最佳服务。

习　题

1. 当观察到以下哪种生理关联时，梨状窦残留可能发生在两种人群（婴儿和成人）？

A. 口腔运送缓慢

B. 咽运送缓慢

C. 腭咽关闭不充分

D. 食管上括约肌开放不全

E. 舌根部接触咽后壁不充分

2. 哪块舌外肌和舌内肌一起主要负责食团在口腔内的运送？

A. 舌骨舌肌

B. 茎突舌肌

C. 颏舌肌

D. 腭舌肌

E. 下纵行肌

3. 在婴儿中，会厌的形态和功能有明显的差异，下列哪个选项除外？

A. 会厌是 Ω 形的

B. 会厌软且易弯折

C. 会厌直接与软腭接触

D. 会厌跟舌根部更接近

E. 吞咽时会厌弯曲角度更大

4. 文献证据充分表明吞咽最常发生于呼吸周期的哪个时期?

A. 呼气早期

B. 呼气中晚期

C. 吸气早期

D. 吸气中期

E. 呼气和吸气之间

5. 咽期吞咽时，咽部收缩挤压食团主要是通过下列哪些肌肉实现?

A. 长咽肌

B. 咽缩肌

C. 环咽肌

D. 舌骨喉复合体

答案与解析

1. 正确答案:(D)食管上括约肌开放不全。

虽然梨状窦残留发生多与这两类人群中食管上括约肌开放不全有关，但其实是多种因素导致的。口腔、咽期的运送缓慢（A、B选项）可能会增加喉渗漏或者误吸的机会，但是与梨状窦残留无关。腭咽关闭不充分（C）很可能引起鼻咽反流，舌根部接触咽后壁不充分（E）可能增加会厌谷残留的机会。

2. 正确答案:(C)颏舌肌。

颏舌肌像手持折叠扇一样散布开来，其顶点（尖端）固定在下颌骨上，并与舌内肌一起，产生一波将食团推向上腭，然后将食团推入下咽，同时舌根抵住口咽峡部缩回。

舌骨舌肌(A)、茎突舌肌(B)和腭舌肌(D)也是舌外肌。但是，它们不是吞咽口腔运送阶段的主要因素。下纵行肌（E）是舌内肌。

3. 正确答案:(E)吞咽时会厌弯曲角度更大。

目前婴儿的会厌形状和位置的差异已有文献报道，但是没有会厌弯曲数据。Rommel[52]首先报道了婴儿和幼童的会厌倾斜度在5岁之前并没有差别。Rommel认为，在婴幼儿发现的较小的喉前庭中，杓状软骨移动足以使喉管闭合。此外，她提出会厌倾斜可能代表了生长成熟的一个标志，会随着喉和咽的生长而改变[52]。

在婴儿中，会厌可能是Ω形状的（A），更柔顺和柔软(B)，并且由于婴儿在喉的位置较高，它们会直接接触到软腭（C）(在某些人中)。而且由于婴儿的喉位置较高，会厌也更直接地与舌根（D）接触[54, 55]。婴儿静止时甲状软骨和舌骨比成年人更靠近[56]。

4. 正确答案:(B)呼气中晚期。

文献中有足够的证据表明吞咽在中低呼气量时最佳[27]。中低呼气量时呼吸停止仅靠残余呼气就可以对抗误吸，而吞咽器官无须对抗全肺呼吸时的负压。吞咽后立即进行吸气（例如在呼气阶段和吸气阶段之间发生吞咽），可能会导致残留物被误吸。相反，如果呼气前以全肺活量进行吞咽，因呼吸膈膜下降引起的负压下拉，吞咽器官将为此进行补偿[28]。

5. 正确答案:(A)长咽肌。

咽部的移位和咽部的缩短通过一系列包绕吞咽器官的肌肉带来完成[47]。咽部的肌性条带，被称为长咽肌，具有抗疲劳性，可缩短咽部。

快速收缩的咽缩肌（B）包裹这些纵向肌肉，并使咽部从上到下径向塌陷，产生所谓的咽剥离波，在正常情况下保证咽部清除力[48]。环咽肌（C）是食管上括约肌的张力性收缩成分。腭咽肌是帮助软腭和咽部相互靠近。舌骨喉复合体（D）由舌骨和喉组成，在吞咽中由多个肌肉共同作用以完成舌骨和喉的移动。

附：吞咽的神经调控概要[62–65]

(一)各神经成分的基本调控顺序

1. 在食团入口前，个体识别该食团（通过视觉和味觉），被皮质结构注册登记，使得吞咽系统为进食特定的食物做准备。

2. 食团进入口腔，被周围神经感受到，相应的感觉信息传入到脑干吞咽中枢的孤束核（nucleus tractus solitarii，NTS）。脑干与相应皮质结构交流后最终确定吞咽的确切生理特性。

3. 反射性吞咽由感觉刺激（如食团接触到舌弓、扁桃体、软腭、咽后壁和舌根深部肌肉受体）触发。

4. 脑干的 NTS 是感觉信息的聚集点，指示脑神经核团执行运动反应。

与吞咽有关的味觉和一般感觉传入信息包括第Ⅴ（三叉神经）、Ⅶ（面神经）、Ⅸ（舌咽神经）和Ⅹ（迷走神经）对脑神经。

口咽期吞咽的传出神经控制包括第Ⅴ（三叉神经）、Ⅶ（面神经）、Ⅸ（舌咽神经）、Ⅹ（迷走神经）和Ⅻ（舌下神经）对脑神经。

（二）不同吞咽分期的脑神经分支支配

1. 口腔期

(1) 感觉

- 三叉神经（CN Ⅴ）。
- 上颌支。
  - 鼻咽的黏膜。
  - 硬腭和软腭。
  - 上牙槽。
  - 扁桃体。
- 下颌支。
  - 舌前 2/3 的黏膜。
  - 脸颊。
  - 口底。
  - 下颌牙。
  - 牙龈。
  - 下唇和颌的皮肤。
  - 颞下颌关节。
- 面神经（CN Ⅶ）。
  - 舌前 2/3 的味觉。
- 舌咽神经（CN Ⅸ）。
  - 舌后 1/3 的味觉。
  - 口咽、腭扁桃体、腭咽弓、舌后 1/3。

(2) 运动

- 三叉神经（CN Ⅴ）下颌支。
  - 咀嚼肌（颞肌、咬肌、翼内肌、翼外肌）。
- 面神经（CN Ⅶ）。
  - 表情肌，包括口轮匝肌和颊肌。
  - 源于面神经的内脏运动神经元支配下颌下腺和舌下腺。
- 舌咽神经（CN Ⅸ）。
  - 源于舌咽神经的内脏运动神经元支配腮腺。
- 迷走神经（CN Ⅹ）。
  - 源于舌咽神经的内脏运动神经元支配咽腔的黏液腺。
- 舌下神经（CN Ⅻ）。
  - 支配舌内肌和颏舌肌，有助于食团的运送。

2. 咽期

(1) 感觉

- 舌咽神经（CN Ⅸ）。
  - 传递腭咽弓和舌后方的内脏感觉。
- 迷走神经（CN Ⅹ）。
  - 迷走神经的咽支传递了咽部的内脏感觉。
  - 喉上神经内侧支传导咽喉黏膜、会厌、声带上方的喉黏膜、喉的关节感受器和舌后部小片区域的一般感觉。
  - 喉返神经传导声带下方的黏膜和食管黏膜的一般感觉。

(2) 运动（吞咽的时序）。

- 三叉神经（CN Ⅴ）下颌支。
  - 下颌舌骨肌。
  - 二腹肌前腹。
  - 腭帆张肌。
- 面神经（CN Ⅶ）。
  - 二腹肌后腹。
  - 茎突舌骨肌。

- 舌咽神经（CN Ⅸ）。
  - 茎突咽肌。
- 迷走神经（CN Ⅹ）。
  - 腭帆提肌。
  - 腭舌肌。
  - 腭咽肌和咽鼓管咽肌。
  - 关闭喉的喉肌。
  - 咽缩肌。
- 舌下神经（CN Ⅻ）。
  - 支配舌内肌和舌骨舌肌、茎突舌骨肌导致舌根后缩。
- C_1 脊神经（与 CN Ⅻ一起伴行的分支）。
  - 颏舌骨肌。
  - 甲状舌骨肌。
- C_2～C_4（颈襻）。
  - 肩胛舌骨肌。
  - 胸骨舌骨肌。
  - 胸骨甲状肌。

3. 食管期

CN X 支配整个食管的副交感神经。

- 支配咽食管段的咽支。
- 支配颈段食管的喉返神经。
- 上胸段食管由喉返神经和迷走神经的主要分支支配。

（三）脑干吞咽中枢

1. 脑干负责吞咽时序性运动的协调控制。
2. 脑干吞咽中枢位于延髓。
3. 吞咽中枢启动并协调吞咽中的肌群。
4. 脑干的吞咽神经元在孤束核内及其周围，以及疑核内及其周围。
5. 吞咽是双侧调控的。
6. 脑干中的运动神经核激活后只刺激肌肉收缩，不启动吞咽的时序性动作。
7. 脑干的中间神经元对于咽和食管的肌肉活动的协调性至关重要。

（四）吞咽的中枢组织

1. 3 个皮质区对于咀嚼和吞咽非常重要：①运动前区；②中央前回（如初级运动皮质）；③岛叶前部。
2. 正常吞咽中初级运动皮质的下后方以及辅助运动皮质区必须是正常的。
3. 中央前回下部和额下回后方与口腔期吞咽有关。
4. 中央前下回和额中回与咽期和食管期吞咽有关。
5. 个体显示吞咽皮质有半球优势侧，就像语言一样，多数是左侧大脑半球是优势侧，用于启动吞咽动作。

第 4 章 成人吞咽筛查及临床吞咽功能评估
Adult Swallow Screening and Clinical Swallow Evaluation

Debra M. Suiter Heather L. Warner 著
李婉萁 安德连 译

本章概要

文献提供了大量的吞咽筛查选择。一个有鉴别力的临床医师必须对使用哪种筛查方法做出明智的决定。其中需考虑多方面的因素。临床医师首先必须考虑所研究的质量，确保有充分的统计学证据供临床使用，并且其采用的方法已被大量文献所证实。其他还需考虑的因素包括实施的便利性、所需时间和进行筛查所必需的何种设备。筛查应为临床医师提供筛查是否通过的选择，并明确说明筛查完成后所对应采取的措施。

临床医师应认识到，与任何吞咽检查一样，吞咽筛查结果只能表示患者当时吞咽能力，不能保证未来吞咽功能正常，这是吞咽筛查或吞咽障碍评估的固有限制。因此，临床医师和照顾者必须对误吸风险的各种体征保持警惕（如进餐时咳嗽、发热状态、上呼吸道感染症状），并通过此信息为患者推荐一个正式吞咽功能评估。

关键词

吞咽，筛查，评估，敏感性，特异性，误吸

学习目标

- 解释吞咽筛查和临床吞咽评估之间的区别。
- 讨论 90ml 的饮水试验，并支持其作为吞咽筛查工具使用的证据。
- 列出至少 3 种临床吞咽评估的适应证。
- 解释图表回顾、病史、认知语言评估和口腔期机制评估中可以收集的信息，以及这些信息对临床吞咽评估的贡献。
- 描述临床医师在临床吞咽评估时对于食团管理部分应观察的内容。

一、概述

准确评估因口咽期吞咽障碍误吸的患者至关重要。未能识别的吞咽障碍可能会导致严重的后果，包括脱水、营养不良、吸入性肺炎、甚至死亡。准确评估口咽期吞咽障碍的第一步是非仪器的检查，即筛查和临床吞咽评估。临床医师通过筛查是否通过，可以确定患者是否有误吸的风险。如果筛查通过则不建议进一步干预；如果不通过，则需要进一步评估，如临床吞咽评估或仪器评估。临床吞咽评估为临床医师提供有关患者更多的信息，包括该患者安全经口进食的可行性、可选的治疗方案，以及患者是否能够参与仪器吞咽评估。本章主要讨论吞咽筛查和临床吞咽评估的目的，并且描述了可从中收集到的特别信息。

二、筛查的目的

准确、及时地评估吞咽和误吸风险对于确定如何安全用药、保持足够的营养和水分以促进愈合、避免出现吞咽障碍的后遗症（特别是吸入性肺炎）是必要的。目前公认的仪器性评估吞咽障碍的金标准是吞咽造影检查（videofluoroscopic swallow study，VFSS）和软管喉镜吞咽功能评估（fiberoptic endoscopic evaluation of swallowing，FEES）。然而，对每一个有误吸风险的患者都进行仪器评估是不可行的。尽管这些检查已广泛应用，但并非所有医疗机构都有进行检查所需的设备和人员。虽然仪器评估通常来说是必要的，但既费时又费钱，期望每一个疑似吞咽障碍的患者都接受仪器评估是不明智的。因此，非仪器吞咽评估筛查潜在的误吸风险是吞咽障碍处理的关键部分。

吞咽筛查有助于言语语言病理学专业人员识别谁有误吸风险、谁需要额外吞咽障碍评估，以及谁是误吸风险最低的患者。此外，90ml 的饮水试验筛查可以确定患者是否能够恢复经口进食。如果患者通过了 90ml 的饮水筛查，可以推荐经口进食，而无须进行额外的检查 [1]。

吞咽筛查也可以被其他医疗保健专业人员用于协助适当的吞咽评估转介。在大多数机构中，言语语言病理学是一项咨询服务，临床医师并不能单独直接接触到每一个可能从吞咽筛查中获益的患者。医疗团队的其他成员，特别是注册护士（registered nurse，RN）、可独立执业的技师和医师，通常负责识别有潜在误吸风险的患者。常用的程序是依靠某种形式的筛查过程来确定是否需要转诊。不幸的是，这些筛选过程千差万别，甚至在同一个机构内也没有标准化，而且通常不是基于证据的，因此没有文献的支持 [2]。在选择吞咽筛查之前，有辨识能力的临床医师和其他医疗保健专业人员必须充分利用相关文献，以确保筛查有足够的证据支持其合理使用。

三、吞咽筛查与吞咽评估

美国言语语言听力协会（American Speech-Language-Hearing Association，ASHA）将吞咽筛查定义为“识别需要对吞咽功能进行全面评估的个体或推荐给其他专业和（或）医疗服务的一个通过 / 不通过的程序”[3]。吞咽筛查应简单、快速、易于实施，有明确的通过 / 不通过标准，并准确判断是否存在误吸风险。吞咽筛查不能确定咽、喉的解剖和生理或食团流动的特征；它只能确定是否存在误吸风险。理想情况下，吞咽筛查应有定义通过 / 不通过的标准参数，并应根据筛查结果定义临床医师应采取的下一步措施。

一个有效地筛查应该用更多方法来定义，还必须通过统计来定义。吞咽筛查文献中普遍采用了一些标准的统计方法。敏感性和特异性常常被用来帮助临床医师为使用给定的筛查做出合理的选择。特定的临床征象（如吞咽后咳嗽）的敏感性是指在标准检查中发现一个体征（吞咽造影中的误吸），既有这种体征（误吸）又有临床症状（吞咽后咳嗽）的患者比例。敏感性可以识别一个患病个体呈阳性的检查能力。敏感性高的检查表明很少假阴性结果 [4]，因此很少的病例被漏诊。

特定的临床征象（如吞咽后咳嗽）的特异性是指在标准检查中没有发现一个体征（吞咽造影中的误吸）也没有临床症状（吞咽后咳嗽）的患者比例。特异性可以识别一个没有患病个体呈阴性的检查能力，特异性高的检查表明很少假阳性结果，能够帮助“裁决”诊断[4]。

理想情况下，每种筛查工具都应该具有同样高的敏感性和特异性，但事实并非如此。在吞咽筛查文献中，经常发现敏感性较高的筛查方法特异性较低。换言之，筛查工具成功的识别出患有某种障碍的患者数量往往高于实际障碍患者的数量[5]。虽然从识别角度来看是有利的，但低特异性对于临床意味着进一步的检测、停止经口进食和服药，以及不必要使用鼻饲管来说都是过分的[6]。当统计上确定某种筛查工具作为标准时，必须考虑到这些潜在的缺陷，临床医师必须遵守严格的伦理标准，以确保参数的准确性。

尽管敏感性定义的目标参数还没有达成共识，Leder 和 Espinos 建议[6]有效地筛查工具的敏感性应为 95% 或更高。这意味着临床上有 5% 左右的误吸患者被漏诊。再举一个例子，85% 的灵敏度意味着多达 15% 存在误吸的患者将被漏诊。重要的是，使用筛查方法的人们必须理解与所用筛查有关报告的统计数据的临床意义。

四、筛查对象

言语语言病理学专业人员是负责吞咽评估的主要专业人员。许多临床医师将筛查作为其评估过程的一部分，以确定是否需要进一步评估。换句话说，如果患者没有通过筛查，就需要完成仪器评估（FEES 或 VFSS）。仪器吞咽评估（VFSS 和 FEES）允许言语语言病理学专业人员定义吞咽的解剖结构，并识别诸如食团流动和吞咽生理等特征。有了这些信息，临床医师可以明确诊断吞咽障碍，并在评估期间进行特定的干预、策略和调整。此外，随着仪器评估的使用，吞咽障碍的管理可直接依赖于吞咽评估期间获得的信息，从而使临床医师能够就其干预和护理计划的目标做出非正式的决定。

值得注意的是，来自其他卫生保健专业人员（如护士、医师、有执照的个体执业者）的转介通常是某种形式的筛查过程造成的。筛查可以基于患者诊断、用餐时的观察、食物试验、相关的临床体征或正式的吞咽筛查方案的结果。此外，作为护理实践的一部分，注册护士经常进行吞咽筛查。在实施筛查过程中应首选注册护士是合理的，因为他们是与患者有最直接、最频繁和接触最久的专业人员。问题仍然是所使用的许多筛查方案和标准没有得到文献的证实[7]。Warner 等发表了一项研究，支持注册护士有效执行耶鲁吞咽方案来判定误吸风险的能力。至关重要的是，参与筛查过程的言语语言病理学专业人员和其他卫生保健专业人员使用文献中的证据来指导他们的实践，以免让患者容易受到没有决策的影响。

五、循证筛查

吞咽筛查是吞咽障碍管理的重要组成部分，尤其是在急诊住院患者中。文献为言语语言病理学专业人员提供了大量的吞咽筛查选择。因此，有辨识能力的临床医师必须做出希望使用哪种筛查的非正式决定。成功的吞咽筛查应该操作简单、跨学科、成本效益高、患者易接受，并且能够识别出核心问题[8]。临床医师必须首先考虑所研究的质量，确保有足够的统计证据供临床使用，并确保方法学得到文献证据的充分证实。其他必须考虑的因素包括容易管理、省时及进行筛查所必需的设备。

不幸的是，吞咽筛查的实践差异很大，而且很多方法都没有被目前的研究证实。McCullough 等报道只有 56% 的评估方法得到了文献的支持。筛查的方式也存在显著差异。目前的文献没有提供关于筛查方法学、使用的刺激物、通过不通过的标准及作为吞咽筛查工具部分变量的共识。

六、至关重要的警示：隐性误吸

在讨论吞咽筛查中隐性误吸非常重要。当

食物通过真声带水平以下的地方而没有明显的迹象（如咳嗽或呛咳）时，会发生隐性误吸，这些症状无法通过观察患者有无误吸症状来发现。根据这个定义，所有的筛查工具或吞咽的临床评估中都不能发现隐性误吸。Leder 等将临床检查的不可靠性归咎于无症状误吸的高发生率（在接受吞咽测试的患者中 28%～52% 的患者存在隐性误吸）。从理论上讲，临床医师必须考虑到，任何一种既定的筛查工具都有可能因为隐性误吸使得漏诊率高达 50%。

2011 年，Leder 等 [9] 发表了一项研究，提供了新的证据证明隐性误吸取决于食团容积大小。在这项研究（n=4102）中，将 90ml 水吞咽测试的结果与 FEES 结果进行比较，通过 FEES 证实小容积（高达 5ml）存在隐性误吸的患者在随后饮用大容量（90ml）时表现出明显的误吸症状。这一发现有助于阐明为什么特定的吞咽筛查具有更高的敏感性，并为筛选工具提供了重要支持，包括大体积的饮水试验。临床医师要求在评估吞咽时对可接受的风险做出伦理判断，他们不仅必须了解他们所使用的测试的有效性，而且必须了解隐性误吸的普遍性和特点。

七、筛查措施

大多数（并非所有）吞咽筛查工具都使用某种形式的吞咽试验。但是，给予什么样的食团有很大的差异。吞咽测试可以采取饮水试验（water swallow test，WST）或食团吞咽试验（bolus swallow test，BST）的形式。饮水试验因仅涉及水的吞咽试验而得名，并因此让读者顾名思义。食团吞咽试验涉及多种可选择的不同黏稠度食物的筛查方法。有些筛查使用 WST 和 BST 的部分测试完成。

根据文献，BST 和 WST 的变异性都很高。用于饮水试验的容积为 3～100ml，变化的增量分别为 3ml、5ml、30ml、60ml、90ml 和 100ml。食团吞咽试验的黏稠度和体积各不相同。一般使用的黏稠度包括稀流质、浓流质、泥状、半固体和固体稠度。稠度的容积也是可变的，为 1～60ml，报道的增量分别为 1ml、3ml、5ml、10ml、20ml、50ml 和 60ml。

吞咽筛查工具（尽管并不总是）通常包括其他可以预测误吸风险的手段。筛查可以包括问卷、病史、主观变量、经口机制评估和其他测量，如脉搏血氧仪，以及其他量表如美国国立卫生研究院脑卒中严重程度量表（NIHSS）。口腔机制检查可包括评估唇舌肌力和活动范围、齿列状况和腭部活动范围。主观变量的类别可以说是最多种多样的，包括诸如呕吐反射、自主咳嗽、发音困难、构音障碍、分泌物管理、定向、湿润的嗓音质量和遵从指令等措施。

这些测量方法的组合在不同的筛查中变化很大。Logemann 等在他们的筛查工具上总共使用了 28 个变量，其中 21 个属于与吞咽无关的类别，大多数是主观的。相反，Smith Hammond 等 [10] 仅使用复杂的自主咳嗽测量方法来预测误吸风险。虽然这些例子不包括在变数之内，但它们显示了临床医师可用的筛查工具的范围很广，但同时也缺乏标准化。

另一个应该考虑的因素是，在回顾有关吞咽筛查的文献时，发现许多研究都是使用参考样本进行的。导致这些研究和文献中固有的偏倚，即转诊的患者更易被筛查出误吸风险阳性，因转诊本身就在某种程度提示该患者可能需要进一步的吞咽评估。促使转诊的因素是多种多样的，而且也不是标准化的。医师、服务提供者和护士可以根据各种因素进行咨询，包括医学诊断或临床判断觉醒程度、精神状态、观察临床体征（如湿性嗓音、分泌物管理困难、面部下垂），以及其他因素，如患者拔管后。虽然没有官方公布的标准规定医务人员应该在什么时候转诊进行吞咽障碍评估，但转诊患者这一事实可能会影响此类样本的研究结果，在回顾文献时应该考虑到这一点。

八、吞咽筛查

文献中有大量的吞咽筛查。本文不能介绍所有可选择的筛查方法。但是，下面是一个简要摘要，重点介绍了几种经常提到的筛查工具。明智的临床医师在确定吞咽筛查的最佳方案时，必须审查可用信息并综合考虑管理所需的时间和资源、研究方法及统计结果。

DePippo 等[11] 率先报道了 90ml 饮水试验的数据。他们调查了 44 名脑卒中患者，并使用吞咽造影作为验证 90ml 饮水试验的方法。这种筛查工具要求患者表现出不间断饮用 90ml 水且无明显误吸症状。失败的标准是不能连续饮水，在测试期间或者结束后不到 1min 内出现了咳嗽、湿性声音 / 嘶哑等症状。作者报道了筛查时咳嗽或湿性嗓音与吞咽造影中误吸的关系，其敏感性为 76%，特异性为 59%。考虑到这些征象与吞咽造影有 10% 以上的食团误吸量之间的关系，90ml 饮水试验筛查这些征象的敏感性和特异性分别上升为 94% 和 26%。报道还指出，90ml 饮水试验与吞咽造影中浓流质或固体食物误吸之间的关系具有 94% 的敏感性和 30% 的特异性。

我们必须小心解释这些数据。样本量必须足以回答当前的问题，必须谨慎解释统计数据。如果患者在 90ml 饮水试验筛查中出现咳嗽，临床医师最感兴趣的是该筛查提供的有关总体误吸风险的信息。在解释报告附加条件的统计数据时必须谨慎，因为必须确定临床相关性。临床医师必须确定所报道信息的临床效用，即有关浓流质、固体或误吸物容积的信息。报道的信息仅提供给临床医师一个临床相关结论，即在 76% 的敏感度下，90ml 饮水试验可能会漏诊 24% 的患者。

Daniels 等[12] 使用另一种形式的 WST 结合主观临床特征的评估来确定筛查工具是否能把轻度吞咽障碍或正常吞咽的患者与中至重度吞咽障碍的患者区分开。筛选工具包括使用 5ml、10ml 和 20ml 容积的 WST。临床表现为发音困难、构音困难、自主咳嗽、异常作呕、吞咽后咳嗽、吞咽后音质改变。筛查结果与吞咽造影进行比较，受试者包括 59 名急性脑卒中患者。结果显示 6 个临床特征中有 2 个能够区分吞咽障碍的严重程度，其敏感性为 92.3%，特异性为 66.7%。明确地说就是这 6 个特征中只要有 2 个存在就可准确地预测 92.3% 的患者有中到重度的吞咽障碍。值得注意的是，单独观察这些临床特征的敏感性和特异性都很差（敏感性范围为 30%～76%，特异性范围为 60%～87%）。此筛选工具的相对优势包括使用仪器评估（吞咽造影）来证实吞咽障碍的严重性、充分的统计测量及评分者间和评分者内的可靠性报道。然而，也有一些方法上的问题，如筛选和评估之间的时间长短，以及缺乏概率分析来确定样本量是否足够。尽管这不是对研究本身的批评，但临床医师应注意，92% 的敏感度意味着这种筛查工具有 10% 的概率，不能识别出中至重度吞咽障碍的患者。

考虑到 Daniels 等[12] 描述的“2/6”临床变量，Leder 和 Espinosa[6] 做了一项研究。在这项研究中，他们比较了由相同临床因素组成的临床检查，包括发音困难、构音障碍、异常作呕、异常自主咳嗽、吞咽后咳嗽、使用 FEES 后吞咽的音质改变。食团吞咽测试包括用吸管吸一小口水。如果没有或只有 1 个临床症状存在，则为无误吸风险评级；如果 2 个或多个临床症状同时存在，则为存在误吸风险评级。结果表明，饮水试验的灵敏度为 86%，特异性为 30%。Leder 和 Espinosa[6] 得出的结论是，该临床评估低估了有误吸患者的误吸风险，而高估了无误吸患者的误吸风险。

多伦多床边吞咽筛查试验（TOR-BSST）是由 Martino 等于 2009 年开发的一种吞咽筛查[13]。该试验对 311 例脑卒中患者进行了调查，由 5 项组成。包括饮水前声音、舌运动、咽感觉、饮水、饮水后声音。该筛查基于 Kidd 饮水试验（50ml）。筛查的准确程序提供给参加培训课程并获得 TOR-BSST 管理认证的临床医师。在研究中，将 TOR-BSST 的结果与吞咽造影进行了比较。Martino 等报道的敏感性为 91.3%。本研究的优势包括提供了可靠性数据和定义的纳入参数，以及使用评分量表（如 NIHSS）来定义患者群体。在评估这项研究的结果时，需要注意的是，只有 20% 的患者接受了 VFSS 与 TOR-BSST 的比较。

1999 年，Logemann 等发表了一个有 28 个条目的筛查工具研究结果 [5]。该筛查程序与吞咽造影进行了比较，包含 5 个不同类别的筛查条目，病史、行为、粗大运动、口腔机械检查和吞咽试验（1ml 稀流质、布丁和 1/4 块饼干）。食团测试的等级分为安全进食和不安全进食。结果表明，在吞咽测试中，有误吸的最佳单一预测因素是清嗓或咳嗽，其敏感性为 78%，特异性为 58%。

其他的研究试图用单一的方法来检测误吸。Ramsey 等 [14] 研究了在 189 例脑卒中患者中脉搏血氧测定法检测误吸风险的应用。作者进行了一项调整的床边吞咽评估（mBSA）。同时完成 VFSS 和脉搏血氧测定，并给予 5ml 和 75ml 对比剂。研究结果表明氧饱和度降低与误吸之间的关联性很差。以 VFSS 为标准，mBSA 对误吸的敏感性和特异性分别为 47% 和 72%，氧饱和度降低 2% 以上则分别为 33% 和 62%，氧饱和度降低 5% 以上分别为 13% 和 95%。根据该研究的结果，我们可以得出结论，脉搏血氧不是一个良好的筛查措施或提示误吸风险的指标。

2008 年，DePippo 先前的研究基础上，Suiter 和 Leder 公布了 3000 名住院患者使用 90ml 饮水试验的数据。由于 DePippo 先前研究中样本量的限制，本研究的目的是确定 90ml 饮水试验是否可以推广到更大和更异质的患者群体。此外，他们还试图确定是否可以根据筛查结果（先前的研究中没有涉及，也是文献的一个关键组成部分）对经口进食提出建议。与 90ml 水试验的结果相比，FEES 是参照标准。每个参与者首先完成 FEES，然后进行 90ml 饮水试验。受试者来自 14 个不同诊断类别的急诊住院患者。诊断标准与先前的研究相同，换言之，患者必须不间断地喝 90ml 的水，并且没有明显的体征或误吸症状。不通过的标准包括无法完全喝完，在完成过程中或完成后立即呛咳或咳嗽呛咳，中途停下来。结果是有利的，并支持在异质人群中推广使用 90ml 的饮水试验，其对误吸的敏感性为 96.5%，特异性为 48.7%。在异质人群中，90ml 饮水试验被发现是一个很好地误吸风险预测因子，潜在漏诊约 3.5% 的患者。

正如 Suiter 和 Leder 讨论的那样，90ml 的饮水试验不能满足有效筛查工具的严格标准，因为它并不同时具有高灵敏度和高特异性。特异性低的结果表明，患者将被过度转诊进行进一步的检测。换言之，它限制了近一半接受测试者的液体摄入。此外，根据 FEES 结果，在未能通过 90ml 水测试的个体中，大约有 70% 的人继续成功地耐受了某种形式的经口摄食。

Suiter 和 Leder [1] 报道了作为整体测试的结果，以及 14 个诊断类别中每一类别的统计数据。鉴于样本量很大，每个诊断类别都有在统计学上有意义的方法来指导临床医师在特定人群中使用这种筛查工具。Suiter 和 Leder[1] 回答的第 2 个问题在临床实践中至关重要，从 90ml 的饮水试验中获得了什么临床信息？根据这项研究的结果，临床医师可放心推荐 90ml 饮水试验的经口饮食筛查方法，而不需要其他的评估。统计结果表明，以 FEES 为标准，90ml 的测试确定个人经口摄食安全的敏感性为 96.4%，特异性为 46.4%。这项研究是第一次发表关于饮食建议的信息，这些信息可以根据 90ml 的饮水试验结果得出。重要的是，这不仅允许患者更早地恢复经口进食，还减少了增稠剂的使用，并降低了与鼻饲管喂养相关的潜在风险。

虽然这项研究在方法学上大部分是合理的，无疑对有关吞咽筛查的文献也做出了重大贡献，但因缺乏足够的可靠性和评分主观依赖性而受到质疑。一些后续研究在弥补前人研究的不足，FEES 可 100% 检测到气管误吸 [15, 16]，并通过最近的前瞻性双盲吞咽造影研究证实了 90ml

饮水试验在确定误吸风险方面的临床实用性和有效性[17]。

有几项随访研究也采用了90ml饮水试验。2009年，Leder等[18]发表了一项研究，支持将简易认知筛查与吞咽评估结合使用。据报道，在对于人物、地点和时间没有定向力的患者，液体误吸的概率要高出31%。此外，对于不能执行一步指令的患者，液体、泥状误吸和不能经口进食的患者分别比能够执行一步指令的患者高57%、48%和69%。在2011年和2012年，Leder等[19, 20]报道了更多基于90ml饮水试验的饮食建议的实质性证据。Leder等2011年（75名脑卒中患者）[19]和Leder等2012年（493名重症监护和舒缓病房患者）[20]进行了研究，调查了通过90ml饮水试验后24h，患者对推荐经口饮食的耐受性。结果表明遵循饮食建议，24h后患者可耐受推荐的饮食，没有明显的误吸体征或症状，24h后100%成功。一项比较研究同样支持在1000名普通住院患者中使用90ml饮水试验进行饮食评估[20]，从而将这种吞咽筛查方案扩大到几乎所有住院患者。另一项研究表明，90ml饮水试验已成功地应用于儿科，预测FEES期间误吸的敏感性和特异性分别为100%和51.2%。

一系列关于90ml饮水试验筛查研究结果的结合提供了令人信服的证据，推荐在绝大多数住院患者中广泛使用这种饮水试验筛查工具来检测误吸风险（表4–1）[21]。90ml饮水试验不仅具有最高灵敏度，还以FEES和吞咽造影为标准进行了验证，并且纳入了大量且异质人群样本（n=3000），远远超出了先前研究中检查的对象范围。最重要的是，强有力的证据表明，如果患者通过了90ml饮水试验，临床医师可以大胆推荐经口饮食，而不需要进一步的测试。这些数据支持临床医师过去使用筛查工具的方式发生了重大转变。综合来看，有重要的经验证据支持这种筛查方案的广泛使用。

表4–1　耶鲁吞咽方案总结

步　骤	• 嘱患者坐直。 • 要求患者连续不停地从杯子或吸管中喝下90ml的水。 • 评估患者在饮水时和饮水后是否立刻咳嗽、呛咳或清嗓等。
通过/不通过的标准	• 通过：无中断饮用90ml水，没有明显的误吸征象/症状。 • 不通过：试验过程中，中断饮水或出现咳嗽或呛咳的症状。
说明–通过	• 如果患者通过可根据医学指导经口进食。 • 如果患者有牙齿，调整饮食或常规饮食。 • 如果患者无牙（没有牙齿），请嘱患者进食液体和泥糊状食物。 • 言语语言病理学专业人员可以完成固体食物测试，注册护士如果不清楚基于口腔机械检查的结果，可以咨询言语语言病理学专业人员，以协助患者提出饮食建议。
说明–失败	• 如果患者不通过，嘱患者严禁经口进食。 • 需要仪器进行吞咽障碍评估（VFSS，FEES）。 • 如果患者在临床上有所改善，可在进行仪器评估24h内重新筛查。
若患者出现以下情况，则推迟筛查	• 检查期间患者未能保持清醒。 • 现有经皮内镜下胃造口术（PEG）或腹饲管。 • 床头角度限制在30°以下。 • 因存在吞咽障碍故调整饮食。 • 患者有气管切开套管。 • 医嘱称不能经口进食。

九、临床吞咽评估的目的

临床吞咽评估（clinical swallow evaluation，CSE），有时也称为床边吞咽评估，是评估疑似存在吞咽障碍风险个体的第一步。根据ASHA[22]，临床吞咽评估允许言语语言病理学专业人员做如下工作。

• 整合来自访谈/病史、医疗记录和体检结果回顾的信息。

• 观察和评估上呼吸道和消化道结构的完整性和功能。

• 根据临床症状和体征，确定并观察吞咽障碍出现的特征。

• 鉴别食管吞咽障碍或胃食管反流的临床症

状 / 体征。

- 确定仪器检查的必要性。
- 确定患者是否适合接受治疗和（或）管理。
- 推荐营养管理途径。
- 推荐临床干预措施。

下面将重点介绍临床吞咽评估的适应证、建议的组成部分和局限性。

十、临床吞咽评估的指征

临床吞咽评估的转介可能基于多种因素，包括患者入院诊断，医师对患者营养状况或患者主诉的考虑等。言语语言病理学专业人员收到针对临床吞咽评估的转介单时，重要的是要了解促使转介的原因，以及转介提供者关注患者的主要问题。

转介提供者根据患者的医疗诊断转介临床吞咽评估。经常与口咽部吞咽障碍风险增加相关的医学诊断包括脑卒中[23]、神经退行性疾病，如帕金森病[24]、肌萎缩性侧索硬化症[24]或痴呆[25]和头颈肿瘤[26]。许多医疗机构实施一项政策，使患有特定疾病（如脑卒中）的患者会自动转介到言语语言病理学专业人员进行临床吞咽评估。

除了医学诊断之外，医师在决定推荐临床吞咽评估时，也应考虑患者的营养状况。近期出现体重意外减轻的个体可能存在吞咽障碍，导致他们避免进食特定食物或饮用某些液体。这种有意避免饮用液体也可能导致脱水，因此可能出现脱水状况的患者必须转介进行临床吞咽评估。

最后，通常是患者的主诉促使医师向言语语言病理学专业人员转介临床吞咽评估。患者可能会主诉进餐时经常咳嗽或呛咳；试图吞咽时感觉好像被食物或液体卡住了；或用餐时间延长。他们还可能主诉吞咽是疼痛、吞咽障碍或试图吞咽时食物或液体从鼻子中流出来。这些主诉中的任何一项都可能表明患者有潜在的吞咽问题，应建议转介临床吞咽评估。

十一、临床吞咽评估的组成部分

（一）病历回顾

评估的第一步实际上是临床医师与患者见面之前进行的。病历回顾将使言语语言病理学专业人员获得有关信息，这些信息帮助确定患者是否已准备和适合进行吞咽评估，并帮助临床医师就患者吞咽障碍的性质提出假设。

通常，病历回顾从检查患者当前和过去的病史开始。我们想知道谁转介了患者。是医师吗？是关注患者吞咽安全性护士或其他卫生保健专业人员吗？我们还想知道是什么促使了患者转介。转介是否因为患者先前完成的吞咽筛查失败？患者或患者家属是否报告过吞咽问题？患者当前的诊断是否表明吞咽障碍的风险增加了？

查看转介信息后，下一步是查看有关患者病史的信息。通常，可以在病历中查看历史记录和实际情况。这些通常包括有关患者的入院诊断（如果患者是住院患者）和既往病史。重要的是要注意患者病史中表明患者存在任何吞咽障碍风险的信息。这些信息可能包括神经系统疾病的病史，如帕金森病或肌萎缩性侧索硬化症、头颈癌、慢性阻塞性肺疾病或胃食管反流。如果患者有频繁的上呼吸道疾病病史，则临床医师应考虑是否与慢性误吸相关。McCullough 等[27]发现，肺炎或肺炎病史可高度预测误吸风险。回顾患者的手术史也很重要。特别是言语语言病理学专业人员应该特别注意患者之前是否曾进行过头颈部手术，包括气管切开术或头颈部癌的手术切除。手术可能会导致解剖结构改变，进而导致吞咽生理发生变化。鼻饲管置管的既往史可能提示存在吞咽障碍或营养不良。

除了病史和身体检查外，重要的是影像检查，如胸部 X 线片、计算机断层扫描或磁共振成像扫描。胸部 X 线检查可能会显示出由于误吸引起的急性或慢性肺部感染的证据。放射科医师可能会在胸部 X 线检查中发现存在肺部浸润或异物，这是不应该存在的。肺部浸润的位置取决于患者的体位，吸入性感染可能发生在肺的任何部位，主要取决于患者误吸发生时的体位[28]。卧位误吸的患者最常见的是上肺叶后段和下叶的顶部有浸润[28]。直立或半卧位误吸的患者下叶基底段浸润的可能性较大。

脑 CT 扫描或 MRI 扫描等神经成像结果可以帮助临床医师判断患者吞咽障碍的性质。例如，右半球脑卒中的患者表现出与左半球脑卒中患者不同的吞咽障碍模式[29-32]。具体地说，右半球脑卒中患者吞咽障碍的发生率更高[33]，更有可能表现为咽期（与口腔期相比）吞咽障碍[29, 30]，比左半球脑卒中患者更有可能误吸，并且吞咽功能比左半球脑卒中患者更严重[32]。

病历回顾还应包括对患者当前药物的详细分析。某些药物可能会对吞咽功能产生不利影响，这可能是药物的正常不良反应，也可能是药物治疗作用的并发症[34, 35]。影响食管平滑肌或横纹肌功能的药物可能会导致吞咽障碍。其他药物可能会导致口干，并干扰食团在口腔的运输。抗精神病药物可能导致面部和舌的不自主运动（迟发性运动障碍）。由药物治疗的并发症引起的吞咽障碍患者中包括病毒性或真菌性食管炎，这是由于使用免疫抑制药或抗癌药物治疗患者所致，或抑制中枢神经系统的药物，如苯二氮䓬类药物。此外，一些药物如非甾体抗炎药，如果长时间停留在食管内，也可能会导致食管损伤。回顾患者的实验室检查可以提供有关患者整体医疗状况的信息，并可以反映吞咽障碍的后果。例如，白细胞计数升高表明感染过程活跃，表明可能存在细菌感染，包括吸入性肺炎。血尿素氮、白蛋白或肌酐水平升高可指示脱水，而白蛋白或血尿素氮水平降低可提示营养不良。

护理记录可以为言语语言病理学专业人员提供有价值的信息。如果患者正在进行经口进食，护士的记录将包括有关摄入量的信息。经口摄入量减少可能表明患者吞咽障碍。通常护士与患者一对一的机会最多，并且他们通常是第一个注意到患者进食或服药有问题的人。护士通常也是建议患者转诊到言语语言病理学专业人员进行吞咽障碍评估的专业人员。McCullough 等认为，护理记录报告患者有吞咽障碍的风险，对随后的吞咽仪器评估误吸具有很高的预测性[26]。

最后，如果患者有更高的需求或生存愿望，临床医师还应把这些考虑在内。肠内营养或管饲被认为是一种维持生命的措施，患者可以在他们的生存期望中表明他们是否愿意接受肠内营养，如果愿意，在什么情况下接受。如果在吞咽功能体检之前知道该信息，则有助于临床医师对患者有哪些治疗选择。如果患者在任何情况下都不希望接受肠内营养，这些信息可以用来指导关于是否需要进行仪器评估的决策。

（二）病史

继回顾病历后，言语语言病理学专业人员应充分了解病历。这可以从患者或其他人员中获得，如患者家属、医务工作者或在患者经口进食期间有机会观察到和陪同人员等。病历应该使用开放式问题来进行，以避免诱导，否则患者可能不能正确表达当前状况的想法或建议。病历的目的之一是帮助临床医师对患者吞咽功能的问题做出判断。这是口腔阶段的问题还是咽部阶段的问题？患者描述的症状是否更符合食管吞咽障碍？在病历中收集的信息对于确定评估吞咽功能的适当手段（如吞咽造影或内镜检查）以及确定是否需要转诊其他专业人员（如胃肠病专家或神经科医师）至关重要。

1. 主诉

一般来说，首先要问的问题是患者的主诉是什么。常见的症状包括咳嗽、吞咽食物或液体呛咳、食物或液体粘在喉咙里、咀嚼困难或进食时间过长。患者可能会抱怨他们觉得喉咙里一直有异物，他们觉得需要频繁吞咽，这就是所谓的“球状异物感”。有时，患者会表示他们吞咽某一食物或液体有困难。难以吞咽干燥、易碎的食物，如玉米面包或玉米饼片，这是常见的症状，可能表明舌部控制食团或咽的清除困难。患者可能只会提到吞咽液体困难。在这种情况下，重要的是要注意是否有特定的液体比其他液体更难吞咽，以及液体的温度是否影响吞咽。食用过冷或过热的液体可能会引发食管痉挛。了解哪些食物或液体患者不易食用，可以帮助临床医师形成一个判断，即吞咽障碍是否可能与口腔期或咽期问题有关。此外，患者若主诉感觉好像食物黏在一起，难以吞咽固体食物（通常是面包或牛排），或难以吞咽极端温度（热或冷）的液体，可能表明只是食管期问题，而不是口咽吞咽障碍[36]。

2. 症状史

临床医师还应询问患者吞咽障碍的病程。吞咽障碍症状出现多久了？患者在吞咽障碍症状开始时是否有任何疾病？它们随时间而变化吗？是否还有其他改变，如伴随着吞咽障碍的发音质量或语言清晰度的改变？症状是稳定的，逐渐好转还是恶化？了解吞咽障碍症状出现的时间，症状的稳定性和伴随症状可以提示吞咽障碍的潜在病因，并提示是否需要转诊给其他专业人员，例如耳鼻咽喉科医师或神经科医师。伴随着吞咽障碍的发声质量的改变可以提示与反流相关的声带病变，或声带运动的问题，包括声带麻痹或瘫痪。

3. 用餐时长

另一个要提出的问题是患者需要多长时间才能吃完一顿饭。对于患有退行性神经系统疾病（如肌萎缩侧索硬化症或帕金森病）的人来说，通常存在用餐时间延长的问题。患者可能会说，他们有别于其他人进食是因为他们最后才能吃完饭，既不想一个人吃饭，也不想让其他人等他们吃完。由于温度或味道的变化，放置时间较长的食物或液体可能不再适合患者食用。这可能会导致经口摄入量的减少和随后的体重减轻。此外，过长的用餐时间可能会导致疲劳，这可能会增加患者吞咽障碍的风险。

4. 患者意识

在某些情况下，患者可能没有意识到他们存在吞咽障碍。患者的意识可能会随着吞咽障碍的潜在病因的不同而有所不同。例如，当接受调查时，只有 1/3 的帕金森病患者报告有吞咽障碍的症状。而实际上，高达 80% 的帕金森病患者存在吞咽障碍[37]。此外，还发现头颈癌后吞咽障碍和脑卒中后吞咽障碍的患者对吞咽障碍症状的认知较差[38-40]。患者对吞咽障碍症状缺乏认识，可推荐安全经口进食有关的重要信息。例如，没有意识到颊内食物残留，嘴里含着食物入睡，他们可能会被嘴里的东西引发呛咳。其他在食用稀流质时经常咳嗽的人可能会继续服用这些液体，尽管有误吸和随后发展为上呼吸道感染的风险。患者进餐期间的陪护或护理人员可以提供有关患者吞咽障碍迹象或症状预兆的重要信息。

5. 生活质量

临床医师可正式评估吞咽障碍对患者生活质量的影响。许多社交场合和庆祝活动都涉及食物和液体的消耗。由于吞咽问题而无法充分参与用餐，即使从生理角度看这些问题相对较轻，也可能对个人的生活质量造成重大负面影响[41]。有几种与吞咽有关的生活质量的标准化评估。其中包括与吞咽相关的生活质量评估和护理质量评估均是由 Colleen McHorney 等[41-43]研发的。该问卷涉及社会影响、症状频率和与吞咽相关的焦虑等问题。吞咽障碍残疾指数[44]是另一个与吞咽有关的生活质量评估。它由 25 个项目组成，分为 3 个子量表，包括身体、功能和情感。

MD Anderson 吞咽障碍问卷（MDADI）是一种生活质量评估工具，专门针对头颈癌后吞咽障碍个体[45]。MDADI 由 20 个问题组成，分为 3 个子量表，包括情绪、身体和功能。MDADI 的得分可以区分误吸和非误吸的个体，以及能够经口进食的个体和不能经口进食的个体[46]。

（三）认知评估

继病历回顾和病史之后，临床医师可能希望将认知评估作为临床吞咽评估的一部分。认知评估可以通过临床医师自己的非正式评估来完成，应该包括有关定向、执行命令、注意力和警觉性水平的问题。若选用标准化评估量表，建议临床医师使用简易精神状态检查（mini-mental state exam，MMSE）或蒙特利尔认知评估（Montreal cognitive assessment）之类的工具。这两个测试都很容易获得，并能提供有关患者认知能力的有用的信息。

认知检查可以提供有关患者评估准备情况的有价值的信息。例如，患者是否完全清醒？如果不是，目前不可能进行全面的评估（如摄食相关评估），在精神状况改善之前，建议采用非经口营养手段。即使患者足够清醒可以参与检查，如果警觉性水平在一天中起伏不定，患者吃饭时，不能保证每一口食团都能充分咀嚼并全部吞下，经口进食可能就不是一个安全的选择。当患者进餐时不是充分清醒，临床医师应咨询护理人员或其他工作人员，以确定这是否是患者的正常状态，或是否涉及其他因素，如最近的用药情况；其他活动，如透析、测试或其他治疗；以及致使患者可能比平时清醒和警觉较少的原因。如果患者不能保持清醒配合检查，建议临床医师推迟临床吞咽评估，直到认知水平提高。

临床医师还需要收集有关患者执行能力的信息。许多创伤性脑损伤或其他神经系统疾病的患者表现出执行功能障碍。临床医师应该考虑这样的问题，患者容易分散注意力吗？能否集中注意力在特定任务上？患者能主动采取行动吗？是否需要提示？患者是否表现出可能影响经口进食安全的冲动行为？所有这些问题的答案再次提示患者是否准备好经口进食，推荐经口饮食的安全性，以及监护和独立进食的重要性。

此外，从这些问题的答案中收集的信息可以帮助临床医师为他们的患者确定合适的饮食质构（如果泥、机械的或常规的），以及决定哪些治疗方案是适当的。Troche 等发现，当患者接受数字广度测试时，轻度认知障碍的个体吞咽功能下降；而当面对同样的任务时，认知障碍较重的个体实际上吞咽能力有所提高[47]。他们建议临床吞咽评估可以在与患者进食环境相似的地方进行（如有多个可能的干扰因素），以便对吞咽功能有更真实的感受。

有关遵从指令的信息可以帮助临床医师确定哪些评估选项对他们的患者是实用的。如果需要治疗，患者是否能充分遵从指令配合治疗？许多为治疗吞咽障碍而设计的补偿性策略和康复训练包括多个步骤来完成。无法遵循指令或不能记住步骤中所需信息的患者可能不是直接治疗的理想人选，可能需要考虑其他更为简单方便的康复措施，如饮食调整。有证据表明，不能遵从一步指令的人比能遵从指令的人，对稀流质误吸的概率更高[18]。

定向功能还可以提示患者是否准备好可以经口饮食。临床医师通常需要判断患者警觉性和 3 种定向能力，人物、地点和时间定向能力。问题包括“你的全名是什么？”“你在哪里？”“现在是哪一年？”与指令执行一样，定向能力可以提示误吸风险概率。人物、地点和时间定向能力尚可的患者比人物、地点和时间定向能力差的患者误吸概率更低[18]。

（四）口腔机制检查

下一步应包括口腔机制检查。在口腔机制检查中，应评估以下结构的完整性，包括嘴唇、舌、面部对称性、软腭、牙列、口腔健康和颌骨。应在静止和功能性运动过程中观察结构。口腔机制检查可以帮助临床医师判断患者吞咽障碍的性质。此外，口腔机制检查可以提示潜在疾病的存在。观察患者的口腔可能会发现潜在的结构性问题，如黏膜下裂隙或影响吞咽功能的肿瘤。牙齿或口腔卫生不良可能表明吸入性肺炎的风险增加[48]。听患者说话可以检测出构音障碍，出现构音障碍可能预示着误吸风险或吞咽障碍[49]。

口腔机制检查提供了一种评估与吞咽有关的脑神经完整性的手段，并可能指出吞咽功能的哪些方面受损。参与吞咽的脑神经有三叉神经（Ⅴ）、面神经（Ⅶ）、舌咽神经（Ⅸ）、迷走神经

（Ⅹ）和舌下神经（Ⅻ）。下面是推荐的检查方法，临床医师可以用它来评估吞咽过程中涉及的每一条脑神经。

三叉神经（CN Ⅴ）可以通过观察下腭静止和张口时的闭合对称性来评估。应该要求患者在有或没有临床医师提供运动阻力的情况下张开嘴，并一张一合地活动下巴。不对称的颌骨张开（即张开时颌骨偏向中线的右侧或左侧）表示单侧三叉神经受损，而张口姿势和无法保持颌骨关闭则表示双侧受损。临床医师也可以通过将手指放在患者颞下颌关节的外表面来触诊咬肌。下颌运动的完整性可以提示咀嚼食团的能力有无受损。这也可以通过让患者尝试在床边咀嚼固体质地的食团来评估。不应该预设牙列不良的人或无牙（即没有牙齿）的人不能咀嚼固体质地的食物。对于许多无牙患者来说，尽管没有牙齿，他们仍然能够咀嚼固体质地食物，包括新鲜的水果和蔬菜，以及更坚硬的肉块。因此，对于牙齿缺失的患者，临床医师不应自动排除推荐固体质地的饮食，无论是机械质地还是规则质地食物。

面神经（CN Ⅶ）支配面肌运动和舌前 2/3 的味觉。在休息时观察面部对称性可以评估面神经的完整性。一侧下面部无力表明同侧面神经受损。Bell 麻痹是一种单侧面神经功能障碍的疾病，双侧面部下垂表明双侧面神经受损。面神经受损也可能导致口周运动障碍。为了观察面神经在运动过程中的完整性，临床医师可以要求患者微笑或抿唇。单侧面神经损伤导致面部一侧的张力降低，这可能预示着脸颊侧沟内聚集食物的风险。同样，对于这种情况，临床医师可让患者咀嚼一食团，然后观察吞咽后外侧沟是否存在残留物，这是一种更为有效地评估手段。

舌咽神经（CN Ⅸ）和迷走神经（CN Ⅹ）通常会同时受损。因此，可以同时评估这些神经的完整性。可以通过观察软腭静止和抬高来测试。音质也可以指示这些神经的功能。呼吸声带质量可能表明单侧或双侧声带功能障碍，由于吞咽过程中气道保护功能的降低，可能使患者发生误吸的风险增加。大量研究表明，构音障碍，包括呼吸急促或声音嘶哑、呼吸困难等可以预示误吸 [49, 50]。其他研究表明，舌骨喉复合体运动减少可提示吞咽障碍 [51]。临床医师也可能想通过引起患者呕吐反应来评估舌咽神经和迷走神经的完整性。言语语言病理学专业人员接受转诊时也通常根据呕吐反应对患者进行吞咽评估。这样的做法是基于这样一种错误的想法，即没呕吐反应表明脑神经病变和吞咽障碍的风险增加。然而，研究并不支持呕吐反应阴性是吞咽障碍或误吸的预兆 [52]。患者自主咳嗽的完整性可用于评估舌咽和迷走神经功能。发现自主咳嗽的客观措施对于检测误吸风险具有很高的敏感性和特异性 [10]。

最后，舌下神经（CN Ⅻ）控制所有的舌运动。此神经的下运动神经元损伤将导致患侧的舌萎缩、瘫痪和痉挛。这些可以通过观察静止的舌发现。临床医师还应要求患者做伸舌动作。单侧舌下神经病变在伸舌时，舌会向同侧偏斜，这是由于完整侧的非对抗性作用造成的。双侧下运动神经元损伤将导致明显的伸舌不能、双侧舌挛缩和萎缩。单侧舌下神经上运动神经元损伤可导致对侧轻度单侧语言无力，双侧舌下神经上运动神经元损伤可导致中至重度语言功能障碍。这常见于假性延髓麻痹或肌萎缩侧索硬化症患者。

（五）摄食评估

临床医师从病历回顾、病史、认知评估和口腔机制检查中收集信息后，决定是否给予一个食团。并不是所有的患者在临床吞咽检查期间都能忍受摄食。昏睡或昏厥的患者不应在床边测试，除非他们的认知水平满足参与评估的条件。基础状态差以至于无法忍受来自呼吸状态的危险，包括可能误吸食物或液体食团的患者，不应在床边进行摄食检查。近期进行过外科手术的患者可能还没有准备好进行摄食测试，患者的主管医师应参与检查，以确定摄食评估的合理性。对于某些特定的患者群体，如最近拔除胃管或气管切开的患者，虽然这是一个有争议的话题，但摄食可能并不合适。这一问题在本书第 20 章中有更详细的论述。

如果临床医师认为给患者摄食是合适的，那么会出现吃什么、给多少和吃什么质地的食团等问题。在临床吞咽评估期间，言语语言病理学专业人员对于理想摄食的食团性质分歧很大。临床吞咽评估包括哪些类型的食团可以基于患者当前的经口进食状态，即患者是否已经在经口进食。如果是，临床吞咽评估的目的是否确定当前饮食的合理性。在这种情况下，观察摄取的饮食与目前膳食中采用的类似质地和大小的食团对患者是合适的。如果患者目前正在接受非经口的营养方法，并且已经很长一段时间没有经口进食，那么开始评估时用少量的冰块或水可能更为合适。如果患者最近做过手术，检查可能仅限于医师建议的食团类型。

假设患者食用的食物质地没有限制，建议使用标准化的食团管理方案，标准化的食团质地、体积和数量。这有利于在整个测试中比较患者的行为，以便系统地观察行为的任何变化，包括功能的改善或恶化，它还确保了不同临床医师之间检查的一致性。因此，如果患者某天是由不同的临床医师接诊，则由该临床医师进行测试时，就可以保证进行相同的检查。使用标准化的方案并不意味着临床医师不能对他们的评估方法进行个体化。例如，如果患者表现出明显的误吸症状或体征，并且明显不能忍受某种质地的食物，临床医师可以相应调整方案（如改变食团的黏度、采用代偿策略等）。使用标准化程序只是提供了一个框架，临床医师可以视情况使检查个体化。

在网上搜索“临床吞咽评估”一词，可以从许多不同的临床机构得到数百个回答而且形式多样。不同医疗机构的临床医师似乎倾向于使用他们自己的临床吞咽评估。虽然这确保了特定医疗机构内临床医师之间的一致性，但并不能确保检查之间的一致性。因此，在一个机构接受评估的患者在另一个机构使用不同的评估方案进行检查时，可能会得到不同的结果。这可能导致照护不一致，从而对患者的预后产生不利影响。此外，现已出版标准化的临床吞咽评估，包括吞咽能力的 Mann 评估（Mann assessment of swallowing ability，MASA）[53]。推荐使用临床验证过的评估工具，如有循证医学支持的项目。

通常，临床吞咽评估包括稀流质（通常是水），泥状或布丁状的浓稠物和固体稠度。每种液体的量都可以变化，通常从很小的量（1ml、3ml 或 5ml）到更大量，这些量被认为更能反映典型的患者行为（如稀液体或布丁状或固体小食团）。如果患者能够自主进食，建议观察他们这样做。允许患者自行进食使临床医师能够观察到患者的典型摄入量和摄取速率，与由临床医师提供的容积控制食量相比，它能更有效地说明患者进食 / 吞咽的安全性。

一些临床医师选择在临床吞咽评估期间提供增稠的液体，如浓稠的液体。但是，使用增稠的液体是一种代偿性治疗策略，旨在解决特定的吞咽障碍，例如吞咽启动延迟。如果患者没有该特定治疗方法要解决的特定疾病，则没有证据支持将这种治疗方法作为标准化临床评估的一部分。此外，几乎没有天然的像花蜜般浓稠液体可供患者食用。因此，这种质地的食物在日常饮食中很少见。

1. 吞咽的口腔期

一旦决定摄食评估，临床医师必须决定观察哪些行为更具有临床意义。如果患者有能力自行进食，临床医师应记录食团的摄入量（即咀嚼或啜饮的食物容积大小），以及患者是否在咀嚼或啜饮期间吞咽。这些观察结果将可能提示患者经口进食的安全性，并可能指出患者在用餐期间是否需要监督。临床医师应该观察患者进食一口量的食团需要多长时间，以及一口量的吞咽次数。这可以提供有关吞咽效率的信息。患者吞咽后，临床医师应检查患者口腔是否有残留物。如果有，应记录残留物在舌和颊部的位置和大致数量，吞咽后口腔中有大量残留物的患者存在吞咽后残留物误吸的风险。应该注意患者能否用嘴唇完全含住杯子、勺子或吸管，以及能否将食团含在嘴里。同时还应观察患者控制口腔分泌物的能力。

2. 咽期

由于咽部的结构，如舌根、咽后壁、会厌谷和梨状窦，在没有内镜或 X 线片等仪器的帮助下是看不到的，所以从临床吞咽评估中几乎不能获得咽期的信息。因此，重要的生理事件，如软腭抬升、舌根后缩、气道关闭和环咽肌松弛，不能用临床吞咽评估来评估。此外，不能通过临床检查确定食团运送和运动时间，包括咽转运的开始和持续时间及环咽肌开放的持续时间。

一些临床医师建议在吞咽过程中使用四指触诊舌骨和喉部的方法来确定吞咽开始的时间和舌骨位移的充分性 [54]。其具体操作是将一根手指放在下颌骨后面，一根手指放在舌骨上，一根手指放在甲状软骨的上部，另一根手指放在甲状软骨的底部。这样放在下颌骨后面的手指可以感觉舌的活动，从而可以确定舌活动和喉部抬高之间的时间间隔。这被认为是对吞咽启动的估计。临床医师被培训在吞咽过程中感受舌骨和喉部的运动范围，以确定舌骨喉复合体位移的充分性。然而，没有经验证据支持这一概念。临床医师根据喉部触诊判断舌骨喉复合体位移是否充分是主观的。喉部触诊可以用来确定患者是否试图吞咽。但临床医师不能依靠喉部触诊来确定吞咽相关事件的时机或充分性。

在临床吞咽评估过程中可以检测到误吸的征象和症状。但是，区分误吸的可靠征象 / 症状和那些不可靠或无效的征象 / 症状是很重要的。咳嗽是最可靠的误吸征象之一 [10, 27, 55]。吞咽后立即出现的湿性语音也被认为对检测误吸有预测价值 [26, 48]。然而，当发声过程中喉部有物质存在时，临床医师不能可靠地感知湿性语音。有研究表明，语音检查缺乏检测误吸的敏感性和特异性 [56, 57]。因此，临床医师应谨慎根据语音的变化来判断误吸风险 [27]。吞咽后清嗓是另一种可能的误吸症状。患者出现明显的误吸、咳嗽、湿性语音或清嗓的可能性似乎取决于食团量。如临床评估中经常使用少量（1～5ml）饮水筛查，这其实缺乏足够的敏感度来检测误吸，并且如果进行少量的饮水试验，可能无法识别出隐性误吸的患者。大量饮水（90～100ml）对误吸的检测有很高的敏感性，当出现少量饮水误吸时，患者不太可能在大量时发生隐性误吸 [9, 58]。

其他可能提示误吸的行为包括流泪、流鼻涕、打嗝、打喷嚏。然而，没有经验证据表明这些行为能够可靠地预测误吸。相反，诸如流泪、流鼻涕或打喷嚏之类的行为，无论它们是否与进食同时发生，都可能因鼻子或眼睛受到有害刺激（如化学刺激物）而产生。这些行为不应被视为是误吸的预兆。

十二、仪器

仪器的使用，如听诊器或指脉搏血氧计，可以提高临床吞咽评估检测误吸和吞咽障碍的准确性。颈部听诊时使用听诊器，听诊器放置在喉部或喉部周围，以收集有关吞咽期的信息。在吞咽过程中产生的声音由 2 个不同的成分组成，称为爆裂声（burst）或沉闷声（clunk），接着是第 3 个不太明显的成分，称之为噗噗声（puff）。临床医师根据这些声音对吞咽功能做出感知判断。正常的吞咽是有节奏的，有清脆的闷声和干爽的呼吸声；不正常的吞咽是无节奏的，模糊的闷声和嘈杂的呼吸声。颈部听诊评估吞咽障碍有许多关注。首先，没有确切的数据将使用颈部听诊听到的声音与特定的生理事件和异常进行对比 [59]。其次，这项技术的准确性受到听者的主观感知技能、所用听诊器的质量及患者本身的影响，如是否存在嘈杂的呼吸音与哮喘或慢性阻塞性肺疾病相关。目前的证据还不足以支持将颈部听诊作为临床评估的一部分。

脉搏血氧测定法提供了一种测量动脉血氧合的方法。将传感器放置在患者耳垂、手指或脚趾上，监测小光源通过组织时发出的波长，并测量血液在组织中吸收的光量。然后将其转换成血氧饱和度，表示氧化血红蛋白的百分比。正常范围为95%～100%；一般认为血氧低于90%的人存在明显问题。有人认为，从基线水平下降2%或更多可能表明有误吸[60]。最近的数据表明，通过脉搏血氧测定法检测到的血氧饱和度的变化与误吸事件无关[61]。Colodny[62]发现，在仪器吞咽检查中误吸的个体其静息血氧饱和度低于非误吸者。然而，氧饱和度水平不受吞咽评估期间观察到的单次误吸事件的影响。因此，氧饱和度水平似乎不能预测误吸。

十三、后续步骤

继这些测试期间摄食评估和患者行为观察之后，临床医师必须为患者决定下一步。基本上有3种选择：①建议饮食而无须进一步测试；②推荐非经口进食的营养手段，等待进一步的评估检查，用吞咽造影或内镜吞咽检查等仪器评估；③建议转诊给其他专业人员，如肠胃科医师、耳鼻咽喉科医师或神经科医师。如果患者没有明显的误吸或吞咽困难征象或症状，并且患者病情稳定，则临床医师可推荐经口进食。饮食类型的选择（浓稠的还是机械的或规则的质地）主要取决于患者的牙齿状况。如本章前面所述，缺乏牙列并不一定会阻止患者进食固态食物，但是临床医师应注意身体状况较弱或表现出虚弱症状的患者呛咳的风险。意识或警觉性水平的波动。在那些情况下，临床医师可能对布丁饮食做出更保守的建议。浓汤饮食也有问题。患者通常难以下咽，并且可能出现摄入的能量不足。当针对特定食品结构提出建议时，临床医师必须仔细权衡患者的安全性和意愿。

如果患者表现出明显的误吸或吞咽障碍的症状，临床医师更应推荐一种非经口的营养手段，以待进一步吞咽评估。本书第5章和第6章将详细讨论吞咽造影与内镜下吞咽评估的具体适应证、禁忌证及优缺点。仪器评估结果可以提供有关在床旁观察到的误吸或吞咽障碍体征或症状的病理生理学信息。如前所述，在临床吞咽评估期间无法观察到食团运送或吞咽相关事件的时序情况。为了制订专注于补偿或恢复吞咽功能紊乱的治疗计划，临床医师必须从仪器评估中受益。

最后，临床医师可能会选择推荐转诊给另一位专业人员。如果患者主诉仅吞咽固体或药片有困难，伴有频繁的胃灼热或食管吞咽障碍的其他症状，则可能需要转诊胃肠科医师。如果患者主诉喉咙痛，声音变化或喉部病理有关的症状，则可能需要转诊至耳鼻咽喉科医师。如果患者主诉神经系统症状，如虚弱或经常跌倒，或者临床医师注意到与神经病理学有关的行为，如舌束状纤颤或震颤，则转介给神经科医师可能是合适的。

十四、结语

本章为临床医师提供了临床吞咽评估的目的和方法的信息。此外，本章还讨论了基于临床吞咽评估的发现可以确定和不能确定的内容。临床吞咽评估为临床医师提供了有关患者是否准备好，以及是否适合经口进食的有价值信息。这样允许临床医师做出适当的管理决策，包括需要进一步评估或转诊给其他专业人员。

习　题

1. 与充分的诊断检查相比，筛查试验具有以下哪一个优点？

A. 筛查试验比充分诊断检查更昂贵

B. 筛查试验比充分诊断检查更耗时

C. 筛查试验提供了一种简单、快速、经济有效地方法，可以识别出患某种疾病或情况风险的个体

D. 与诊断检查相比，筛查试验需要更多的培训和专业知识

E. 筛查试验与充分诊断检查相比没有任何优势，不应使用

2. 关于使用吞咽障碍筛查工具，表明适合当前实践状态的是下列哪一项？

A. 言语语言病理学专业人员与该方案管理达成一致

B. 言语语言病理学专业人员与筛查项目的内容构成达成一致

C. 言语语言病理学专业人员与食团性状和量应该作为筛查程序的一部分达成一致

D. 言语语言病理学专业人员对吞咽障碍筛查的对象、方式和内容存在很大分歧

E. 言语语言病理学专业人员不应该使用筛查工具

3. 作为常规临床吞咽检查的一部分，对于使用病历回顾以下哪项是正确的？

A. 它可以提供有关误吸风险的良好信息，特别是患者目前是否诊断为肺炎

B. 它不能提供关于患者误吸风险有价值的信息

C. 只有当临床医师在评估患者之前有足够的时间完成计划时，才应进行评估

D. 这是不必要的，不去做

E. 这可以替代与患者的面谈

4. 在临床吞咽检查中使用四指舌喉触诊法，以下哪项是正确的？

A. 它能可靠地指示舌骨向前运动的范围

B. 它能可靠地显示喉部抬高的范围

C. 它能可靠地提示咽期吞咽开始的时间

D. 目前还没有发现它是评估吞咽时机或舌骨喉复合体位移程度的准确方法

E. 它能可靠地检测误吸的存在

5. 关于临床吞咽评估，下列哪项是正确的？

A. 言语语言病理学专业人员对评估的内容达成一致

B. 作为临床吞咽评估的一部分，言语语言病理学专业人员对使用何种类型的食团达成一致

C. 作为临床吞咽评估的一部分，言语语言病理学专业人员对于应观察吞咽的具体方面达成一致

D. 言语语言病理学专业人员对食团大小管理达成一致

E. 言语语言病理学专业人员在临床吞咽评估的方式和内容上存在很大的分歧

答案与解析

1. 正确答案：（C）筛查试验提供了一种简单、快速、经济有效地方法，可以识别特定疾病或状况的风险个体。

筛查是一种快速、经济有效地工具，可以更准确地判断患者需不需要转诊去进行更费时、更昂贵的诊断检查。筛查测试旨在简单易行，经过适当培训的各种医疗保健专业人员都可以进行。

2. 正确答案：（D）言语语言病理学专业人员对吞咽障碍筛查的对象、方式和内容存在很大分歧。

目前，言语语言病理学专业人员在谁应该进行筛查、怎样筛查方面存在很大分歧。对于应该给什么样的食团（如果有的话）和筛查什么（即吞咽障碍风险还是误吸风险）也存在分歧。

3. 正确答案：（A）它可以提供有关误吸风险的良好信息，特别是患者当前诊断为肺炎。

McCullough 等的研究表明，在病历回顾过程中收集的信息可以提供有关患者正在误吸可能性的信息。具体来说，目前肺炎的诊断、非经口进食的营养手段的存在，以及吸痰的需要都被认为是误吸的预测因素。

4. 正确答案：（D）目前还没有发现它是评估吞咽时机或舌骨喉复合体位移程度的准确方法。

临床吞咽检查中的舌喉触诊从未被认为是吞咽功能完整性的可靠指标，包括吞咽开始的时效性或舌骨喉复合体位移的充分性。没有经验证据支持将其纳入临床吞咽评估。

5. 正确答案：（E）言语语言病理学专业人员在临床吞咽评估的方式和内容上存在很大分歧。

与吞咽筛查一样，言语语言病理学专业人员对于如何完成临床吞咽评估没有一致意见。

第 5 章 儿童吞咽筛查与临床吞咽评估

Pediatric Swallow Screening and Clinical Swallow Evaluation

Amy L. Delaney 著
林 拓 万桂芳 译

本章概要

吞咽临床评估（clinical swallow evaluation，CSE）在儿童喂养障碍或儿童吞咽障碍的鉴别诊断中起关键作用。尽管在不同的环境中进行评估有不同的名称（例如，床旁吞咽评估，临床喂养评估），但评估的预期结果应该相同。在儿科，由于解剖、生理、体格生长和发育方面的变化，儿童的口腔技能和喂养期望值在整个婴儿期和儿童期迅速改变。喂养或吞咽专业的儿科临床医师必须通晓这些领域的知识，才能准确诊断出喂养障碍。正确、系统的 CSE 应该被视为正式的诊断性检查，而不应仅仅作为是否需要进行仪器评估的筛查。这项有针对性的调查可能会发现更大的健康问题，需要更多的医疗团队进行调查和干预。

关键词

临床吞咽喂养，喂养技能，喂养观察，非营养性吸吮，营养性吸吮，吸吮，婴儿喂养，口腔喂养技能，咀嚼，质地转变，脑神经检查，口腔感觉，口腔运动

学习目标

- 对于接受 CSE 的任何儿童，均应使用标准的喂养期望值和喂养原则作为基线比较。
- 了解孩子的喂养进度和经历有助于确定喂养障碍的性质。
- 使用言语和语言的口腔结构和功能的直接评估来识别有关喂养技能的危险信号。
- 观察喂养以获得有关口腔喂养能力的关键信息。
- 建议照顾者将标准的喂养期望值作为 CSE 的一个关键部分。

一、概述

只要条件允许，都应实施正式和标准化的 CSE。CSE 是对儿童喂养表现的非仪器评估。CSE 应包括病例回顾，访谈，对口腔喂养技能的直接观察和评估，筛查身体其他系统的影响因素及制订治疗计划。CSE 可以用经过验证的父母报告的测量方法进行补充[1]。不幸的是，只有少数标准化的 CSE 可供儿童患者使用，这些 CSE 的设计和报告采用足够严格的心理计量方法，以确

保对儿童群体的有效性和可靠性。最近一篇对 30 种用于儿童患者喂养和吞咽的非仪器评估方法进行的系统评价显示，这些方法在目标人群及评估设计和适用领域方面存在显著差异。这种差异很可能与诊断和治疗儿童进食和吞咽障碍的专业人员水平不同有关，也提示存在进食和吞咽障碍的儿童群体的复杂性和多样性。所评价的 30 种评估方法中，没有一种方法提供有关口腔运动技能、行为和环境因素、进食 / 吞咽活动、生活质量和感觉统合因素的完整信息[2]。

一项对 11 种婴儿专用非仪器喂养评估方法进行的系统回顾显示了相似的结果，但得到的结论是，早期喂养技能评估和布里斯托尔母乳喂养评估工具在所有纳入评价的评估工具中具有最多的心理计量发展和测试[3]。同样，一项针对脑瘫儿童非仪器喂养评估的综述发现，口腔运动评估一览表和调整版功能性喂养评估具有最高效度和信度；而口腔运动评估一览表和吞咽障碍调查表却显示出最强的临床应用[4]。但是，值得注意的是，口腔运动评估一览表已不再印刷或无法购买。

当缺乏经过心理计量学验证和可用于 CSE 的工具时，临床医师必须利用标准喂养期望值的知识来指导他们对婴儿或儿童喂养技巧进行评估。

二、临床吞咽评估

要求进行 CSE 的理由多种多样，例如，担心挑食，饮食缺乏进步以及进食液体发生呛咳。而造成这些问题的可能原因有很多，包括口腔过敏、焦虑、咀嚼效率低下、高级质地食物的不合理添加、食管运动功能差、口腔对液体的控制能力差、神经功能缺陷或喉裂。临床医师的作用是确定导致孩子表现的潜在缺陷原因。儿童喂养困难的判断很大程度上取决于与标准喂养期望值的比较——这些特定年龄的目标是通过将其质地和体积的发育进展与足月健康儿童可达到的值相比较而成功换算出来[5-9]。喂养期望值会随着孩子的年龄、生长和发育而改变。要达到这些目标，需要具备特定的口腔喂养技巧和吞咽能力。喂养临床医师必须将这些正常的期望值整合到他们的技能中，就像言语语言病理学专业人员理解典型言语和语言的发展期望一样。这就是儿科专业的起点，尽管发育具有某些固有的可变性，但某些喂养期望值却从未改变，因此在任何 CSE 期间都应始终将其作为基准原则。但值得注意的是，医学和发育问题将影响喂养期望值。以下是在 CSE 期间应始终考虑的 5 个指导原则。

1. 进食时间结构化

婴幼儿应该在有组织和有计划的正餐和小吃中摄入所有的营养和能量。应该根据孩子的年龄来安排喂养时间。用餐时间不应超过 30min，两餐之间应有足够的时间，使得下一餐的饥饿感最强烈。在正餐和小吃之间仅提供水（年幼的婴儿除外，他们依靠母乳或配方奶来补充所有水分）。

2. 正性的用餐体验

婴幼儿应该享受饮食，并有正性的用餐体验。孩子们天生对食物好奇和感兴趣。虽然他们在面对第一次引入的新质地或食物时可能不张嘴或表情怪相，但这些负面反应会随着不断的接触和练习而迅速消失。孩子们预计会经历一个挑剔的阶段，在这个阶段他们更喜欢吃某些食物，但这种挑剔并不会达到影响他们生长或营养的程度，也不会严重限制家庭提供食物的能力。

3. 容易过渡喂养

学习饮水和进食是大多数人很容易就学会的自然过程。儿童应轻松过渡到新的食物质地和新的饮水方式。儿童需要经常接触新食物，然后才会定期食用。在新过渡的前几周，通常会出现短期的喂养困难，但是不会出现持续的喂养困难。

4. 舒适 / 无压力的进食任务

婴幼儿在进食和饮水时应感到舒适，保持呼吸稳定。他们在用餐时或用餐后不应感到疼痛或不适，婴幼儿应避免或限制摄入引起痛苦或不适的食物或液体，这些行为应认真对待。

5. 喂养里程碑的实现

儿童应无明显困难地实现以下喂养里程碑，

摄取与年龄相符的适当食物量，并有效地消耗各种口味和食物。从出生到学龄，食物摄入量和种类迅速变化；这些期望值对于临床医师来说是非常重要的。总体的喂养里程碑预计将在以下年龄出现。

(1) 出生几天后，可以从奶瓶或乳房中有效吸奶。

(2) 在 9 个月时可以食用适当数量的各种婴儿食物。

(3) 在 12 个月时可以吃零食。

(4) 在 15 个月时可以餐桌食物。

(5) 15 个月时可以用杯子喝牛奶或在正餐或小吃时使用吸管。

(6) 15 个月时可以摄取日间需要的所有食物和饮料。

对这些喂养原则问题和（或）变化进行的描述以及喂养里程碑的实现都可以通过 CSE 确定，其目标是明确以下内容。

- 喂养问题的可能原因。
- 喂养进程的障碍。
- 进行仪器吞咽评估的必要性。
- 其他需要的医疗转诊。
- 安全，有效且以孩子的技能为基础的饮食。
- 喂养干预的必要性。

临床医师应向患者家属提供一份持续喂养的计划是最重要的，以便在患者离开评估后也能够很容易地实施。为了实现此目标，CSE 应该包含 5 个关键组成部分：①评估前的病例回顾；②照顾者 / 儿童访谈；③直接评估；④筛查（危险信号）；⑤咨询、建议以及治疗计划。

三、临床吞咽评估程序

CSE 程序如表 5–1 所示。无论处于何种环境，都应解决并完成 CSE 的每个部分。当你接到转诊通知时，你的工作环境、孩子的当前状况以及咨询的原因将决定在评估期间重点关注哪些方面。实际上，方案中的任务通常在评估期间同时发生，因为你的观察将引出更多的问题，而家人对这些问题的应答可能需要进行其他特定的观察或治疗性试验。评估永远不会按照确定的顺序进行。在最佳情况下，所有详细的部分均已完成。

表 5–1　临床吞咽评估程序

病例回顾		根据医学、发育和喂养的经验，为孩子的表现提出可能的临床假设
喂养表现	• 照顾者 / 儿童访谈 – 喂养史 – 当前喂养状态	• 确定影响标准喂养进展和期望的问题及障碍 – 弄清楚喂养困难的开始时间，是持续性还是急性 – 提供当前有关用餐时间安排、地点、具体策略、经口和肠内摄入的信息
	• 直接评估 – 口腔外周检查 – 口腔喂养技能 – 治疗试验	• 确定吞咽的结构和功能是否存在问题；识别技能病因 – 提供用餐时间有关技能贡献、障碍和亲子互动的信息
• 筛查 / 识别潜在危险 – 吞咽 – 呼吸 – 胃肠道 / 营养 – 神经系统 – 其他医疗 – 发育		• 确定仪器评估的必要性 • 确定喂养困难的潜在危险因素
• 咨询、推荐和治疗计划		• 就病因、预后、饮食和治疗需求为照顾人员提供咨询 / 教育 • 制订喂养计划（儿童安全有效地饮食） • 制订治疗计划（提高饮食和技能的推荐目标和策略） • 进行转诊（仪器性吞咽评估或其他医疗转诊）

实际上，你应尽量收集尽可能多的信息。本章重点介绍 CSE 的直接评估部分，包括喂养表现和咨询，建议以及治疗计划。仅简要介绍获取详细喂养史和当前喂养状态以及每个年龄段对食物体积、种类、质地的引入和进餐时间的具体期望值过程。

（一）病历回顾

如果未直接说明转诊原因，则病历回顾会为儿童的表现产生可能的临床假设。回顾的程度取决于你的工作环境。可用的信息量可能多少不等，目的是提供一个框架来理解导致进食经历和困难的因素。尽管回顾中的所有信息可能都很有趣，但重点必须放在与就诊原因有关的问题上，包括喂养和吞咽功能。这些信息使你开始假设孩子的进食困难如何与潜在的神经、呼吸、胃肠道问题以及社会心理问题相关。例如，因为担心一个 3 岁的孩子挑食而对其进行 CSE。根据病例回顾，婴儿在妊娠 40 周时出生，诊断为婴儿胃食管反流和慢性耳部感染，并在 14 个月大时放置了压力平衡管。根据这些病史，你需要确定有关胃肠道和呼吸道状态的其他危险信号。

（二）喂养表现：照顾者访谈和直接评估

病例回顾完成后，即可开始访谈并完成直接评估。访谈和直接评估的重点是理解和描述孩子的喂养表现。婴儿喂养表现是从出生第一次经口喂养（与子宫内所处环境是相关的）开始发展到现在（图 5-1）。评估将重点描述婴儿喂养方面的经历，主要与以下几方面有关。

1. 喂养史：孩子以前的喂养经历和喂养里程碑的实现。

2. 当前喂养状态：与孩子当前就餐时间和当前经口摄入量相关的经验。

3. 口腔周围检查：口腔机制的相关结构和功能。

4. 喂养观察：进餐过程和特定的经口进食技巧（包括口腔运动技巧和口腔感觉处理能力）。

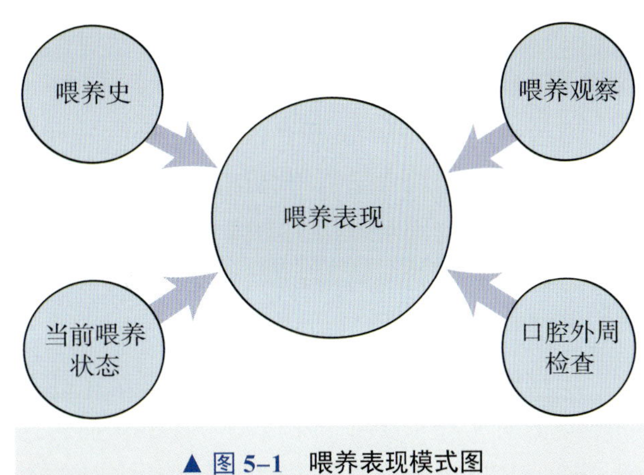

▲ 图 5-1 喂养表现模式图

（三）照顾者访谈

首先，应该在评估开始时就父母对孩子喂养困难的关注、期望和目标进行讨论。这有助于了解照顾者的担忧与转诊原因。通常，照顾者在喂养孩子时主要关心的问题或困难与提供者推荐他们的原因是不同的。例如，照顾者可能因为很难让孩子用杯子喝水而担忧，而服务提供者则担心孩子的呼吸健康问题。与照顾者的对话还会指导您在 CSE 中如何进行咨询和建议。接下来，您将与照顾者及孩子面谈。作为临床医师，我们通常急于观察孩子的进食情况，以帮助孩子及其家人消除疑虑。但仅靠观察孩子的进食情况和提问题并不足以明确喂养问题的病因，也不足以做出诊断。

通过从父母和孩子那里获得全面的喂养史，你将记录从出生到评估期间孩子的喂养经历和进展。你将询问孩子从出生开始每一次喂养过渡和过渡期间遇到的任何问题。你可以根据最近的状态变化来确定出生时是否存在困难，是从特定的喂养过渡开始还是突然出现困难。

儿童当前的喂养状态详细描述了儿童在 CSE 时的饮食结构，包括 24h 的饮食回忆和食物 / 液体名单。通过 24h 的饮食回忆，你可以描述这个孩子的喂养计划，包括进餐开始和进餐结束、就餐地点和座位，食物的制备和展示过程，食物质地，进食方法，摄入量以及就餐时的亲子互动[5, 8–10]。在整个访谈中，你可整理出一份不适宜孩子进食食物的列表。

通过对孩子喂养表现的分析和危险信号列表可以知道孩子的饮食是否符合他的年龄。进食障碍的性质与特定饮水方法，固体食物质地，特定进食方法或食物质地的摄入量，可接受的食物种类，进餐时间安排及父母与孩子的互动有关。

在我们的案例中，一个具有胃食管反流和耳部感染史的 3 岁儿童由于父母担心其挑食而转诊到 CSE。父母表示喂养孩子的压力很大，他们希望孩子进食合理搭配以保持营养均衡。并主诉喂养问题正在影响孩子的睡眠。睡眠质量较差，常打呼噜，早上脾气暴躁。与孩子父母进行访谈，你应询问孩子出生后的喂养史，并详细了解她目前的喂养状况。

（四）喂养史

父母报告孩子出生时可以用奶瓶喝普通的配方奶（以牛奶为基础），没有吮吸或吞咽障碍。她在 3～6 个月时经常呕吐，此时，儿科医师建议婴儿改喝豆奶，从而解决了呕吐问题。在她的预期年龄，她很容易过渡到松软的婴儿食品和可溶性固体食物，并在她 1 岁时过渡到全脂牛奶。她最初能接受全脂牛奶，但在她 18 个月大时开始拒绝喝全脂牛奶。孩子父母说，她在 10 个月左右时就开始接受一些餐桌食品，例如煎饼和切成丁的水果，并试图将其捣碎吞下。随后向餐桌食物的喂养过渡压力很大，尝试喂养的大多数固体食物都会让她产生呛咳和呕吐，直到 2 岁时，她停止接受餐桌食物。为了让她尝试新的食物，父母有时会强迫喂食。

（五）当前喂养状态

儿童当前的喂养状态包括用切口杯喝稀流质食物，各种易吞咽的婴儿食品形式的水果和蔬菜、酸奶以及少量的可溶解固体。她能够愉快而有效地接受这些食物。但父母对这个孩子的营养状况表示非常担忧，她不喝牛奶、不吃餐桌食品，相反她能喝水和橙汁。因此，父母每天为她提供 3 顿正餐和 2 顿小吃，由于他们担心自己的孩子吃得不够饱，所以他们总是准备好食物给她吃。让他们感到沮丧的是，孩子的行为问题并且拒绝进食餐桌食物。他们报告了生活质量问题，因为他们每次出门时都需包装食物才可以将孩子带出家门。

现在，你可以从访谈中总结对这个孩子喂养表现的了解。她患有对特定质地食物（餐桌食品）的持续性（自婴儿期以来）喂养障碍。问题很常见（每次喂固体食物都出现），而且很严重（所有餐桌食物都拒绝）。她的饮食与＜ 12 个月的孩子的饮食一样。她似乎对牛奶也有感觉方面的问题，因为她可以毫不费力地喝其他液体，这似乎不是挑食 / 选择性饮食的问题。现在我们回到 CSE 的目标。

1. 喂养问题的可能原因：缺乏咀嚼技巧，负面的喂养经历导致孩子对婴儿期的呕吐，固体食物呛咳和呕吐产生厌恶，强迫喂养史所致的食欲不振。

2. 喂养进程障碍：从婴儿期即存在问题，不适当的进餐时间，父母与孩子的负面互动，潜在的胃肠道问题，上呼吸道问题。

3. 进行仪器吞咽评估的必要：目前未知。

4. 需要的其他医疗转介：胃肠道检查，耳鼻喉检查。

5. 根据孩子的能力确定安全有效地饮食方式：她目前可以用切口杯喝稀流质食物，易吞咽的果泥和零食。

6. 喂养干预的必要：目前尚不明确，但可能需要提高饮食功能并达到父母的目标。

从访谈中，你已经描述了孩子的喂养现状。你阐述该问题相关的病因假设。似乎各种因素都有可能导致喂养障碍，你必须确定是否存在技能方面的问题。你应该已经预料到用餐期间会观察到什么。你期望看到孩子用正常的口腔喂养技能喝水，用汤匙吃果泥和进食可溶解的固体。你也可能会看到孩子难以咀嚼餐桌食物或拒绝这些食物。你已经观察到孩子的运动控制、交流以及与照顾者的互动，并且对正常的发育水平有良好的感觉。现在，你必须证明或推翻咀嚼障碍的假说，如果这个假说被证实，则要确定咀嚼障碍是由结构还是功能问题所致，抑或存在其他未知病因。

（六）喂养表现：直接评估

通过口腔周围检查和喂养观察完成直接评估。口腔机制的结构和功能是 CSE 的关键组成部分，因为口腔机制和上呼吸道的完整性是经口喂养技能的基础。喂养观察是直接评估的第二个关键部分，它为了解孩子和父母的进餐时间提供了一个窗口，并且使你有机会直接在孩子进餐时观察其口腔喂养的技能。

（七）直接评估：口腔周围检查

口腔周围检查是由言语语言病理学专业人员在任何类型的评估中完成的，是用于检查脑神经的一种程序。尽管检查重点肯定在口腔上，但参与交流的整个上呼吸道系统也应该在 CSE 期间进行评估，上呼吸道系统的评估也通常由言语语言病理学专业人员进行。例如，一个声音嘶哑的孩子会被怀疑存在声带病理改变，并可能影响语音清晰度。然而，对于吞咽障碍的儿童，声带病理改变会导致吞咽和吞咽过程中声门无法完全闭合未能保护气道而引起危险，这种情况应该转诊给耳鼻喉科医师。同样，仅有非鼻音和共鸣改变的孩子吞咽时有腭咽闭合不良的危险，在喂养期间能听到鼻塞声。如果尚未明确喂养障碍医学上或发育上的病因，则确定口腔机制的预期结构和功能的差异可能有助于其他医学专业人员进行鉴别诊断。例如，在喂养期间当你观察到孩子有鼻塞和鼻漏气现象后，你可能会发现他还有未经确诊的黏膜下裂。

但是，了解和识别正常的结构和功能将为你提供不同于这些期望的观察基础。基于此，你可能会很难描述你可能观察到的与正常情况不同的所有变化。相反，它对你了解正常的结构和功能会更有用，它让你注意到任何你认为与典型期望不同的观察结果。您需要通过批判性思维来确定这些差异是否影响喂养现状，是否需要作进一步调查以及它们对预后有怎样的影响。例如，张口姿势，休息时舌前伸、流口水等都可能是张力低下、虚弱以及感知觉差的表现，或者它们可能提示存在上呼吸道阻塞的迹象（如后鼻孔闭锁、腺样体或腭扁桃体肿大），需要医学评估。

（八）结构

首先，你要评估头面部的外部结构。对于任何儿童，无论其年龄大小、是否配合，都应完成外部结构评估。内在检查通常很难获得，完成这部分评估的尝试应该记录在案（请参阅第 2 章吞咽解剖学）。如表 5–2 所示，该评估重点在于结构、皮肤和组织的大小、形状、位置、状况和张力。

表 5–2　口腔外部和内部结构的检查

结　构	大　小	对称	位置	状况	张力
头	+	+	+	+	
耳	+	+	+	+	
眼	+	+	+	+	
鼻	+	+	+	+	
下颌骨	+	+	–	+	
嘴唇	+	+	–	+	
牙齿	+	+	+	+	
硬腭	+	+	+	+	
舌	+	+	+	+	
软腭	?	?	?	?	
咽	– 腭扁桃体 50% 至中线	+	+	+	
喉 / 声带	?	?	?	?	

+. 在正常范围内；–. 值得关注；？. 不知道 / 难以确定
在这个病例中，孩子在休息时下巴和嘴唇处于略微张开的状态

对于所有的孩子，观察到的这些结构的大小应该成比例且对称，位置正确，并且状况良好。尽管这些观察结果并非互斥，但某些共同出现的观察结果通常提示特定的遗传或神经系统疾病。通常，下颌应处于闭合位置，舌应舒适地放在下牙或牙龈后面的口腔内，而不会出现舌肌聚集成束、舌抬高或回缩的现象，这些问题在张力高、有呼吸问题或感觉问题的儿童中经常见到。嘴唇应该湿润，并且自然、对称地闭合在一起。鼻孔应对称，并有足够的开口以提供舒适的鼻呼吸。硬腭应该是圆滑的，但不能太高或拱起。应观察牙齿排列情况，是否存在与咀嚼不良和一般口腔卫生有关的因素。口腔组织呈粉红色，湿润，无异常的颜色或异常牙齿状况。新生儿可能由于面部肌肉紧张或在子宫内位置异常或分娩过程中颈部和肩带的紧缩而出现一些面部不对称现象，这可能会影响下颌、嘴唇和舌的运动范围，但这种现象应该会自动消失。但是，这些观察结果也可能意味着存在神经病学或遗传学方面的病因。

观察示例包括以下几部分。

1. 大小：小头畸形（小头），上唇稀薄，大舌症（大舌）。

2. 对称性：右唇下垂。

3. 位置：低位耳，大眼睛，休息时舌从嘴里伸出。

4. 状况：嘴唇干燥或破裂，唇裂修复，舌萎缩。

5. 张力：脸颊组织紧绷。

（九）功能

接下来，将评估口腔机制的运动。与喂食期间或按指令进食相比，口腔自发运动的范围、协调性和时间提供了相关机制完整性的关键信息（表 5-3）。理想情况下，已经在 CSE 的第一部分中观察并注意到了自发运动。条件允许情况下，应该在结构化任务中使用口头命令或通过模仿一个模型来观察口腔运动。应该以离散、重复或组合动作单独观察口腔运动，以区分总体功能下降（如虚弱、疲劳）与自主控制运动的损伤（如口腔失用）。通常，发育中的幼儿可能会进行一些口腔运动模仿任务，但学龄前及更大的儿童应尝试模仿任务，以评估脑神经缺损以及运动的整体范围，协调性和口腔运动的时间。其中一些任务可以在典型的交互活动中简单地观察到，而无须引出（如音质）。总的来说，这个过程只需要几分钟。这已在其他资料中详细描述[11, 12]。

总而言之，自发运动和结构化任务过程中的运动应平稳、协调，并能完成全范围的运动，且有足够的力量。如果孩子足够大，可以遵循指令，则按以下指令执行。

- 张开和合上嘴巴，重复 3 遍。
- 咂唇，重复 3 遍。
- 微笑。
- 噘嘴—微笑—噘嘴，重复 3 遍。
- 伸出你的舌。
- 张开嘴，用舌触碰上唇，然后依次触碰下

表 5-3　面部及口腔内部功能检查

功　能	对称性	活动范围	协调性	力　量
下颌 / 下巴	+	+ 打哈欠，然后执行指令	+ 重复的模型，然后准确	+
唇	+ 微笑	+	+	+
舌	+	– 没有侧向运动	–	+
软腭 / 共鸣	?	?	低下	?
声带 / 声音	+	+	+	+

+. 在正常范围；？. 不知道 / 难以确定；–. 值得关注

唇、右唇角和左唇角，然后用舌舔嘴唇 1 圈。

• 用舌触碰右唇角，然后触碰左唇角；重复 3 遍。

• 在伸舌、侧方运动等过程中按压压舌板。

• 龇牙，咬紧牙关。

• 向外拖曳舌，重复 3 遍。

• 张开嘴，用舌接触上腭，右脸颊内侧，左脸颊内侧。

• 张大嘴巴（注意软腭和咽部），说“ah”（注意软腭的运动，观察腭扁桃体）。

重要的是要记录观察到的运动是否是自发的，是根据指令进行的，还是通过模仿进行的。如果孩子不能完成或不理解任务，则观察孩子自发执行这些动作（打哈欠或哭泣时下巴是否张开？嘴唇是为了微笑而完全收缩，还是为了接吻而均匀收缩？）。注意离散（或单个）运动与重复或组合运动的准确性。还要注意，为了提高准确性，是否从执行命令、视觉模型或其他任何需要的策略（如重复的模仿，指令或触觉输入）开始。

下腭应在整个运动范围内均匀打开，然后返回原位并保持闭合。两唇应对称地缩回，而不会在其下方拉紧或卷曲，并且应均匀地缩拢。舌应平滑地伸到下唇的位置，保持舌的形状，保持扁平 / 变薄或杯状的姿势，抬高到上唇和牙槽，与下颌分离，并向唇角和颊内侧倾斜。舌尖应突出足以舔嘴唇或舔食物。软腭应均匀升高，并能清楚看到咽后壁。对于新生儿和婴儿，舌尖后缩或无法将舌突出到下唇之外应该是舌系带（舌系带过短）或动作不协调的危险信号。6 个月以上的婴儿中，舌自发向唇角或颊部的自发运动对机制的完整性是正面的，但不能保证在推送固体食团时自主控制这些相同的运动。唾液控制的期望值因年龄和牙列萌出而异。声音湿润感可能提示由于感觉差，吞咽频度不够或误吸而导致咽部分泌物积聚。

对于一个 3 岁转诊过来的挑食儿童，可观察到其总体面部对称性和正常的面部表情。休息时舌仍留在嘴中，但下巴和嘴唇略微张开。她允许别人简单观看一眼她的嘴巴，硬腭完整无缺，形状正常。牙列正常，声音清晰，发音符合她的年龄。她的鼻腔共振偏低，唾液控制正常。她随时可以参加口头模仿任务。可以观察到她打哈欠，注意到她下巴的全范围活动，然后又回到闭合的位置。当告诉她张开并合上嘴巴时，她会完全张开嘴巴，但需要口头提示才能合上。重复 2 次，在第 3 次尝试时，她可以用协调的动作、适当的运动范围和运动时间来张开和合上她的嘴。她能够独立地和顺序性地缩回和噘起嘴唇。协调性是最初关注的问题，在实现协调之前需要重复建模，这很可能是由于她的年龄所致。即使有触觉输入，她也无法实现舌的侧向运动。下列检查将有助于识别潜在的神经系统损害（表 5–4）。

对于婴儿，这段时间宜评估口腔反射和非营养性吸吮（nonnutritive sucking，NNS）。口腔反射包括觅食反射、伸舌反射、吸吮反射和呕吐反射。应该使用戴手套的手指或安抚奶嘴来评估整个口腔对刺激的反应、舌的张力以及吮吸过程中舌的力量和运动方式。NNS 可以通过呕吐或压力信号快速建立。在新生儿期，舌将乳头从前向后挤压。由于改善了颌骨的稳定性，乳头压缩时发生了真正的上 / 下舌运动的变化。乳头基底部的嘴唇应该向外翻，乳汁几乎不从嘴唇漏出（而且嘴唇不回缩或卷曲）。由于舌系带过短，舌变成杯状的能力降低或面部张力增加而导致舌活动范围减小的婴儿经常将其嘴唇向内拉或咬乳头，以弥补舌活动的不足。如前所述，舌应该很容易就能伸到下唇，舌尖不回缩，同时舌保持薄且类似杯状。NNS 能力以每秒 2 次吸吮来衡量 [7]。本章稍后将详细讨论吸吮能力。

（十）直接评估：喂养观察

作为一名喂养临床医师，应该从就餐观察开始就参与其中。在准备、开始用餐和用餐过程中观察父母与孩子的互动可以获得很多信息。管饲喂养的观察可能有助于理解孩子的行为、相互

表 5-4　口腔周围 / 脑神经检查以评估结构的完整性和言语的功能

任　务	+/–	问题的描述
CN Ⅴ：三叉神经		
下巴打开 / 关闭		
交替打开 / 关闭		
下巴闭合时的阻力		
CN Ⅶ：面神经		
面部对称性		
唇闭合		
唇回缩		
噘唇		
交替回缩和噘起		
口腔内压力		
咂唇		
示齿		
咬		
抵抗睁眼		
CN Ⅹ：迷走神经		
腭上抬		
呕吐		
音质		
CN Ⅻ：舌下神经		
舌头突出		
舌上抬触碰上唇		
舌凹陷		
外部侧方运动触碰左 / 右唇角		
交替外部侧方运动		
舔唇		
砸舌		
内部侧方运动		

+. 在正常范围；？. 不知道 / 难以确定；–. 值得关注

作用和对喂养过程的耐受性。照顾者应携带典型的食用食物，使用过的餐具和杯子以及难以喂养的食物。观察一个瓶子是如何制作的，提供了多少食物，它是如何准备的（如质地、一口量的大小），使用了哪些餐具，以及食物是如何呈现的，这些都可以为问题提供线索。抱孩子的方式、坐姿和孩子的放置位置也提供了重要的信息。喂养观察从典型的饮食开始。在喂养观察期间，尝试观察适合孩子年龄的每种质地类别的液体、果泥和咀嚼固体。你的目标是确定口腔感觉和口腔运动障碍的原因。口腔感觉和口腔运动障碍特征不是相互独立的，这些特征列表有助于对孩子的饮食和表现形成批判性思维，如表 5-5 所示。

请注意以下事项。

- 是谁喂孩子。
- 用什么策略开始这一餐。
- 吸吮的组织。
- 咬的速度有多快。
- 咬的食物大小。
- 完成每口咬下的食物所需的时间。
- 使用特定的口腔技能。
- 控制或吞咽食团出现的任何困难。
- 亲子互动。

根据你的观察结果，你可以尝试进行治疗性试验（例如，改变进食位置，食物类型，食物质地，食团大小，餐具，进食的速度）。喂养观察期间可能会进行治疗性试验，但是试验的程度取决于孩子的年龄、配合度和当前的喂养状态。对于婴儿，只能观察到母乳喂养和（或）奶瓶喂养，需要依靠体位、流速和节奏控制技术进行治疗性试验。对于某些儿童，由于已明确吞咽障碍或知道确定的危险因素，喂养观察的程度会引起对奶嘴或手指的非营养性吸吮。对于学龄前和较大的儿童，应在治疗试验期间尝试调整和修改列表中那些变量。通过这些试验，旨在减少发现的问题并提高喂养的接受度、效率和安全性。这些试验的结果以及在此评估过程中所做的批判性思维，将有助于进行鉴别诊断并帮助确定下一步策略。

表 5-5　儿童口腔感觉障碍与口腔运动障碍的可能征象

口腔感觉障碍	口腔运动障碍
拒绝某些材料的喷口杯	尽管试图控制食物，但食物还是从口中漏出
没有意识到食物丢失或食物在嘴里	口中食团体积或一口量比同龄预期值小
喜欢一定温度的液体 / 食物	口中食团分散，口腔残留无法清除
喜欢清淡或辛辣的食物	咀嚼动作缓慢、不正确，无法咬碎食物，食物咀嚼不充分
偏好某些品牌的食物	当不能推送或分解食物时就会呕吐
尽管有足够的技能，进食这类食物仍会恶心	所进食食物的整个质地类别没有提升

有许多不同的检查表和临床工具可用于直接观察来跟踪口腔喂养技能，但能满足期望的心理计量学特性的选择有限。就像口腔周围检查一样，理解和整合正常的口腔喂养期望值是非常重要的，因为这是观察的基线。不可能从这些基线期望值描述和呈现所有可能的变化，临床医师不应该依赖“处方”来做决定，需要确定的是与基线期望的差异是否会导致喂养障碍。

1. 婴儿喂养观察

与 NNS 不同，营养性吸吮（nutritive sucking，NS）的表现是每秒吸吮 1 次[7]。在 NS 期间，吸吮 – 吞咽 – 呼吸的协调是一项非常复杂的技能，在吞咽液体时对呼吸的需求会增加。在 NNS 期间无法达到期望值的婴儿，NS 需求下降的风险很高。使用表 5-6 中详述的 3 种主要技能来测量 NNS 或 NS 的吸吮性能[6, 7, 17-20]。

上述某些变量需要仪器评估，因此无法进行平均评估。但是，其中几个变量是可以进行直接观察的，这在婴儿喂养观察期间应该加以考虑，尤其是那些与吸吮有关的变量[15, 16]。吸吮爆发是指至少连续发生 2 次吸吮，且吸吮间停顿的时间不超过 2～3s，若吸吮停顿超过这个时间，则标志着吸吮爆发的结束。在出生至 6 个月期间，每次爆发的吮吸次数和爆发持续时间增加，每次进食的爆发次数和爆发之间的间隔时间减少。换言之，随着婴儿的年龄增长，他们无须停顿就可以将更多的吸吮排在一起，从而减少了所需的爆发总数，如表 5-7 所示。吞咽率（suck–swallow ratio，SSR）是另一个关键指标。最佳 SSR 为 1∶1，但通常（2～3）∶1 就能达到有效喂养。SSR 的增加或变化提示问题的存在，如无力，疲劳，呼吸增加或不协调。未达到标准的婴儿可能喂食时间过长，这可能会增加吞咽障碍的风险，伴或不伴误吸。如果吞咽障碍的征象或症状持续出现，不管有没有误吸和进行干预，都应进行仪器评估。

首先观察照顾者喂养婴儿的过程很重要，尽可能引出婴儿报告中所表现出的问题。确定照顾者已经开始采取的代偿策略，以便确定治疗性试验期间需要进行哪些干预。监测进食量和喂食时间，它们可以作为评估喂养效率的指标。当观察到重要线索时，应采取干预措施。观察到的重要

表 5-6　营养性吸吮能力测定

技　能	表　现	变　异
吸吮	吸吮事件的频率和周期性	吸吮次数，爆发，停顿，吸吮 / 爆发，吸吮率，压力
吞咽	吞咽事件发生时间	吸吮 – 吞咽比例，瞬时的生理及食团流速测定，压力
呼吸	呼吸模式	吞咽呼吸暂停，氧饱和度，休息 / 暂停

表 5–7　足月健康婴儿在一段 5min 奶瓶喂养期间的营养性吸吮表现

年　龄	吸吮 / 爆发	吸吮次数	爆发次数	每分钟吸吮次数	吸吮速率
DOL2	13	216	22	43	0.72
1 月龄	38	290	8	67	1.1
3 月龄	43	315	7	70	1.2
6 月龄	82	372	5	81	1.3

汇总数据引自参考文献 [4]。数据根据可得的每分钟吸吮次数和吸吮速率计算，除吸吮速率外，其余数据均取整数

线索类型有助于决定开始采取何种干预。重要线索包括观察到呕吐、眼睛睁大、哽噎、乱动、液体从嘴巴漏出、咳嗽 / 呛咳、呼吸变化、拖曳乳头和身体拱起。按干预措施的一般应用顺序在此列出干预的层次结构，包括以下内容。

(1) 感觉输入（如触觉、本体感觉；协助口腔组织、状态控制、紧闭）。

(2) 食团流速管理（如通过改变乳头或位置来增加或减少流速）。

(3) 暂停 / 停止喂食（如呼吸暂停或从嘴中拔出乳头）。

重要线索并不仅仅与特定干预相关，可能暗示不同的问题和不同的需求，如表 5–8 所示。这些重要线索出现的频率和严重程度将决定从哪里开始及如何快速地进行干预，直到将其影响最小化，组织功能得到改善、吞咽障碍的症状和体征（无论是否伴有误吸）得到解决。例如，婴儿的 SSR 可能高达 5∶1，且乳头流量缓慢，每次爆发可吸吮 3 次，但他 / 她能够在弯曲、半倾斜的位置轻松控制液体的流动。把奶嘴换成流速更快的，SSR 也变为 2∶1，但是现在婴儿却对流速的增加表现出重要线索（睁大眼睛、狼吞虎咽），需要改变姿势或节奏。这时，必须教会照顾者如何选择新体位，以确保在家中成功过渡。

2. 儿童喂养观察

对于过渡到固体饮食的孩子，口腔技能正在迅速变化 [6, 7, 13, 14, 21–29]。在 6—12 月龄，口腔喂养技能从只进食流质食物转变为咀嚼和吞咽餐桌食物。大约在 6 月龄时，婴儿首次接触汤匙，这时婴儿的下腭活动范围会减小，对食团和汤匙张嘴太小，或太大。由于婴儿对这项新任务缺乏经验或缺乏前期的感觉反馈，通常在婴儿张开嘴之前先用汤匙接触其嘴唇。把汤匙放到婴儿的口中，但婴儿却没有闭嘴清除汤匙上的食物。因此，父母经常将食团从汤匙上刮下来，涂到婴儿的上牙龈处。当父母试图从婴儿口中取出汤匙时，他们可能会咬汤匙。开始使用汤匙喂养后，嘴唇食物残留的现象很常见。婴儿并没有意识到嘴唇的残留物，也没有试图清除它，父母会用汤匙把嘴唇的残留食物刮下来，重新喂给孩子吃。这些婴儿会用大力伸舌和吸吮的模式来推动食团以便吞咽，他们会从口中推出一部分食物，然后把剩下的食物吞下去。这段时间孩子可能会出现想吐和表情痛苦的情况，但通常这些事件不会持久，也不会导致呕吐。在使用汤匙喂养的 2～3 周，这些情况会减少，婴儿开始适应，根据食物和汤匙的大小打开下颌的过程，这表明婴儿已从经验和反馈中获得运动学习的能力。通过每天的练习，到 8 月龄时，用汤匙喂食的口腔进食技巧已显著提高。当汤匙接近时，婴儿保持嘴巴张开，舌留在嘴中，上下嘴唇都接触汤匙。随着嘴唇在汤匙上的接触更加一致，可以看到婴儿的嘴为汤匙张开的时机更恰当、效率更高。随着舌向上和向后运动以推送食团，舌前伸已经减少或已被更多的有意识推送动作取代。婴儿张口时间更准确，嘴唇食物残留减少，但婴儿仍无法清除嘴唇后的残留食物，婴儿不会因为食物粘在嘴唇或脸上而烦

表 5-8　婴儿吸吮观察期间的常见观察结果和干预措施等级

观察 / 重要线索	可能的干预措施	干预 / 治疗试验描述
甩手，挥臂	感觉输入	非营养性吸吮；味道
皱眉，身体拱起		襁褓，物理压力
用舌堵住奶嘴		摇摆、晃动，摇动
在嘴里移动乳头		下巴或脸颊支撑
缓慢吸吮	食物流量管理（增加或减少流量）	下巴或脸颊支撑
最小的吸吮 / 爆发		体位改变
吸吮爆发间隔时间＞ 2～3s		放倒或倾斜奶瓶以减缓牛奶流速
吸吮 – 吞咽比例高		第“×”次吸吮或每“×”次吸吮放倒或倾斜奶瓶 1 次以阻止牛奶流出
入睡		更换奶嘴和（或）奶瓶
液体漏出，眼睛睁大		改变液体浓度
咳嗽，呕吐		
鼻翼扇动		
收缩，喘鸣		
呛咳，缺氧	暂停 / 停止喂养	将乳头从嘴里取出“X”段时间
头上下摆动，屏气		从嘴里取出乳头，给奶嘴 / 非营养性吸吮
发狂		停止进食
呼吸急促，喘鸣		

恼。虽然婴儿会因为在一天结束的时候比较疲乏或因为生病而对用汤匙进食的兴趣有所改变，但总的来说，婴儿喜欢这种进食体验。

在 6—18 月龄，随着咀嚼固体的时间和咀嚼动作次数的减少，固体的咀嚼效率明显提高。当孩子在 8 月龄，第一次给他们咀嚼固体食物的时候，即使他们几乎没有固体食物咀嚼经验，他们也表现出比第一次用汤匙喂食时更精细的技巧。咀嚼速度与营养性吸吮类似，大约是每秒钟 1 个咀嚼周期，并且与年龄无关。

对于吃零食，孩子们张嘴时下颌部运动更稳定、时机更准确。他们试图用嘴的前面而不是侧面咬，但没有多次尝试，往往不能成功把食物咬下来。他们使用脸颊和嘴唇的多次运动加上舌的一些横向移动，将固体移至磨牙表面（即使他们还没有磨牙）。他们的咀嚼动作很简单，在他们尝试控制和吞咽固体时会发生一些随机或无意的动作，导致一些食物从口中掉出来。到 10 月龄时，孩子们学会了如何根据不同大小的固体改变下颌张开的范围，如何根据固体的硬度和厚度改变在初始咀嚼阶段产生力的大小，以及如何为更长的咀嚼周期建立耐力。咀嚼动作更有目的性、更有效，咀嚼时食团有效移向一侧，咀嚼动作更长，且食物漏出更少。而且，在 12 月龄的时候，孩子们可以用一个动作咬碎固体，将固体向侧移至磨牙表面，用不同方向的下颌运动来分解他们的第一次餐桌食物。如果未观察到固体食物的横向运动，说明孩子没有表现出足够的技能来安全有效地咀嚼固体食物。这个年龄的孩子可能会表现出零食的短暂咀嚼，但是这种技能不会自动转移到第一次餐桌食物或普通食物中。这种区别非常重要。有咀嚼障碍的儿童通常在吃零食时表现不佳，但他们往往被认为是对食物太挑剔了。

随着第一次餐桌食品的引入，儿童在试图控制那些比较难控制的不同质地的食物（例如，表面光滑的水果）时可能会回到早期的咀嚼动作。这个年龄段的儿童对嘴唇和颊部残留食物的意识增强，他们可能开始用手和嘴唇清除残留食物，但直到一段时间后才会使用舌运动清除残留食物。在儿童3岁之前，他们还不会分解高级餐桌食品所需的研磨和剪切运动。与刚开始使用汤匙喂养一样，由于他们学习控制每一种新质地的食物，这个年龄的孩子可能会呕吐，通常这些呕吐事件是短暂的，不会持续。所需的关键技能如表5–9所示。

临床须知：理解儿童的喂养表现与直接评估口腔喂养技能同样重要。

当观察到重要线索和基于技能的问题时，你可能会修改表现。如果担心用切口杯会引起咳嗽，可以减小饮水量或更改杯子以减小食团大小。如果孩子在吃手指食物时，仅用舌捣碎，可以试着把咬下的第一口食物侧着放置在磨牙上。如果这样不成功，可能要恢复使用治疗工具进行非营养性咀嚼。

对于我们这个3岁的孩子来说，父母会带来各种各样她喜欢的食物和抗拒的食物。在访谈时，要求她吃东西。在观察开始之前，她没有咳嗽或清嗓。她的声音听起来有点鼻塞样，但她的父母说她没有生病。父母们准备了一盘食物，包括2个全麦饼干、10根椒盐卷饼、2根生的小胡萝卜、1/4杯的烤鸡，还有1个配有婴儿勺的6盎司的酸奶。他们在她面前放了2个6盎司的杯子，一个杯子加了水，另一个杯子加了牛奶。2个杯子都是带有吸管的开口杯。在他们准备盘子时，孩子说："不，我不想要那个"，并

表5–9　不同年龄所引进的食物质地、特定的口腔喂养技能及每个年龄段可能关联的观察

推荐引进年龄	特定的口腔喂养技能	每个年龄段可能关联的观察
6、7月龄： • 婴儿软泥	• 用汤匙时不连贯地张开嘴；用汤匙时会尝试合上嘴唇；把食团从嘴里推出；可能会作呕	• 频繁的作呕和呕吐或咳嗽和呛咳，抗拒性增加
8、9月龄： • 婴儿菜泥 • 零食 • 壶嘴杯	• 使用汤匙时嘴张开和嘴唇闭合更一致；食团还在嘴里 • 拿起固体食物并送入口中；试图用嘴巴前面咬碎；横向移动固体；咀嚼周期/运动少；早期上下咀嚼（用力咀嚼） • 使用杯子时嘴唇闭合不一致；个别小口啜饮，少许咳嗽，液体持续从口中流出；无法从防溢杯或吸管中获取食物	• 汤匙上无闭唇，舌用力前伸 • 没有咬固体的企图 • 频繁的作呕和呕吐或咳嗽和呛咳；抗拒性增加 • 慢性咳嗽/呛咳，湿性声音
10、11月龄： • 手指食物 • 开杯/吸管	• 高效的汤匙进食技能；舌捣碎食物；咀嚼功能提高；用舌向侧方移动食物 • 从壶嘴杯有效地喝水；连续地吞咽 • 使用开口杯时不一致的嘴唇闭合；个别小口啜饮，少许咳嗽，液体持续从口中流出	• 浓汤难以控制在口中 • 固体食团无侧向移动；仅用舌捣碎 • 只有数个吞咽或拒绝杯子 • 慢性咳嗽/呛咳，使用任何杯子饮水都有湿音
12—35月龄： • 常规的餐桌食物	• 咬和咀嚼技能更有效 • 以一个动作咬穿固体；持续地将固体侧向移动至磨牙表面；并使用不同方向的下颌运动来分解 • 用杯子和吸管高效饮水	• 无法分解第一餐桌食物的固体食团；食物漏出，口腔残留
36月龄以上： • 高级餐桌食物	• 下颌研磨和剪切运动以分解高级餐桌食物	• 无法分解常规餐桌食物的固体食团；食物漏出，口腔残留

注释：婴儿软泥，即黏稠、爽滑、混合的婴儿或餐桌食品；手指食物，即容易溶解或可溶解的固体食物；第一餐桌食物，即软的、煮熟的、只需要有限咀嚼的餐桌食物；普通餐桌食物，即需要更成熟咀嚼的食物和质地范围；高级餐桌食物，即含纤维的肉类、坚果、硬的新鲜蔬菜等

拒绝坐下来。父母说这是很典型的，并说她只是在“表现”。让父母拿走孩子抗拒的食物（如胡萝卜，鸡肉），将它们放在桌子上一个单独的盘子里，然后把另一个盘子放回桌子上。这样做是为了在她完全拒绝进食之前，能够先观察典型的进食情况，从而记录下技能。开始进食时，她先用婴儿勺舀了半勺酸奶，当勺子靠近时嘴唇打开，然后闭上嘴唇，清理勺子，并在吞咽时保持嘴唇闭合。当被问到时，父母报告说她一口只能咽下半汤匙的量，否则她可能会作呕。当要求她舀一整汤匙酸奶，她顺从了。她使用相同的口腔技能，但这次她使用下颌内收和用力吞咽，吞咽后还注意到她有清嗓和轻微的咳嗽。家长报告说，这是他们观察到的典型作呕现象。要求她重复一遍，她照做了，还是会出现同样的情况，但是这次她喝的是饮料。她在用吸管时表现出良好的嘴唇闭合，没有咬，能连续吞咽，没有咳嗽或清嗓。液体吞下后，她大声呼气。她拿起全麦饼干，将其放在她的前牙，然后咬下小豌豆大小的一口。她把饼干放在舌上约 5s，将舌抬高到硬腭，在硬腭处将薄脆饼干捣碎，然后吞咽。她的舌上残留着一些饼干屑，她用水清理掉。她重复这些步骤，直到吃完这块饼干，用了超过 10min。父母报告说这是典型的。她以自己喜欢的方式继续吃酸奶，吃了一半，然后毫无困难地喝完她的水。你在面试初期就与她建立了融洽的关系，并且在观察进食的过程中，你和她家人一起坐下。你把餐桌上的食物移到她旁边，让她尝尝其中一种食物，她拒绝了。你实施一个塑形程序以让她对食物脱敏（比如，逐步进行探索食物的过程）；她全部都执行了。她服从要求，吃了一小口，令人惊讶的是，她真的吃了一小口。她试图用舌将其捣碎，但她不能将食物侧方移动到磨牙上，接着她开始作呕，呕吐，并拒绝完成其他任务。

你现在已经完成了 CSE 的直接评估部分。现在，你必须完成后续的筛查，以识别危险信号和其他导致喂养表现的问题。

临床须知：你的咨询和建议应始终侧重于孩子的安全和喂养效率。

四、筛查的考虑

作为一名临床医师，你要确定可能导致孩子表现的其他方面是否存在危险信号 / 问题。筛查失败应考虑将其转介给其他医疗人员。正如言语语言病理学专业人员在一般语言评估中所做的那样，你正在筛查语音，流畅度，韵律，共鸣和发音方面的差异，即使你可能并没有在这些领域完成一次正式评估。在喂食评估期间，你负责筛查所有沟通领域的差异。您还应该确定或筛选可能影响孩子的喂养和吞咽能力的其他重要区域。Goday 及其同事在 2019 年已将儿童喂养障碍定义为不适合儿童年龄的与医学、营养、喂养技能和（或）心理功能障碍相关的口腔摄入障碍。他们在每个领域内定义诊断标准，临床喂养医师在进行临床吞咽评估时必须始终考虑这些标准[30]。虽然这些筛选不是正式的调查，但它们是基于通过 / 不通过的标准，以便将观察结果标记为危险信号或无须关注。

（一）吞咽筛查

有人建议通过吞咽筛查来识别那些有误吸危险的患者，例如通过 / 不通过 3 盎司（90ml）饮水试验的挑战[31]。儿科对吞咽筛查的考虑取决于多种因素[32]。每次喂养评估应包括“筛查”（无论正式或非正式）以通过识别吞咽障碍的征兆 / 症状（有无误吸）来确定是否需要进行仪器吞咽评估。吞咽障碍的征兆 / 症状可能会在你的病历回顾过程、访谈过程和观察过程中被识别出来。这类似于任何其他医疗服务提供者对喂养和吞咽问题或对他们的专业领域有影响的危险信号所进行的筛查。

（二）呼吸系统筛查

任何评估均应进行呼吸系统筛查。对呼吸系统筛查的过程也是要找出导致儿童喂养困难的原因。喂食前注意呼吸，并特别注意在用餐期间呼吸的变化。正常呼吸期望值的变化可能会导致有关阻塞或限制点的转介，这会影响孩子协调呼吸、咀嚼和（或）吞咽的能力[33, 34]。这些变化包括噪音似的或费力呼吸，胸骨上方或下方的收缩，以及吸气和（或）呼气期间的喘鸣音或尖锐音。呼吸频率的增加会缩短吸吮时间，从而对婴儿的喂养产生负面影响。吸吮时间的缩短是因为婴儿需要更长的时间来补上呼吸，吞咽协调性变差会导致咳嗽，呼吸工作量和能量消耗的增加会增加婴儿的疲劳感。

（三）胃肠道筛查

胃肠道筛查可识别儿童胃肠道的运动性、耐受性和吸收有关的潜在问题[35]。一定要注意吞咽障碍或吞咽费力，吞咽及喂食后产生的不适、拱起和痛苦，喂食期间或喂食之后的异常反应，比如皮疹、打喷嚏、充血和呕吐，以及抱怨疼痛或不适。

（四）营养筛查

在访谈过程中进行营养筛查以了解当前的喂养状况。您将确定预期摄入量的差异或孩子的饮食差异。当孩子有这方面的问题时应转介营养咨询，包括避免食用一类食物、拒绝喝有营养的饮料或对成长感到担忧。我们不仅要筛查生长情况，还要筛查营养和含水量方面的问题，这些方面在其他章节有更详细的介绍[5-10]。

（五）神经系统 / 发育筛查

神经系统筛查可以识别可能影响吞咽功能的肌肉张力、运动协调性和姿势稳定性的任何变化。这包括对粗大和精细运动功能的筛查，即使在新生儿期也应进行这些筛查。如前所述，言语语言病理学专业人员应该经常筛查沟通交流的各方面，以明确这方面的问题将如何影响进食和吞咽能力。应筛查所有发育领域，因为每个领域都会影响进食期望值[32]。这些发展水平为你的建议提供了基础。虽然我们知道孩子的发育水平将决定治疗建议和预后，但我们不知道哪个发育领域最能预测喂养结果[32]。

在我们 3 岁儿童的案例中，发现了以下危险信号。

1. 仪器性吞咽转诊

• 注意咽期吞咽障碍，因为儿童有清嗓、吞咽费力、咳嗽以及吞咽果泥后喝水的表现。

• 注意上呼吸道阻塞对咽期吞咽有不良影响。

2. 胃肠道转诊

• 注意牛奶和（或）食物过敏。由于婴儿期食用基于牛奶的配方而呕吐，且孩子拒绝食用牛奶。

• 吞下果泥后会因吞咽费力而导致食管运动障碍，尽管食物残留很少且吞咽后有清嗓。

• 持续的胃食管反流或其他问题，例如由上述担忧和睡眠不安而引起的嗜酸细胞性食管炎（eosinophilic esophagitis，EoE）。

3. 耳鼻咽喉科转诊

• 注意因夜间打鼾和睡眠不安而引起的上呼吸道阻塞，饮水后大声呼气，下腔共鸣，休息时张开下巴和嘴唇，口腔周边检查时出现腭扁桃体组织，无疾病时鼻塞。

4. 营养科转诊

• 由于缺乏营养饮料和餐桌食物，可能引起营养问题。

五、鉴别诊断：危险信号和批判性思维

鉴别诊断需要列出一个可能导致问题的影响因素列表，这些因素导致转诊的理由和孩子的喂养表现。所有关于你的评估结果的决定都是基于对喂养发展的典型预期和喂养里程碑的实现以及

你的直接评估。当您回答以下问题时，您对 CSE 的印象和建议将被完成。

1. 因实际问题转诊吗？

2. 这是终身，持续或急性喂养障碍吗？

3. 问题是基于口腔运动障碍，口腔感觉障碍还是两者兼有？

4. 问题与潜在的吞咽障碍有关吗？

5. 这些障碍如何影响孩子的饮食？

6. 这个孩子能适应这个年龄段的饮食吗？

7. 什么因素会影响饮食目标和进食里程碑的实现？

8. 直接喂养干预是否有益？

9. 对孩子来说，什么是安全有效地饮食？

10. 什么是合理的干预目标？

就我们 3 岁的“挑食者”而言，即使不准确，转介 CSE 的任何理由也是可以接受的，因为这样可以看到孩子。这个孩子不是挑食者，而是有口腔功能障碍。自从添加可咀嚼固体食物以来，这种障碍就持续存在，其基础是口腔运动障碍和缺乏用于咀嚼固体食团的横向运动。她对喜欢的果泥质地食物的一口量减小，这似乎与吞咽障碍和不适有关，而不是口腔感觉或口腔运动障碍。该孩子目前无法按年龄进行饮食，这会对她及其家人的生活质量产生消极影响。识别出咽期吞咽障碍危险信号，这可能与观察到吞咽果泥时引起上呼吸道阻塞有关。营养，胃肠道状况和上呼吸道状况令人担忧，这些都会影响喂养方式。这些医疗问题可能在第一次引进其他质地食物时引起不适和呕吐，这导致孩子对食物拒绝，致使现在缺乏技能发育。然而，缺乏技能可能会导致吞咽整个固体，然后呕吐并随之拒绝这种食物。不管怎样，医学问题必须得到确认或排除。从直接评估来看，口腔技能障碍已得到证实，并将受益于干预措施。干预目标应侧重于下颌和舌运动的发展，以支持咀嚼技能。

（一）建议与咨询

最后，给出建议、咨询和治疗计划就能完成 CSE。你的治疗试验和对所收集信息的整合将有助于区分喂养计划和治疗计划。在家用餐的目的是为生长和发育提供充足的营养和水分。除非有专门的喂养专业团队制订具体计划来帮助监测生长和营养状况，否则不建议在每次进餐时挑战口腔技能。你所做的改变可能会产生你无法单独评估的负面影响。

喂养计划包括你向家属提供有关每天如何喂养孩子的建议。该计划应支持每顿饭的效率和营养。喂养计划可能包括特定的干预措施，例如增加液体和食物的添加顺序，限制口腔喂养技巧不支持的质地的食物量，或改造食物以增加摄入量。

治疗计划是你向从事治疗的临床医师提供的有关技能发展的建议，以及对家庭进一步改善孩子饮食的建议。治疗计划可能包括特定的干预措施，以激发新的技能，提高力量和协调性或改善吞咽安全性。

根据我们的示例，理想的喂养计划如下。

1. 仅在预定的餐点和小吃时间提供食物，而其他时间不提供食物。

2. 在每餐中提供含牛奶的食品，等待医师或营养师对特定食品的决定。

3. 每咬一小口泥状食团后，允许喝点流质食物以帮助吞咽。

4. 仅在严密监控下才提供可溶固体，以免造成呛咳。对父母进行食物质地的教育将有助于理解融化与需要真正咀嚼的食物质地之间的区别。

5. 鼓励品尝不需要咀嚼的餐桌食物，以避免负面的进食体验，避免呛咳和呕吐的发生。有必要对父母进行餐桌食物的喂养技能教育。

6. 但是，如果都同时执行，那么需要改变的东西太多了。这时您需要根据健康和安全因素以及照顾者可以控制的因素来确定优先采取什么措施。

（二）转诊

与儿科医师讨论有关问题和危险信号，并可

能转诊到营养、胃肠和耳鼻咽喉科专家，如有需要，完成仪器吞咽评估。

（三）咨询

父母的目标和期望对于下一步至关重要。在访谈中，讨论了父母对于孩子喂养困难的担忧，期望和目标。有时，父母的期望超过了孩子的能力，在实现目标之前，父母需要被告知哪些部分需要做到位。同样，父母常常会感到内疚，喂养孩子是父母最基本的任务之一。他们可能已经受到过其他人关于他们对孩子的喂养差异的批评。回顾本章开头所述的喂养原则，儿童学会轻松进食。患有进食障碍的儿童对父母采用的典型策略没有反应，父母常常感到困惑、沮丧和非常担忧。你将使用标准喂养期望的基本原理向父母展示孩子的喂养能力如何不同，以及为什么他们无法解决这些差异。当父母对孩子喂养困难的担忧得到证实，当他们理解为什么他们的孩子没有达到预期的喂养里程碑时，他们将与你合作实施喂养计划。辅导家庭的这一步骤对于孩子的成功至关重要。对于一个家庭来说，有些期望太难实施了。与父母就理想的喂养计划进行一次开诚布公的谈话，将有助于你确定适当的第一步。改变家庭的进餐时间结构和惯例通常是非常重要的，建立一个逐步的计划会更容易被接受和实现。为了用关怀和无偏见的方式有效地传达重要信息，促进孩子的成功，强大的咨询技巧对于儿科的临床喂养医师至关重要。您将帮助父母理解准确、合理、可实现和可行的目标。使用这些期望的框架将为父母提供有关孩子吃的进展、以前的问题、后续步骤和预后的背景。

（四）有用的评估证据

没有比言语语言病理学专业人员更专业的人才来进行喂食评估。言语语言病理学专业人员不但具备喂养和吞咽机制的解剖和生理方面的专业知识，而且具有一般发育方面的专业知识。可能与言语和语言困难有关的解剖结构和生理差异可直接用来解释喂养问题。在发育性口腔喂养技能和喂养里程碑的实现方面取得明确的进展。全面而正式的 CSE 可以在医疗团队制订诊断性试验计划、医疗程序和干预建议决策时提供所需的关键临床信息。

习　题

1. 1 名 2 岁的孩子由于挑食被转诊做 CSE。当前的主诉包括每次向固体质地食物过渡、进食含有杯装牛奶的食物以及泥状婴儿食物时都会持续作呕。这种临床表现的潜在原因是什么？

A. 口腔运动障碍

B. 食管动力不足

C. 焦虑

D. 以上全都是

E. 以上都不是

2. 在评估任何年龄的孩子时，应使用什么喂养原则作为正常期望？

A. 过渡到新质地时，可能会出现短暂作呕现象

B. 孩子们应该享受用餐

C. 白天免费获得食物会鼓励孩子们吃饭

D. A 和 B

E. 以上全都是

3. 3 个月大的婴儿因生长不良而进入临床吞咽评估。儿科医师的记录表明，婴儿似乎每天喝预期量的配方奶粉以使其正常成长。还应该考虑其他哪些变量？

A. 婴儿每瓶喝多少配方奶

B. 照顾者喂婴儿喝一瓶奶需要多长时间

C. 喂养期间发生的呼吸变化

D. A 和 C

E. 以上全都是

4. 作为临床吞咽评估的一部分，以下哪一项是病例回顾的目标？

A. 了解喂养困难的发作时间以及问题的持续性或急性

B. 提供有关用餐时间安排、地点、具体策略、目前的经口和肠内摄入的相关信息

C. 确定吞咽机制的结构和功能是否存在问题

D. 识别基于技能的病因

E. 根据医学、发育和喂养的经验，为孩子的表现提出可能的临床假设

5. 咀嚼过程中对下颌的观察可提供有关哪对脑神经的信息？

A. Ⅸ—舌咽神经

B. Ⅹ—迷走神经

C. Ⅴ—三叉神经

D. Ⅶ—面神经

E. Ⅻ—舌下神经

答案与解析

1. 正确答案：（D）以上全都是。

目前主诉的原因可能是口腔运动障碍、食管动力不足和（或）焦虑。临床吞咽评估将有助于确定孩子出现挑食症状的可能原因。

2. 正确答案：（D）A 和 B。

重要的是要记住用餐时间对于儿童及其父母来说应该是令人愉快的，并且在儿童正在学习吃新的食物 / 质地的情况下，这种作呕现象是可以预期的。这种作呕本质上应该是短暂的，并且不应妨碍儿童探索新的食物 / 质地。白天免费获得食物不会鼓励孩子吃东西，因此 C 是不正确的，E（以上所有条件）也都不正确。

3. 正确答案：（E）以上全都是。

每瓶配方奶的量可能会影响婴儿喂养时间。过量的配方奶可能导致反流，并影响生长。延长进餐时间（为婴儿喂奶超过 15～20min）会随着时间的推移影响生长。喂食过程中发生的呼吸变化可能表示误吸。长期误吸还与生长不良有关。D（A 和 C）排除了选项 B，而 B 在这种情况下是适当的考虑因素，因此 D 不可能正确。单独选择 A、B 或 C 也忽略了适当的考虑。

4. 正确答案：（E）根据医学、发育和喂养经验，为孩子的表现提出可能的临床假设。

病例回顾应根据医学、发育和喂养经验为孩子的表现产生可能的临床假设。A 和 B 都是照顾者访谈的目标。在直接评估孩子的喂养技能时，预计会收集 C 和 D。

5. 正确答案：（C）Ⅴ—三叉神经。

脑神经Ⅴ为咀嚼肌的支配神经。脑神经Ⅸ、Ⅹ、Ⅶ和Ⅻ对喂养和吞咽都很重要。但是，它们没有直接支配咀嚼肌，因此不会影响咀嚼过程中的下颌运动。

第6章 成人吞咽造影评估
Adult Videofluoroscopic Swallow Evaluation

Catriona M. Steele 著
张耀文 译

本章概要

本章详细回顾了吞咽造影检查，帮助读者对吞咽造影检查的适应证和检查目的进行牢固的理解，同时回顾了吞咽造影检查的重点技术内容，包括辐射安全性、图像采集率和对比剂等。讨论了设计吞咽造影检查方案的各种方法，强调了进行标准化检查和诊断的价值，同时讨论了评价吞咽安全性和吞咽后残留量的一般程序，以及可以测量的生理参数，确认有关吞咽障碍机制的假设。本章将鼓励并促使临床医师学会使用吞咽造影，不仅将其用于检查误吸，而且用于揭示相关病理生理学问题，指导治疗方法的选择和评测吞咽障碍患者随时间变化的情况。

关键词

吞咽造影，吞咽评估，标准化，X线，方案，生理学，钡，误吸，残留，辐射暴露

学习目标

- 描述进行吞咽造影检查的适应证并将其应用于临床病例中。
- 与放射科人员合作，确定吞咽造影使用的最佳图像采集速率和设置。
- 理解按照标准配方制备低质量体积浓度钡餐的重要性。
- 设计用于诊断和治疗目的的标准测试方案。
- 描述渗漏误吸量表以及目前的残留物严重性分级方法。
- 理解哪些生理参数被认为与渗漏和误吸风险有关。

一、概述

临床或床边吞咽检查是评估疑似吞咽障碍患者吞咽功能的关键。然而，我们从临床检查中收集的信息是有限的，因为我们无法看到口腔，咽部和食管内部发生了什么——这让临床医师只能推断这些不能直接观察到的事件。这些推断通常是正确的，但在某些情况下，它们只是基于可用信息的有根据的推测，所以这些推断也有可能是错误的。饮水后是否出现咳嗽通常是判断患者吞咽时安全的重要依据，人们普遍认为没有咳嗽或吞咽后无声音改变是没有发生渗漏和误吸的临床

证据，但这种推断可能具有误导性。如果患者有隐性误吸，即误吸时没有出现临床症状，那么这种推断便是错误的。另一方面，吞咽后咳嗽通常被认为是发生了误吸的临床证据。然而问题的关键在于，虽然咳嗽确实代表了误吸的发生，但临床医师也不能确定咳嗽是否能有效地将食物从气道中排出。以上 2 个关于临床吞咽功能评估推断的例子均可能促使临床医师进行进一步的仪器检查。同时，临床医师也更加希望了解渗漏 - 误吸或残留的生理机制，或者直接观察代偿动作对吞咽功能的影响，那么这就需要进行仪器吞咽检查。

一般采用两种仪器检查来探讨这些问题。

1. 吞咽造影检查（VFSS）

2. 软管喉镜吞咽功能评估（FEES）

本章详细介绍吞咽造影及以下关键主题。

- 什么是吞咽造影检查？
- 吞咽造影检查的适应证是什么？
- 如何在吞咽造影检查和软管喉镜吞咽功能评估之间进行选择？
- 吞咽造影的操作人员通常是谁？
- 吞咽造影会产生哪些辐射安全问题？
- 吞咽造影的技术要点有哪些？
- 吞咽造影中如何使用对比剂？
- 如何设计吞咽造影的流程？
- 吞咽造影如何用于评价吞咽安全性？
- 吞咽造影如何用于评价吞咽有效性？
- 吞咽造影如何用于确定吞咽后的病理生理学情况和障碍？
- 吞咽造影如何用于设计治疗计划和进行结局评价？

二、什么是吞咽造影检查

吞咽造影是在 X 线透视下观察并记录吞咽运动的动态过程，并将其储存为视频格式的检查过程。使用该技术进行吞咽功能检查或研究时，我们经常会看到很多种不同名称来描述这一技术（框 6–1）。这些名称都可以用于描述该检查的重点，或将该检查与其他类似的放射检查（例如，吞钡检查，这是对吞咽食管期的检查）加以区分。

框 6–1 吞咽造影检查的各种名称和缩写

- VFSS– 电视荧光吞咽造影检查
- VFSE– 电视荧光吞咽造影评估
- MBS– 调整吞钡测试
- PPA– 腭咽分析
- OPMS– 口咽运动检查
- Cine– 食管造影
- 饼干吞咽（Lorna Doone 在过程中使用的饼干命名）

口咽部的吞咽造影检查包括将液体和食物与不透射线的对比剂（如钡）混合，并在 X 线下观察这些食物的吞咽情况，收集 X 线图像的动态序列，并以视频的形式播放，以揭示吞咽的生理学。

在美国，口咽部的吞咽造影检查目前是根据医疗保险编码 92611（通过电视或视频形式记录，对吞咽功能进行动态透视评估）进行报销的 [1]。除了该编码外，放射科还可以根据医疗保险编码 74230（使用电影 / 视频放射摄影评估吞咽功能）对放射科医师的费用进行报销。

三、吞咽造影检查的适应证

吞咽造影检查可以在 X 线下观察到口咽内部，并观察吞咽过程的不同阶段各部分结构是如何运动的，这种内部视图可以帮助临床医师了解无法在临床或床边吞咽检查中直接观察到的吞咽功能。借助此内部视图提供的信息，可以很好地了解患者的吞咽功能发生了什么问题，并可以探索这种问题背后的机制。这项检查的主要适应证或目的已在美国言语语言听力协会（ASHA）指南的《吞咽障碍仪器评估的临床指征》[2] 中进行了介绍，并在框 6–2 中列出。除了这些指标外，ASHA 指南还指出，可能存在以下几种不适合进行吞咽造影检查的情况。

- 当临床检查提示患者没有吞咽障碍时。
- 当患者病情不稳定而无法忍受检查流程时。
- 当患者无法配合或参与仪器检查时。
- 当言语语言病理学专业人员判断仪器检查不会改变患者的临床管理时。

框 6-2　吞咽障碍仪器评估的临床指征 [2]

- 在临床检查的基础上，对可疑的口咽期吞咽障碍或高危患者进行仪器检查，可以对其进行诊断和（或）设计有效地管理和治疗计划。在下列情况下，应根据临床检查做出诊断和（或）进行有效地处理和治疗。
  - 患者的体征和症状与临床检查结果不一致。
  - 需要确定疑似的医学诊断和（或）协助确定不同的医学诊断。
  - 需要对吞咽障碍进行确诊和（或）鉴别诊断。
  - 营养或肺功能都有问题，考虑是否为口咽期吞咽障碍导致。
  - 吞咽的安全性和有效性仍需关注。
  - 被确定为吞咽康复候选人的患者，需要特定的信息来指导管理和治疗。
- 对于疑似吞咽障碍的患者，可以根据临床检查和下列一种或多种症状，进行仪器检查，做出诊断和（或）计划有效地治疗。
  - 患者有与吞咽障碍高风险相关的症状或诊断，包括但不限于神经、肺或心肺、胃肠问题；免疫系统受累；头颈部手术和（或）放射治疗；以及头面部异常等。
  - 患者曾被诊断有吞咽障碍，并怀疑吞咽功能发生了变化。
  - 患者有认知障碍或沟通障碍等，无法完成有效地临床检查。
  - 患者患有慢性退行性疾病或已知进展的疾病，或者处于稳定或恢复的状态，其可能需要进一步确定口咽功能以进行管理。

当我们进行吞咽评估时，我们需要考虑 2 个主要的吞咽功能问题。

1. 吞咽的安全性
2. 吞咽的有效性

吞咽的安全性是指能够将液体、食物或唾液从口腔通过咽部运送到食管而没有任何物质进入气道。上呼吸消化道支持呼吸、吞咽和发声等多种功能，如果吞咽时间过长或吞咽未启动时发生呼吸，那么食物就很容易进入气道，这就是渗漏 – 误吸。吞咽的有效性是指能够及时地将液体或食物从口腔通过咽部进入食管而不会在口咽部留下残留物，一般情况下，一个正常人能在 1～2 次吞咽后，完全清除口咽内食团。

吞咽造影可以确定患者吞咽的安全性或有效性是否受损，这比主观临床观察所能做出的推论更直观、准确。例如，可以根据在吞咽造影中观察到渗漏 – 误吸的情况，对临床推断进行确认或否定。同样，我们也可以通过吞咽造影观察到并确认（或排除）残留的情况。

除了确认吞咽安全性和有效性是否受损外，吞咽造影还能观察各种改善吞咽功能治疗技术的有效性，具体治疗技术的选择根据造成这种损害的机制而有所不同。吞咽造影检查直接支持有关吞咽障碍管理的临床决策，是吞咽功能检查中非常重要的组成部分。

通常情况下，吞咽造影检查是一种生理性检查，但它也可以显示口咽的解剖结构，临床医师能够根据结构异常，解释导致患者吞咽障碍的部分原因，这些结构异常可能包括颈椎的异常，如颈椎骨刺（可能在颈椎角形成骨刺向咽壁突出），吞咽造影还可能观察到其他的异常结构包括蹼或狭窄、憩室（咽壁的囊状物）和瘘管（上呼吸消化道之间，如气管和食管之间的异常连接）[3]。吞咽障碍患者的临床医师一般没有接受过检测口咽部软组织病变（如肿瘤）的培训，但如果存在软组织病变，放射科医师通常能鉴别出来。所以无论何时在吞咽造影上看到或怀疑结构异常，都应该咨询放射科医师，以确定是否需要补充检查来确定问题的性质和严重程度。

四、如何在吞咽造影检查和软管喉镜吞咽功能评估之间进行选择

20 世纪 80 年代初，Jeri Logemann 博士最早提出了吞咽造影的概念，并将之定义为使用 X 线进行吞咽功能评估的检查方法，并在吞咽障碍的首本教科书 [4] 及放射科主流杂志中进行公开发表

和阐述[5-9]。几年后，在 1988 年，软管喉镜吞咽功能评估（FEES）作为新的吞咽功能评估手段被提出[10]。当新的技术被开发出来后，了解每一种技术的优点和局限性非常重要，只有充分了解之后，临床医师才能够确定他们的患者最适合用哪一种技术检查。

吞咽造影的主要优点是临床医师能观察食团从进入口腔直到进入食管的整个过程，并判断出吞咽功能正常或异常。然而，为了避免不必要的辐射暴露，这一过程必须限制在相对较小数量的食团或任务。另外吞咽造影还需要使用射线不能穿透的对比剂（如钡），这些对比剂在味道和其他重要特性（如黏度）上与食物和普通液体不同。此外，这一过程是在放射科进行，设备、噪声、医务人员和程序都与正常用餐情况不同。这些问题都可能改变患者的行为，这使得检查中看到的吞咽过程可能不能代表患者在就餐时或在检查情况之外的吞咽情况。

相比之下，FEES 检查不需要到放射科进行，也不涉及辐射或不透射线的对比剂。因此，对于那些行动不便的患者来说，该检查是最为理想。同时 FEES 检查可以使用常规的食物和液体，并且可以进行更长的检查时间而不需要担心辐射暴露。然而，FEES 有其优点也有其局限性，FEES 检查的内镜需要经鼻进入，这可能会使部分患者感到不适，影响腭咽的关闭。此外，FEES 检查不能看到吞咽功能受损的生物力学特征，如舌喉运动。但另一方面，内镜靠近喉部，其吞咽前或吞咽后残留物的位置可视化效果非常好。FEES 检查局限之一是在咽部收缩和结构移动时，光会向后反射，遮挡摄像视线，使得吞咽过程中摄像视图中出现“白屏”现象。所以会有一段时间的吞咽信息是不可获得的，但我们不能排除在那段空白时期发生重要事件的可能性，如渗漏-误吸。分析 FEES 可以通过检查喉前庭、声带和气管来推断在白屏期间发生了什么，但也有可能发生了误吸却没有留下任何线索。

这两种仪器检查都有它们的优点和局限性。最终选择哪种检查方式取决于多方面考虑，包括（但不限于）患者的医疗状况；患者是否可以容易转运到放射科；这是第一次还是重复的吞咽检查；两种检查的设施、设备和人员是否到位以及实施难易程度；是否对使用钡餐有顾虑；是否将喉部结构的完整性和外观可视化也作为一项评估指标。

五、吞咽造影的操作人员

吞咽造影检查一般是医疗保健卫生系统的人员来操作。操作人员必须具备以下方面的专长。

1. 操作荧光透视仪器的能力和知识（通常为放射科医师或受过适当培训的放射技术员）。

2. 指导吞咽造影过程，并且可以发现吞咽功能问题的能力。

3. 吞咽生理学知识和特定治疗技术的病理生理适应证知识。

除了这些关键的操作人员外，可能还会有其他人员在场来帮助将检查录制成视频格式或协助喂食。对于病情复杂的患者，可能会有额外的人员，如护士或呼吸治疗师，协助完成吸痰等操作。

需要谨记的是，在 VFSS 过程中实时检测吞咽问题是具有挑战性的，因此，强烈建议不要在检查后立即将检查结果告知患者。相反，应该详细观看和分析记录到的视频，这样你才能对结果有信心。然而，在某些情况下，有另一名临床医师在现场观摩造影过程（或者有相应的记录设备）可以更好地为整个检查过程提供意见。管床医师，放射科人员和其他临床医师之间的沟通交流在讨论患者的吞咽情况和指导有关其他吞咽或治疗操作的选择上具有重要的价值。

六、应用吞咽造影应考虑的辐射安全问题

放射专业人员一般都接受过以坚持“尽可能

低的合理实现”（as low as reasonably achievevable，ALARA）为原则的培训。根据这一原则，在进行医学检测的过程中，仪器检查中发出的辐射量应限制在可以接受的范围内。辐射剂量的单位为 mSv，您可能遇到的另一个术语——Gray 或 milliGray。从技术角度上讲，mSv 用于描述所接收的剂量，而 milliGray 用于描述人员所受到的辐射量。1mSv 是从暴露于 1mg 射线中接收到的剂量。在日常活动中会发生背景辐射暴露，如乘坐飞机（每小时 0.005mSv）或吸烟（每半包 0.18mSv）以及在医学检查期间，如胸部 X 线检查（0.02mSv）或计算机断层扫描 CT（10mSv）。在北美，平均每人每年经历 2～4mSv 的背景辐射暴露。大多数监管机构建议，职业性暴露的工人每年不超过 20mSv。

几位研究人员曾尝试量化患者群体中与吞咽造影相关的辐射暴露水平。当然，患者所经历的具体剂量与多种因素有关，包括吞咽视频的收集数目、患者每次吞咽所需的时间、辐射场的大小、产生清晰影像所产生的辐射量，以及放射专业人员在最佳时间开启及关闭荧光透视捕捉有关资料的技巧等。一般来说，吞咽造影要求患者接受低水平的辐射暴露，这种暴露具有随机辐射效应（如基因突变和癌症）的风险。随机辐射效应是在没有阈值剂量水平的情况下随机产生的效应。随着辐射剂量的增加，吸收辐射的人发生随机辐射效应的概率也会增加，但辐射效应的严重程度与剂量无关。

Zammit-Maempel 等 [11] 报道吞咽造影暴露时间的中位数为 171s，剂量为 0.20mSv，而 Moro 和 Cazzani [12] 报道吞咽造影暴露时间的中位数为 149s，剂量为 0.35mSv。Moro 和 Cazzani [12] 表示，该剂量（0.35mSv）意味着有 1/39 000 的风险在吞咽造影过程中发生随机辐射效应。在对健康年轻人的研究中，Molfenter 和 Steele[13] 进行了一项测试，要求受试者大口吞咽 15 次液体。测得受试者的平均［± 标准偏差（SD）］辐射暴露时间为 1.75 ± 0.31min，相应的剂量估计为 0.24 ± 0.11mSv。据此估计，有 1/57 000 的风险在吞咽造影过程中发生随机辐射效应，这表示发生此类风险非常罕见。

除了考虑患者所接受的辐射暴露外，了解临床医师自身所受到的辐射暴露风险也十分重要。实际上，临床医师、治疗师应该采取措施尽可能将他们受到的辐射暴露降低到零。这些措施包括穿戴防护性的铅衣和甲状腺防护项圈，并走到造影室内辐射散射已经消散的地方。

如果没有穿戴防护性铅衣，那么医师就会冒着暴露在辐射散射中的风险去做检查。一项来自澳大利亚的研究预计，临床医师没有佩戴甲状腺防护项圈，其甲状腺在 3～4min 的造影过程中将收到 0～0.017mSv 的辐射剂量，而戴上甲状腺防护项圈可以将该剂量减少约 40 倍 [14]。至于吞咽造影过程中操作者如何站位，首先要知道辐射是以放射状弧形从辐射源散射出去，并且剂量根据平方反比定律随着距离的增加而减少。对于临床医师来说，辐射散射的主要来源是患者。与直接站在患者面前相比，向后走和向一侧走，将极大地减少临床医师接收的辐射剂量，在距离辐射源 2 米远的任何位置都被认为是零曝光位置（图 6-1）。

Logemann 博士在其最初的《吞咽视频影像学研究手册》中 [15]，建议临床医师应小心将手远离辐射束，如果做不到这一点，应该戴衬铅手套。然而，在 2004 年 10 月发表在 ASHA 的《SIG 13 展望》杂志上的一篇综述文章中 [16]，辐射物理学家 Lisa Lemen 博士写道，铅手套和人的手会减弱“图像增强器” Ⅱ 管接收的部分辐射，如果大量的光子被锁定，“透视”系统可能会增加管电流以补偿较少的光子。这表明，铅手套为临床医师提供良好的保护可能是错误的。如果由于铅手套或另一个衰减物的侵入而发生图像的很大一部分的衰减，则透视会增加辐射剂量以优化图像。那么此时给患者的辐射剂量会增大，对临床医师的散射剂量也就越大。因此，不应将铅手套放入场地。

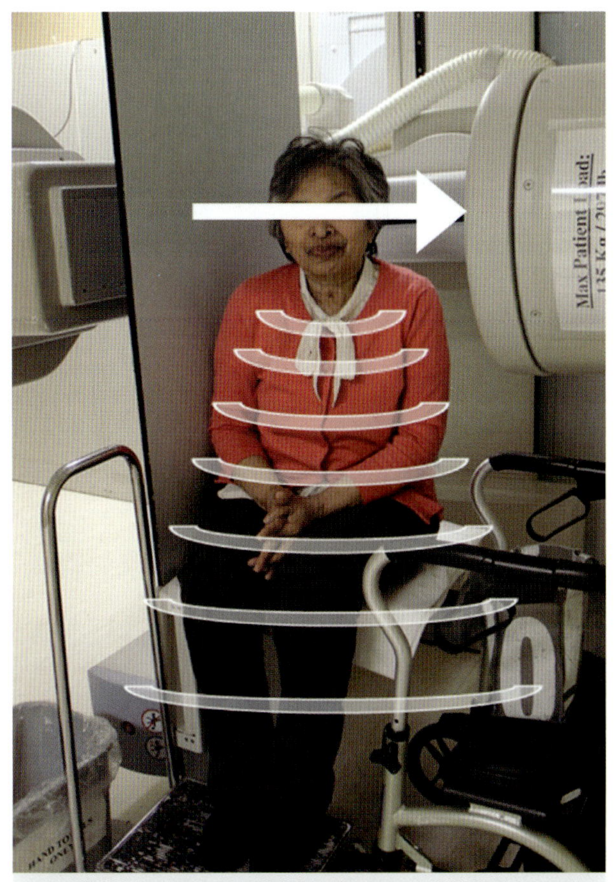

▲ **图 6-1 典型的吞咽造影检查体位，患者坐在平台和放射球管之间，图像增强管记录 X 线图像**

辐射源在平台后方（图像左侧）。白箭表示辐射束的方向，该辐射束以放射状弧形从患者向外散射到临床医师，辐射剂量将根据平方反比定律递减。通过向远处和侧方移动，可以大大减少临床医师所受到的辐射剂量

七、吞咽造影的技术要点

（一）视野

口咽期的吞咽造影检查通常从侧面（矢状面）视图开始，一般以前后（冠状面）视图结束。在侧视图中，重点观察视野内的口腔、咽部和颈部食管的一部分，图 6-2 显示了矢状面吞咽造影图像的理想边界。这里需要重点关注的是，在观察吞咽造影侧视图的过程中，我们可以看到一些关键性的结构会向上移动，这些结构包括舌骨、喉和食管上括约肌。因此，我们的视野应选择可以观察到这些结构的最低（开始）位置和最高位置。理想的做法是在造影开始时将视野放在适当的位置进行固定，并避免在检查过程中过多地移动放射球管。特别需要注意的是，在侧位检查时，食团通过咽部后，放射球管应保持在气道和咽部继续捕获吞咽后的视野，而不应该沿着食管向下追逐食团。

在理想的吞咽造影中，整个吞咽过程的观察还应该包含前后视图。前后视图有助于观察口咽部结构的对称性、食团通过咽部的运动过程，可以使声带运动变得直观清晰，并帮助临床医师评估食团通过颈部食管的过程，图 6-3 显示了前后视图吞咽造影图像的理想边界。放射科医师可能会发现，如果将工作台倾斜成与颈椎平行的状态，就可以使得吞咽造影前后视图的图像质量得到明显的改善，这是因为在两者平行的状态下，放射球管与颈椎在竖直方向上的距离处处相等。与侧视图相反，在进行前后视图检查时，通常会移动放射球管，使其沿食管向下观察整个食管。在一些特殊情况下，放射科医师也可能会选择其他视图，以在吞咽造影检查中进一步发现可疑的解剖异常，例如，半侧位检查经常被用来进一步诊断和测量憩室[3]。

（二）图像采集率

造影检查记录了可以作为影片播放的动态图像序列。因此，如果要了解造影过程是否准确地捕捉到了检查过程中发生的动态事件，我们就需要认真的去考虑需要采集多少图像，并且这些图像需要保存多久。对于造影图像的采集速率，有几个术语需要了解。帧速率是一个在一般意义上经常用来描述造影检查中每秒生成图像数量的术语。随着成像技术的进步，我们需要明确荧光透视率、脉冲率和帧速率之间的差异。

荧光透视率是指透视仪每秒产生的图像数量。在较旧的透视系统上，产生 X 线图像的辐射束只能进行“开”或“关”，而当其“开”时，辐射是连续的。在透视系统中，每秒产生的图像数量取决于记录系统的帧速率。在北美，标准视

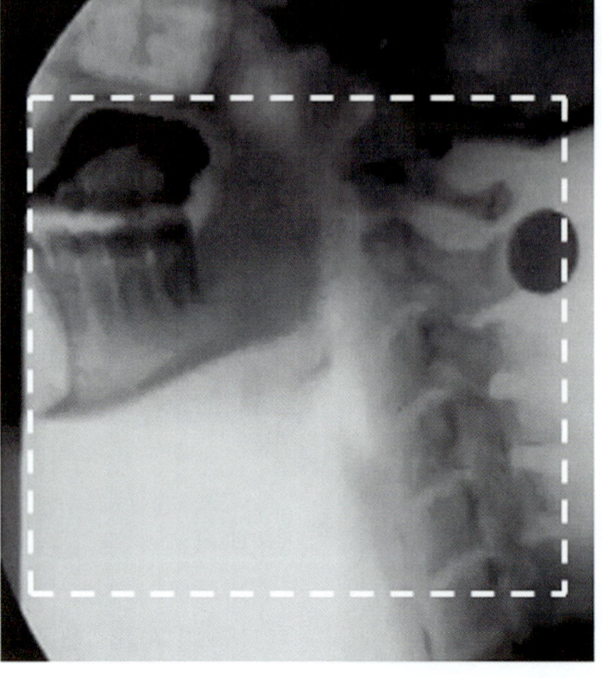

▲ 图 6–2　虚线所示为吞咽造影侧视图的理想视野，右边的圆形物体是绑在患者身上的硬币，用来作对比测量

频录制系统以每秒 30 帧的帧速率进行记录，而欧洲国家、日本和澳大利亚的录制标准则是以每秒 25 帧的速率进行记录。在使用连续造影检查法和北美国家电视系统委员会（NTSC）录制系统进行造影检查时，输出应为每秒 30 帧。

数字化造影技术改进了辐射束照射患者的方式，具体来讲，辐射束可以作为短脉冲序列来发送，每个短脉冲被定义为特定的脉冲持续时间和脉冲宽度。这有几个潜在的好处。首先，当动态记录作为一系列短脉冲图像生成时，所得记录不太容易因运动伪影而模糊。其次，由于每个辐射脉冲之间会存在短暂的没有辐射间隙，因此与相同时间的连续造影检查相比，使用脉冲造影检查时，可以减少总辐射暴露。这项技术的产生，标志着可以通过控制脉冲频率以每秒产生更少的图像来限制辐射暴露，这对于“将辐射暴露保持在合理可行的最低水平”的指导原则，是一个重要的优势。但同时，也非常有必要了解低脉率对动态放射学研究（如口咽吞咽研究）的利弊。

当使用每秒 30 个脉冲的脉冲速率（即每秒生成 30 张图像）的脉冲造影进行检查，并且这些图像以每秒 30 帧的帧速率进行时间同步记录时，最终呈现出的视频效果与连续透视造影检查所得到的视频效果相同。换言之，可以放慢两个视频的播放速度，逐帧播放它们，那么在这两种造影方式下，每一秒的视频记录都将有 30 个单独的图像，如果这些记录中的任何一个以正常速度播放，那么查看视频的人就无法识别帧与帧之

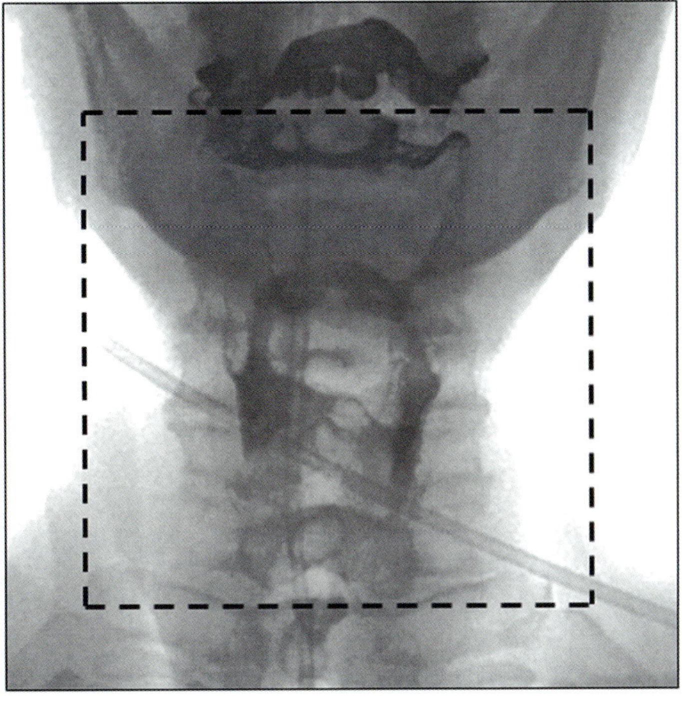

▲ 图 6-3　虚线所示为吞咽造影前后视图的理想视野

间的刷新率。但是，对于两个总长度相同的造影过程，以每秒 30 个脉冲的脉冲速率进行造影检查，可能会比连续透视造影对患者产生更少的辐射。这取决于每个脉冲的持续时间，以及辐射剂量是否以相对线性的形式递增（即随着连续透视脉冲中的每个脉冲递送的放射剂量而增加）。而实际上，情况并非如此简单，辐射暴露还取决于其他参数，例如脉冲宽度，但原则上可以通过控制脉冲频率来减少辐射暴露。

现代造影检查设备在图像采集速率方面具有多种选择。一般情况下，会由放射科医师或放射技师选择脉冲频率（通常为每秒 30、15、7.5、4 或 2 个脉冲），与之相对应的记录设备帧速率也可以设置为每秒 30、15、7.5、4 或 2 帧。如果使用的是欧洲或日本厂商制造的设备，则可能会发现，实际上的图像采集速率为每秒 25 张图像（或该速率的一部分，例如每秒 12 张、6 张和 3 张图像）这是因为这些区域不使用 NTSC 格式来进行视频记录。可能需要某种扫描仪（downscanners）来协调设置的造影设备和采集设备之间脉冲频率和记录速率的不同。

在过去的十年间，通常选择将造影检查视频直接保存到医院电子档案系统（或 PACS）。在使用这种方式进行储存时，需要充分考虑 PACS 系统中对于存储视频的参数要求。一般情况下，这些参数被设置为归档视频应该每秒少于 30 张图像，其目的是节省存储系统上的空间需求。动态影像学研究（如造影检查）比静态影像学需要占用更多的存储空间。

另一个需要注意的问题是视频循环录制，这通常是造影设备自带的图像记录功能，这些设备的储存空间是固定的，只能储存一定大小的视频，当所有储存空间使用完毕之后，需要相应的操作人员将所有储存的视频，转存到档案系统中，如果不进行转存，在进行新的图像记录时将会抹去最早的视频图像，以保证储存空间可以满足新的视频录制。

上述参数的选择，为吞咽造影的开展提供了一些有利的支持，也带来了一定的限制，这些都需要临床医师进行考虑。当然，最终的目的都是使用这些参数来帮助临床医师从造影检查中获取必要的医学信息以解答临床问题，同时尽可能地降低一些不必要的放射暴露。

为了确定吞咽造影检查中最佳的图像获取速率，我们需要考虑在吞咽过程中发生吞咽相关事件的最短时间是多少，以及错过这些事件可能会带来的后果。在最新的研究中[17]，通过让言语语言病理学专业人员分析用 15 帧 / 秒和 30 帧 / 秒两种图像获取速率记录，判断造影过程中出现的渗漏及误吸事件，来解答上述问题。研究者使用了非常巧妙的做法来实现这一过程，首先使用 30 帧 / 秒的图像获取速率进行造影记录，即可得到 1 份 30 帧 / 秒的视频，然后将取得的视频进行编辑，从第 2 帧开始，隔帧删除图像，这样就可以得到 1 份 15 帧 / 秒的视频。此研究取得了 3 个主要发现。

1. 渗漏和误吸事件在 15 帧 / 秒的视频中更容易被忽略，这表明渗漏和误吸事件通常是非常短暂的（短于 1/15s）[17]。

2. 对于存在渗漏和误吸的患者，使用30帧/秒的视频比使用 15 帧 / 秒的视频进行更少次的吞咽动作就可以发现他们的问题。这表明，以 15 帧 / 秒的视频进行吞咽造影可能并不会降低辐射暴露，特别是需要增加额外的吞咽动作来反映问题[17]。

3. 有报告表明[19]，在使用 15 帧 / 秒的视频进行分析时，渗漏误吸分级量表（PAS）和调整吞钡损伤特征量表（MBSImp）[18] 的总体损伤评分的一致性更高，该报告的结果并不让人意外，因为在浏览更少量的图像时，观察者之间出现分歧的可能性就更小。本研究的结论也与此报告相符，当进行渗漏误吸评估时，使用二元判定（即是非判断）比使用 PAS 量表判定的一致性更高[20]。但需要注意的是，评估者之间的一致性与评估的准确率并不等同。

尽管这些研究结果并未对临床医师在吞咽造影检查中应该使用的最佳图像获取率做出明确的指导，但他们也提出了 3 个重要的问题值得思考。

1. 如果只能使用 15 帧 / 秒的图像获取率进行造影，并因此而漏诊了一些短时间的渗漏和误吸，会造成多么严重的后果？

• 对于某些患者，造成的后果可能并不会特别严重，因为一次短时间渗漏误吸意味着仅有很少量的东西进入到气道，如果一次渗漏或误吸的持续时间在 1/15s 以下，则可能并不需要特别干预。

• 但是，相对而言，有些患者可能本就存在比较严重的呼吸系统问题，临床医师非常希望能够尽可能地发现任何渗漏或误吸事件，这种情况下 15 帧 / 秒的视频不足以排除全部的问题。当然，就检测渗漏或误吸而言，低于 15 帧 / 秒的图像采集速率应被认为不足以支持检查。

2. 30 帧 / 秒的视频所需要的额外辐射暴露有多严重？

• 这个问题涉及前文提到的 ALARA 的放射原则。在某些情况下（如非常年幼的儿童做造影），有充分的理由通过使用 15 帧 / 秒的图像以尽可能地降低辐射暴露。但是 15 帧 / 秒的图像应该被视为吞咽造影的最低标准，低于此标准可能会导致一些重要信息的遗漏。另外重要的一点是，如果使用 30 帧 / 秒的图像进行造影透视和视频记录，可以更有效地反映临床问题（即可以减少吞咽动作的重复次数），因此使用更低的图像采集速率可以降低辐射暴露这一说法可能并不成立。

3. 如果使用低于 30 帧 / 秒的图像进行吞咽造影，还会有什么信息会被遗漏？

• 吞咽是一个动态的生理过程，造影检查的目的之一就是揭示渗漏、误吸或残留这些表面问题背后的潜在机制。另一个目的就是探索能够解决这些病理生理问题的代偿性操作。如果图像采集速率低于 30 帧 / 秒，则有可能会限制临床医师对于功能损伤机制的探索能力。

八、吞咽造影中如何使用对比剂

有多种对比剂可以用来在造影检查过程中进行显影，最常见的就是含碘或钡的产品，这些产品都具有衰减辐射的能力，因此在造影的显影图像中，这些对比剂都被显示为黑色。对比剂衰减射线的能力，取决于钡或碘的浓度，通常以每单位容积质量分数（W/V）表示。胃肠造影中使用的大多数对比剂都会与一些添加剂进行混合，以尽量帮助形成悬浊液或减少泡沫。

在大多数的国家和地区，临床医师都在使用专门为胃肠造影准备的对比剂进行吞咽造影检查。如果这些对比剂的主要成分是钡，通常会以高浓度或低浓度的形式进行调配，也称为双对比或单对比对比剂。双对比对比剂的钡浓度一般都超过 100% W/V，这种高浓度可以保证对比剂在流过胃肠道黏膜内壁（如咽、食管）时可以留下一层钡涂层。而单对比对比剂的钡浓度一般都低于 100% W/V，这是其在流过胃肠道黏膜内壁时不会有任何残留。了解在造影过程中所使用的对比剂浓度非常重要，这有助于临床医师分析在造影过程中，于咽部区域残留的钡涂层是预期的，还是真正代表着咽清除能力不足[21]。

吞咽造影中使用何种浓度的钡剂最为理想，目前已经成为一个研究热点。在 20 世纪 90 年代后期，Bracco 图像（Bracco Imaging，以前称作 EZ-EM）发布了一种名为 Varibar 的新型钡剂，由美国威斯康星大学麦迪逊分校的 JoAnne Robbins 博士在美国研制。这种钡剂的设计浓度为 40% W/V，这种浓度的钡剂在造影检查中可以清晰地进行显影对比，并且这种浓度不足以在咽壁上留下涂层。此外，Varibar 系列产品还提供了多种黏度的对比剂（例如，稀流质、花蜜状和蜂蜜状对比剂，分别对应着国际吞咽障碍食物标准框架中描述的稀流质、低稠度和中稠度液体，www.iddsi.org），其目的在于为临床医师提供更多的支持，以帮助他们研究将液体进行增稠会对吞咽障碍患者有何种益处。然而，在撰写本文时，这些产品在美国以外的地区尚未销售。

2008 年，Fink 和 Ross 的一篇论文[22]提出了一种新的可能性，即 Varibar 产品所使用的 40% W/V 钡剂可能也会轻微的增加液体的黏稠度。如果使用稀流质钡剂的初衷是为了模拟患者喝水的情况，那么任何可能会增加黏度的操作都有可能改变患者的进食表现。Fink 和 Ross 表明，一些能够安全吞咽 40% W/V 钡剂而没有问题的患者，在进食浓度更低的 20% W/V 钡剂出现了渗漏或误吸问题。因此，他们认为 20% W/V 钡剂更能代表真正的稀流质。无论在吞咽造影过程中选择何种浓度的钡剂，或希望测试何种黏稠度的食物，都有必要建立标准化的测试流程，以保证在每种测试中所使用的检查手段都一致。要避免使用目测的方式调配钡剂或增稠食物，因为这也可能导致结果不准确。

在某些国家的某些有关吞咽的研究中显示，他们在使用以碘为主要成分的对比剂。Hypaque（也称为 Gastrografin）是一种用于胃肠造影的首选对比剂，主要用于评估胃肠手术中手术吻合的完整性，选择这种对比剂的主要原因是，如果对比剂通过吻合口渗漏到腹膜腔中，不会造成伤害。但是，碘对比剂如果发生误吸，则会引起相当严重的不良事件[23]。目前造影检查中使用的最新产品是碘海醇或碘帕醇对比剂（例如 GE Healthcare OMNIPAQUE，Bracco Gastromiro，Bracco Isovue，Bracco Iopamiro 等），这些对比剂最早是作为用于血管造影的可注射对比剂而进行开发的，在进行口服时，表现为可溶于水的透明液体，并且容易在肺部被吸收，而不会因为误吸造成伤害。

九、如何设计吞咽造影的流程

Logemann 在对吞咽造影检查操作流程描述[15]中建议，应该从 1ml、3ml、5ml、10ml 的稀流质钡对比剂开始检查，如果在第一次进食的过程中没有发现误吸或明显的残留，应该再重复进食该食物 1～2 次，以确认检查结果。如果 3 次进食之后均未发现明显异常，则可以进入更大容积的食团评估，在评估完进食 10ml 食物之后，可以使用杯子直接进食评估。在正侧位评估完液体食物之后，Logemann 的造影流程将继续评估 2 口布丁稠度的钡剂和 1 口固体食物（涂有钡剂的 1/4 块饼干）。当上述 3 种食物检查完成后，Logemann 建议患者将体位更换为前后位，并重复进食包括液体在内的所有食物。

如果发现在进食某一种食物的时候出现明显的异常，Logemann 建议终止后续测试，并且采用一些代偿性的手法，在尽可能地保证功能异常已被代偿的情况下，重做此种食物的测试。如果姿势代偿未成功，可以尝试使用自助的气道保护手法或其他刺激技术，如果仍未有明显效果，则继续进行更高稠度食物的测试。通过上述过程，阐明了 Logemann 对吞咽造影诊断和治疗目的的理解。值得注意的是，瑞典的 Olle Ekberg 博士及其同事会对每位患者进行 2 次吞咽造影检查，第一次是诊断检查，它遵循标准化检查流程，旨在揭示异常的生理功能。第二次是治疗性检查，是基于诊断检查结果而设计，旨在探索特定的干预或代偿手段对患者的好处。放射学家 Bronwyn Jones 和 Martin Donner 的开创性文章总结了吞咽造影的双重目的（诊断和治疗）：“每位吞咽障碍患者都不尽相同，尽管与其他常规放射检查一样，吞咽造影也有着标准化的基础流程，但吞咽障碍患者的造影检查仍然需要量身定制，进行调整。每次检查都会根据放射科医师记录的放射病历进行微调，该病历指导整个检查过程，因为在进行代偿性检查的过程中，会根据该病历对造影的基本流程进行适当的调整[24]。”

大量有关吞咽障碍研究的文章中都有显示，作者在进行吞咽造影检查的过程中对 Logemann 的造影流程进行了一定的修改。这些修改主要分为 4 个方面，包括给予食物的顺序、容积、种类及每种食物重复的次数，还有吞咽动作是患者自发的还是提示后进行的。Logemann 建议从稀流质钡对比剂开始检查，但是基于液体食物（如水）更容易发生误吸的共识，有充分的理由可以选择从低稠度食物开始检查。如果接受了这一方案，那么就有可能会漏诊真正存在误吸风险的患者，从而白做一次造影检查。前文提到的 Jones 和 Donner 所主张的“代偿性检查”显然是支持从稀流质液体开始检查。其次，在吞咽造影的整个过程中，如果不添加酸或脂肪，那么稀流质液体（只由水和钡剂调成的对比剂）似乎是在误吸后对肺部造成损害最小的一种食物，有些临床医师可能并不了解，在最早的肺部造影检查中都是将钡剂直接灌入支气管内，在整个呼吸道被钡剂完全覆盖的情况下进行观察。如果发生误吸，通过自发性或提示性咳嗽，稀流质对比剂也更容易从气管和咽喉中清除出来。反之，对比剂越黏稠越难排出。但是，在对一些具有较高误吸风险的患者进行吞咽造影时，许多临床医师并不会选择从稀流质液体开始检查，他们更喜欢选择在可接受范围内更加安全的食物。例如，Palmer 及其同事描述了他们进行吞咽造影检查时所使用的标准流程“检查过程中选择液体和固体食物的顺序，从大多数患者最容易吞咽的食物开始，逐步发展到更困难的稠度[25]。”选择从较高稠度开始吞咽造影检查是出于对患者安全的考虑，在终止造影检查之前，需要控制误吸可发生的次数。许多临床医师反映到，放射科医师在观察到第一次误吸发生之后，通常就会停止后续检查，尽管这个决定是出于对患者安全的考量，但这种测试并不能实现吞咽造影的根本性目标，即判断发生误吸的根本原因以及采用代偿性手段对误吸的调控能力。当然，如果在造影过程中发现了明显的误吸，那么应该立即停止该次检查。2012 年发表在《新英格兰医学杂志》上的一份令人警醒的个案报道[26]显示，在患者误吸大量钡剂之后，没有及时停止检查过程，导致发生低氧血症、呼吸衰竭，并最终导致死亡。但是，如果根据吞咽造影的标准化流程，在可控的情况下开展，谨慎的测试每种食物，逐渐增大食团体积，这样就尽量避免了发生非预期性的严重误吸事件的可能。

Logemann 建议从 1ml 的稀流质钡剂开始进行吞咽造影检查，她认为这种容积与唾液的容积相似。然而，后续有研究表明，1ml 明显低于一次正常吞咽的容积，并且有人提出质疑，这么小的容积是否足以引发一次代表性的吞咽。最近的研究显示，正常成年人在接受指令喝一口水的时候，平均会摄取 16ml[27, 28]。如果对稀流质钡剂进行同样的指令，大多数正常成年人平均会摄取 12ml。上述发现表明，在吞咽造影过程中进行一次至少 10ml 的啜饮检查十分重要。鉴于在进行有效检查的同时，需要避免不必要的辐射暴露，最恰当的做法是从 5ml 的“小口”开始，然后转至自然一口量或大口进食，以便尽可能地模拟患者真实状态下的进食表现。另一个更深层次的问题是，造影过程中应该是严格控制一口量还是以自然一口量完成检查。尽管在常规吞咽造影检查中，检查者会严格控制食团容积，但需要注意的是，以 5ml 的食团为例，对于身材较小的人来说是较大的食团，对于身材较大的人来说是较小的食团。也许在控制最大量的情况下，让患者以自然一口量进行对比剂摄取，可能会更加符合其生理状态。

Logemann 最初的方案是建议临床医师进行吞咽造影检查时，重复进食每种食物 2～3 口，这是一个非常重要的建议，旨在确保检查结果能够发现问题（如果发生）也能够反映行为表现。多项研究证实，误吸并不会发生在每一次吞咽过程中，尽管无法确切地知道，如果要排除误吸的可能需要重复进食多少次。但有文献指出，一般至少需要重复检查 3 次。在作者实验室的最新研究中，他们要求患者进食稀流质钡剂 6 口，结果发现，约有 8% 的患者在进食到第 4 次、第 5 次或第 6 次时才出现误吸的表现[29]。

Logemann 的《吞咽造影检查手册》中介绍了给患者喂食大剂量对比剂的操作流程，具体方法为“每次吞咽时，患者都被告知将对比剂保持在他 / 她的嘴里，直到检查者发出吞咽指令为止”[15]，这种操作被称为指令吞咽或提示吞咽。指令吞咽有一个非常实用的目的，就是为临床医师提供足够的时间，可以将手从放射视野中移开，并退后一步以远离放射散射区。然而，部分患者可能会由于认知问题和口腔运动问题无法将食物控制在口腔内，这种情况下如果太晚的进行透视，会导致无法捕捉到吞咽相关的信息。有 2 项研究比较了指令吞咽和非指令吞咽的区别[30, 31]，在这 2 项研究中都表明，在指令吞咽中，当咽期吞咽启动开始的时候，食团仍会被控制在口腔内部较高的位置，这在一定程度上会导致对于吞咽启动反应时间的评估误差。此外，Martin-Harris 及其同事观察到[32]，在非指令吞咽中，健康成年人会在食团尚未进入咽部之前就频繁地产生咽部吞咽动作。这些发现反映了一个重要的结论，使用这种有目的性的口腔食团控制或指令吞咽对于减少早发溢出和吞咽前误吸来说，是一种非常行之有效地技术手段。另一方面，研究结果也指出，与自发吞咽相比，在吞咽造影检查的过程中使用指令吞咽确实会改变启动吞咽时食团的位置。目前，还是建议临床医师在吞咽造影过程中既能做到自发吞咽检查，也能做到指令吞咽检查，这样可以确保能够尽可能地发现那些在检查条件之外的误吸发生。

2008 年，Martin-Harris 等发表了一篇重要的论文，介绍了调整吞咽障碍造影评估（modified barium swallow impairment profile，MBSImp）[18]，定义了一种执行和评估吞咽造影检查的新方法。这项标准化的评估方法仅包含吞咽造影检查的诊断部分，共涉及 11 项吞咽任务（框 6–3）。MBSImp 评估法其中一个很重要的方面就是要求所有用于吞咽造影检查的对比剂都要使用统一标准进行调配，即均使用 40% W/V 的钡剂。MBSImp 的检查流程不需要将每一种食物不同体积的检测重复 3 次，而是将这些重复性的检测嵌入到造影的整个流程中，并对对比剂的黏稠度和一口量进行统一的管理。Martin–Harris 及其同事将此方案用于大量前瞻性患者样本，以及无症状健康成人的吞咽功能评估，并将结果进行比对。结果显示，使用 MBSImp 进行吞咽稀流质和花蜜状的对比剂的评估，在大部分受试者中，对于诱发和显示功能异常都具有较高的敏感性。

无论如何去设计吞咽造影检查的流程，最重要的一点都是需要患者花费一定的时间在所属的医疗机构中建立一套标准化的评估方法。运用一致性的检查手段可以帮助患者更有效地识别功能障碍，并且可以建立一个良好的观测环境，有助于客观的衡量患者的功能状态随疾病进程或治疗干预的实时变化。

框 6–3 MBSImp 吞咽造影检查方案

- 稀流质钡剂
  - 5ml 汤匙喂食
  - 5ml 汤匙喂食
  - 用杯子喝一小口
  - 连续喝
- 花蜜状钡剂
  - 5ml 汤匙喂食
  - 5ml 汤匙喂食
  - 用杯子喝一小口
  - 连续喝
- 蜂蜜状钡剂
  - 5ml 汤匙喂食
- 布丁稠度钡剂
  - 5ml 汤匙喂食
- 固体食物
  - 涂有布丁状钡剂的饼干
- 尝试进行代偿性方式
- 临床医师安排的额外任务

在作者本人的临床实践中，他们采取了一种混合评估的吞咽造影检查流程，该流程包含 9 项标准化的核心吞咽任务和最多 9 项的治疗性代偿任务（框 6–4）。并且他们在采纳此方案之前，首先进行了为期 6 个月的质量控制审计，审计结果表明，他们机构开展的大部分吞咽造影检查均使用了不超过 18 个吞咽任务就可以完成检查。他们进行审计不是为了严格控制辐射暴露，而是为了审核这 18 项吞咽任务对于患者吞咽功能障碍的检查效度。如果在必要时需要进行 19 项或更多的吞咽任务，他们需要为额外的辐射暴露准备充分的理由。他们的检查过程从吞咽一次不添加钡剂的口水开始，尽管不能期望通过此次吞咽发现渗漏或误吸的情况，但这可以为将要进行的吞咽任务提供用来进行参考比对的运动基线。然后他们会进行食团控制检查，让患者吃一口稀流质钡剂，并且将其控制在口腔内至少 5s 不能吞下去，临床医师会大声倒数 5 个数让患者听见，然后指导患者将口中的液体吞下。这样做的目的是评估患者的口腔运动功能及认知功能，判断其是否能够将食团控制在口腔内，而不提前滑入咽部。他们一般采取 10ml 的一口量完成上述检查，虽然 10ml 不足以真正挑战到患者口腔控制能力的极限，但是仍然可以初步提供一些重要的信息，如果患者无法控制食团在口腔内保持 5s，这就提示检查者需要考虑患者是否存在认知功能或口腔运动功能障碍。之后，他们的标准化检查流程的核心任务将会进入 4 次自发、非指令吞咽稀流质钡剂的评估，这项任务为检查者提供了足够信息以判断患者是否在进食稀流质时存在问题，特别是可以帮助临床医师确认对于渗漏和误吸的诊断。再之后，他们会给予患者 3 汤匙 5ml 的高稠度钡剂，主要是为了识别黏稠度对于吞咽功能障碍的影响，协助临床医师判断是否存在吞咽后的残留。剩下的检查任务会让患者进食介于稀流质和高稠度钡剂之间的食物，具体的检查计划会根据患者情况进行量身定制。这些任务可能会让患者大量进食稀钡剂，目的是评估患者在这种有挑战性的进食状态下是否会发生渗漏和误吸。还有些任务会让患者尝试进行一些代偿性的治疗手法，或是对食物进行增稠处理，以减少误吸和残留的发生。如果时间允许，并且给患者制订的检查目标比较恰当的情况下，也可以考虑给患者进食一些固体食物、食团或混合稠度不均匀的食物，并且在进行这些附加任务的时候可以采用前后视图，用于更好的分析和代偿食团推送的对称性、咽缩肌的收缩和咽部残留的问题。

框 6-4　Steele 吞咽研究室吞咽造影检查方案

- 诊断性检查
  - 吞咽口水
  - 含住 10ml 稀流质钡剂的控制评估
- 7 项核心吞咽检查（无手法介入）
  - 自然吞咽稀流质钡剂
  - 自然吞咽稀流质钡剂
  - 自然吞咽稀流质钡剂
  - 自然吞咽稀流质钡剂
  - 吞咽 5ml 高稠度钡剂
  - 吞咽 5ml 高稠度钡剂
  - 吞咽 5ml 高稠度钡剂
- 治疗性检查
  - 9 项其他进食任务（其他黏稠度、代偿手法），可以穿插在稀流质钡剂和高稠度钡剂之间进行诊断检查
- 如果在先进行的检查中出现严重的安全性或有效性问题时，后续检查中的第 3 项或第 4 项内容可以被跳过或调整

十、如何应用吞咽造影评价吞咽安全性

吞咽造影检查的主要目的就是排除渗漏或误吸，确认其是否存在和其严重程度。渗漏的定义是食物进入声门上的空间（向下延伸至真声带），而误吸的定义是食物进入气道（真声带以下的区域）。1996 年，Rosenbek 及其同事[33]提出了将渗漏误吸量表（penetration–aspiration scale，PAS）作为评估渗漏误吸严重程度的半定量评估标准。该量表详细描述了发生渗漏误吸时食物可能会进入的最深点，并且这些食物随后是否能被清除出该位置，到更高的区域。该量表的前 2 个级别被认为是正常的，并且在健康人中可见[34]，1 级(没有食物进入气道)；2 级（食物短暂、瞬时的进入声门上空间，并且可以从此区域咳出到咽部），2 级一般代表着高位渗漏或瞬时渗漏，通常不需要进行关注；3 级（食物进入声门上空间，停留在该区域无法被咳出）；4 级（食物到达真声带水平，但可以被咳出）；5 级（食物到达真声带水平，且无法被咳出）；6 级（食物进入气道，但可以被咳出），6 级是使用术语“误吸”的第一个级别，反映了食物已经经过真声带进入气道的情况，但是与 2 级和 4 级相类似，食物必须能够从此区域被咳出到更高的位置。值得关注的是，在量表的设计和验证阶段 4 级或 6 级患者的检出率很低；7 级（食物进入气道，有咳嗽动作，但无法被咳出）；8 级（食物进入气道，但无法被咳出），7 级和 8 级都代表着食物完全进入到了真声带以下的气管区域中，但没有被咳出，两者之间的不同在于，被评为 7 级的患者会自主的进行咳嗽或清嗓动作，但不足以成功将所有误吸物从气道中排出，而 8 级的患者则属于真正意义上的隐性误吸，对于误吸事件完全没有任何反应。

PAS 目前已经成为描述吞咽期间渗漏误吸情况的行业标准。尽管除了吞咽障碍以外，肺炎的发生还受到很多因素的影响[35]，目前大家公认的误吸和呼吸系统后果之间的联系表明，被评为 1 级的患者 6 个月后检出发生肺炎的人数是被评为 2～5 级（渗漏）的患者检出肺炎人数的 1/4[36]，是被评为 6～7 级的患者检出肺炎人数的 1/10，是被评为 8 级（隐性误吸）的患者检出肺炎人数的 1/13。然而，PAS 量表无法预测到误吸时间的 2 个重要特征。第一，该量表没有描述该事件相处于吞咽过程的何种阶段，Logemann 最早提出将吞咽过程划分为吞咽前、吞咽时和吞咽后，了解食物何时进入喉前庭，对于确定功能障碍背后的病理机制十分重要。第二，该量表没有根据进入气道食物的量来描述误吸事件的严重程度，尽管很难估算出误吸物的量，但人们普遍认为误吸一整汤匙（或更多）食物的误吸要比少量食物的误吸更为严重。

理解 PAS 量表的标度特性十分重要，PAS 量表按顺序被分为 1～8 级，每增加一级就代表着比之前级别的功能状态更差。而且这些分级都是只以整数的形式存在，小数点后面的数字对于临

床诊断毫无意义。此外，PAS 的分级是逐级递增的，这意味着每两级之间所增加的严重程度应该大致相等。上述内容来自于对检查者临床使用经验的回访，但尚未经过严格的测试。值得注意的是，有一些意见认为第 4 级和第 6 级（误吸物可以被咳出）会比第 3 级和第 5 级（误吸物位置略靠上，但无法被咳出）更为严重，这种说法缺乏临床证据，临床医师应该严格考虑这一问题。在一些研究报道中，科学家将 8 级制变更为 2、3 或 4 级制，把级别按照“1 级和 2 级”“2 级和 3 级”“5 级和 6 级”或“7 级和 8 级”进行划分。Hind 和同事显示，将 PAS 量表的评分级别减少到 8 级以下时，对渗漏误吸的等级判断可以取得更好的复评一致性[20]。

十一、如何应用吞咽造影评价吞咽有效性

除了用于诊断渗漏和误吸，吞咽造影还是一种可以确认吞咽后咽部残留物情况的理想评估工具。口咽部由于解剖结构的生理因素影响，主要有两个位置容易有食物聚积，并且在进食后有食物残留，这两个位置分别是会厌谷和梨状窦（位于咽部下方，气道两侧），这两个未知的空间大小（以及相应的容积）因人而异。

以往评估咽部的食物残留情况主要是用主观分级量表进行评估。最简单的就是使用二元量表（0= 有，1= 无）进行评估，而复杂一些的分级会更多一些，对每个级别也会有更加详细的描述（从残留物的涂层厚度到残留物占总空间的比例）。在评估残留情况时需要考虑以下问题，首先，分级量表的分级并不平滑，每级间的差异明显，可能无法识别那些在临床上有重要意义但实际情况差异并不显著的干预结果；其次，对于残留量和残留程度的视觉判断取决于咽部是完全的还是部分的恢复到了真正的静止状态。因此，想要在残留物的评估方面建立良好的评估者间一致性，就需要选择合适的图像来代表残留的图像和作为基线图像。另外，对于大多数的残留评估都需要面对一个事实，那就是图像的限制，常规吞咽造影检查都是在侧位进行拍摄的，这种状态下左右侧的梨状窦或左右侧的会厌会相互叠加，因此任何在侧位下对于残留的评估都应该被认为是在二维图像下对真实三维空间的推测。

2012 年，Person 等提出了一种用于测量残留严重程度的新方法[37]。此方法被命名为标准化残留比率量表（normalized residue ratio scale，NRRS），它是利用像素追踪的方法评估侧位图像下可见的残留区域，并且计算该区域相对于边界区域（会厌或梨状窦）和解剖标尺（C_2～C_4 椎体的长度，用来校正咽部空间的相对大小，减少个体差异的影响）的相对大小，图 6–4 介绍了 NRRS 的计算公式。这种新评估手段相比于分级评估的优点是可以提供连续的测量结果，并且此方法可能具备识别残留阈值的潜力，帮助准确分辨可耐受的残留量和不安全的残留量，同时对于识别残留物随时间变化的敏感性也更强。尽管这种评估方法还比较新，但已有研究表明会厌谷残留物的量可以预估后续进行吞咽动作清除残留时发生误吸的风险[38]，同时也有研究显示，咽部的收缩程度与之后的残留程度呈负相关[39]。

十二、如何应用吞咽造影确定吞咽受损后的病理生理学情况

吞咽造影除了用于确认功能性吞咽障碍的存在与否及其严重程度（渗漏、误吸或残留）等问题外，还可以帮助临床医师观察吞咽的生理情况，以更加深入的理解吞咽障碍背后的病理生理机制。可以用于评估对吞咽功能损伤会造成影响的参数主要可以归为两大类：①运动学参数；②时间学参数[40, 41, 42]，时间学参数的评估可以进一步划分为对食团运动时间的测量、对吞咽事件间隔时间的测量和对吞咽事件持续时间的测量。为了确定上述评估参数可以在多大程度上解释这些损伤对于患者的影响，临床医师必须要对这些

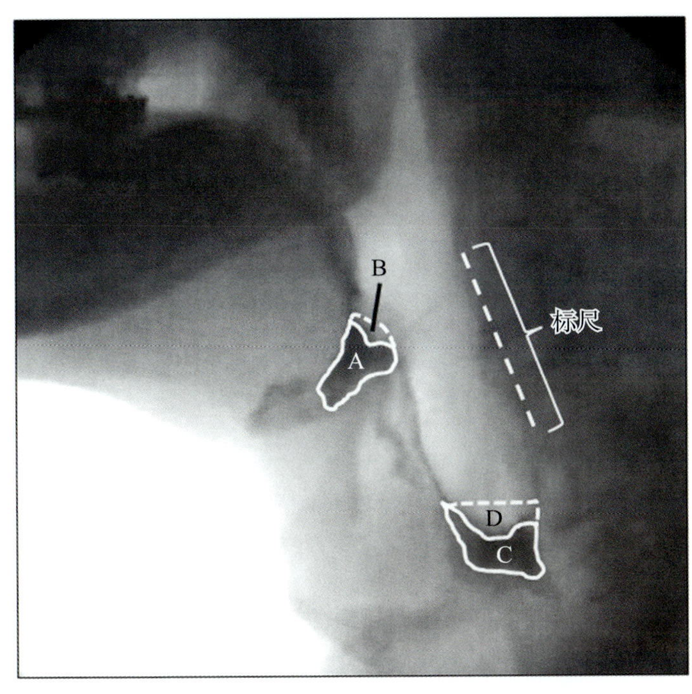

会厌残留参数 =

$[A/(A+B)]$

$\times$

$[(A/标尺^2)\times 10]$

会厌残留参数 =

$[1616/(2187)]$

$\times$

$[(1616/140^2)\times 10]$

=0.61

梨状窦残留参数 =

$[C/(C+D)]$

$\times$

$[(C/标尺^2)\times 10]$

梨状窦残留参数 =

$[1970/(3213)]$

$\times$

$[(1970/140^2)\times 10]$

=0.62

▲ 图 6–4　采用标准化残留比率量表（NRRS）[37] 评估残留的严重程度

区域 A 代表会厌谷的残留物，占据了会厌谷区域（用白色虚线画出上边界的区域 B）的 74%。使用 Image J 软件 [48] 进行像素追踪后发现区域 A 包含 1616 个像素 [2]，而区域 A 和区域 B 的像素总和为 2187 个像素 [2]，然后将区域 A 与区域 A+B 的像素比值乘以一个参数，这个参数就是区域 A 与 C_2～C_4 椎体长度（140 像素）平方的比值，最后再乘以 10，就可以得到根据 NRRS 计算出的会厌残留参数 0.61。同样在图下方还可以看到梨状窦残留参数的计算方法，即 C 区域代表梨状窦的残留物占梨状窦区域（区域 C+ 区域 D）的 61%，转化为 NRRS 残留参数就是 0.62

参数和相关功能（气道保护和食团清除）之间的联系有所了解，并且掌握正常吞咽状态下这些参数的预期情况。以往的文献报道中有大量关于吞咽生理相关参数的描述，特别是对时间学参数的描述，问题是这些参数中哪些可以预测功能障碍，同时根据这些参数到底该如何去界定正常功能和异常功能呢？

哪些生理学参数可以预测渗漏、误吸或与其相关仍然是目前的研究热点。一篇 2013 年的综述 [43]，通过对大量文献进行系统性回顾分析发现了误吸和临床危险因素之间的相关性，这些因素包括高龄（＞ 80 岁）、舌力量减弱、呼吸频率过高和吞咽 – 呼吸的不协调（在吞咽后马上进行吸气）。除了这些因素之外，还发现了吞咽造影中可以观察到 2 个现参数可以作为误吸发生的潜在危险因素，即：①舌骨或舌骨喉复合体的运动参数；②吞咽启动延迟（食团头部通过下颌角的时候，没有启动吞咽，喉前庭持续保持开放）。

几个研究团队都对舌骨和喉部的运动参数进行了测量，这有助于解释吞咽功能障碍的原因。舌骨喉复合体的运动具有复杂的作用，既可以帮助在吞咽过程中的气道关闭，也可以通过生物力学的牵引帮助食管上括约肌打开。有人建议在吞咽造影过程中，可以使用已知尺寸的标记物作为参考标尺，对造影结果中舌骨喉复合体的运动情况进行精确化分析，如图 6–2 所示，就是使用了一个不透射线的硬币作为标记物，粘贴在患者颈椎后方的位置。通过使用这种方法，Kim 和 Mc Cullough 研究 [44] 得出了正常人在吞咽液体食物时舌骨向上的平均位移为 14～16mm，舌骨向前的平均位移为 10～18mm。然而，后续的一项针对舌骨运动的回顾性研究发现，以往研究中舌骨位移的平均值存在着巨大的差异，舌骨向上平均位移的95%置信区间为2～28mm，舌骨向前平均位移的95%置信区间为5～20mm，如果以这种变异性如此巨大的测量结果为背景进行造影分析，几乎无法识别患者的舌骨运动是否异常。在这一研究的讨论中，Molfenter和Steele明确了几种可能会导致舌骨位移测量发生变化的分析方法[46]，其中，舌骨位移测量中，舌骨位移的最大位置和初始位置的确定，被认为是最容易受到方法学伪影影响的参数。特别是对于舌骨初始位置的判断可能会因为使用吞咽前或吞咽后的图像进行确定而有所差异，许多人会在吞咽前，在食团还没有到达咽部的时候，就出现了舌骨的提前上抬，此时舌骨的位置会比吞咽后静息时的舌骨位置高很多。其次，第二个可能会影响舌骨喉复合体运动参数测量的因素是口咽部的大小，这个大小与检查对象的身高有关，Molfenter在以对舌喉复合体运动的毫米级研究中发现，口咽部的大小与颈椎椎体的长度相关。换言之，高个子比矮个子人的舌骨位移更大[45]。鉴于上述2个影响因素，Molfenter提出舌骨喉复合体的运动应该在某一特定帧（最大位移或最高位置的帧）的图像下进行测量，测量其针对C_4椎体前下角的运动距离，并且用解剖标尺进行校正（C_2～C_4椎体的距离），此方法也明确了进行数据分析时该如何确定Y轴。在后续使用此方法对正常成年人进行评估的结果显示，对于5～20ml的稀流质或花蜜状食物，吞咽时舌骨喉复合体的运动距离应该不少于C_2～C_4椎体之间长度的150%[45, 47]。对于舌骨最大位移的图像确定可以使用图像分析软件，如Image J，见图6-5。

在推测误吸可能性的时间参数方面，几项研究指出，只要在食团到达咽部（食团头部超过下颌平面）之前患者没有关闭喉前庭（laryngeal vestibule closure，LCV）开始气道保护，那么误吸的风险就会增加。Nativ-Zeltzer和同事[49]对此参数进行了测量，并将此阶段的开始时间定义为舌腭弓开放（opening of the glossopalatal junction，GPJC），他们通过一项针对男性群体吞咽造影的回顾性队列研究得出结论，此阶段的平均时间在没有渗漏误吸发生的正常人中十分短暂（＜350ms），而在存在渗漏或误吸的患者中

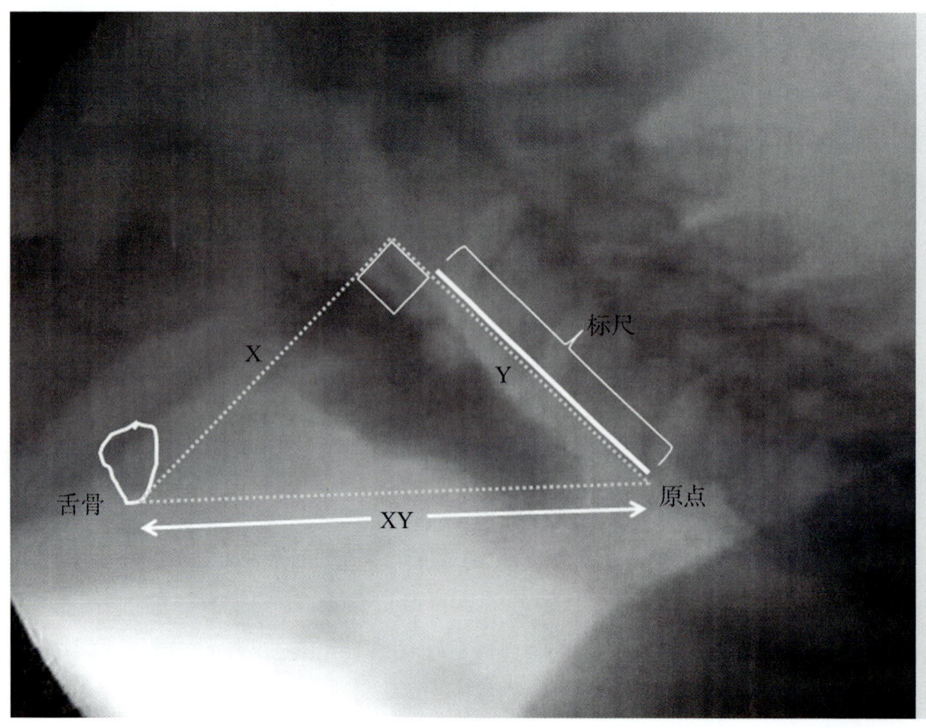

◀图6-5　在舌骨运动到峰值的时候进行测量的推荐方法

以上图为例，患者向前倾斜，因此需要以颈椎所在直线确定Y轴，X轴与Y轴垂直成90°直角。舌骨的位置可以在Image J[48]软件中进行测量，以C_4椎体的前下角作为原点，量出原点到舌骨之间的像素长度（X轴的长度、Y轴的长度或XY轴综合的长度），将此长度除以解剖标尺（C_2～C_4椎体前下角连线的长度）的长度，即可得到舌骨的相对位移

此阶段的平均时间会有所延长（600～800ms）。Humbert 和同事也进行了类似的研究，他们研究了吞咽过程中喉前庭的关闭时间，并将此阶段的开始定义为舌骨开始运动的时间[50]，结果非常有趣，他们认为一旦喉前庭关闭成功，患者是否会发生渗漏或误吸与其喉前庭的关闭时间的长短没有关系[51]。

迄今为止，还没有足够的证据证明，吞咽后会厌谷及梨状窦的食物残留如何用病理生理学的改变进行解释。Dejaeger 及其同事提出了 3 个可能的因素[52]：①舌对于食团推送无力；②咽部收缩下降；③咽肌保持收缩时间不够。但仍然需要更进一步研究来理解这些可能的原因。正如之前提到的，Stokely 和同事最新的研究，通过使用标准化残留比率量表对吞咽造影的残留量进行分析后发现，咽部的收缩程度与吞咽后食物残留的严重程度具有负相关性。

十三、如何应用吞咽造影设计治疗计划和进行结局测评

临床医师对于功能障碍背后的病理生理学机制的理解，是其帮助吞咽障碍患者选择恰当的可以改善功能障碍治疗方法的基础。例如，如果个案存在由于喉前庭关闭迟于食团进入咽部而导致的渗漏或误吸，可以尝试以下治疗方法：①使用指令吞咽，让患者尽量将食物控制在口腔内，准备好后再吞下去；②采用低头吞咽法，颈部前屈可以帮助将食团更好的控制在口腔内，并且减缓食团向下的流动速度，同时低头吞咽法也可以充分改变口咽部的空间大小，挤压喉前庭使其更加容易、及时关闭[53]。如果上述两种方案失败，那么可以尝试增稠食物以尽量减慢食团的推送速度，这可以有效预防渗漏和误吸。具体采用何种治疗方式，适应证又有哪些，将在本书的治疗部分进行详细讨论。

无论选择何种干预手段，吞咽造影都可以作为一种客观的评估手段，对这些代偿性操作的即时影响进行评价，判断患者的功能进展是在变好还是变差，同时判断康复治疗技术对于功能的影响。为了通过吞咽造影得出有关于患者吞咽功能变化的有效结论，采用标准化和一致性的评估条件至关重要，在这方面，需要特别注意对比剂的调配，还有保持每次造影的流程一致。然而，即使严格使用标准化检查程序，也很难确定每次检查时如何去分析患者的总体功能障碍程度，在 MBSImp 方案中提出了一个折中的办法，根据每次造影检查中的最差吞咽表现来定义吞咽障碍功能的损伤程度。但是，必须要保证在每一次检查中的进食难度保持一致，以便根据检查中进食食团的数量进行比较。如果一个患者在初次评估过程中进食到第 3 口稀流质就出现了误吸，但在复评时直到第 6～7 口才出现误吸，也很难确定这种改变是否能反映功能改善。上述问题经常会在造影检查中遇到，通常会规定吞咽造影检查单位需要完成一定数量的标准化吞咽任务，并将其作为资料提供给特定的审核机构，再由这些机构采用盲法对治疗前和治疗后的造影结果进行分析，这种方法可以有效减少结局测评中的潜在偏倚。

习 题

1. 以下哪种情况不适合进行吞咽造影检查?

A. 临床医师想要确定误吸的严重程度

B. 临床医师想要判断隐性误吸

C. 患者临床情况不稳定不能耐受检查

D. 临床医师想要确定质地调整是否会减少误吸

E. 临床医师想要确定点头姿势是否可以减少误吸

2. 在 PAS 量表的 8 个级别中，下列哪个级别代表吞咽功能正常，并且也可见于正常人?

A. 1 级和 2 级

B. 只有 1 级

C. 1 级、2 级和 3 级

D. 6 级、7 级和 8 级

E. 3 级、4 级和 5 级

3. 下列关于吞咽造影中辐射暴露的描述正确的是？

A. 临床医师接受的辐射暴露每年应低于 5mSv

B. 临床医师所受到的辐射会随着远离患者而增加

C. 患者在吞咽造影过程中所受到的辐射通常会高于 CT 检查的 10mSv

D. 带甲状腺防护套可以减少临床医师颈部受到的辐射

E. 患者在吞咽造影过程中所受到的辐射通常与 X 线检查相同

4. 下列哪种造影最容易在咽壁上留下残留？

A. 40% W/V 的花蜜稠度钡剂

B. 40% W/V 的 Varibar 稀钡剂

C. 用水稀释的 20% W/V 的稀钡剂

D. 105% W/V 的液体状 Polibar 用水稀释成 40% W/V 的溶液

E. 105% W/V 的液体状 Polibar

5. 下列有关吞咽造影下的生理学表现描述正确的是？

A. 在以毫米为单位对舌骨运动进行测量时，高个子比矮个子人的舌骨位移更大

B. 指令吞咽可能会导致食团在咽期启动之前滑入会厌谷

C. 喉前庭关闭反应时间越短的患者越容易发生误吸

D. 咽部收缩越好的患者越容易发生梨状窦的残留

E. 患者如果在进食第一口稀流质时发生误吸，那么之后每口都会误吸

答案与解析

1. 正确答案：（C）患者临床情况不稳定不能耐受检查。

ASHA《吞咽障碍仪器评估的临床指征》指南中提出 4 种不适合进行吞咽造影检查的情况：①当临床检查提示患者没有吞咽障碍时；②当患者病情不稳定而无法忍受检查流程时；③当患者无法配合或参与仪器检查时；④当言语语言病理学专业人员判断仪器检查不会改变患者的临床管理时。

答案 A、B、D 和 E 均属于进行吞咽造影检查的必要基础条件，造影检查的全部适应情况已在前文 ASHA《吞咽障碍仪器评估的临床指征》指南中进行列表详述，请参见表 5-2。

2. 正确答案：（A）1 级和 2 级。

在 8 分制的 PAS 量表评估中，第 1 级和第 2 级分别代表没有食物进入气道或食物短暂的进入喉前庭入口区域，并迅速被咳出。这两个级别都被认为是正常的，均可在健康人观察到。

答案 B、C、D 和 E 都是不正确的。PAS 量表[33]的 8 个级别中，第 1 级代表没有食物进入气道，这个级别被认为是正常的，且可在健康人观察到，但是第 2 级同样也被认为是正常的，第 2 级代表食物短暂的进入声门上区域，并被迅速咳出。第 3、4、5 级代表食物进入声门上区域，发生了渗漏，是不正常的表现。第 6、7、8 级代表食物进入声门下区域，发生了误吸，也是不正常的表现。

3. 正确答案：（D）带甲状腺防护套可以减少临床医师颈部受到的辐射。

澳大利亚的一项研究[14]显示，不佩戴甲状腺防护套进行造影检查会使临床医师在 3～4min 的检查时间内受到 0～0.017mSv 的辐射，而佩戴甲状腺防护套可减少约 40 倍的辐射。

答案 A、B、C 和 E 都是不正确。健康工作者一年可接受的辐射上限为 20mSv。临床医师可以通过远离辐射源、穿戴合适的防护设备（如铅衣），可以显著减少吞咽造影中受到的辐射暴露。不同的研究显示，患者在 2～3min 的吞咽造影检查期间所受到的辐射为 0.2～0.4mSv，相比之下，X 线片的辐射约为 0.02mSv。

4. 正确答案：（E）105% W/V 的液体状 Polibar。

高浓度的钡剂（浓度＞100% W/V）正常情况下就会在胃肠道壁留下钡涂层，但是与残留并不相同。

答案 A、B、C 和 D 都是不正确。这些钡剂均被认为是低浓度钡剂（浓度＜100% W/V），并且相比于 105% W/V 的液体状 Polibar，更加不可能在胃肠道壁留下钡涂层。

5. 正确答案：（A）在以毫米为单位对舌骨运动进行测量时，高个子比矮个子人的舌骨位移更大。

Molfenter 的研究[45]已经表明，咽部结构的运动学参数（以 mm 为单位进行测量时）与颈椎的长度相关，换言之，高个子的人比矮个子的人舌骨运动幅度更大。

答案 B、C、D 和 E 都是不对的。指令吞咽可能会让食团在口腔内停留更长的时间，并减少食物提前聚积在会厌谷的可能。喉前庭关闭的反应时间（即从食团在进入咽部到喉前庭关闭的时间）已经被证实是误吸的风险因素，这个时间越长，误吸的风险就越高。已经证实咽部收缩情况越好，吞咽后咽部的残留就越少。误吸并不是一个持续性现象，患者不会在每一口吞咽中都表现出误吸。

第7章　儿童吞咽造影评估

Pediatric Videofluoroscopic Swallow Evaluation

Melanie P. Hiorns　Martina Ryan　著
张耀文　译

本章概要

儿童吞咽造影评估不同于成人吞咽造影评估，医务人员应该时刻谨记“儿童并不是需要小号病床和小份食物的小大人[1]”。尽管儿童与成人口咽部结构和功能评估的目的相同，但是达到目的途径却不尽相同。本章内容重点阐述儿童吞咽造影评估的不同之处，以及如何高质量的完成从新生儿到青少年的吞咽造影检查，并介绍如何对儿童进行预评估，如何在造影中准备、制作和为儿童提供食物，如何进行图像解读，如何以最低放射标准进行造影以尽量减少辐射剂量。同时还讨论了儿童特有的由于先天性功能障碍所导致的吞咽障碍，以及手术或神经功能障碍导致吞咽障碍的评估。最后需要牢记，关于辐射剂量的问题非常重要，必须要根据患者的身材和发育水平选择相应的放射参数，后文会有详细的说明。

关键词

吞咽造影，气道误吸，儿童吞咽障碍，放射技术，吞咽疲劳，辐射剂量

学习目标

- 理解儿童吞咽造影的不同之处。
- 理解儿童吞咽造影的适用范围，它有助于儿童喂养的诊断和管理。
- 理解如何评估儿童是否适合使用吞咽造影。
- 理解儿童吞咽造影如何执行。
- 理解如何评估图像。
- 理解执行吞咽造影时对于各年龄段儿童放射剂量的考虑。

一、概述

儿童吞咽造影在执行方式和结果判读等方面都与成人有所区别，我们必须要时刻牢记这一点。因为这会影响我们如何去开展吞咽功能评估，并且有助于我们为儿童提供一次可能具有长期效应的有意义、有价值的检查。儿童吞咽障碍的状况与病理生理均与成人不同，将儿童吞咽问

题专门对待，远比“套用成人模式”更加有意义。

儿童吞咽造影应该由言语语言病理学专业人员（SLP）和放射科医师共同完成。言语语言病理学专业人员可以带来吞咽相关的专业知识，同时给予儿童父母及儿童本身以信心。而放射科医师则可以为吞咽造影过程中新发现的问题提供证据支持（如新发现的食管气管瘘），并且提供有关于放射设备和放射过程中遇到的问题的相关知识。

儿童吞咽造影的评估目的与成人吞咽造影相同，明确口腔的解剖结构和生理情况（在儿童中口腔结构和生理情况会随年龄增长和发育程度而发生变化）；评估和明确发生误吸的风险，它被认为是临床进食功能评估的必要辅助手段，可以有效地鉴别在临床评估中可能会存在的误吸。吞咽造影的结果可以帮助临床识别是否具备开展进食治疗的条件，已经可能的提高喂养的安全性，并形成相应的喂养计划[2]。但是，儿童与成人的吞咽造影评估过程在多个方面还是存在差异，不能仅仅作为“缩小版的成人造影检查”来看待。

二、检查前评估

进行儿童吞咽造影评估的第一个挑战，必须要考虑清楚这项检查对于儿童来说是不是最佳的检查方式。吞咽造影并不总是最佳的评估方式，决定是否进行造影检查不仅要考虑到喂养障碍的性质和不安全吞咽的指标，还要考虑儿童是否能够配合完成吞咽造影所必要的检查流程，以清晰的反映临床需要了解的问题。多数文献一致建议所有儿童在进行吞咽造影检查之前，都需要由具备相应资质的言语语言病理学专业人员进行临床喂养评估，并判断是否需要进行造影检查。这可以帮助临床医师更好地确定吞咽障碍的性质，最佳的检查时机，以及是否存在咽期吞咽障碍的表现。同时，这也可以了解到儿童最佳的喂食姿势，怎样取得儿童的最佳配合，以及可能需要评估到的食物或液体。熟练地进行儿童临床喂养评估通常可以有效地识别出问题，而不是必须进行吞咽造影检查。

三、检查前准备

儿童吞咽造影检查前的一个重要部分是给予儿童家属或照顾者相应的信息和指导。与家属们进行良好的合作，往往才能取得最佳的检查结果。对于大多数儿童和他们的家属来说，到医院进行这项检查都会有一定心理压力，引起高度焦虑[3]，从而影响儿童的吞咽功能。有人可能会担心造影的结果会带来一些不好的消息，或者造影的过程会让儿童感到不适或痛苦。在检查前对家属或照顾者进行充分的口头和书面说明，可以有效缓解他们对检查过程的恐惧，并且促使他们考虑如何让儿童尽可能地做好准备，以配合造影检查[4, 5]。

四、儿童的特有元素

儿童评估与成人评估相比，最大的区别在于，出生 3 年内的幼儿，评估时需要考虑摄食和吞咽功能的快速变化，生理功能的增长和神经运动的发育成熟。评估应当匹配儿童的体型大小和发育能力水平，言语语言病理学专业人员在进行吞咽造影之前应该考虑儿童当前所处的生理状态和已经发育了的能力[6]。此外，儿童所见的疾病或功能障碍与成人吞咽障碍患者常见的疾病和功能障碍有很大区别。儿童的口咽、喉、食管的结构异常往往是先天性的或原发性的，例如腭裂、巨舌症、喉裂和气管食管瘘。吞咽造影可以诊断这类的结构异常，误吸在先天性结构变异中很常见，如颅面综合征、Pierre Robin 综合征、喉裂或声带麻痹[7-8]，婴幼儿也有可能合并有心肺功能损害。吞咽造影可以动态的反映婴幼儿的吞咽功能情况，通过动态调节在使用奶瓶进食过程中“吮吸 – 吞咽 – 呼吸”的协调性，减少后续发生误吸的风险[9]。

喂养障碍在患有静态性或进展性神经运动功能障碍的儿童中十分常见。在一项社区研究中发现，49 例脑瘫儿童中有超过 90% 存在口腔运动功能障碍 [10]，另一项社区研究显示，约有 41% 的儿童存在慢性误吸 [11]。通过吞咽造影发现，患有重度脑瘫和吞咽障碍的儿童中，有 31%～97% 存在隐性误吸 [12-13]。患有神经肌肉系统疾病的儿童，例如脊髓性肌萎缩症的儿童，最终都有可能发展伴有误吸症状的吞咽障碍 [14]。

与成人吞咽造影相比，儿童吞咽造影尚未制订明确的流程。这项检查十分具有挑战性，因此需要根据实际情况将检查流程进行调整。这些调整可能包括给予儿童和家属更长的时间，让她们待在造影室内以适应造影设备和周围环境，并尽可能地让他们感觉舒适。同时，将造影室改造成“儿童友好型”检查室也十分重要，一般常见且有效地改造方式是增加一台触屏设备（智能手机或平板电脑），这将有利于创造一个可以使儿童感到轻松的环境。同时要求父母或照顾者在场，因为他们对于儿童在家中的喂养方式最为熟悉，并且儿童通常对熟悉的人才会表现得更加顺从，这有助于检查结果更具有代表性。

五、检查流程

（一）食物呈现

一般情况下，儿童在进行吞咽造影检查前应该保持适度的饥饿状态，这样他们会更加有意愿去尝试检查者所提供的食物，尽管添加对比剂会不可避免的改变食物的味道，但是我们可以通过准备儿童比较容易接受或喜欢的食物来尽量减少这些影响。在以往研究中，对于儿童吞咽造影检查给予食物或液体的先后顺序仍然存在争议。在成人吞咽造影检查中，Logemann 的研究 [15] 最早规范了造影检查的顺序，先是液体，然后是糊状食物，最后是固体食物。具体来说，是从给予最小体积的稀流质食物，逐步过渡到更大食团或更黏稠的食物。这样做的原因是，相比于更加黏稠的固体食物，稀流质出现误吸时对肺部的损伤较小，并且不会阻塞气道。由于儿童的配合程度经常会影响吞咽造影的进程，有时检查者需要选择更加贴近实际情况的方式进行检查。例如在检查一开始，就给儿童提供一些他 / 她喜欢的食物，这样做可以帮助儿童增加进食的信心，从而使他们更有可能接受那些相对不那么喜欢的食物。但是，如果临床医师判断儿童的配合能力较差，一般会选择从最想要观察的那种食物开始吞咽造影，以免儿童在进食 1～2 口添加了对比剂的食物之后，由于味道改变，拒绝进食剩下的食物。如果需要进行重复检查，尽量使用统一的方案进行患者自身和患者之间的比较。儿童吞咽造影给予食物的顺序也应该参照 Logemann 教授提出的造影流程（稀流质、糊状食物和合适的固体食物），但是需要根据儿童的发育情况选择适当的喂食器具（奶瓶、奶嘴、杯子），以保证检查结果尽可能贴近儿童真实的进食状况。如果有临床证据显示儿童存在吞咽障碍，那么临床医师应当采取具有循证依据的策略来改善儿童的吞咽功能，并记录这些策略的效果，这些策略包括但不限于调整液体的流动速度、调整体位、言语提示和增加食物的黏稠度等，具体采用何种策略，需要根据观察到的吞咽功能进行调整。

不能强迫儿童接受吞咽造影检查，因为儿童必须要准备好用嘴巴进食食物，并且自愿将食物吞下，强制检查往往并不能取得具有代表性的结果。需要谨记的是，千万不要尝试将食物或液体塞入儿童口中，因为这不仅仅会增加发生误吸的风险，让儿童对吞咽产生心理阴影，并且也有可能会导致儿童抗拒以后的所有检查。存在有厌食型喂养障碍和那些拒绝一切液体或固体食物的儿童很难完成检查，甚至有一些儿童都不愿意进入造影室。长期使用非经口途径进食（如胃造瘘术后）的儿童，需要在进行吞咽造影检查前应该先尝试一下经口进食液体或固体食物。

存在有严重行为障碍或者严重医院恐惧症的

儿童，在进行造影前需要做好准备（例如与游戏治疗师进行配合），尽可能地减少焦虑和适应造影室的环境，以帮助儿童在这种陌生的环境中进食食物和液体。部分儿童，例如自闭症儿童，有非常高的概率存在对特定事物的恐惧心理，这也包括对医疗系统的恐惧[16, 17]。此外，自闭症儿童可能仅仅能接受极少种类的食物，并且需要在特定的环境才能进食，这也导致吞咽造影会大大增加这类儿童的焦虑情绪，从而难以完成检查。

（二）疲劳对吞咽功能的影响

在进行吞咽造影检查期间最明显的变化之一就是会出现疲劳。在一项对于 43 名 12 月龄以下的婴儿吞咽造影研究中观察到，在最开始的几口吞咽中并没有发现有任何问题，但是随着继续喂食，进食情况会逐步变差。建议使用间歇造影的方式进行疲劳程度的评估（即造影过程中让儿童在不进行透视的情况下进行进食一小段时间后，再进行一次透视），以此来评估吞咽功能的变化情况。这项技术可以应用在使用奶瓶进食过程中，如可能会比较容易出现疲劳儿童（如心肺功能障碍）的检查中，也可以应用于患有神经肌肉系统疾病的儿童中，这类儿童往往需要很大的努力才能完成进食。

（三）检查姿势

要让儿童以适当的姿势完成吞咽造影检查，与儿童的年龄和体格大小、躯干控制的神经发育水平和儿童是否需要支撑座椅系统来缓解肌张力异常或运动功能障碍等方面均有相关性。普遍认为，儿童应该以日常的进食姿势完成吞咽造影检查[18]，但是造影检查的部分目的也是找出能够让儿童安全进食的最佳姿势[19]。简而言之，儿童躯干应该保持直立或微倾，保持头部处于正中位并保持稳定。对于 3 月龄以下的儿童，如果其躯干和头颈部力量不足以支撑他 / 她坐于小号的检查椅上时，可以考虑使用在造影机的平台上采用侧卧位完成检查。对于 4—5 岁可以保持躯干稳定的儿童，可以将预制泡沫椅或塑料椅（例如，tumbleform 座椅，sammons preston rolyan）固定在检查平台上以完成吞咽造影。选择的座椅不能阻挡射线通过，并且可以保证儿童在不被紧缚的状态下安全坐稳，同时可以轻易地从造影机上进行拆卸和安装，并完成整体清洁（图 7–1）。乘坐轮椅的儿童可以直接在轮椅上接受检查，但是需要将可能会阻挡射线的轮椅部件（如头枕或扶手）从观察视野内移开。但是，尽管有各种辅助坐位系统，部分儿童也会由于脊柱畸形、非自主运动或挛缩等问题而难以维持姿势。这些问题会严重影响吞咽造影检查的完成，但是这些问题在临床进食评估中也可以很明确的被言语语言病理学专业人员诊断出来。

（四）造影检查注意事项

当患者处在大致正确的位置时，需要放射医师对儿童和设备位置进行微调，以保证在尽可能低的辐射剂量下，获得尽可能好的图像。儿童应当尽量靠近 X 射线接收器，并尽量远离 X 射线发射源，接收器与发射源之间的空间也应该保持在最大范围。这可以有效保证低能射线（对于放射影像的形成毫无作用）无法接触儿童，从而减少儿童受到的辐射，与此同时，这也能有效降低儿童父母和检查者受到的来自于儿童的散射射线，减少由于图像放大所导致的不良后果，并且提升图像质量。应该移除造影机的栅格，同时尽可能地缩小透视区域，仅仅对想要观察的区域（从嘴巴到食管入口的区域）进行透视，而不透视头颈部的其余位置，这能明显减少儿童受到的辐射剂量，特别是保护了儿童的眼睛。通常采取适当（中位数）的缩放倍数可以取得更好的图像质量，但是大龄患者不需要放大。mA 和 kV 可以根据放射系统进行选择，并且可以根据儿童的体型大小而有所调整，一般情况下，6 月龄—5 岁的儿童可以将数值设定在 58～60kV 和 1～1.1mA，10 岁左右的儿童可以将数值设定在 62kV 和 1.5mA。

最后，儿童吞咽造影应该以最低每秒 15 次

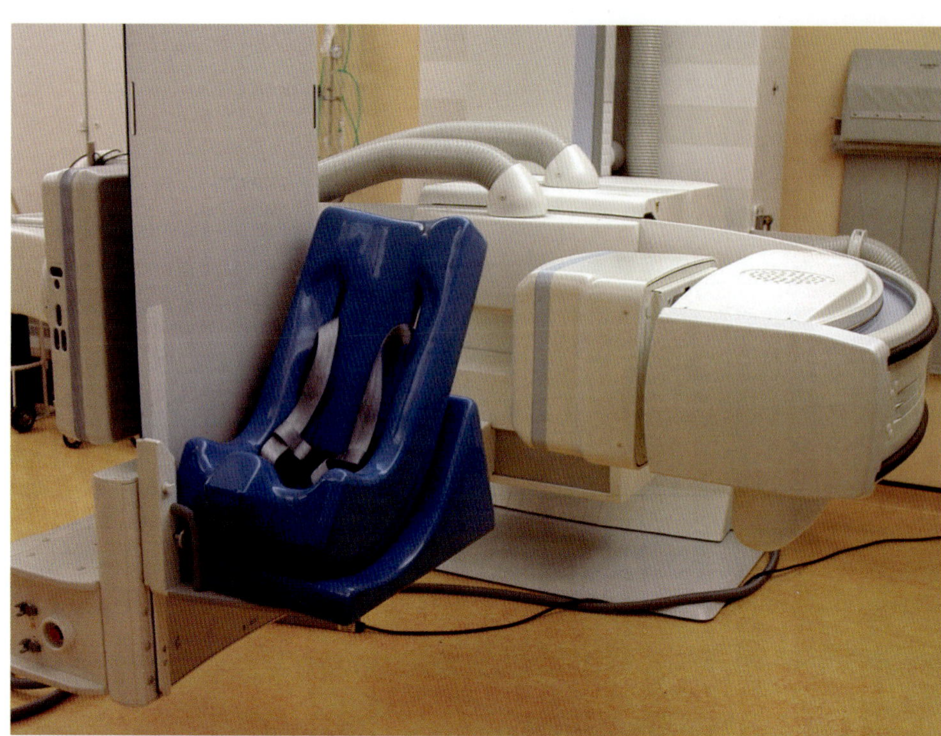

◀ 图 7-1　在造影机的底部平台固定好腰鼓形座椅，儿童应该尽可能地远离 X 射线发射源（图片右边的设备），同时尽量靠近 X 射线接收器（在图片左边，放射平台后面），这样做可以在儿童周围留出尽可能多的空间，给儿童和照顾者更小的压力，同时尽可能地降低了辐射剂量。大多数儿童都可接受固定带，因为这与他们所习惯的儿童汽车座椅相类似

的脉冲频率进行，需要注意的是，这并不意味着每秒 15 帧的帧速率（每秒包含 15 次的全曝光 X 线透视，这会显著提高放射剂量），而是每秒有 15 次的放射脉冲。有研究显示，每秒 15 次的脉冲频率仅会在提供流畅、清晰的图像以识别轻微误吸发生的同时，有限度的提高辐射剂量。相比较而言，每秒 3 次或 7.5 次的脉冲频率不足以进行有意义的检查。在第 6 章中已提到，可以使用每秒 30 次的脉冲频率，但是这一观点仍然存在争议。有研究表明[20]，以每秒 30 次的脉冲频率进行吞咽造影检查时，结果显示即使是最轻微的误吸也持续了 3 个脉冲的时间，因此，在吞咽造影中使用每秒 15 次的脉冲频率是可以接受的。但是，Cohen 在 2009 年的研究报告中显示，将脉冲频率降低至每秒 30 次以下时，可能会降低喉前庭发生渗漏的检出率[21]。除此之外，尚未有明确的研究数据显示降低吞咽造影中使用的脉冲频率，是否会对检测过程中渗漏和（或）误吸事件的检出率产生影响。上述这些内容是为了帮助读者更好地理解在儿童吞咽造影中降低脉冲频率将可能会产生的影响，临床医师和放射科医师应当权衡放射曝光风险和将脉冲频率降低至每秒 30 次以下之间的利弊，但是需要注意的是，无论在何种情况下都要避免将脉冲频率降低至每秒 15 次以下，目前在本书作者的医院进行儿童吞咽造影所使用的脉冲频率为每秒 15 次。

言语语言病理学专业人员应该指导放射科医师在何时开始或停止透视，以便放射科医师可以在最佳时机进行造影记录，在将辐射降低至最低的情况下，取得最佳的检查效果。有关放射造影检查的更多相关注意事项可以参考文献 [4, 21, 22, 23]。

在造影过程中，放射科医师需要时刻关注造影图像所显示的生理学和解剖学信息，因为言语语言病理学专业人员无法在观察和指导儿童进食食物或液体的同时，还能持续关注造影图像。同时，放射科医师还应该关注吞咽造影观察范围以外的其他异常情况，例如新发现的食管气管瘘、食管反流或其他的口腔、食管、气管的病理改变。

（五）结果判读

对于吞咽造影结果的判读有赖于言语语言病

理学专业人员全面的知识储备和丰富的经验。

在与吞咽造影相关的各类书籍或文献中均有提到，有关于儿童吞咽造影的规范化资料相对较少[24, 25]。处于保护儿童的目的而尽量减少非必要的造影检查，以避免儿童受到过度电离辐射的原则，对于大规模收集相关数据十分不利。大多数经常进行儿童吞咽造影的医疗机构，都会设计自己的标准化报告单。吞咽造影检查最基本的结果要求是识别吞咽过程的病理改变，并且根据这些改变选择合适的进食方式，使儿童的进食过程更加安全、合理。在作者所在的医疗机构中，放射科医师和言语语言病理学专业人员会就造影中的发现进行讨论，并达成共识。言语语言病理学专业人员将会出具一份详细的报告，描述吞咽造影过程中观察到的，从口腔期到咽期的吞咽功能改变情况，同时这份报告也会根据儿童的一些其他已知信息，例如喂养史和用药史，进行考虑。通常情况下，言语语言病理学专业人员也会提供一份简短的造影视频，辅助说明儿童的吞咽功能。有时候在必要情况下，也需要做出改变进食方式的敏感决定，例如停止经口进食。对于一些家庭来说，让儿童采用非经口进食的方式进食，会导致儿童无法参与到家庭进餐过程中，这对他们来说意味着儿童的疾病发生了进一步的恶化[26]。在可能的情况下，应该尽量提出一些可以改善吞咽功能的建议，或是通过调整食物或液体的性状以降低误吸风险的建议。这些改变可以包括增加液体的黏稠度、改变儿童进食过程中头颈部的姿势、减慢奶嘴的流出速率或者搅烂难以咀嚼或性状均匀的固体食物（如带有块状物的酱汁）。Logemann 指出，可以在造影过程中使用一些治疗手段进行干预，但这些干预措施往往不适用于儿童吞咽造影，因为这些干预措施往往需要患者具备一定的理解能力，以完成复杂的操作。

正如本章节开篇所讨论的问题，进行儿童工作的必要技能之一就是适应各种变化。儿童在婴幼儿时期的吞咽功能很少会一成不变，临床医师必须清楚地知道吞咽功能随着生理和神经发育成熟所发生的改变，还有疾病史对吞咽功能的影响。何时进行复查必须要充分考虑上述改变会在何时发生，以尽量减少错过这些改变发生的最佳窗口期（图 7–2）。儿童吞咽造影应该被视为一个动态的观察过程，可以在儿童的整个幼儿期，帮助观察吞咽障碍的程度，并激发儿童吞咽功能的最大潜能。

习　题

1. 吞咽造影建议的绝对最低帧速率是多少?

A. 3p/s

B. 30p/s

C. 15p/s

D. 15f/s

E. 3f/s

2. 为儿童采取最佳姿势进行吞咽造影的成功与否取决于?

A. 儿童的年龄

B. 儿童的体格大小

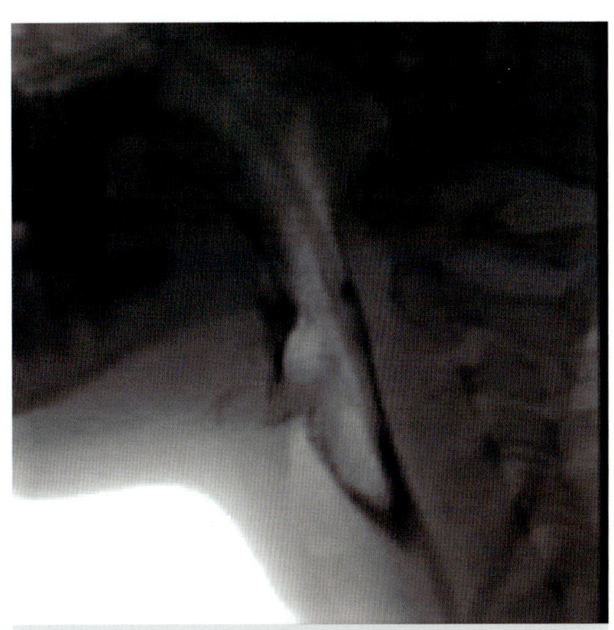

▲ 图 7–2　此儿童因吞咽安全性受损而使用鼻胃管进食，通过吞咽造影复查发现，此儿童的吞咽过程仍然存在一定的风险，梨状窦中有较多的食物残留，并且整个口咽部的清除能力也较差

C. 儿童的姿势控制

D. 儿童是否需要支撑座椅系统来缓解肌张力异常或运动功能障碍

E. 以上都是

3. 儿童吞咽造影的实施需要儿童、儿童家属、言语语言病理学专业人员和（ ）的支持。

A. 放射科医师

B. 胸腔内科医师

C. 耳鼻喉科医师

D. 护士

E. 胃肠科医师

4. 儿童吞咽造影的完成需要言语语言病理学专业人员提供哪些方面的支持？

A. 为整个过程计费和编码

B. 儿童和儿童家属的吞咽功能评估和既往相关病史

C. 识别上呼吸道的解剖结构异常，例如有无食管气管瘘

D. 识别消化道的结构异常，例如有无异常扭转

E. 透视设备和辐射问题

5. 儿童与成人吞咽造影的最大区别是需要考虑？

A. 摄食和吞咽功能的快速变化

B. 生理结构的发育成熟

C. 神经系统的发育成熟

D. 以上都是

E. 以上都不是

答案与解析

1. 正确答案：（C）15p/s。

这是推荐使用的脉冲频率，因为它可以在精准的反映吞咽功能的同时，尽可能地将辐射剂量控制在一个合理的范围内。

（A）此频率过低，尽管这意味着辐射剂量会很低，但是不足以支持进行诊断检查；（B）此脉冲频率属于吞咽造影检查的最高频率，与题干相违背；（D）与 15p/s 的脉冲频率相比，此帧速率会大幅增加儿童所受到的辐射，同时也没有研究证明这种帧速率取得的图像质量更好；（E）此帧速率会提供中等范围的辐射，但是不足以支持进行诊断检查。

2. 正确答案：（E）以上都是。

儿童的年龄、体格大小、姿势控制，以及是否需要支撑座椅系统来缓解肌张力异常或运动功能障碍都将会影响吞咽造影的顺利完成。单独的任何一项（A，B，C，D）答案均不完整。

3. 正确答案：（A）放射科医师。

儿童吞咽造影的完成需要儿童、儿童家属、言语语言病理学专业人员和放射科医师的共同配合。而胸腔内科医师（B）、耳鼻喉科医师（C）、护士（D）和胃肠科医师（E）均是吞咽障碍护理团队的重要组成成员，一般不参与吞咽造影的过程。

4. 正确答案：（B）儿童和儿童家属的吞咽功能评估和既往相关病史。

言语语言病理学专业人员将会在儿童造影过程中提供儿童和儿童家属的吞咽功能评估和既往相关病史的相关资料。放射科医师除了会对检查过程可能发现的结构异常进行诊断外，还需要提供保障造影设备正常运行和控制辐射剂量的相关支持。通常，医院会聘请专门的收费员和编码员来保障医院的所有服务（包括儿童吞咽造影）进行无缝对接。

5. 正确答案：（D）以上都是。

儿童与成人吞咽造影的最大区别，是需要考虑儿童在出生后的 3 年中摄食和吞咽功能、生理结构和神经系统会随着生长发育发生快速变化。单独的任何一项（A，B，C）答案均不完整。

第 8 章 成人软管喉镜吞咽功能评估
Adult Fiberoptic Endoscopic Evaluation of Swallowing

Susan Brady　Steven B. Leder　著

温红梅　译

本章概要

软管喉镜吞咽功能评估（FEES）是一种可靠且有效地评估技术，用于诊断咽期吞咽障碍，评估咽部残留的严重程度，并实施适当的康复干预以促进安全而有效地吞咽。不同环境和不同诊断的各个年龄段的患者均可从 FEES 中获益。有经验的吞咽专家知道何时推荐额外的测试方法来恰当地管理出现疑似吞咽障碍的个体。未来的研究包括将 FEES 与其他当前使用的客观评估方法［如吞咽造影评估（VFSS）］，以及当前尚未用于诊断的医疗设备（如功能性磁共振成像和实时计算机轴向断层成像）相比较，研究其精确可靠性。

关键词

吞咽，吞咽障碍，内镜检查，评估，光纤，喉镜，分泌物

学习目标

- 了解软管喉镜吞咽功能评估（FEES）的标准方案。
- 列举 FEES 的培训要求。
- 描述吞咽内镜评估的使用指征、优点和缺点。
- 讨论为什么 FEES 应被视为评估咽期吞咽的标准。

一、经鼻喉镜吞咽评估的历史

照相机技术的发展使之能够连接排列成束的更小的柔性光纤，以前由于距离太远而无法进行常规检查的解剖区域得以可视化，以确定潜在的医疗状况。这些仪器中最早应用的是 1956 年获得专利的可弯曲经口胃镜，不到 10 年内，Sawashima 和 Hirose [1] 报道了专门为观察咽喉而设计的更小的可弯曲光纤阵列的发展 [2]。照相机和光纤技术的不断进步促成了喉镜成像的改进。近年来从模拟技术到数字技术的发展，新一代数字化“远端芯片”相机的影像甚至可与固定望远镜所获得的图像相媲美。在过去的 25 年中，越来越多的研究描述了可弯曲纤维经鼻喉镜（软管喉镜吞咽功能评估，以下简称 FEES）在吞咽障碍患者中的应用。本章描述了操作 FEES 和解释

结果所需专业化的教育培训，解释了 FEES 在吞咽评估中的用途，综述了相关发现，并提出了进一步的研究方向。

二、吞咽内镜评估的临床应用

使用 FEES 诊断和治疗咽期吞咽障碍已经成为住院和门诊设置的标准。Langmore [3] 和 Bastian [4] 首次报道了使用 FEES 评估咽期吞咽功能。在此后的 25 年中，FEES 已经成为评估咽期吞咽可靠和有效地技术 [5-10]。这些研究表明，与吞咽造影（VFSS）相比，FEES 在检测咽期关键指标方面具有同等的，有时甚至更佳的敏感性和特异性。这些指标包括咽期吞咽启动延迟、吞咽前会厌谷和梨状窦滞留、吞咽后咽部残留，以及各种稠度食物和液体的喉渗漏和气管误吸。

仪器吞咽评估有两个目的，包括诊断吞咽障碍，提出建议和实施策略以保证安全进食。一次完整的 FEES 检查包括评估咽部和喉部的解剖和生理，明确在会厌谷、梨状窦、喉前庭和气管中是否存在吞咽前分泌物聚积；确定吞咽前、中、后的食团流动特征；以及隐性误吸状态。评估时尝试多种食物稠度，从稀的液体到像花蜜一样的增稠液体、泥状食物和固体食物，以及不同的容积（如单次 5ml 和 10ml 的食团及连续饮用的食团）。为了确保不同检查者间和临床机构间的一致性，建议采用标准化的方案，尽管这种方案可以根据临床实际和患者需求进行调整。

表 8-1 提供了建议的方案。如果发现吞咽障碍，则实施各种治疗干预（内镜在位的情况下），以确定姿势调整（如头部位置）、饮食改变（如食团容积和稠度）和行为调整（例如，用力吞咽或每个食团分 2 口吞咽）是否有助于更安全有效地经口营养。

三、FEES 的教育培训需求

为了获得操作和解释 FEES 程序的必要能力，吞咽专家必须培养两种不同的技能，以便有效胜任该项操作。第一项技能本质上主要是技术性的，并且需要设备的动手操作能力，使可弯曲内镜成功的通过鼻道，然后将内镜推进到下咽的高位，并且在吞咽期间和之后适当地操纵内镜（即，将内镜推进到低位）。本项能力也被称为程序的技能部分 [11]。

第二种技能本质上是认知性的，需要对检查过程中观察到的结果进行正确的解释，以便通过内镜检查准确诊断吞咽障碍，实施适当的吞咽干预措施，并根据需要建议进一步的医疗转诊 [12]。认知技能包括基于规则和基于知识的行为。基于规则的成分包括根据既定规则，实施一系列复杂的特定检查步骤。检查者必须学会识别特定的标志以启动既定规则的下一个检查步骤。在临床情况下，如遇到医疗并发症或意外的解剖变异，当给定的情况下没有规则可供检查者有效地解决问题时，需采取基于知识的行为 [13]。基于知识的成分既需要执行程序的正确步骤，也需要具备必需的批判性思维，以做出与吞咽障碍的干预、治疗和管理相关的适当决策 [11]。

鉴于执行和解释 FEES 结果所需的进阶技能和知识要求较高，新手在 FEES 培训期间可能会面临许多挑战 [14]。美国言语语言听力协会（ASHA）提供的指南 [12] 提出了一个 3 步过程，包括观察、直接督导下的实践和间接督导下的独立实践。ASHA 推荐的培训方法与师徒模式的外科培训方法一致，即受训者在有资格的外科医师督导下学习如何进行手术。然而，随着外科培训技术的进步，师徒模式不再适合新手学习者，因为对患者造成的风险可能太高，无法适应受训者的学习曲线 [13]。新手学习者需要获得手术本身的知识、手术潜在陷阱的知识以及在出现不可预见的问题时的适当干预策略 [13]。教学、学习和掌握这些行为是一个复杂的互动过程。新手检查者的培训计划应提供有效解释程序所需的基础认知知识和运动技能，并在模拟患者上进行练习，再进阶到督导下实际患者的操作。

表 8-1　软管喉镜吞咽功能评估建议方案

步　骤	基本原理 / 其他考虑
1. 设备准备	临床医师需要确保在检查前根据机构和制造商的指南，对内镜和其他 FEES 设备进行适当的消毒和测试。在 FEES 检查过程中，应始终遵循通用的注意事项
2. 准备检查所需的食物 / 液体	可以使用蓝色食用色素以增强食团的可视性。临床医师需要注意当地使用蓝色食用色素的规章制度；交叉污染的可能性；以及使用蓝色食用色素后的败血症和其他不良 / 过敏反应
3. 按照机构标准向患者解释操作过程并获得同意	临床医师需要了解当地关于知情同意程序的规则和法规。尽管在某些医疗机构进行 FEES 检查可能不需要单独 / 特定的书面知情同意文件，但临床医师仍有义务向患者解释该过程，并在可能的情况下获得口头同意
4. 应用局部鼻麻醉剂和（或）使用鼻血管收缩剂（可选）	需要对药物的任何过敏反应进行查证。临床医师应该明了当地关于这些药物管理的规章制度
5. 鼻内镜的通道	临床医师应该对两侧鼻道进行评估，以确定通畅的路径
6. 进食前的解剖和生理观察	目的是识别任何可能干扰吞咽功能的潜在异常。如果临床医师发现任何可疑的异常情况，就需要转介给适当的医学专业人员处理
7. 在进食前，对积聚的口咽分泌物进行评估	临床医师应该使用标准化的、经过验证的累积口咽分泌物量表来评估进食多种食团的相对风险
8. 进食小冰块（建议这个步骤最多重复 3 次）	为吞咽做“准备”（对于那些完全没有经口进食的患者尤其重要）；稀薄、多量、黏稠的分泌物；评估食团流动（可选择将冰块染成蓝色）；并进一步评估后续吞咽食团的相对风险
9. 进食液体食团 a. 用勺子进食 1/2 茶匙稀流质 b. 用勺子进食 1 茶匙的稀流质 c. 通过杯子小口饮稀流质 d. 大量、不受控制地小口啜饮稀流质 e. 多次、连续吞咽稀流质	应基于患者的表现和风险选择稠度、容积和进食方式。如果根据患者的临床表现，某种性状、容积和进食方式被认为是不安全的，则应推迟。如果患者在冰块试验中没有误吸入气道，通常建议从稀流质试验开始。如果患者通过冰块试验或稀流质试验证明有误吸入气道，那么检查者可能希望让患者尝试浓稠液体。对于茶匙和小口食团进食，通常建议至少重复 3 次（取决于安全性）。根据患者的临床表现，只要有需要就应将吞咽安全策略纳入检查中
10. 进食固体食团 a. 进食 1/2 茶匙糊状食物 b. 进食满 1 茶匙糊状食物 c. 进食 1/2 茶匙半固体 / 切碎的食物 d. 进食满 1 茶匙半固体切碎的食物 e. 自行进食一口面包和（或）饼干 f. 自行进食一口坚硬的生蔬菜 g. 自行进食混合稠度食团（如三明治、汤和用液体送服整片药）	同样，固体食物的进食应基于患者的临床表现和相关风险。每种固体食团通常重复 2 ～ 3 次。与进食液体食物一样，根据患者的临床表现，只要有需要就应将吞咽安全策略纳入检查中［例如，使用液体冲洗和（或）下颌内收以清除咽部残留］，因此可能需要给予额外稠度的食团。FEES 的主要优点之一是它允许在检查中使用“真正的”食物。因此，如果患者报告对某一特定食物吞咽有困难，临床医师应在检查期间对其进行评估。FEES 第二个优点是允许临床医师评估疲劳。如果合适的话，临床医师可能希望在固体试验完成后再次评估进食稀流质，以进一步评估吞咽疲劳
11. 吞咽前观察的食团流动	可以分析吞咽反应开始前的食团流动
12. 白屏时观察	推断在白屏期间发生的事件
13. 吞咽后观察	例如，耶鲁咽残留量表（Yale Pharyngeal Residual Scale）是评估吞咽后气道侵入风险的一个工具
14. FEES 期间采用治疗性吞咽安全和康复策略	应在检查中适当地采用姿势、吞咽手法、感觉增强和食团调整策略，以确定最佳吞咽功能和适当的饮食水平。此外，可以评估多种治疗技术的作用并通过 FEES 的生物反馈来促进康复效果（例如主动屏气，以增加气道闭合）
15. 根据 FEES 检查的发现，告知患者结果和建议	临床医师应记录 FEES 过程，并与患者一起回顾视频记录。应与患者讨论结果和建议。临床医师应确保患者和（或）家属对检查结果有清晰的理解，并有机会提问、讨论问题并对可采用的治疗方案提出意见
16. 发现的记录	FEES 报告应包括对检查发现和建议的完整描述

FEES. 软管喉镜吞咽功能评估

资料来源：改编自 Langmore 等 [3] 和 ASHA [17]

四、吞咽障碍检查的目的

对疑似吞咽障碍患者会诊的回复应始终包括完整的医学检查和有效可靠的吞咽筛查[15]。如果患者未通过吞咽筛查，则应进行仪器评估[15, 16]。两种使用最广泛的仪器评估（即 FEES 和 VFSS）的目标在概念上是相似的。在这些检查过程中，临床医师试图识别与吞咽功能相关的正常和异常解剖结构、与吞咽相关的独立的生理结构运动，确定结构运动相对于咽部食团流动的在时间上的协调性，评估食团通过咽的轨迹，确定咽部食团残留的严重程度，并在必要时实施适当的治疗干预和饮食建议。图 8-1 显示了 VFSS（左侧）和 FEES（右侧）的同步图像对比，显示了食物溢出到两侧的会厌谷和梨状窦。FEES 和 VFSS 之间的其他区别将在本章后文讨论。

在 FEES 检查期间，吞咽专家会对主要的发现保持警惕，如在吞咽前或吞咽启动后或随后的吞咽清除完成后，食物和液体仍滞留在会厌谷和梨状窦中，以及食物和液体渗漏到喉前庭和气管中。在检查期间，临床医师不仅要调整食团容积、黏度和运送速度，也要调整患者的位置和吞咽手法，以确定这些改变是否对咽期吞咽的安全性或效率有积极影响。最终目标是安全的经口营养以维持和提高生活质量。

ASHA 已经开发了一个与 FEES 性能相关的全面的三联文件，包括言语语言病理学专业人员进行吞咽内镜评估的知识和技能[17]；言语语言病理学专业人员在吞咽内镜评估执行和解释中的作用指南[12]；言语语言病理学专业人员使用内镜的立场声明[18]。鼓励读者熟悉这些报告中提供的信息。

五、内镜设备

可弯曲软管喉镜能够投射由卤素或氙光源发出的“冷”光。光沿着内镜长轴的光纤束传播。根据配置的不同，光线会通过内镜尖端的 1～2 个透镜进行漫射，以照亮感兴趣的区域。模拟喉镜在镜子的远端有一个单独的透镜，用来收集反射图像，并沿着另一束光纤投射到目镜上。吞咽专家可以通过目镜直接观察图像，或者使用远端芯片摄像头将图像转换成视频信号，这样就可以在监视器上看到并记录更大的图像。

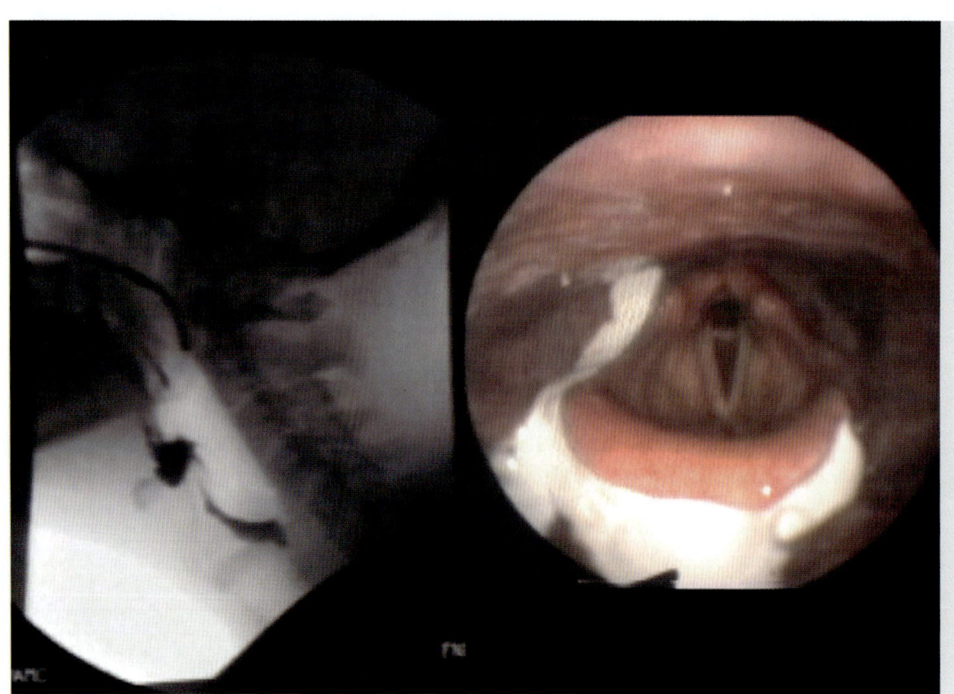

◀ 图 8-1　吞咽造影（左）和软管喉镜吞咽功能评估（右）的同步比较，显示双侧食物溢出到会厌谷和梨状窦

转载自 Leder SB, Murray JT. Fiberoptic endoscopic evaluation of swallowing.Phys Med Rehabil Clin N Am 2008;19(4):787–801，经 Elsevier, Philadelphia, PA. 许可

数字化的远端芯片镜也需要一束光纤阵列来照亮感兴趣的解剖结构，但是它不通过目镜来观察。相反，图像被捕获到光学芯片上，然后被投影到视频显示器 / 录像机上。理想情况下，在进行经鼻喉镜吞咽评估时，吞咽专家不必拘泥于通过目镜观察图像。随着远端芯片摄像机的出现，患者的定位变得不那么严格，因为患者和吞咽专家不再需要靠得很近。此外，视频监视器上的图像更大，可以更好地识别潜在的异常。以数字方式记录有利于存档和以后的临床和研究回顾 [19]。

市场上有许多适合 FEES 操作的精细可弯曲软管喉镜。典型的喉镜具有大约 40cm 长的软性插入轴，其直径范围为 3.2～4mm。更小的儿童喉镜直径范围为 1.6～2.2mm，其照明能力虽有所减弱，但足以满足解剖结构、吞咽生理和感兴趣的食团流动模式的良好可视化。操作镜控制部分上的角度控制杆调节偏转的程度。镜的远端偏转 ＞ 90°，以允许动态控制正在观察的图像。一般来说，FEES 检查很少要求偏转超过 90°。对于内镜的管理，临床医师应该了解制造商的消毒指南及其机构政策。

新技术的出现使得智能手机应用于临床，为以后的检查和视觉生物反馈提供更大的图像和记录能力。新兴技术和接口的发展将使设备变得更便宜，从而使更多的临床医师能够在不同的环境中（例如，扩展护理设施和门诊医疗办公室）进行 FEES 检查。

六、咽期吞咽的内镜可视化

应该首先检查两个鼻孔，然后将内镜沿着阻力最小的路径轻柔地插入最通畅的鼻孔。该路径通常沿着下鼻甲下方的鼻腔底部，或者更少见地，在下鼻甲和中鼻甲之间。每个鼻孔及其相应的下鼻甲、中鼻甲和上鼻甲的血流每 4h 交替一次，导致一天当中通畅性发生变化。因此，如果随着时间的推移对同一患者进行重复的 FEES 评估，发现最通畅的鼻孔发生变化也不奇怪。一旦确定了最通畅的鼻孔，就轻柔、连续地插入内镜，直到看见鼻咽穹窿。临床医师应该首先将内镜定位在腭咽口的正上方，以确定软腭的功能。指导患者说 “money 或 ma”（腭咽口打开）和 “cookie 或 wuyi”（腭咽口关闭）。然后指导患者通过鼻子呼吸或发哼声，导致软腭垂下，腭咽口打开。此时，操作控制角度杆使内镜弯向下，并较容易地插入鼻咽，以便观察舌根和喉部入口。插入后，顺时针或逆时针旋转内镜（不是检查者的手臂向左或向右移动），结合内镜顶端的偏转，以便观察整个咽和喉。

为了观察咽期吞咽功能，内镜的远端位于悬雍垂水平的会厌上方，这通常被称为高位。这个位置可以较清晰地观察舌根、咽后壁、咽侧壁、会厌、会厌谷、喉和梨状窦。

记住这一点很重要，因为检查者和患者是面对面的，所以内镜图像是相反的（即图像中的右侧在解剖学上实际上是左侧，而图像中的左侧在解剖学上实际上是右侧）。随着内镜向更远的方向进入咽部，视野中可见的喉部周围的结构变少。为了最佳地观察梨状窦、喉前庭和声门下 / 气管，可以将观测范围推进到会厌的顶端，这是在吞咽过程中观察气道闭合模式的理想位置。喉镜通常放置在距离鼻孔顶端不超过 15cm 的深度，在此可以充分观察吞咽功能和误吸。必须小心避免用内镜的顶端触碰任何咽部结构，否则会导致咳嗽。

可弯曲软管喉镜吞咽功能评估能使直接在物镜前面的解剖和生物力学运动可视化。在此过程中，口腔、上食管和食管期在吞咽时的表现不能被观察到。在咽部吞咽顶点期间，有一个非常短暂的时期，由于物镜周围被组织附着，通常是舌根或腭到咽后壁，因此看不到明显的图像，通常被称为白屏期。作为与这些不利条件的交换，熟练的检查者则以一个非常灵敏的用于检测喉部渗漏和误吸的工具，获得最佳的气道保护模式的观察手段，以及用于生物反馈和患者教育的宝贵方法被回报。图 8-2 显示了液体（牛奶）扩散溢出到双侧会厌谷和梨状窦的 FEES 图像。

在吞咽前后维持内镜的合适位置以强化发现的可视化是至关重要的。由于视野有限，因此必须通过动态调整位置来积极寻求发现。在每次进食食物或液体之前，检查者必须努力获得包括感兴趣区域的视野。吞咽后，应迅速将镜头移至咽腔更深处，以便清晰显现喉前庭、梨状窦和声门下区域，从而获得在白屏期可能发生的渗漏或误吸的证据。

通常，内镜的顶端会被黏液或食物残渣覆盖，导致图像模糊。出现这种情况时 有两种选择。首先，用顶端轻擦鼻咽后壁通常能使图像变清晰。如果无效，第二种选择是简单地退出内镜，用湿纸巾清洁顶端，然后重新插入。

传统观点认为，在舌喉上抬开始之前，食团不应进入咽部，在某些情况下，吞咽专家在非吞咽障碍受试者口内含住食团，准备自发吞咽或等待吞咽命令时，可能看不到食团进入咽部。然而，最近的研究表明，自然进食和吞咽（即没有吞咽指令）会产生不同的食团流动模式[20]。在对 15 名健康、年轻的正常受试者的研究中，在成功启动的咽期吞咽之前，60% 的液体和 76% 的固体食团进入咽部，有时深达梨状窦[21]。

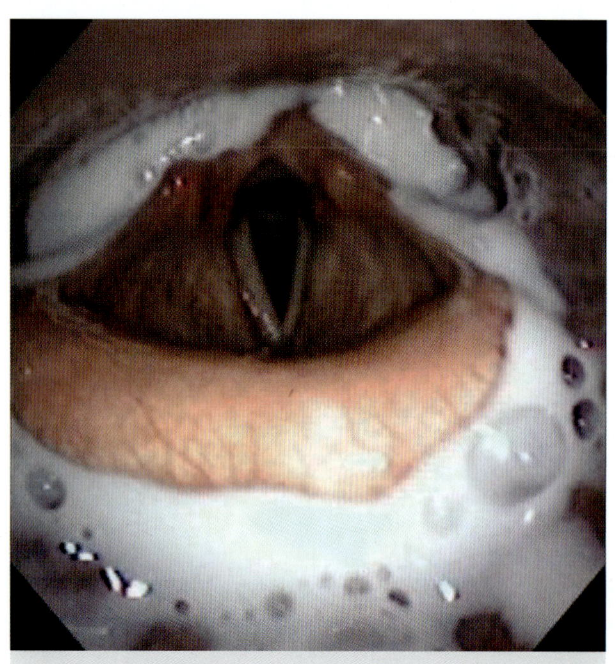

▲ 图 8-2 软管喉镜吞咽功能评估显示液体（牛奶）扩散溢出至双侧会厌谷和梨状窦的图像

转载自 Leder SB, Murray JT.Fiberoptic endoscopic evaluation of swallowing. Phys Med Rehabil Clin N Am 2008;19(4): 787-801，经 Elsevier, Philadelphia, PA. 许可

（一）咽部有无异物是否重要

有人担心咽部喉镜的可弯曲部分可能对咽期吞咽生理产生不利影响。然而，事实证明并非如此。Suiter 和 Moorhead [22] 报道，在 14 名正常成人吞咽过程中，咽部存在可弯曲软管喉镜吞咽功能评估并没有显著影响咽期吞咽生理的 3 个吞咽持续时间测量值、清除食团所需的吞咽次数或渗漏误吸评分。

（二）咽和喉的解剖和生理评估

FEES 不仅能识别吞咽障碍的症状和体征，还能够提供吞咽的解剖和生理观察。在进食任何食物或液体之前，检查者必须首先对解剖和生理表现进行评估，以便识别任何潜在的食团阻塞或干扰食团流动的因素[23-28]。例如，观察到声带运动减少，导致声门间隙增大，可能会增加患者误吸稀流质的风险。声带活动度的减少（如单侧声带处于外展位）与误吸的发生率增加有关[29]。值得注意的是，根据检查者的临床背景，诊断特定解剖异常或生理疾病可能不在 FEES 检查的范围之内。对于非医师检查者来说，任何可疑的异常都应该立即转介给适当的医疗专业人员。

七、局部麻醉的使用

FEES 检查时使用局部鼻麻醉可作为方案的一部分[30]。目前关于局部鼻麻醉剂的使用及其对检查中舒适度影响的证据仍然有些模棱两可。对文献的系统回顾[31] 发现，没有证据支持在鼻内镜检查前使用局部麻醉能减轻疼痛或不适。Leder 等[32] 对 152 名受试者进行了一项前瞻性、双盲、随机的局部鼻麻醉剂使用研究，发现不同条件下患者的舒适度没有差异。

局部鼻麻醉剂的效果及其对吞咽能力的影响也仍然不明确。Fife 等[33]在 2015 年进行的一项研究显示，局部鼻麻醉剂的使用并没有使渗漏和误吸评分在统计上显著升高。然而，Lester 等[34]发现，局部鼻麻醉剂的使用导致吞咽功能明显变差，表现为渗漏–误吸量表评分增高。

如果检查者选择在 FEES 期间使用局部鼻麻醉剂，则需要对患者的病史和过敏症进行全面审查，以避免与局部鼻麻醉剂应用相关的任何潜在过敏反应或不良事件。此外，对于非医师 FEES 检查者，局部麻醉剂的管理因各州法律而异，临床医师需要了解当地的规章制度[12]。

八、咽部分泌物水平

对可疑的或观察到的吞咽唾液或分泌物困难进行 FEES 检查具有临床益处。大多数 FEES 临床方案包括在进食食团前对分泌物的观察，包括数量和位置[12]。使用可靠的测量方法评估分泌物水平，其基本原理是为检查者提供一种方法，借以区分安全或可接受的水平与危险的大量分泌物累积。此外，通过辨别分泌物的程度，检查者能够提供更合适的治疗，从而降低吸入性肺炎的发病率或并发症及其相关的医疗费用[35–37]。文献中有各种分泌物量表[35–37]，表 8–2 总结了由 Donzelli 等开发的三分分泌物量表[37]，分别测量口咽分泌物的存在、数量和位置。使用此三分分泌物量表，分数越高，3 代表分泌物越多。此外，患者的得分是最大分泌物的分数（没有过渡分数可用）。这种三分分泌物量表还区分了喉渗漏和气管误吸分泌物。三分分泌物量表对误吸的预测效度中度相关（$r_s=0.516$，$P<0.0001$），并与饮食结果建议高度相关（$r_s=0.72$，$P<0.0001$），因为较高分泌物水平的患者更有可能误吸，也更有可能接受较低的饮食水平，或建议不经口进食[37]。

表 8–2　三分分泌物量表

水　平	分泌物估计量
1	功能性：≤ 25% 滞留在梨状窦和（或）会厌谷
2	严重的：真声带上方的分泌物渗漏；吸气过程中分泌物的间歇渗漏；无分泌物误吸；喉内分泌物
3	极度的：声带上的分泌物和（或）分泌物误吸

经 SAGE 出版公司许可复制

九、FEES 检查的适应证

若患者未能通过吞咽筛查，临床医师应确定进一步的检查，以最全面地揭示疑似吞咽障碍的病理生理学。如果吞咽筛查后无法回答有关口腔期损伤的问题，或者怀疑吞咽障碍包含食管期，则应进行 VFSS 评估。

有许多吞咽障碍的临床症状和体征可以放心地用 FEES 进行评估。例如，理想的候选者是患有鼻音过重和疑似鼻反流、吞咽启动前的喉部渗漏或误吸、音质异常以及疲劳后进食期间吞咽障碍增加的患者。考虑到吞咽专家可以在床边和短时间内进行检查，使用 FEES 的实际原因更多。选择 FEES 的某些实际原因包括检查可能存在与放射暴露相关的安全问题的个体（例如，已确认或可能怀孕的妇女）或具有辐射限制的患者，以及复检已经进行过内镜或吞咽造影评估并记录有吞咽障碍的个体[38, 39]。因为许多患者通常很难被运送到放射科病房（例如，如果需要机械通气或矫形牵引），所以下列患者可能选择 FEES，比如卧床或身体虚弱的患者；有开放性伤口、挛缩、骨折或疼痛的患者；四肢瘫痪或呼吸机依赖的患者。此外，体态肥胖、需要特殊体位或依赖轮椅的患者很难用 VFSS 进行评估。根据作者的经验，重症监护室里的患者、被严密监控的患者、需要通过气管切开导管进行机械通气的患者，都是选择 FEES 的最佳群体。

FEES 的禁忌证包括面部外伤、近期顽固性鼻出血、由于填塞或后鼻孔闭锁导致的双侧鼻腔阻塞、严重的躁动以及无法配合检查。

十、风险评估：进食液体和食物前的 FEES

将软管喉窥镜正确定位在咽部之后，在给予任何食物和液体之前，临床医师有机会检查解剖结构，诱发生理运动，观察分泌物的管理，并监测自发吞咽。水肿、手术后的解剖改变和放射治疗后的组织变化会影响咽喉保护机制的结构，并影响会厌谷和梨状窦的大小和形状。这些变化可能会对咽期吞咽、吞咽前控制食团溢出、吞咽后食团的保持能力等产生潜在影响。

在进食食物和液体之前，喉前庭内咽的分泌物的聚集是随后检查中潜在的不良吞咽表现（即误吸风险增加）的重要标志。Murray 等 [35] 在一项研究中比较了患有神经源性疾病的老年人和年龄匹配的对照组，发现喉前庭分泌物与吞咽频率降低同时存在可高度预测食物和液体的误吸。Link 等 [36] 在一项对患有吞咽障碍的儿童患者的研究中，发现喉前庭滞留的分泌物与后期吸入性肺炎的发生相关。因此，建议吞咽专家在检查开始时让患者发声并咳嗽，以便获得在给予任何食物或液体之前气道保护能力的印象。图 8-3 记录了在 FEES 期间大量的分泌物，表明随后 FEES 检查中误吸的风险增加。

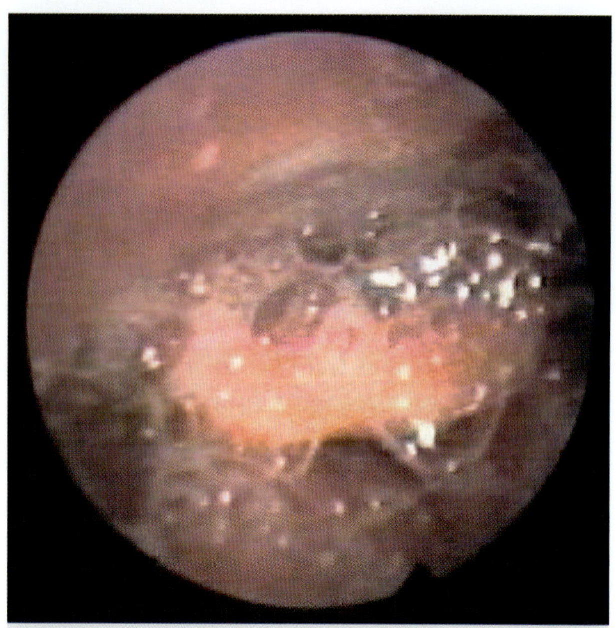

▲ **图 8-3　软管喉镜吞咽功能评估中大量分泌物的图像记录，提示在随后的检查中存在误吸风险增加**

转载自 Leder SB, Murray JT.Fiberoptic endoscopic evaluation of swallowing.Phys Med Rehabil Clin N Am 2008;19(4):787–801，经 Elsevier, Philadelphia, PA. 许可

吞咽障碍诊断性检查的目的是显示能力以及障碍。最初谨慎地进食量化的刺激食团以限制检查早期的渗漏和误吸量，减少患者的痛苦和检查失败的可能性。首先给予 5～10ml 小容量的食团。当少量误吸发生时，不应停止 FEES。停止检查阻碍了对吞咽行为进行调整以减轻未来的误吸事件。当检查开始时发现喉前庭有大量分泌物伴吞咽频率降低时，可有许多选择。Murray[16] 建议暂时推迟给予食物和液体食团，而应更加谨慎地喂食冰块以进一步确定误吸状态，这样可减少严重误吸的机会，误吸可能会使检查中断并降低任何异常发现的程度和质量。此外，将吞咽限制在单次、小容量（5ml）的糊状食物，给了患者成功吞咽的最佳机会。或者，如果认为进食误吸是不可避免的，有经验的检查者应该考虑安全问题而中止 FEES 检查。

十一、执行 FEES 检查

患者可以坐在操作椅或轮椅上，也可以坐在床上（或尽可能地坐起来）。检查者通常采取站立位检查。建议检查者在患者一侧站立位检查时熟练掌握经鼻内镜检查的操作，以便在床边进行检查时有更大的灵活性。

在内镜经鼻插入并进行初始风险评估后，进食食物和液体。理想情况下，潜在的吞咽障碍患者可以在检查期间自行进食，自然地进食食物和液体，每口食团的容积和进食速度代表了患者的自行进食行为。然而，自行进食并不是标准的。如果患者因认知障碍或身体限制而不能自行进食，助手可以通过勺子、吸管或杯子将食团送到患者口中。在这两种情况下，吞咽都是通过给患者提供不同容积和性状的食物和液体诱发的。在可能的情况下，不给予吞咽指令，观察进食过程自然的表现[20]。然而，神经受损的患者可能受益于吞咽的口头提示。

食物和液体应该是浅色的，以提高可见度[40]。半透明（水和大部分果汁）、深色、红色或棕色（许多肉类）的食物可能难以被观察到，因为当对照咽部黏膜观察时，它们会混淆在一起。牛奶、布丁、酸奶、面包和奶酪以及许多商业上可获得的液体营养配方颜色浅，反射光线好。考虑到食物和液体的直接进入可能发生在喉和咽的视野消失期间（即，在咽的顶点由于组织附着到物镜），食团的反射特性尤其重要。在短暂的视野消失结束后，在咽和喉前庭以及沿着前气管壁的声门下很容易观察到高反射性的食物和液体。

（一）蓝色染料和其他食用色素的使用

将食物染成蓝色（或绿色、红色、黄色），通常使用果绿以帮助识别误吸的基本原理似乎是基于传统、直觉、接受和假设，而不是基于对现有证据的客观分析[3]。因为蓝色不是在口咽分泌物中出现的颜色，所以蓝色染料未经喂养试验已被用于检测误吸[4]，以及被添加到危重症患者的肠内喂养[5, 6]和疑似吞咽障碍患者的经口营养[7, 8]，使用已超过 25 年。然而，对使用蓝色(或任何）染料的安全性产生了新的担忧，特别是对于有胃肠通透性增加风险的患者（如败血症、烧伤、创伤、休克、肾衰竭、乳糜泻和炎症性肠病）[42, 43]。然而，在 FEES 期间使用少量蓝色染料并未报告导致不良事件[42, 43]。

使用蓝染或非蓝染的食物，FEES 检测咽期吞咽障碍和误吸的关键特征的可靠性始终很高。Leder 等[40]发现，在检测咽期吞咽障碍和误吸的关键特征时，无论是否使用蓝色染料，FEES 都保持了较高的评分者内和评分者间的可靠性。因此，吞咽检查者可以使用常规的、非蓝染的食物（如黄色奶油冻和白色脱脂奶）可靠地识别食团流动、食团滞留、喉部渗漏和气管误吸。因此，建议放弃在 FEES 过程中使用蓝色染料作为咽期吞咽障碍和误吸的标志[41, 40]。尽管检查专家可以通过常规的非染色食物试验获得可靠的 FEES 结果，但仍建议在 FEES 过程中使用高反射性且与咽黏膜对比良好的食物[42, 40]。

（二）FEES 期间的吞咽功能和食团流动

当进食时，FEES 程序被描述为 3 个不同的部分，包括吞咽前阶段、白屏阶段和吞咽后阶段。在吞咽前阶段，吞咽专家检查下咽和喉的解剖和生理，评估口咽分泌物累积程度，并在吞咽反应启动前分析食团流动。吞咽前阶段可观察到的食团流动事件包括过早溢出到会厌谷、梨状窦和喉前庭；反射性咽期吞咽启动延迟和气管误吸。由于组织附着在内镜远端的物镜上，因此在咽期顶点出现白屏现象。在白屏阶段，不可能看到下咽；因此，在此期间发生的事件是推断出来的。在吞咽后阶段，将内镜推进到低位以评估气道侵入，气道侵入可能发生在白屏阶段。此外，在吞咽后还应注意评估会厌谷和梨状窦中咽部残留，以及残留物是否侵入气道。

（三）喉部渗漏和误吸的检测

有趣的是，与 VFSS 相比，FEES 在识别喉部渗漏和误吸方面更为精确。Kelly 等[9]调查了 15 个同步进行的 VFSS 和 FEES 测试，由 15 名独立的评分者评估。他们报告了 FEES 和 VFSS 在咽部残留严重程度评分方面具有显著差异。在一项后续研究中，Kelly 等[10]使用渗漏－误吸评分量表（PAS）[45]，发现评分者对 PAS 的评分 FEES 明显高于 VFSS。这可能是因为吞咽检查者可以用喉镜观察到非常少量的食物颗粒和黏膜覆盖物，这些颗粒和覆盖物可能没有混合足够的硫酸钡以在荧光图像上显影，因此在 VFSS 期间检查者没有察觉到。有人建议，由于在 FEES 中残留和 PAS 分数始终高于 VFSS，临床医师在实践中使用这两种仪器时应尽一切努力校准两种检查的评分，不要将结果视为可互换的[9, 10]。图 8-4 是气管误吸的 FEES 图像。

（四）咽部残留的重要性

咽部残留的定义为吞咽前分泌物和吞咽后未被吞咽动作清除的食物残留，是膳食误吸的临床预测指标[3]。咽部残留严重程度的准确描述是一项重要但困难的临床挑战[4]。咽部残留出现在会厌谷（舌根和会厌之间的空间）或梨状窦（咽两侧位于下咽缩肌纤维和甲状软骨之间的空间，内衬腭咽肌和咽基底筋膜的正交纤维）[5]。

耶鲁咽残留严重程度量表[44, 46]提供了 FEES 观察到的会厌谷和梨状窦残留物的位置和严重程度（即无、微量、轻度、中度和重度）的可靠和有效地信息。因为耶鲁咽残留严重程度量表是解剖学定义和基于图像的，严重程度等级不受会厌谷和梨状窦的形状或大小的影响。不同体型、年龄和性别的差异无关紧要，因为个体是自我对照者。这种普适性使之能确定任何人的咽部残留严重程度。

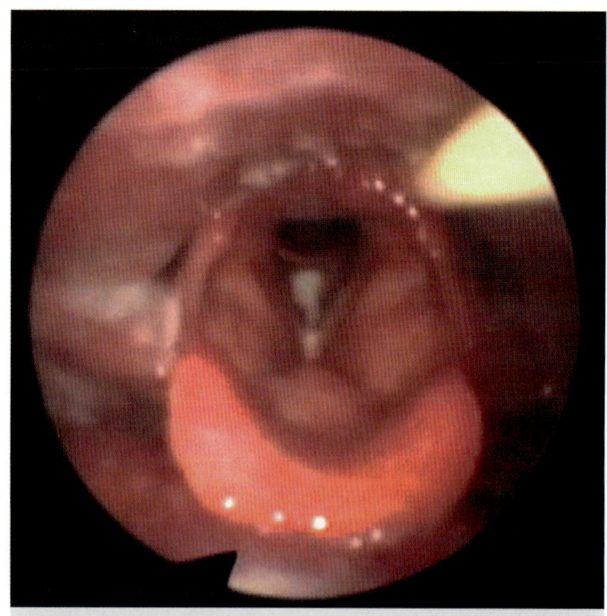

▲ 图 8-4　软管喉镜吞咽功能评估下气管误吸图像

转载自 Leder SB, Murray JT.Fiberoptic endoscopic evaluation of swallowing.Phys Med Rehabil Clin N Am 2008;19(4):787–801，经 Elsevier, Philadelphia, PA. 许可

耶鲁咽残留严重程度量表[46]适用于任何吞咽，无论是第一次吞咽，随后的清除吞咽，还是最后一次吞咽。临床医师只需将选择的吞咽与评分配对。通过这种方式，可以确定自发的或有意识的清除吞咽或清嗓动作实际上是有助于减少会厌谷和梨状窦中的残留。因为重要的治疗目标之一是帮助咽部清理，该信息可以指导干预策略和促进更安全的吞咽。例如，现在有可能客观地确定在糊状食物 / 固体食团后饮用小口液体食团、用力吞咽、每口食团吞咽 2 次、头向左或向右转动，以及下颌内收之后是否成功地减少了会厌谷和梨状窦中的残留。

总之，耶鲁咽残留严重程度量表[46]是一个可靠的、经过验证的、解剖学定义的、基于图像的工具，用于确定 FEES 中残留的位置和严重程度，只需极少的培训就能达到熟练程度，且具有高度的评估者内和评估者间的可靠性和有效性。临床应用包括（但不限于）为诊断目的对会厌谷和梨状窦残留物严重程度模式准确分类为无、微量、轻度、中度或重度，确定功能性治疗变化，以及共享信息的精确传播。研究用途包括但不限于跟踪结果测量，证明减少咽部残留干预措施的有效性，调查与咽部残留严重程度相关的发病率和死亡率，以及提高学生和临床医师的培训水平和对 FEES 解释的准确性。

十二、FEES 的治疗性干预

在推荐经口营养之前，FEES 非常适用于实施各种治疗性干预。内镜可以通过通畅的鼻孔[47]安全无创地插入，并且必要时可以在评估过程中重新插入以实现最佳可视化。在尝试不同的食物稠度，食团大小和治疗干预的同时，也可以容许较长时间（例如 15min 或更长时间）的内镜放置。可以在稀薄的液体中添加增稠剂，以评估在最初以及后续的 FEES 期间使用与花蜜、蜂蜜或布丁稠度相似的食物是否成功[38]。相较于淀粉类增稠剂，更推荐使用黄原胶类增稠剂，因为后者可以在更长的时间内保持所需的稠度。也可以尝试调节容积以确定促进安全吞咽的最佳食团容积。

此外，还可以评估各种姿势变化（例如下颌内收、头向左或向右转），结合不同的食团稠度和容积以及不同的吞咽策略，例如用力吞咽、2 次吞咽 / 食团或吞咽—清嗓—再次吞咽，以尝试确定最佳的安全和成功的喂养策略。最后，对于可以通过视觉生物反馈受益的患者，将监视器放置在其视野内并指导他们 2 次吞咽、用力吞咽、吞咽—清嗓—再次吞咽或进行超声门上吞咽 [48]，也许可以提供足够的强化，成功吞咽至少一种稠度的食物，或打下持续康复的良好基础。图 8–5 显示了头部向左旋转（即关闭左侧梨状窦和咽外侧区域）的解剖变化，目的是促进更有效地咽部清除和更安全、成功的吞咽。

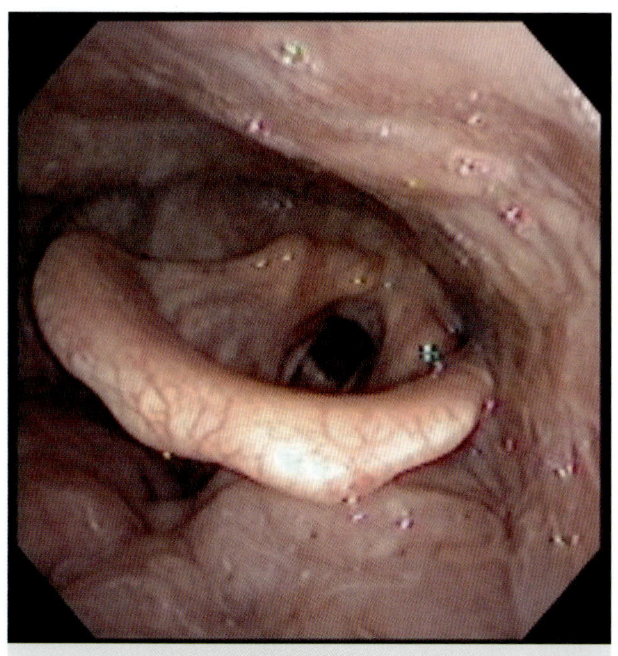

▲ 图 8–5　软管喉镜吞咽功能评估图像

如图所示，头转向左侧代偿性动作，以关闭左侧梨状窦和咽外侧区域，帮助清除咽部并促进安全吞咽（转载自 Leder SB, Murray JT. Fiberoptic endoscopic evaluation of swallowing. Phys Med Rehabil Clin N Am 2008;19(4):787–801，获得 Elsevier, Philadelphia, PA 的许可）

十三、FEES 与 VFSS 的费用比较

即使患者使用何种仪器进行吞咽检查的首要依据为临床需求，医疗费用可能也是提供者和（或）患者所关注的问题。Aviv 及其同事 [49] 的报道提示，FEES 在管理头颈癌患者的吞咽障碍方面比 VFSS 更具成本效益。在美国，使用 VFSS 会产生 3 个单独的费用代码（即放射室，医师 / 专业报告者和言语语言病理学专业人员各一个）。而 FEES 只有一个费用代码（即言语语言病理学专业人员或执行检查的医师）。由于医疗保健的报销额不断变化，该情况将来可能会有所不同。

十四、FEES 的视觉生物反馈

吞咽专家最初可作为被动观察者，以确定患者是否会根据咽部食团的位置自行吞咽（例如当食团接触到杓会厌皱襞的边缘时触发咽吞咽反射）。一旦观察到吞咽模式，吞咽专家可以指导并告知患者最成功的吞咽步骤或策略。例如，为了帮助清除咽部残留，可以指导患者进行快速连续的用力吞咽 2 次，吞咽—清喉—再次吞咽，或者在每次食用糊状食团后交替食用少量液体食团。这些治疗性干预可能有助于患者从完全不经口进食转变为安全、更有效地经口进食，或者从糊状饮食转变为更可口的固体稠度饮食。

实时视觉反馈是 FEES 提供的独特而有力的干预策略。这将有助于为患者提供有关喉内收动作的客观输入信息，并确认达到了较好咽部生理和食团状态 [50]。将视频监视器放在患者和相关的护理人员前面，以便他们能够观看自己的口咽期吞咽动作。这便于患者理解吞咽障碍的确切性质，而不仅仅是依靠吞咽专家的描述。然后还可以尝试不同的食团稠度，食团容积以及针对性的治疗性干预（如转头）的效果。患者和护理人员将直接参与吞咽康复，并且可以即时看到成功和失败的结果。

代偿策略 / 吞咽干预

FEES 检查者必须具备必要的经验和批判性思维，才能做出恰当的与代偿性吞咽安全策略和吞咽干预相关的特定干预措施。表 8-3 总结了各种代偿策略和吞咽干预方法（如姿势、手法、食团调整和感觉增强）。为了选择最合适的干预，FEES 检查者对患者吞咽生理的了解是至关重要的。此外，FEES 检查者应评估干预是否达到了预期的效果，如果没有达到，则应确定其他可能的策略。尽管在 FEES 或 VFSS 期间可能使用各种代偿策略，但有些策略是检查特异性的。例如，虽然在 FEES 和 VFSS 期间都可以使用屏气动作以增加气道保护，但是只有在 FEES 期间才能看到患者在屏气期间是否准确地实现了气道自主关闭[51]。相反地，在 VFSS 过程中使用门德尔松手法可能会有更好的视觉效果，因为 FEES 检查时组织与物镜在吞咽时紧贴在一起导致了白屏现象。FEES 检查者也应该认识到同时使用多种策略（如下颌回缩同时转头）的潜在优势。

十五、在特定患者群体中使用 FEES

随着临床医师在不同患者群体中对 FEES 的有效性进行研究，其在咽期吞咽障碍的诊断和治疗方面的适用性有所提高。分类是多种多样的，包括宽泛的患者描述以及具体的患者诊断。宽泛的患者描述包括创伤[52–54]、儿科[8, 55]、养老院[56]、重症监护室患者[57]和长期照护机构[58]。更具体的患者诊断包括头颈癌[59, 60]、吸入性损伤[61]、发育性残疾[62]、急性卒中[63]、呼吸衰竭[64]、

表 8-3　在纤维喉内镜吞咽功能评估和吞咽造影中使用的代偿策略

代偿策略	基本原理 / 指征	VFSS	FEES
下颌回缩姿势	早期溢出，喉渗漏，误吸，咽部残留	X	
头部旋转姿势	单侧咽肌无力，可封闭较弱的一侧（将头转向较弱的一侧）；增加食管上段括约肌（UES）的开放	X	X
头部倾斜的姿势	单侧咽肌无力。将头倾斜到更强的一侧（耳朵靠肩）利用重力将食团向下转移到较强一侧	X	X
清喉（throat clear）	清除渗漏或误吸的物质	X	X*
门德尔松手法	用于增加喉部垂直和向前运动并增加 UES 开放	X*	X
用力吞咽	改善舌根运动，减少咽部残留	X	X
小冰块	干燥的分泌物	X	X
屏气（声门上和超声门上吞咽）	加强气道保护 / 声门关闭	X	X*
多次吞咽	进行第 2 次“干”吞咽以消除或减少口和咽部残留	X	X
液体冲洗或交替液体	用于消除或减少口和咽部的固体食团残留	X	X
口腔控制	与液态食团一起使用，以减少过早溢出和吞咽反应延迟	X	X

FEES. 软管喉镜吞咽功能评估；VFSS. 吞咽造影

资料来源：转载自 Brady S, Donzelli D. The modified barium swallow and the functional endoscopic evaluation of swallow. Otolaryngol Clin N Am 2013；46（6）：1009–1022. doi：10.1016/j.otc.2013.08.001 with permission from Elsevier, Philadelphia, PA.

*. 表示使用 / 查看代偿策略有效性的首选检查

肌萎缩侧索硬化症[65]、声带固定[29, 30]和经裂孔食管切除术后[66]。这些文献证明了 FEES 的普适性。FEES 已被广泛接受并应用于咽期吞咽障碍的诊断和治疗。

十六、未来的研究

无论采用何种检查方法来评估咽部吞咽，都难以判定患者吞咽障碍的确切病理生理学[16, 67, 68]。最新同步使用 FEES 和 VFSS 评估咽部残留[9]和喉渗漏与误吸的研究[10]得出结论，由于临床医师对咽部残留，喉渗漏和误吸在判断时并不相同，因此两种检查不能互换。相反，一些临床医师认为，虽然 FEES 和 VFSS 不能互换，但两者是非常互补的，因为咽部吞咽的可视化是通过不同的视角实现的。咽黏膜表面在内镜下显示更好，而黏膜下成分在造影下显示更好。在未来的研究中，这两种仪器的组合应着重于可靠准确地识别口咽吞咽推进成分的局灶性病变。应尽一切努力将每次检查的症状和体征联系起来，以便对局灶性吞咽障碍做出明确的推断。

习　题

1. 完整的 FEES 检查不包括下列哪项?

A. 评价咽部和喉部的解剖学和生理学

B. 确定在吞咽前会厌、梨状窦、喉前庭、气管内是否存在分泌物及其位置

C. 在吞咽前、吞咽时和吞咽后确定食团的流动特性

D. 使用透视评估隐性误吸

E. 使用内镜评估咽部残留

2. 下列关于在使用 FEES 过程中使用局部鼻腔麻醉剂的陈述，哪一项是正确的 ?

A. 非医师使用局部麻醉需要了解当地有关局部麻醉的管理和规章制度

B. 使用局部鼻腔麻醉剂会提高过程中的舒适度

C. 使用局部鼻腔麻醉剂通常会改善吞咽功能

D. 使用局部鼻腔麻醉剂通常会降低吞咽功能

E. 局部鼻腔麻醉剂的使用需要遵医嘱，而不需要麻醉人员检查患者的病史和过敏史

3. FEES 的潜在临床适应证不包括下列哪项?

A. 鼻音化

B. 音质异常

C. 颊侧淤积

D. 分泌物管理困难

E. 转运到放射科的问题

4. FEES 的潜在禁忌证不包括下列哪项?

A. 面部创伤

B. 怀孕

C. 近期难治性鼻出血

D. 双侧鼻道阻塞

E. 严重激惹

5. 关于 FEES 流程，下列哪个陈述是正确的 ?

A. FEES 需要将食物染成蓝色，以协助实现食团的可视化

B. FEES 不适用于婴幼儿

C. FEES 在检测误吸方面不如其他仪器性吞咽检查敏感

D. FEES 只需要高级的运动技能训练来正确执行和解释结果

E. FEES 包括使用代偿吞咽安全策略和其他吞咽试验干预

答案与解析

1. 正确答案：（D）使用透视评估隐性误吸。

FEES 检查不包括透视检查，但这并不意味着 FEES 不能用来确定是否存在隐性误吸。有研究[10]对 FEES 和视频透视在确定隐性误吸的准确性方面进行比较，发现 FEES 和视频透视一样敏感。

2. 正确答案：（A）非医师使用局部麻醉需要了解当地有关局部麻醉的管理和规章制度。

临床医师应该了解使用鼻腔麻醉的潜在不良反应和禁忌证。在进行鼻腔局部麻醉之前，临

床医师必须了解他们的医疗机构对非医师专业医护人员使用麻醉的政策，以及应对不良事件的政策。

3. 正确答案：（C）颊侧淤积。

这通常不是 FEES 的潜在临床指征。由于内镜不通过口腔，所以在内镜成像时不会观察到颊侧淤积。此外，仅是口腔期问题往往不需要使用仪器评估（例如，在临床吞咽评估中可以观察到咀嚼困难或颊侧淤积）。

4. 正确答案：（B）怀孕。

怀孕通常不是 FEES 的潜在禁忌证，而且 FEES 常常被用来替代对孕妇进行的调整吞钡检查。

5. 正确答案：（E）FEES 包括使用代偿吞咽安全策略和其他吞咽试验干预。

FEES 有利于指导患者使用许多代偿吞咽策略，包括超声门上吞咽。可以看到策略的即时效果，使吞咽专家能够向患者提供反馈并促进策略的执行。

第9章　儿童软管喉镜吞咽功能评估

Pediatric Fiberoptic Endoscopic Evaluation of Swallowing

Claire Kane Miller　Jay Paul Willging　著
温红梅　译

本章概要

在出生后的最初几年，口腔、咽和喉的解剖关系发生持续的转变，同样的，随着婴幼儿的生长发育，协调吞咽与呼吸活动的神经控制机制也不断调整。因此，应用软管喉镜吞咽功能评估（FEES）婴幼儿时，需要深入了解婴幼儿口腔运动和喂养技巧发展的轨迹，认识喂养和吞咽动力学发生的同步变化。儿科的上呼吸消化道内镜评估者，需要精通正常和异常的小儿腭咽和喉咽解剖和功能。原发和继发的鼻咽，口咽和喉部异常均可能影响进食效率、气道保护和吞咽功能，情况千差万别。再者，如果存在并发症，需要慎重考虑多种相互作用的神经性、炎症性、结构性以及心肺等因素，它们可影响在进食和吞咽时获得并维持气道保护能力。

关键词

吞咽障碍，小儿吞咽障碍，软管喉镜吞咽功能评估，吞咽仪器评估

学习目标

- 描述 FEES 用于评估儿童气道保护和吞咽功能的临床症状、体征和条件。
- 掌握 FEES 检查期间婴幼儿上呼吸消化道的解剖标志和关键结构。
- 明确儿科 FEES 的检查方案。
- 了解内镜观察进食和吞咽参数的年龄相关的差异。
- 认识儿科 FEES 在特定人群的适应证和应用，包括医学上虚弱的患者，新生儿重症监护室的婴儿，外科手术患者（如心脏手术，气道重建手术）。

一、概述

在儿童人群中使用软管喉镜吞咽功能评估（FEES）需要全面了解儿童随着年龄的增长消化道和呼吸道发生的结构和功能变化。随着中枢神经系统的发育，进食和吞咽过程不断进化，口咽结构关系的解剖学也同步变化。因此，识别在进食和吞咽过程中年龄相关的神经和结构差异是在儿科 FEES 检查中准确解释的关键。

FEES 可以使检查者直接观察儿童吞咽期间

影响气道保护完整性的解剖和生理异常，包括但不局限于头颈部的先天性结构异常、先天性或获得性神经系统疾病以及与进食相关的心肺功能损害等。可以通过儿科 FEES 判断对气道保护至关重要的喉内收肌反射（laryngeal adductor reflex，LAR）的完整性。该检查的便携性使得可以在新生儿重症监护病房（neonatal intensive care unit，NICU）或身体虚弱无法转运患者的床边完成检查。

本章定义了在儿科人群中使用 FEES 的适应证和禁忌证，描述了儿科 FEES 的检查方案，明确了如何解释检查结果，推荐了怎样确定后续治疗方案。

二、FEES 在儿科人群中的应用

1993 年，在辛辛那提儿童医院首次探索了 FEES 在儿科人群中的使用。20 名 3—7 岁吞咽功能正常的儿童接受鼻咽镜评估声带振动问题 [1]。机构审查委员会（institutional review board，IRB）允许对传统鼻咽镜检查的范围进行扩展，将喉镜深入到下咽，这样在进食食物和液体时就可以观测到吞咽的各项参数。评估了患者对喉镜进入下咽的耐受性和在检查期间进食和饮水的依从性，发现患者对检查的耐受性良好，容易适应喉镜进入，实现吞咽过程的可视化，在检查过程中做好饮食准备。

另一项初步研究比较了 FEES 和吞咽造影的结果以及基于评估提出的建议有何区别，以确保两项检查通用的吞咽参数（口腔控制 / 食团运送、吞咽启动时间、喉渗漏、误吸、残留）具有良好的效度和信度。研究的设计为同步进行 FEES 和吞咽造影检查，研究对象为年龄 4 月龄—6 岁的 6 名儿童 [2]。基于两种评估方法的发现和建议在渗漏和误吸方面高度一致，吞咽启动时间和吞咽后残留程度的判断差异很小。总体而言，FEES 结果与吞咽造影检查的结果是一致的；此外，儿童可以轻松安全地进行 FEES 检查，随后在多种情况下对 FEES 的功能进行了研究，证实了该方法在众多儿科患者和环境中的有效性 [3-8]。现在，FEES 已被证实是可行且有益的儿科吞咽评估方法，尤其适用于获得有关感觉阈值，声门能力的信息和重复吞咽功能检查，同时避免了辐射。

三、儿科 FEES 的适应证和禁忌证

FEES 作为一种可视化评估吞咽功能和气道保护能力的工具，适用于有吞咽障碍临床体征和症状的婴幼儿，其临床表现包括咳嗽、呛咳、分泌物颜色改变、分泌物管理时或营养摄入时呕吐。FEES 可以对鼻、咽和喉区域的结构和功能完整性进行深入评估。在检查过程中直接可视化吞咽过程，能够清楚地了解吞咽的有效性和安全性，明确在吞咽过程中实现和维持气道保护的能力。此外，检查期间对吞咽参数的解释可指导直接和间接代偿策略的使用（将在后面讨论），评估代偿性干预措施的有效性，形成推荐治疗意见。

与成人相比，儿童患者的进食和吞咽病理生理学有所不同。伴有吞咽障碍的情况可能是先天性或后天性的，包括多种结构、神经、代谢和心肺因素 [9-11]。随着儿童发育成熟，其口腔、咽和喉的解剖大小和解剖关系发生显著变化，吸吮、吞咽和呼吸时序重新整合。通过 FEES 对吞咽功能的评估，得到可视化结构和功能的机会，由此确定上述问题对吞咽功能的影响。婴幼儿，大龄儿童和成人之间的解剖学对比和吞咽动力学的差异，将在本章后面介绍。

婴幼儿吞咽功能异常的病因概述

尽管婴幼儿和儿童吞咽障碍的病因通常分为神经性、结构性、心肺性、代谢性和炎症性等类别，类别之间会有重叠，也经常出现并发症 [12]。与成人一样，神经系统疾病是小儿吞咽障碍的常

见原因。先天性和获得性神经病变（例如脑瘫、脑室内出血、缺氧性脑损伤、颅脑外伤、Chiari畸形）和进行性神经系统疾病（例如肌营养不良，脊肌萎缩症和先天性肌病）影响进食和吞咽的有效性和安全性。先天性综合征通常伴有脑神经异常，对进食和吞咽过程中的感觉和运动功能产生不利影响。早产、囊性纤维化或上呼吸道阻塞导致心肺功能受损，其特点是在进食过程中无法实现并维持呼吸和吞咽的协调模式，从而影响呼吸道保护的完整性。代谢异常（如糖原贮积病）或脂肪酸、氮或糖代谢异常会限制喂养的方案，不利于在关键时刻营养摄入以获取喂养技能。最后，诸如嗜酸性粒细胞性食管炎、念珠菌性咽炎或食管炎等炎性疾病可能会给喂养造成不适，并影响吞咽的协调性和效率。早期准确地识别和管理小儿吞咽障碍对于充足的营养、生长和呼吸系统的健康至关重要。

（一）适应证

在诊断方案中使用 FEES 的适应证，包括存在吞咽功能障碍的临床体征和症状；异常的吞咽造影评估结果需要进一步分析；可疑的分泌物管理问题；需要确认未经口进食或摄入量不足以完成吞咽造影患者的吞咽有效性和安全性[13]（框 9–1）。

框 9–1　儿科 FEES 检查的适应证

- 患儿从未进食或长时间未进食；基础情况差，需要评估是否准备好过渡到经口营养。
- 可疑分泌物管理困难，吞咽功能可疑障碍。
- 患儿已知或怀疑咽或喉的结构异常，可能会影响吞咽过程中实现或维持气道保护的能力。
- 需要评估患儿的吞咽功能，以确定是否需要进行气道重建手术。
- 吞咽造影结果异常，需要进一步评估吞咽功能和评价代偿策略在改善气道保护和吞咽功能方面的有效性。
- 患者无法转移至放射科进行吞咽造影检查。
- 患者无法摆放合适的体位进行吞咽造影检查。
- 需要反复、间断评估吞咽功能的患者；要避免辐射。

在结构或生理异常导致上呼吸道阻塞的情况下，可能会出现呼吸和吞咽协调障碍的问题。气流不足和喂养时对呼吸的需求增加，可能会损害婴儿在喂养过程中的气道保护能力，增加误吸的风险。在某些患者，喂养时呼吸需求增加也可能导致呼吸暂停和（或）心动过缓。上呼吸道阻塞的病因多种多样，包括先天性或后天性的鼻咽，口咽和喉部异常，如表 9–1 所述。

表 9–1　上气道（鼻咽、口咽、喉）阻塞的病因

鼻　咽	口　咽	喉
• 鼻后孔闭锁 • 鼻腔畸形	• 缩颌和舌向后移位（舌后坠） • 巨舌 • 会厌囊肿 • 咽部狭窄（先天性或获得性如摄入腐蚀剂）	• 喉软化症 • 声带麻痹 • 喉蹼

婴幼儿的颅面畸形通常与吞咽障碍有关，包括鼻后孔闭锁、鼻腔畸形、小颌畸形（小下颌骨）、缩颌、舌后坠（舌后移）、巨舌和口咽间隙缩小。Pierre Robin 征（Pierre Robin sequence，PRS）是一组公认的以小颌畸形、舌后坠及上呼吸道梗阻为特征的颅面畸形，常伴发 U 型腭裂。由于存在上呼吸道阻塞，PRS 的吞咽障碍很常见，尽管有一部分患者喂养时不存在显著的呼吸问题或进食和吞咽与呼吸协调的问题[14]。

喉软化症（图 9–1）是婴幼儿最常见的先天性喉异常，也是吸气性喘鸣的病因，可单独或作为神经系统疾病或遗传综合征（如唐氏综合征）的一部分出现[15, 16]。喉软化的特征是杓状软骨软化，杓会厌襞相对变短，会厌软骨呈幼稚的 Ω 形。FEES 可观察到吸气过程中发生杓会厌皱襞折叠，并伴有结构塌陷进入气道。婴幼儿可能无法协调呼吸、吞咽和气道保护。严重的喉软化病例可能需要手术干预以缓解上呼吸道阻塞，通常进食会随之改善。杓状软骨的黏膜脱垂可以手术切除多余的黏膜；切除缩短的杓会厌皱襞可减轻声门上结构的栓系。将舌会厌韧带分割并将会厌

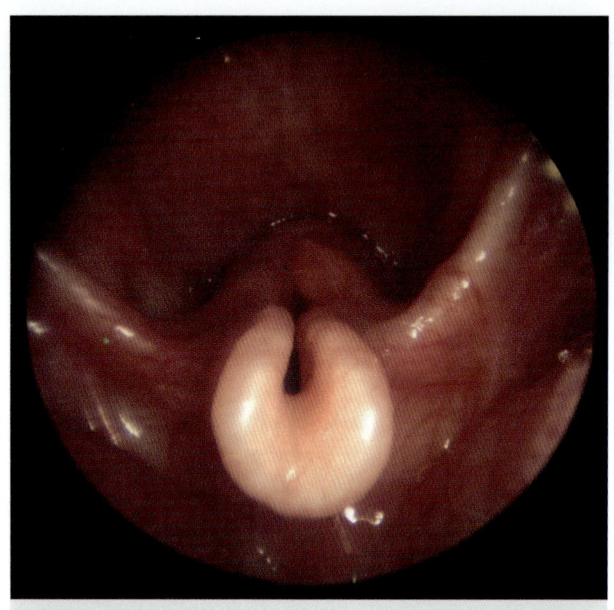

▲ 图 9-1 喉软化症：注意 Ω 形外观的会厌和缩短的杓会厌皱襞

悬吊在舌根以治疗会厌脱垂。

与进食和吞咽相关的其他喉部疾病包括声带麻痹，会厌囊肿和喉蹼。声带麻痹（vocal fold paralysis，VFP）是小儿气道阻塞的第二大常见原因，可能是先天性或后天性的[17]。先天性 VFP 可能与中枢神经系统发育异常（包括 Chiari 畸形、脑发育不全和脑积水）有关。在 FEES 检查期间，VFP 清晰可见，可以确定 VFP 对气道保护的影响以及代偿策略（例如姿势动作或食物黏度调整）的有效性。获得性 VFP 最常见的原因是创伤或感染。感染或肿瘤生长压迫可能会损伤迷走神经，从而影响喉肌的神经支配。气管插管、胸或心血管异常外科修复手术后喉返神经的损伤均可导致 VFP。会厌囊肿（在会厌腔内形成囊肿）很少见，但可能与吞咽障碍、吸气性喘鸣和发育停滞有关[18]，明确并手术切除会厌囊肿后，呼吸和吞咽障碍通常会立即解决。当喉的胚胎发育过程中声带的结缔组织缺乏完全分离时，就会出现喉蹼，并且可能与遗传综合征（如腭心面综合征）同时出现[16]。大蹼会阻塞声门并危及生命，需要进行手术干预。较小的蹼可能会导致吸气性喘鸣，并随着进食喘鸣增加。一旦梗阻得到缓解，在没有其他异常的情况下，进食功能会迅速改善。

当胎儿后部气管融合不能正常进行时，就会产生喉气管食管（laryngotracheoesophageal，LTE）裂[19, 20, 21]。根据气管与食管分离的停止时间，会出现小型（Ⅰ型或Ⅱ型）或大型（Ⅲ型和Ⅳ型）裂隙[22]。据 Myer 和 Shott 的描述，Ⅰ型裂隙定义为环状软骨后水平以上的声门上型杓状软骨间缺损；Ⅱ型裂隙累及环状软骨板，并在声带水平以下延伸；Ⅲ型裂隙累及整个环状软骨，并延伸到颈部气管；Ⅳ型裂隙延伸至胸腔气管的后壁，并可能一直延伸到隆突（图 9-2）。如果不进行手术矫正，LTE 裂隙与误吸和慢性肺部疾病的发展有关。

FEES 不仅能够评估上述情况下可能受到影响的吞咽感觉和运动，而且，也可以评估医学上状态虚弱的人群（如早产儿或心脏手术后的婴儿）是否具备过渡为经口营养的条件。对于可能改变喉部解剖结构以进行气道重建外科手术的患者，可以在术前确认气道保护和吞咽功能是否完好，检查的信息将用于告知患者的手术和治疗计划[23]。

总之，FEES 用于诊断的适应证，包括吞咽功能障碍的临床症状和体征，需要进一步分析的异常吞咽造影评估结果，可疑的分泌物管理问题，以及确认从未经口进食或进食量不足以进行吞咽造影的患者的吞咽功能安全性和有效性[13]。

（二）禁忌证

在婴幼儿中使用 FEES 的禁忌证很少；大多数与机械操作能力有关，与患者的医疗状况无关。限制可视化的解剖学条件包括鼻阻塞、鼻后孔闭锁［由骨或鼻道组织阻塞（鼻后孔）从鼻后部至喉］、下颌后缩和咽部狭窄；不能充分观察下咽和喉部区域的情况。FEES 检查医疗方面的禁忌证，包括患者极度虚弱，此时，要由医疗团队仔细评估 FEES 检查的必要性。有潜在的感觉统合和处理问题的患者，在内镜通过时可能会因触觉刺激而不配合检查，并且有可能在最初检查

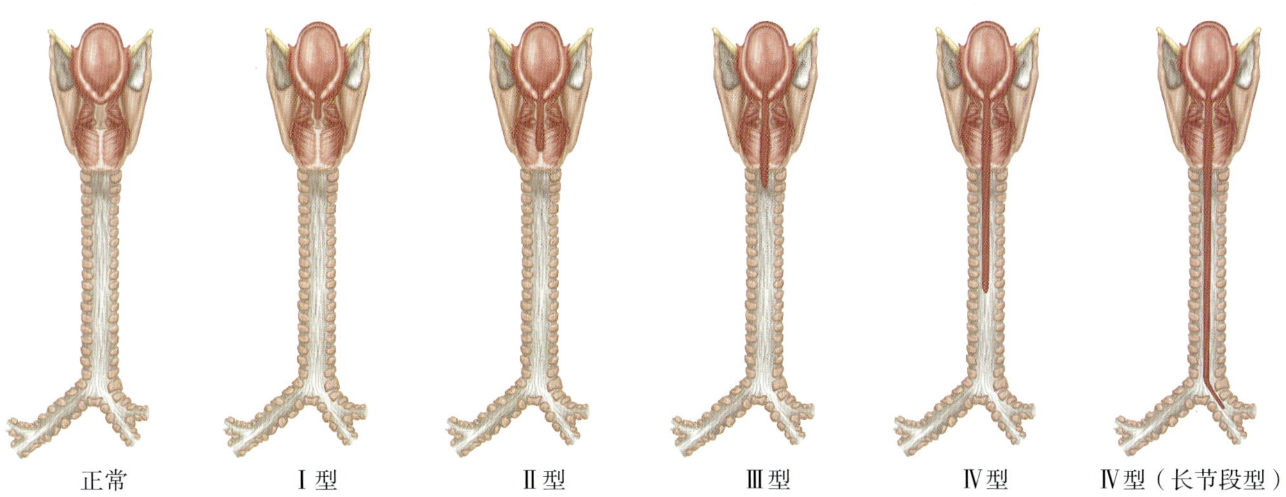

▲ 图 9-2　喉裂的类型

Ⅰ型是喉部环状软骨水平以上的声门上型杓状软骨间裂隙；Ⅱ型累及环状软骨板，并在声带水平以下延伸；Ⅲ型累及整个环状软骨，延伸到颈部气管；Ⅳ型延伸穿过后壁，并可能延续到隆突

过程中表现出强烈的抗拒。在大多数情况下，一旦喉镜通过了鼻咽，对鼻黏膜的刺激就会减弱，患者的舒适度会增加。亚急性细菌性心内膜炎是心内膜和心脏瓣膜的感染，对于正在接受牙科治疗或上呼吸道手术干预的心脏异常儿童需要引起关注，此处通道内膜的破裂，可使细菌进入血流并附着在心脏内的各种结构上。在这种情况下，需要进行预防性抗生素治疗。亚急性细菌性心内膜炎的患者做 FEES 不需要特殊考虑，因为几乎没有引起鼻或咽部黏膜破裂的风险。框 9-2 总结了儿科 FEES 的禁忌证。

框 9-2　儿科 FEES 的禁忌证
• 极度虚弱 • 鼻后部闭锁 • 鼻部阻塞 • 口咽部狭窄 • 下咽狭窄 / 塌陷

四、儿科 FEES 检查方案

儿科 FEES 检查方案包括对病史和进食史的回顾、口腔运动评估、麻醉剂的准备、FEES 过程的执行、检查结果的解释、确定推荐意见及在与照顾者讨论后确定治疗计划。检查的内容将在下一节介绍。表 9-2 总结了儿科 FEES 总体的优缺点。

（一）评估前的面谈和 FEES 准备

面谈前的计划包括向陪护人员、有时为患者本人（取决于认知状况）提供有关 FEES 程序的教育和指导，在实际操作前进行。进行口头和书面指导，以及宣教如何做来增加操作成功的机会。根据我们的经验，使用一本简单的患者教育手册是有益的，该手册以简单的术语解释了儿科 FEES 程序、检查时要准备的物品（奶嘴、奶瓶、配方食品、典型食物）。在 FEES 检查前要仔细审查患者的病史和诊断，并且护士和言语语言病理学专业人员应在操作面谈前确认患者的上述情况。

（二）医疗游戏治疗

在某些情况下，在进行医疗程序之前帮助减轻焦虑和增加配合是有益的 [24]。让孩子看到并轻轻触摸内镜，并观察它的运动方式，可以有效地缓解检查中的担心，提高配合能力。可以选择邀

表 9-2 儿童软管喉镜下吞咽评估的优缺点

鼻 咽	口 咽
• 可清晰的观察鼻咽和口咽的结构和功能 • 可评估儿童处理分泌物的能力 • 评估不受时间限制 • 可以确定代偿策略对气道保护 / 吞咽功能的改善作用 • 可携带，轻便 • 可识别出反流刺激的间接征象 • 可评估咽部的感觉反应 • 可协助确定经口进食的准备条件和安全性 • 无须将食物或液体与钡剂混合 • 无须大量摄入食物即可评估吞咽功能 • 无放射暴露	• 会有不适感，主要在鼻咽部，一旦经过鼻咽后，对鼻黏膜的刺激感即会消退 • 喉镜检查过程中可能触发恶心，呕吐 • 吞咽过程中咽部肌肉收缩与喉镜紧密接触，无法发出光线，观察的视野短暂消失 • 观察的重点局限于咽期 • 操作者需要进行特殊培训 • 儿科检查需要 2 名专业人员：一人操作喉镜，另一人对儿童进行喂食并启动代偿策略

请儿童生活专家来协助做检查前的准备，并在检查过程中用视觉和听觉分散注意力。

言语语言病理学专业人员回顾既往的临床口腔运动仪器评估结果、既往和现在进食史等，并在进行 FEES 检查之前完成对口腔结构和功能的检查。评估儿童整体警觉性、基本姿势和体位以及分泌物控制能力。检查食物过敏史并在病历中记录。如下节所述，患者在检查前做好麻醉准备，同时准备好检查所需的设备、食物和液体。医师会根据患者的病史和现状，以确认病情是否适合 FEES 检查，并确定要使用的麻醉类型。

（三）麻醉准备

使用局部麻醉有助于儿童最大限度地配合；可选的麻醉方法包括羟甲唑啉和 2% 丁卡因 1∶1 的混合物喷鼻，和（或）在内镜远端局部使用 2% 利多卡因乳膏。1 岁以下的婴儿及患有严重神经功能缺损、癫痫发作、管理分泌物的能力不足的儿童仅使用黏性利多卡因。否则，鼻喷雾剂与黏性利多卡因按照指南剂量结合使用。由护士通过手动雾化器将羟甲唑啉和 2% 丁卡因的组合喷向左右鼻孔，将喷雾向上引导以避免麻醉下咽。羟甲唑啉的使用可减轻鼻充血，并使喉镜容易通过；在检查过程中将其与局部利多卡因联合使用是有利的 [23]。

（四）内镜设备

儿科 FEES 检查有多种喉镜可供选择。婴儿，儿童和青少年的解剖学差异要求使用不同规格大小的内镜。标准尺寸喉镜（内径为 3.5～4mm）适合大多数的婴幼儿和儿童，但如果存在鼻道或面中部结构异常，建议使用较小的喉镜（内径为 2mm）。喉镜的插入操作可由耳鼻喉科医师或言语语言病理学专业人员执行，言语语言执业者在特定状态下内镜操作的许可取决于当地的法律。

五、FEES 检查操作

（一）体位

为帮助婴幼儿在检查时保持最佳和稳定的体位，当喉镜通过鼻腔时，父母或照顾者坐在标准的临床检查椅上，将婴幼儿或儿童直立放在他或她的膝盖上。指导父母或照顾者如何在检查中帮助维持孩子的体位，如何限制孩子的上肢和手不触碰喉镜。必要时根据典型喂食体位的要求调整体位。对于婴幼儿，体位调整包括重新放置在侧卧，半卧位或摇篮卧位；对于年龄较大的儿童，可能需要调整为半卧位。检查期间可由护士协助摆位并支撑儿童的头部，以确保喉镜获得最佳视野。大龄儿童可独立坐在检查椅上，在评估过程中必要时父母或照顾者在旁边辅助保持姿势。

（二）解剖标志和评估：婴幼儿

评估儿科的上呼吸消化道需要具有医学专业知识和经验，才能够识别正常和异常的腭咽和喉咽解剖结构。此外，透彻了解结构和功能在发育成熟过程中的改变对于准确的解释检查中的情况是很有必要的。表 9–3 总结了婴幼儿和大龄儿童的解剖结构对比。

1. 鼻咽

从进入鼻腔和鼻咽开始，FEES 的操作是可视化下完成的。儿科 FEES 检查时，内镜可从下鼻甲上方进入中鼻道或沿着鼻腔底部进入，取决于哪个位置最适宜进镜。因儿童上颌窦嵴突出，导致鼻腔底变窄，内镜从中鼻道进入为评估腭咽括约肌功能提供了最佳观察角度。

临床医师在经鼻入镜时评估鼻腔的通畅性、鼻后孔尺寸、黏膜肥大和腺样体大小等情况。由于婴儿（出生的最初几个月）是专用鼻呼吸的，任何程度的鼻阻塞都会影响呼吸和吞咽的协调。当内镜通过鼻后孔时，在儿童讲话、发音或不具备语言功能的儿童哭泣时评估腭咽括约肌的功能。尽管在讲话过程中腭咽可能闭合不全，但在吞咽时可能完全闭合。值得注意的是，如果存在腭咽闭合不全的情况，进食过程中可能会发生一定程度的咽鼻回流或反流。反流的发作可能是发育性的，短暂的大量反流提示结构异常，如黏膜层下腭裂、继发性腭裂或者神经肌肉疾病。取决于咽鼻反流频率和量的严重程度，喂养的节律和总体协调性有可能受到影响[25, 26]。

2. 口咽

喉镜通过鼻咽后进入口咽。腭及舌扁桃体的大小、悬雍垂和舌根相对于后咽壁的位置在此处进行评估。颅面畸形患者可能有舌后坠（舌位置后移）或继发于小颌畸形的舌后坠。在进食时评估巨舌（舌增大）或相对巨舌对进食协调性和气

表 9–3　婴儿、儿童和成人的解剖学对比总结

婴　儿	幼儿 / 儿童	成　人
• 口腔小，舌处于向前的位置 • 突出的颊垫有利于吮吸	• 颊垫变小，下颌骨向下、向前生长 • 舌的位置在口腔内下降	• 下颌骨生长完成
• 舌的位置与嘴唇、牙龈、硬 / 软腭接近	• 口腔空间增大，舌可以在口腔内进行分离运动	• 在咬和咀嚼时口腔能适应舌的活动
• 悬雍垂可能抵在会厌顶端	• 在 18 月龄左右，腭与会厌的接触开始减少	• 上述结构之间的分离完成
• 舌根、软腭和咽壁很接近，咽壁呈曲线形 • 从出生到 18 个月上述结构加速生长	• 舌根、软腭和咽壁之间的空间随着结构的拉长和分离而增大 • 咽部拉长	• 将上述结构延伸到垂直方向
• 与成人相比，会厌在比例上更窄，呈垂直、管状、Ω 形	• 会厌和软腭分离有助于经口呼吸	• 会厌体积减小，外观变宽、变平
• 喉位于高位，毗邻 C_1 ～ C_3 • 舌骨未骨化	• 喉开始下降 • 舌骨位于 C_2 ～ C_3 水平 • 舌骨骨化	• 喉降至 C_6 ～ C_7 水平 • 舌骨骨化完成
• 出生时喉只有成人的 1/3 声带：膜部声带长 1.3 ～ 2mm； • 软骨部声带长 1.4mm	• 喉继续生长 • 环状软骨体积减小，杓状软骨相对尺寸减小，声带在杓状软骨和生长中的甲状软骨之间延长 • 喉部逐渐下降	• 喉下降到颈椎水平 • 骨化在 20 岁左右完成 • 声带的 1/3 或更少为软骨性 • 声带达到最大长度
• 气管较成人短而窄，出生后 3 个月长度为 5.7cm	• 气管在 12—18 月龄由 5.7cm 生长到 8.1cm	• 气管达到成人大小（8.5~15cm）

道保护持续性的影响。

3. 下咽

喉镜通过软腭游离缘后，可观察到下咽和喉的区域。观察咽侧壁和后壁、咽会厌带、会厌、舌会厌皱襞、会厌谷（右侧和左侧）、梨状窦、杓状会厌皱襞、杓状软骨、杓间区、假声带、真声带、前后联合和环状软骨后部。

喉的位置随患者的年龄而变化（图 9–3）。在新生儿喉部向上至口咽，会厌尖端甚至可能向上超过软腭游离缘水平延伸至鼻咽。喉部位置随着发育而逐渐下降，青春期喉部的最终位置降至 C_6。需要观察会厌的形状和结构，观察梨状窦是否有可能影响吞咽动力学的肿物及对称性。注意反流刺激的可疑迹象包括红斑（黏膜发红）、肿胀（水肿）或杓间区肥厚（增厚或组织增生）。在此处进行解剖检查时，应小心注意喉部的异常结构，例如喉软化症，杓状软骨间隙加深提示可能有喉裂，喉前庭囊肿和声带麻痹，任何一种情况都会对儿童吞咽期间气道保护产生负面影响，均需要儿科耳鼻喉科医师进行评估和决定可能的干预处理。

（三）分泌物管理的评估

当喉镜进入下咽评估解剖结构时，应考虑是否有分泌物聚集，是否有自发的吞咽动作清除分泌物。值得注意的是，如果检查开始就存在分泌物，检查过程中分泌物积聚增多且没有自发吞咽动作，表示有明显的吞咽异常 [27]。对渗漏或误吸分泌物的反应也值得注意；缺乏保护性反应也提示吞咽障碍。如本章前面所述，由于下咽肌肉组织的收缩和镜头光源的偏转，吞咽期间会显示白屏。综合考虑儿童对分泌物的处理，白屏的程度，以及用力吞咽和清除残留物的能力，可获得儿童对分泌物感觉反应和吞咽时收缩力量的信息。此外，需要记录咽部收缩的对称性。如果发现声门上或声门处喉部的解剖或功能异常，需要描述对气道保护的潜在影响。

在检查时，使用味觉刺激（柑橘或碳酸饮料）或温度刺激（碎冰块或冷的液体）以增加感官输入，激活吞咽功能 [13, 28, 29]。注意感觉输入对分泌物管理和自发吞咽启动的作用；如果患者表现出分泌物清除能力和吞咽频率增加提高，则可在随后的检查中尝试小量的营养性刺激。

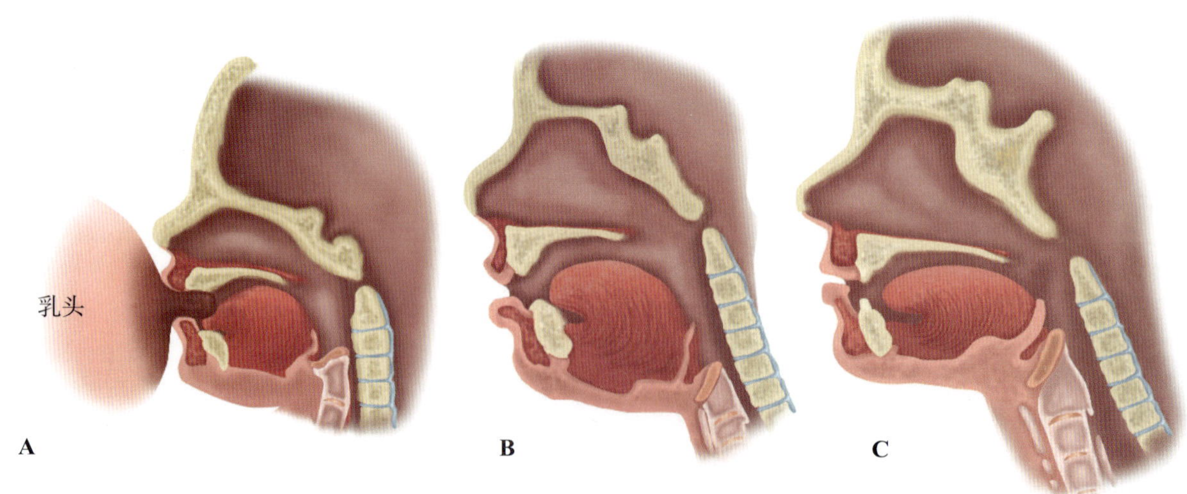

▲ 图 9–3　喉与颈椎的关系：婴儿至成年

A. 注意与舌相比口腔的体积和形态较小，喉部的位置高，会厌与悬雍垂非常接近；B. 儿童的口腔容积增大、咽部伸长，喉部位置逐渐下降；C. 注意舌与口腔的相对大小、会厌的位置以及喉部下降到成人水平（C_6）（引自 Myer CM, Cotton RT, Schott SR. The Pediatric Airway: An Interdisciplinary Approach. Philadelphia, PA: JB Lippincott; 1995. 经许可转载）

（四）气道保护功能和感觉评估

对声带力学和咽喉感觉的评估可以获得患者吞咽过程中维持气道保护能力的重要预测信息。LAR 介导误吸保护机制，当喉部黏膜受到机械或化学刺激时即刻关闭声门。感觉阈值升高和 LAR 受损与多种情况伴随的吞咽障碍相关[4, 30]。儿科患者中 LAR 的功能是否完好可以通过 FEES 检查来评估，在杓状软骨黏膜上方 1～2mm 的位置给予标准时间和控制强度的气脉冲来评估，当气脉冲＞ 4mmHg 时才发生反应被认为是异常的[4, 31]。或者，通过用内镜头端轻轻碰触杓会厌皱襞和会厌外侧区域来评估 LAR 功能，观察反射性的声门闭合情况。

（五）FEES 方案中吞咽参数的评估

儿童 FEES 的经口进食部分由言语语言病理学专业人员进行，使用与儿童口腔运动能力水平相一致的典型的液体、食物和餐具。将最小量的食用色素（绿色）（总计约＜ 1ml）与食物和液体混合，以增强吞咽动力学的可视化。1 号蓝色染料与高铁血红蛋白血症（组织中的氧气供应减少）有关，肠道通透性增加的患者（早产儿、乳糜泻、炎症性肠病等）应避免使用这种染料。在新生儿重症监护病房（NICU）中进行 FEES 检查，新生儿病情虚弱，使用食用色素可能有潜在不良影响，作为替代，可以使用橙色的多种维生素混悬液 AquADEKS（艾尔建公司）将分泌物、母乳或配方奶粉着色[32]。

儿童 FEES 操作的特殊优势是可以在母乳喂养期间进行气道保护和吞咽功能的评估，而在母乳喂养期间是无法进行吞咽造影检查的。使用 FEES 评估母乳喂养时，婴儿处于直立位置时内镜通过鼻腔，然后将婴儿重新放置在母乳喂养的典型位置，FEES 评估母乳进食时可以清晰地看到半透明状的母乳，无须使用食用色素或 AquADEKS。

六、儿科 FEES 吞咽参数的解释

儿科 FEES 检查期间会评估特定的吞咽参数，其中一些参数与本章先前所述的成人参数相似。

（一）口腔控制和运送能力

在 FEES 检查前评估患者的口腔运动功能，得到口腔期吞咽时患者的整体口腔运动控制信息。尽管 FEES 不能观察吞咽口腔期的情况，但在检查过程中会看到口腔控制不良的后果。例如，食物无意间通过舌根进入下咽部或在气道关闭前和吞咽启动前见到未咀嚼或咀嚼不完全的固体食物。

（二）吞咽启动时间

对婴幼儿、学步儿童和大龄儿童吞咽启动时间的判定有所不同。在典型的婴儿奶瓶或母乳喂养期间，下咽的连续填充和收缩发生在有节奏的吸吮 – 吞咽 – 呼吸模式下。婴儿口腔容积相对于舌较小，有利于挤压，吸吮、表达和吞咽 – 呼吸的节律交替。吸吮和进食期间保持经鼻呼吸，但在吞咽过程会有明显的呼吸暂停间隔[33, 34]。连续吞咽会导致在 FEES 评估中频繁出现白屏或视野消失，因此在连续吞咽间隔期间需及时做出气道保护的判断。如果在奶瓶喂养期间吞咽反应不明显，在吞咽启动前可能观察到渗透或误吸的发生；然而，由于吞咽时视野不清晰，此时发生的渗漏和误吸难以观察到。在年长的婴幼儿、学步孩子和儿童中，可以用勺子单次喂食或杯子单口饮用来判断吞咽的启动。如果婴幼儿或学步孩子仍使用奶瓶或幼童吸管杯也可评估连续吞咽。

吞咽启动的延迟并不全部是吞咽异常[13]。个体化评估和判断患者总体吞咽模式、潜伏期、吞咽启动前食物溢出到喉腔以前，会厌谷和梨状窦容纳食团的能力，这些与成人评估相同。

（三）喉渗漏

儿科 FEES 对喉渗漏的定义为分泌物、液体

或食物进入喉腔内。儿科患者喉部的位置比成人高，是下咽的一个岛状结构，被梨状窦、会厌和环状软骨后部所包围[23]。咽喉在前面有会厌、侧面有杓会厌皱襞、后面有杓状软骨的保护。渗漏通常根据发生的深度、频率以及儿童的反应进行描述。如果分泌物或营养物质进入喉腔并持续积聚，则存在流入喉发生误吸的风险。

在婴幼儿和儿童，液体进入喉腔最常见的入口是通过杓间切迹，这里是气道保护系统的最低点。然而，在吞咽反应启动和随之气道关闭之前，喉腔渗漏可发生于任何解剖位置（例如杓会厌皱襞，会厌上方或下方）。

（四）误吸

与成人一样，FEES 检查中误吸只能在吞咽前或者吞咽后被检测到。在吞咽开始之前，可以清晰地看到食物或液体进入喉部声带以下水平。然而，吞咽过程中，由于喉部向上位移，会厌翻转、咽部收缩以及光源偏转或白屏，很难观察到误吸。吞咽后可以通过观察到声门下区域的误吸物或通过自发咳嗽或主动咳嗽或保护性反应从气道咳出食物来判断。

（五）残留

在 FEES 检查中很容易确定吞咽后下咽部残留的程度。需要注意残留的量、第二次清除性吞咽的启动和有效性、清嗓或咳嗽反应，并判断辅助清除咽部残留的代偿策略的效果。下一节将叙述改善咽部清除率和吞咽的其他方面的策略。

七、儿童 FEES 检查中的代偿策略

在儿童 FEES 检查中通过使用代偿策略来调整吞咽过程是该项检查中不可分割的一部分。由于年龄和认知能力的区别，儿童群体中使用的检查技术在某些方面与成人使用的策略不同，尽管也存在一些共性。例如，成人检查中采用的姿势调整（用力下颌内收，或者向右 / 左转头以挤压梨状窦和一侧的咽腔）可能也适用于年龄稍长的儿童和青少年。然而，一些特定的代偿策略专门用于婴儿和年少儿童，包括但不限于在体位方面的适应，评估过渡到经口喂养准备情况的方法，在母乳或奶瓶喂养过程中的喂养节奏（喂养者实施的喂养间隔），调整液体流速，以及使用调整的超声门上吞咽方法。

（一）体位和姿势改变

评估体位对吞咽功能的影响过程中均可应用体位调整。对于婴儿而言，在评估时可以迅速地改变姿势，例如，从半斜卧到侧卧，或从半斜卧到直立。为了解决头部过度伸展导致的口腔控制能力丧失和继发的吞咽过程中的气道保护问题，改变体位可能是合适的。侧卧位姿势可能有助于缩颌和舌位置靠后婴儿的舌位置前移，进而改善呼吸和吞咽的协调。

（二）确定经口营养的准备情况

使用 FEES 评估吞咽功能不需要服用钡剂，当患者从未经口进食或经口进食量极少时，这一方法特别有帮助。在儿童群体中，这种情况经常发生，许多医疗条件下排除了经口喂养的可能。例如，对于食管疾病（食管闭锁长间隙型、严重腐蚀性物质摄入损伤或肿瘤）患者，经口喂养可能会延迟数周或数月，直至手术完成或完全康复。如本章成人部分所述，脑外伤后出现吞咽障碍的患者可行 FEES 以评估开始经口进食的准备情况。接受心脏手术以修复先天性异常（如左心发育不全综合征）或其他心脏异常的婴儿在术前和术后的恢复期可能会经历一段非经口喂养期。在生理状态稳定的情况下，术后使用 FEES 进行仪器评估对这一特殊群体的患者是有用的，因为心脏手术干预可能会影响喉返神经对声带的神经支配[35, 36]。FEES 提供了评估吞咽过程中声带活动 / 气道保护能力和代偿性喂养策略有效性的机会。

早产儿或医学上极度虚弱的婴儿是另外一类患者，他们在达到适当的生理准备水平之前没有接触过经口营养或经口营养试验。在这种情况下，可以通过 FEES 安全地评估经口营养试验的准备情况。表明婴儿准备好进行营养试验的关键因素包括口腔反射的存在（觅食、吸吮、吞咽），保持状态调节的能力（达到并保持安静的警觉状态），以及保持适当的呼吸频率的能力（每分钟 20～50 次呼吸）[37-39]。下咽部的感知觉水平和婴儿在非营养性吞咽期间实现和维持气道保护的能力可以在任何营养性刺激出现之前确定。对分泌物的适当管理和产生自发的、清除性吞咽的能力可以清楚地显示出来。在检查过程中，使用可弯曲的滴管或 1ml 注射器，在安抚奶嘴旁边加入非常少量（微量）的配方奶或母乳，以控制营养刺激的量。一个小注射器（1～3ml）也可以放置在奶嘴内，这使临床医师可以仔细控制奶嘴内的配方奶的数量。可以确定婴儿在吸吮 – 吞咽 – 呼吸三联法环境下管理营养输入的能力；通过监测生理反应评估任何应激反应，如心跳或呼吸频率增加。随着少量营养摄入的吸吮 / 吞咽能力的建立，可以逐渐增加容量。

1. 间歇喂养的实施

婴儿的呼吸和吞咽的协调可能是有问题的，因为喂养对呼吸和吞咽之间的协调关系有额外的要求。虽然决定呼吸暂停开始和持续时间的确切神经控制是未知的，但吞咽前后的呼吸活动模式可以作为成熟和稳定的指标 [34]。健康婴儿吞咽可能发生在 5 个呼吸阶段，包括吸气期间、吸气和呼气之间、呼气中间、呼气和吸气之间、延长的呼吸暂停期间。对呼吸时相和吞咽协调性的发育时间进程研究表明，随着发育成熟，呼吸节律趋于稳定 [40-43]。可在 FEES 检查期间记录婴儿奶瓶或母乳喂养期间连续吞咽时的呼吸暂停频率。重复吸吮 – 吞咽周期而没有呼吸暂停的婴儿当通气需求超过或中断了吸吮 – 吞咽周期时容易误吸 [34, 44]。可以检测到在连续吞咽过程中缺乏适当的呼吸暂停，以及在吞咽过程中气道保护的效果。在进食过程中，通过测量喂养者实施的呼吸暂停或间歇喂养的影响，帮助在连续的吞咽序列过程中促进适当的呼吸暂停和充分的通气。在呼吸暂停期间密切观察咽内区有助于发现误吸的证据；然而，在连续吞咽过程中由于白屏经常会失去一些视野。因此，吞咽造影和 FEES 两者可能都需要以确认吞咽的安全性和代偿策略的效果，如间歇喂养。

2. 液体流速的调整

婴儿使用流速较慢的奶嘴可能有助于减少食团的容积和整体吞咽速度，从而促进喂养期间适当的呼吸暂停 [44]。同样，在较大的婴儿、学步儿童和较大的儿童中，较慢的流速和较低的整体吞咽频率可能有助于在吞咽过程中保护气道。通过改变摄入的模式（奶嘴的类型、杯子的类型）或通过增加液体的黏度来降低流速。然而，还没有系统地研究过在不同条件和疾病中这些策略的有效性 [45]。特别是，必须考虑到在改变婴儿配方奶粉的黏性和组成时可能出现的营养不良对婴儿的影响。此外，还需要考虑其他因素，如对水化作用和消化的影响，从奶嘴或吸管杯吸取增稠液体所需的更大吸吮力。液体黏度的变化必须根据每个患者的情况进行考虑，并由医疗团队的成员（包括注册营养师）仔细斟酌。因此，关于改变配方黏度的建议不应由语言病理学家单方面提出。

（三）提高下咽清除能力的策略

由结构或神经病因引起的舌根收缩无力和（或）咽收缩力下降的患者，吞咽后出现不同位置和程度的残留。残留的相对数量和位置（会厌谷区，梨状窦区，下咽弥散，杓间区，声带表面等）可以很容易地通过 FEES 进行识别。先前所述的一些针对成人的提高下咽清除的策略可能也适用于儿童。例如，能够遵从指令的儿童可能会根据语言提示进行额外的吞咽来清除残留，或者提示“用力挤压”和“使劲咽”来进行用力吞咽。患者如果可以看到 FEES 的检查过程，就能够对代偿性吞咽策略的有效性做出即时反馈。在某些情况下，将语言提示用力吞咽和下颌内收相结合可能是有效地。在每次进食固体食物时交替啜饮液体，也可以帮助小儿患者在咽部清除方面有所改善。

（四）调整声门上吞咽序列

在儿童患者中，既有先天性疾病（喉部闭锁、声门下狭窄、双侧声带麻痹、喉蹼），也有获得性疾病［声门下和（或）气管狭窄、下咽狭窄、声带麻痹］需要进行气管切开以保持气道通畅[46, 47]。喉－气管重建程序在拔管（拔除气管套管）前气道扩张中通常是必要的。必要的外科手术包括喉部解剖结构的改变，当儿童适应解剖结构的变化时，往往会产生代偿性吞咽动作[48, 49]。气道重建可以通过一系列的支架和移植物的分阶段操作来维持气道的扩张，并且必须在吞咽过程中不断发生适应性变化。术前 FEES 评估描述了患者的基本吞咽功能，并据此对手术后吞咽功能障碍的风险进行一些初步判断。重要的发病前吞咽功能障碍，如吞咽启动延迟，咽部清除能力差，气道保护能力差，是决定患者手术候选资格的重要因素[23]。

术前吞咽功能正常的患者根据情况接受不同的手术治疗。如前所述，气道支架术可能是必要的，术后使声带呈侧位。因此，声门上结构的充分收缩和会厌翻转的遮挡是吞咽时维持气道保护的关键。术后经过气道重建的患者对多种代偿性吞咽策略有良好的反应，包括使用调整的声门上吞咽序列[49]。调整的声门上序列由 5 个步骤组成，包括在进食前轻轻地咳嗽 / 清喉，在吞咽启动前口腔“含住”食团，在运送和吞咽食团前，努力屏气，在吞咽后轻轻地咳嗽 / 清喉。使用一系列简单的连续图片，便于教授调整的声门上吞咽序列。此外，稍微增稠的液体食团可以帮助患者在学习声门上序列的步骤时保持对食团的控制[48, 49]。在围术期，术后间隔使用 FEES 有助于客观了解调整声门上序列作为一种代偿策略的有效性。

八、儿科 FEES 结果的解释

当儿童 FEES 关于解剖及吞咽功能的评估完成后，将内镜收回，照顾者和患者被从 FEES 检查室护送至诊所相邻的检查室。言语语言病理学专业人员和耳鼻喉科医师回顾检查结果并将结果记录在儿童 FEES 模板报告中。就总体印象和建议达成一致意见。耳鼻喉科医师和言语语言病理学专业人员与照顾者和患者会面，讨论检查结果和建议。讨论内容包括进食的安全性、食物及液体的适当类型，改善吞咽功能的代偿策略的选择，并提出进一步检测或会诊的建议。一旦与照顾者就建议达成一致意见，将计划记录在儿童 FEES 报告模板中，并生成报告。允许照顾者在讨论和解释吞咽动力和建议类型的根本原因时查看 FEES 图像是有帮助的。

九、治疗计划

后续的治疗建议取决于每个患者的问题。通常基于患者对代偿策略的反应建议进行额外的吞咽障碍治疗、会诊服务或检查。例如，患者若存在杓状软骨间肥厚、红斑和下咽结节，考虑到可能的反流相关问题而转介到消化科。如果喂食的安全性出现严重问题，应咨询管理医师，以确定适当的行动方案。决定是否需要间隔进行 FEES 检查来评估患者对后续治疗建议的反应，并包含在总体建议中。

十、在儿科人群中 FEES 检查的安全性

儿童耳鼻喉科行可弯曲内镜检查有多种原因（解剖评估、腭咽功能分析、声音分析）。自从 1993 年制订了检查程序和检查方案以来，我们在对从新生儿到年轻成年人进行的数千次 FEES 检查过程中，没有发生过任何严重的并发症或不良事件。

在检查前必须仔细回顾患者的病史。有与口服喂养尝试有关的明显肺部疾病或呼吸窘迫病史的患者，最好在儿童 FEES 检查期间用脉搏血氧仪进行监测。有心律失常或心脏异常病史而严禁压力应激的患者，在医疗情况许可时才可进行 FEES 检查。有癫痫、已知的或可疑的分泌物管理问题的儿童、需要频繁的气管吸引或总体上极度虚弱的儿童，均应在 FEES 检查期间密切监测。在检查过程中需要准备好吸引设备和儿科复苏设备及人员，特别是对于有气管切开插管或伴有分泌物管理问题的神经系统疾病的儿童，他们即使在正常情况下也需要频繁吸痰，FEES 检查时吸痰设备更要准备好。

检查前使用喷鼻剂（羟甲唑啉和 2% 丁卡因）时应注意，患者在保持直立姿势时将喷雾剂向上喷向中鼻道。否则，可能会发生下咽的意外麻醉，从而影响检查的有效性，喷鼻气雾剂的作用时间不超过 90min。这些应该向照顾者解释，如果合适的话，也应该向患者做出解释。

检查时，应注意保持婴儿或儿童的头部处于固定状态。在持续的直视下插入内镜以避免对鼻子的损伤；然而，鼻中隔偏曲、中鼻道狭窄或在插入过程中频繁的头部活动可能导致局部创伤和出血。鼻衄（鼻出血）的发生较罕见，在任何进入鼻子的仪器操作中均可以发生，它不干扰进行 FEES 操作步骤。

可弯曲喉镜检查相关的喉痉挛是需要关注的风险问题。喉痉挛（因喉部刺激而导致的不自主声带内收，伴随强烈的迷走神经放电导致心动过缓和支气管痉挛）是一种与全身麻醉诱导或麻醉效果出现相关的常见并发症。它不会在清醒状态下发生。如前所述，在我们的办公室数千例的儿童 FEES 检查中，包括喉头痉挛在内，没有不良事件发生。FEES 检查中心需要配备复苏设备和受过建立紧急气道培训的人员，并非因为 FEES 检查需要，而是由于需要儿童 FEES 检查的患者本身健康状况不佳。

十一、儿科 FEES 培训

美国言语－听力－语言协会（www.asha.org）介绍了在临床实践中 FEES 用于成人和儿童患者的知识、技能和培训指南。当 FEES 用于儿童时，与儿科耳鼻喉医师的合作是必不可少的，特别是在解剖学、功能和医学方面的考虑超出了言语病理学实践的范围。儿科言语语言病理学专业人员正在考虑将 FEES 纳入他们的临床吞咽障碍实践，可能受益于与附属机构的儿童耳鼻喉专科医师的合作。参加专门的儿科 FEES 培训课程或研讨会，观察儿童 FEES 诊所，并与有 FEES 经验的导师持续合作，将有利于建立专门的儿童 FEES 服务。

习　题

1. 针对很少或没有经口进食经验的婴儿，在 FEES 检查期间给予口腔味觉刺激的方法是？

A. 开始进行无营养吮吸活动后，就间歇地用整瓶奶代替奶嘴

B. 在非营养性刺激时，在奶嘴旁或奶嘴内滴入少量配方奶，密切监测婴儿的反应

C. 只要可能，在无营养刺激之前先给味觉刺激

D. 使用注射器向口腔内注入配方奶，然后给予整瓶的奶

2. 喂食者可以在做 FEES 的过程中进行间歇喂食，目的是？

A. 增加整体进食速度，以增加进食量

B. 促进无呼吸暂停的连续吞咽

C. 确定实际摄入的量

D. 在连续吞咽过程中设置呼吸暂停间隔，以促进气道保护的维持

3. 婴儿在进食时呼吸喘鸣和费力，可能有喉软化症，可以通过 FEES 检查发现哪些征象，并以下列哪项为特征？

A. 容积庞大或“松软”的杓状软骨，较短的杓会厌皱襞，婴儿 Ω 形会厌

B. 右侧或左侧真声带麻痹

C. 舌根后坠

D. 间隔较大的杓状软骨

4. 当气管与食管的分离过程在子宫内停止会发生喉气管食管裂，按类型分类Ⅰ型喉裂被描述为?

A. 通过环状软骨板延伸至声襞的裂隙

B. 从杓间区开始并延伸至隆突的裂隙

C. 累及整个环状软骨并延伸至颈段气管的裂隙

D. 表现为环状软骨后水平以上的杓间区的裂隙

5. 颅面异常的婴幼儿和儿童在做 FEES 可能会出现舌后坠，这意味着?

A. 继发于小颌畸形的舌向后移位

B. 习惯性向前的舌姿势

C. 习惯性地抬高舌尖，不出现在 FEES 视野中

D. 整个舌体的增大

答案与解析

1. 正确答案：（B）

在非营养性刺激时，在奶嘴旁或奶嘴内滴入少量配方奶，密切监测婴儿的反应。

2. 正确答案：（D）

在连续吞咽过程中设置呼吸暂停间隔，以促进气道保护的维持。

3. 正确答案：（A）

容积庞大或“松软”的杓状软骨，较短的杓会厌皱襞，婴儿 Ω 形会厌。

4. 正确答案：（D）

表现为环状软骨后水平以上的杓间区的裂隙。

5. 正确答案：（A）

继发于小颌畸形的舌向后移位。

附：儿科 FEES 检查

（一）相关病史

（姓名、年龄、性别）[妊娠周（如相关）]有（主要诊断、次要诊断）和病史（相关病史）。既往手术史包括（患者）目前正在接受经口营养，饮食水平，液体黏度水平，肠内喂养，经口和肠内喂养的组合，其他。呼吸系统病史是不显著的、显著的频繁呼吸道感染、严重的肺炎、气管切开术、其他。（患者）目前正在接受早期干预治疗、言语治疗服务、作业治疗服务、无治疗服务、其他。目前关注的喂养和吞咽。吞咽功能障碍的临床症状和体征。以前的仪器检查结果，以前的吞咽造影检查，以前的 FEES 检查。

下列 FEES 项目被要求评估气道保护 / 吞咽功能，管理分泌物的能力。使用局部麻醉阿夫林 / 丁卡因，黏性利多卡因。检查时的体位为直立，半斜卧，其他。喉镜由鼻道通过。

（二）检查的总结

（*** 代表其他，无特别规定）

1. 口腔运动评估

- 口面部对称情况以及平静时的语调：（正常，异常，***）。
- 口腔运动范围：（颊部、颌部、唇部、舌部活动范围无限制，主动活动受限，主动活动受限明显，***）。
- 口腔运动力量：（正常范围内，降低，***）。
- 目前的经口摄入量：（食物仅用于品尝没有多少量、液体、糊状、固体，***）。
- 音质：（正常，间歇湿性音质，持续湿性音质，***）。

2. 查体

- 静息时的下咽和喉外观：（对称、不对称、红斑、水肿、明显的环后静脉丛、表皮增厚，***）。
- 声带活动：（正常双侧活动，固定，外展受限，无法窥及声带，声带固定在中线，***）。

  - 左侧声带：（正常，固定，旁正中位，侧位，杓状软骨脱垂，***）。
  - 右侧声带：（正常，固定，旁正中位，侧位，杓状软骨脱垂，***）。

3. 分泌物管理和吞咽频率

- 自主吞咽频率：（正常范围内，减少，***）。
- 分泌物在下咽的位置：[会厌，梨状窦（左，右，双侧），弥漫于下咽 ***]。
- 对分泌物误吸的反应：（清除反应，不一致的清除，无保护反应，***）。

4. 感觉

- 感觉反应：（阈值正常，阈值降低，对咽壁轻触的反应，对会厌轻触的反应，***）。
- 对正式感觉测试的感觉反应：____ 在 ____ 发生反应。

5. 食团陈述在检查过程中使用下列稠度的食团

- 液体：（稀，花蜜稠度，蜂蜜稠度，布丁稠度，***）通过（可弯曲滴管，瓶子，带阀的吸管杯，不带阀的吸管杯，吸管，开口杯，汤匙）。总进食容积：（无明显容积，5ml，10ml，15ml，20ml，***）。
- 糊状食物：（布丁，苹果酱，第一阶段泥状食物，第二阶段泥状食物，第三阶段泥状食物，***）。总摄入量（＜28g，56g，85g，***）。
- 固体：（全麦饼干、香草威化饼干、幼儿泡芙零食、饼干，***）。总进食量为（***）。

6. 吞咽参数

- 口腔处理和运送能力：（在正常范围内，受损，***）。
- 吞咽启动：在吞咽（固体、液体、糊状食物）反应启动前，注意到食团在（会厌谷，梨状窦区，溢出到喉前庭，***）处聚集。
- 喉部渗漏（进入喉部的食物没有到达声带以下）：（未检测到；检测到的食团类型：液体、糊状、固体）。

喉渗漏深度（接近真声带的程度）：（食团类型：液体，糊状，固体；深度位于会厌喉部表面，杓会厌皱襞，杓间切迹，真声带水平；一致的，不一致的，***）。

对渗漏的感觉反应：（没有反应；吞咽并清除，咳嗽，咳嗽伴吞咽，清喉，进展为误吸；一致的，不一致的，***）。

- 误吸（定义为食物到达声带以下）：（未检测到；检测到：液体，糊状，固体，***）
  - 误吸的量：（最小，不一致，中等，显著，一致，***）。
  - 对误吸的感觉反应：（无反应，延迟反应，有效地咳嗽；一致的，不一致的，***）。
- 吞咽后咽部残留：[没有注意到残留；清除是：吞咽后通过下咽完全清除，最低限度吞咽（液体、糊状、固体）在首次吞咽后有（轻微，中等，显著，***）程度的残留]。

7. 对改善气道保护 / 吞咽功能的代偿性策略的反应

注意到患者对下列代偿策略有反应 / 无反应。

- 清除咽部残留物：对语言提示（有反应，没有反应）使用（额外的吞咽，用力吞咽）来清除；注意到清除能力提高：（固体和液体食团的交替，***）。
- 液体调整：（改善，未改善）通过（增稠液体，***）改善气道保护。
- 体位调整：（有效，无效）通过（直立，半卧，侧卧，***）促进气道保护。
- 体位手法：（有效，无效）通过（缩下颌、转头、头侧倾、用力吞咽、***）改善吞咽功能 / 气道保护。
- 在进食过程中施加停顿：（促进，没有促进）气道保护。
- 声门上吞咽程序：（改善，未改善）吞咽过程中的气道保护。
- 其他

8. 总体印象

（患者）证实：（声带活动正常，声带固定，***）。分泌物管理（在正常范围内，受损）。（姓名）证明（吞咽参数正常，吞咽参数异常，特征

为 ***）。儿童（会，不会，***）在气道重建手术后存在误吸的风险。

9. 建议

讨论 FEES 的发现并提出以下建议。

- 进食的姿势：（继续直立，半躺，侧卧，***）。
- 饮食建议：（考虑另一种营养来源；只保留治疗 / 趣味性口味；实施代偿性喂养策略，包括 ***；继续随意摄入液体，糊状食物，加工的软质食物，易于管理的幼儿食品，普通的餐桌食品，***）。
- 代偿策略：[使用用力吞咽，声门上吞咽顺序，实施间歇喂食策略，固体和液体交替，限制食团大小，转头，缩下颌，进食量限制（***），中立头位，缩下颌，其他体位，***]。
- 进一步的转诊：[吞咽造影，胃肠病学，心理学，作业治疗，语言病理学，营养学，跨学科喂养团队（interdisciplinary feeding team，IFT），***]。
- 其他。

第 10 章　高分辨率测压在口咽期吞咽障碍评估和治疗中的应用

High-Resolution Manometry in the Evaluation and Treatment of Oropharyngeal Dysphagia

Molly A. Knigge　Sudarshan R. Jadcherla　Susan L. Thibeault　著

戴　萌　译

本章概要

测压作为一种系统性检测吞咽压力的研究工具，已经被应用很久了。它的出现也为胃肠学家评估食管压力奠定了基础。随着科技的进步，高分辨率测压技术（high-resolution manometry，HRM）如今已广泛应用于口咽期吞咽障碍的临床评估及治疗。高分辨率测压检测中的各种模型使言语语言病理学专业人员能够详尽评估患者吞咽过程中鼻咽到食管上括约肌所产生的压力。作为影像学研究的补充，测压为患者治疗方案的制订提供了另一维度的评估。本章着重介绍了言语语言病理学专业人员所使用的测压检查的发展过程。进一步对压力地形图上呈现数据的介绍将帮助读者更加熟悉特定的压力事件。此外，在标准化吞咽障碍实践中高分辨率测压未来的发展方向也被讨论。

关键词

吞咽功能障碍，吞咽，咽，食管上括约肌

学习目标

- 列举高分辨率测压能够测量的咽和食管上括约肌的吞咽压力参数。
- 熟悉高分辨率测压在口咽期吞咽障碍评估的适应证和禁忌证。
- 通过压力地形图判断吞咽过程中咽和食管上括约肌的压力事件。
- 识别复杂的咽和食管上括约肌吞咽障碍评估与治疗中的高分辨率测压的临床模式。

一、概述

影像学检查［吞咽造影检查（VFSS）和软管喉镜吞咽功能评估（FEES）］是儿童和成人口咽期吞咽障碍诊断的金标准，是误吸和食团残留评估方面最好的方法。但由于欠缺对吞咽特定领域的客观评估，这些方法无法评估吞咽过程中产生的压力从而指导复杂性吞咽障碍的治疗。作为诊断学工具，高分辨率测压（HRM）的出现，为咽和 UES 功能的影像学评估提供了补充。本章内容概述测压检查从吞咽障碍研究到临床实践的应用与演变。

二、高分辨率测压在口咽期吞咽障碍评估与治疗中的应用

口咽期吞咽是神经生理反应的过程，通过一系列精准顺序的压力变化，将食物或液体食团推送通过上呼吸消化道。上呼吸消化道的结构参与完成多种生理功能，包括呼吸、吞咽和言语。在这一涉及多功能的结构中，完成食团吞咽过程必须对一些结构的开闭进行调节以形成压力。产生压力的肌肉包括舌肌、腭肌、咽部肌群及食管上括约肌。肌肉产生的一部分压力直接作用于食团后部产生推送力，还有一部分压力作用于食团前部，辅助其运送。例如，咽部产生的纵向和环向的收缩，将咽腔变成一个缩短的、变硬的结构，使得食团能够轻易通过食管上括约肌。

吞咽中的压力可能为正压，也可以是负压。口腔和咽腔肌肉的收缩可使咽部结构相互挤压而产生正压，如舌根部和咽壁的收缩所产生的挤压。当这些压力事件顺序发生则会产生肌肉收缩的压力波，从后部推送食团至食管。相对低压或者负压可以作用于食团头部，形成更易于通过的通路。邻近的结构相互远离时可产生这种压力，如环状软骨远离颈椎时引起食管上括约肌的开放。

目前，吞咽造影和软管喉镜吞咽功能评估这些影像学的检查被认为是评估各个年龄段口咽期吞咽障碍的标准方法。它们能够可视化呈现吞咽的解剖空间关系、生理事件的时序和上呼吸消化道的残留。同时，结合渗漏误吸量表，吞咽造影能够对对比剂误吸进入气道的情况进行可靠评估[1]。与 VFSS 相比，FEES 在辨别食团是否进入喉部和气管这一方面则具有更高的敏感性[2, 3]。但通过影像学检查不能提供吞咽时客观的压力检测，仅能进行主观的判断，如通过判断会厌谷或梨状窦残留的对比剂反映食团清除不足。

测压仪是一种可以用来测量压力的工具，在医学上广泛用于评估食管、胃、肛门及直肠的功能。医用测压仪由一根导管完成，导管内装有许多压力传感器，通过计算机应用程序连接压力传感器收集压力数据。用于食管测压的测压仪有多种形式，包括固态测压和水灌注测压。10 多年前，测压导管包含的压力传感器数量有限，仅能测量来自一个方向的压力。随着技术的进步，现有的一条导管最多可有 36 个传感器，这些传感器间隔 1cm 沿导管排列，以高分辨率环周向采集 8 个不同方向的平均压力（图 10–1）。

在口咽期吞咽功能的研究中，测压一直被用于测量成年人正常和异常的咽及食管上括约肌的压力。早期研究常将测压与吞咽造影同步进行，称为测压造影检查（manofluorography）。通过收集健康成年受试者的常模数据来描述其吞咽功能的特征。以便为吞咽生理功能进行建模[4–12]。由于吞咽造影带来辐射暴露，因而难以对正常婴幼儿进行系统的测压造影检查收集常规数据。这种新技术组合也被应用于因各种病因所致成人吞咽障碍的异常压力研究中，如上呼吸消化道手术重建后[4, 13–15]、头颈部非手术治疗（如放化疗）后[16]以及神经退行性疾病[17, 18]引起的压力变化。测压造影检查也可作为治疗策略分析的研究，这能够改进 VFSS 中关于吞咽力量的判断[19, 20]。有人提出将这种检查手段运用于复杂性口咽期吞咽障碍的评估，但限于当时测压仪的低分辨率未能实现[21, 22]。

最先进行咽腔测压的研究者深知要通过精准放置有限数量的压力传感器来测量咽部的吞咽事件面临许多挑战，如导管在软腭上抬时会发生垂直方向的移动，食管上括约肌、咽腔在吞咽时会相对传感器发生位移以及咽部和食管上括约肌的不对称性需要多向的压力感应器[23, 24]。高分辨率测压使研究人员能够同时、连续地测量咽和食管上括约肌的压力。在咽和食管上括约肌功能评估

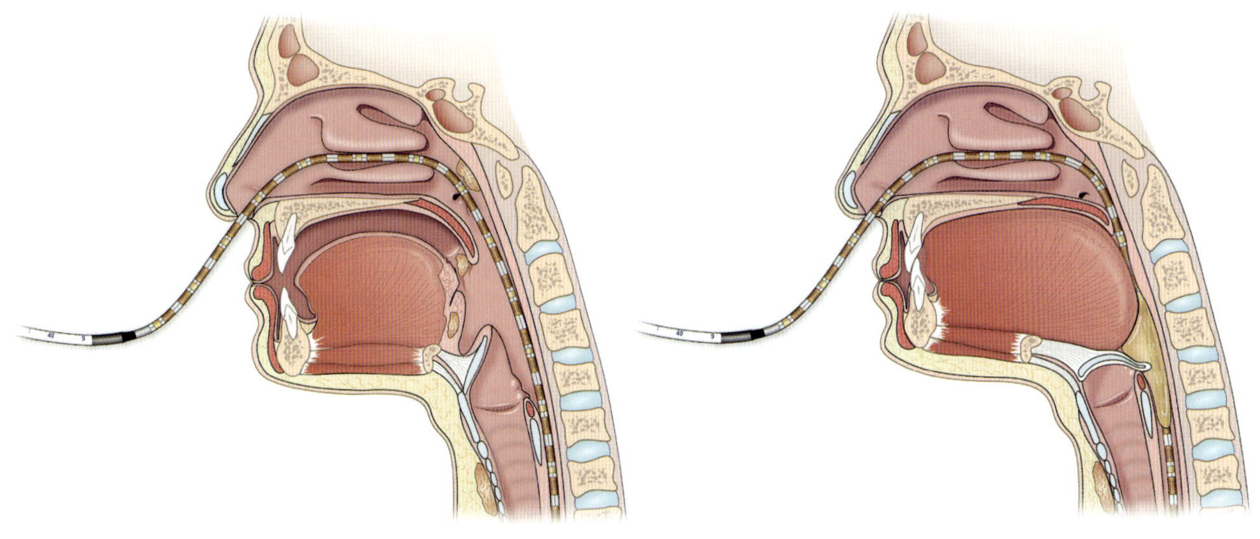

▲ 图 10-1　高分辨率测压导管

上，它已很大程度上取代了传统的测压方法，收集了成年人 [25-27] 和早产儿 [28] 的标准数据，为临床应用奠定了基础。

高分辨率测压已成为儿童和成年人食管运动性障碍的评估标准 [29-31]，在口咽期吞咽障碍的标准化临床医疗中的应用也在兴起。从事吞咽障碍研究的言语语言病理学专业人员可接受高分辨率测压采集和分析的培训，服务于进行诊断和治疗计划 [32]。在儿童吞咽障碍的医疗中，高分辨率测压仍主要用于食管功能的综合评估，正在被发展为评估儿童吞咽障碍的诊断性工具 [33]。

三、高分辨率测压的应用范围和患者选择

高分辨率测压是一个侵入性的检查操作方法，其应用具有一定的选择性。鉴于测压导管通过鼻腔放置，其注意事项与软管喉镜吞咽功能评估嗓音和吞咽类似。表 10-1 列出了高分辨率测压检查的适应证和禁忌证。检查前，需判断患者是否适宜进行此项检查，评估内容包括病史回顾，要确保患者近期无面部或鼻腔的骨折或手术。另外，由于导管会通过食管上括约肌向前推送进入食管近端，不选择近期有咽、食管上括约肌或食管部位手术史的患者。如需对术后患者进行测压的评估，需得到手术医师的同意。接受测压检查的患者应具有一定的认知能力，能够遵循指令并能够接受导管通道产生的不适感。咽部或食管疼痛的患者，如存在急性放化疗引起的黏膜炎，可能难以忍受测压导管置管操作。

表 10-1　高分辨率测压检查的适应证和禁忌证

适应证	禁忌证
复杂的咽期吞咽障碍，吞咽造影或软管喉镜检查吞咽发现咽腔残留	近期有上呼吸消化道手术史、鼻的骨折、外伤
治疗前后食管上括约肌功能异常评测	咽 / 食管穿孔 导管置管路径上明确存在阻碍 认知障碍 医疗状况不稳定

食管测压的标准操作中，置管过程是“盲目”的，需要通过患者吞咽导管以及在此过程中测压图形的特征进行判断。这种置管技术也适用于咽腔测压。临床人员需要识别食管上括约肌的静息压，吞咽过程的典型压力特征及食管上括约肌松弛时的压力变化等关键点进行判断。然而，咽期吞咽障碍的患者同时也可能存在吞咽过程中喉关

闭障碍及食管上括约肌开放障碍。这两种情况会阻碍测压导管成功置入食管。影像学检查使临床医师能够仔细判断患者是否能够进行盲置，还是需要在影像辅助下置管以避免进入喉部。如果需要进行可视化的置管，则应结合吞咽造影或软管喉镜的辅助进行测压检查。在标准化成人吞咽障碍诊治中高分辨率测压应用的几个临床模型已被发展作为言语语言病理学专业人员的操作指引[32]。

四、指导复杂性咽 / 食管上括约肌吞咽障碍的治疗

复杂性咽或食管上括约肌吞咽障碍的患者在吞咽后往往会表现出咽期残留。影像学检查中的这一发现可能与吞咽压力受损有关，但也可能存在其他因素的影响[34]。只有高分辨率测压能够测量吞咽压力，验证是否是由于吞咽压力降低了吞咽的有效性。因而针对这类患者，可首先进行吞咽造影或电子喉镜吞咽评估咽部残留情况，进一步通过吞咽压力的评估辩明原因。

咽部和食管上括约肌压力的测定可以指导临床人员制订治疗方案，如代偿性的喂养或姿势策略、训练方案以及手术干预治疗。此外，测压结果还可以作为客观基线，以便对未来不同时点的测量结果进行比较。

五、干预后结局的评测

在完成一个训练方案或手术干预后，可以重复进行测压检查，并与干预前结果进行比较，以验证吞咽功能的生理性变化是否发生。当感觉受损是患者吞咽障碍的一部分时，测压检查尤为重要。在捕捉患者日常经口摄入有影响的吞咽功能变化的认识方面，患者自评的生活质量结局评分起着关键作用。然而，如存在隐性误吸或感觉不到咽部残留，患者将很难主动报告吞咽功能的变化。为了让患者及保险给付方明确进行吞咽障碍治疗的必要性，可将患者生活质量结局自评结果与影像学检查、高分辨率测压检查结合，建立干预后的测量。

（一）生物反馈

咽部训练过程中感知咽部吞咽事件对患者来说很困难。目前用于复杂手法治疗（如门德尔松手法[35]）的生物反馈方法可能会带来假阳性的反馈结果，因而该领域仍存在质疑[36]。因高分辨率测压能够满足直观反应动作时间和幅度的需要，适合为这些复杂的手法治疗提供治疗反馈。初步研究表明，结合高分辨率测压，正常受试者可根据测压的反馈信息来调整吞咽时间和峰值压力[37]。尽管这种反馈模式有望为患者提供一个交互式的运动学习训练平台，但仍需要对其作为生物反馈工具的有效性进行系统的研究。

（二）压力地形图

在记录到的每一次吞咽动作中，高分辨率测压都可以为临床医师提供大量数据。通过计算机软件将数据存档，可对压力进行回顾。高分辨率测压系统的一个特点是以压力地形图的形式呈现压力数据，也称为 Clouse 图，如图 10–2 所示[38]。图中水平轴表示时间，以秒为单位。导管的压力传感器则沿垂直轴表示。图顶部的传感器位于鼻腔，而图底部的传感器位于食管内。吞咽过程中需要 12～14 个分布在高分辨率测压导管上的压力传感器来测量从鼻咽到食管上括约肌的压力变化（图 10–3）。压力值为第三个维度，用颜色编码的指数表示，其中蓝色和绿色等“冷”色表示较低的压力，黄色、红色和紫红色等“暖”色表示较高的压力。临床医师还可以使用软件应用程序提供的分析工具测量图中选定区域的压力情况。单个压力传感器的压力也可以通过经典线图显示。还可对选定时间内的表列数据进行分析。

吞咽压力地形图所反映的鼻咽部至食管上括约肌的压力事件存在特征性。通过持续存在的压力带能够轻易识别食管上括约肌静息压力。咽期

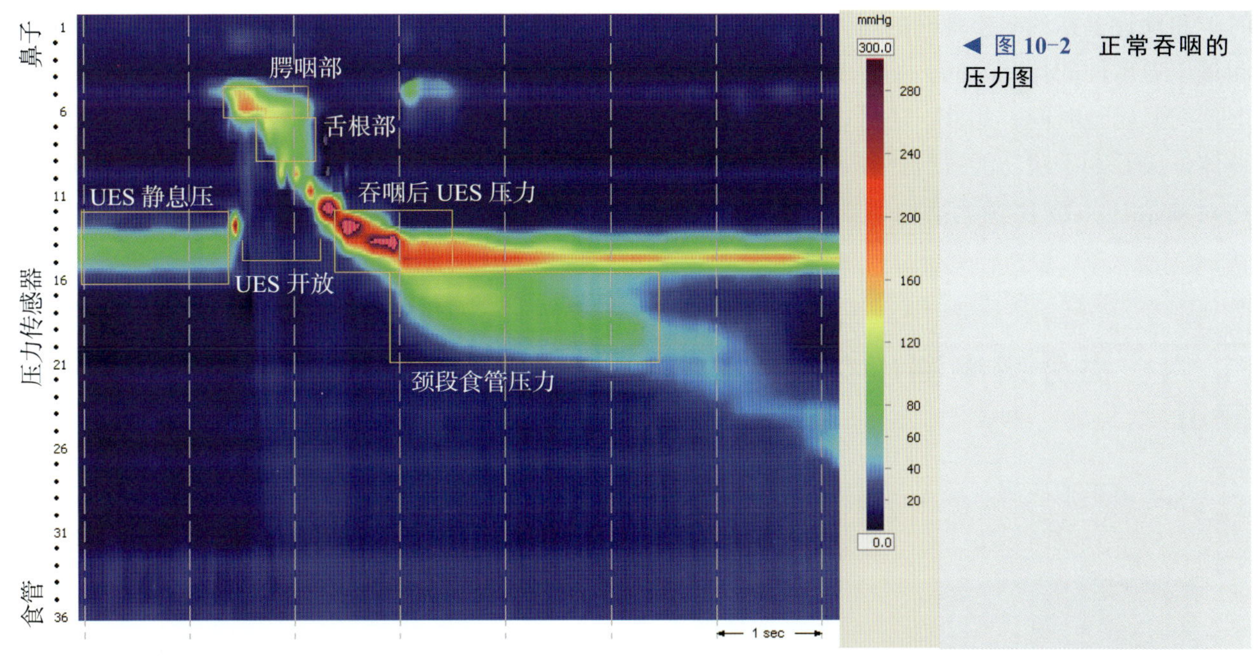

◀ 图 10-2 正常吞咽的压力图

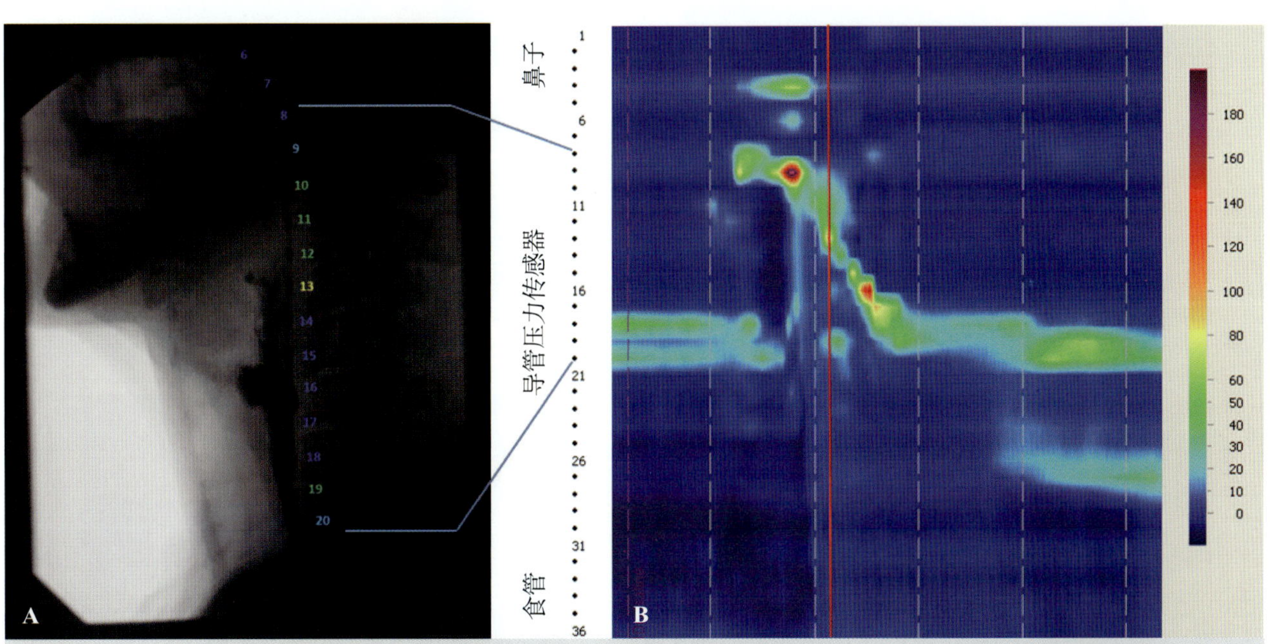

▲ 图 10-3 图 A 侧坐位造影的图像中，对压力传感器进行颜色和数字的标记，颜色反映图 B 中的压力参数。最高的压力（显示为黄色和绿色）出现在舌底部、会厌、食管上括约肌部位的压力传感器；图 B 描绘咽期图表的压力地形图，其中红线位置为图 A 中图像拍摄的时间点

吞咽开始后，这一压力带会中断，反映出环咽肌松弛、食团通过时食管上括约肌向外侧的扩张以及辅助食管上括约肌开放的机械作用力。在吞咽启动后，在食管上括约肌水平以上 10～12 个传感器范围内可呈现出鼻 – 咽区域的压力变化。协调的、时序性的压力梯度可在鼻 – 咽 – 食管上括约肌之间形成一条对角的压力线，在咽期吞咽结束后恢复静息压力。常关注的压力事件包括鼻咽部压力变化、舌根部压力变化、吞咽后压力（食管上括约肌收缩、食团尾部低于食管上括约肌

时）和食管上括约肌松弛时的压力变化。也可以测量压力事件的持续时间，如吞咽总时间或食管上括约肌松弛时间。此外，还可以结合患者代偿性体位或吞咽手法功能进行比较，来确定这些方法对峰值压力或食管上括约肌功能的影响（图10–4）。

六、高分辨率测压在婴儿中的应用

无论是单独应用，还是与阻抗检查、呼吸和心跳测量同步，高分辨率测压可被用于研究咽食管段压力和食团运送的评估[39, 40]。结合心肺节律的评估可以对呼吸和心脏节律调节的变化和适应情况进行研究，与肠功能蠕动的调节一样，这些功能均由迷走神经参与调节。由于婴儿不同口咽状态下吞咽障碍的症状及病理生理学改变复杂，包括了吸吮和吞咽、喂养、呛咳和咳嗽、胃食管反流甚至心肺事件，测压结合心肺节律的评估能够同时对这些事件进行评估，因而通过这种方法对婴儿进行的长期研究是可行的。这种评估方法所得到的数据质量在很大程度上取决于操作者的

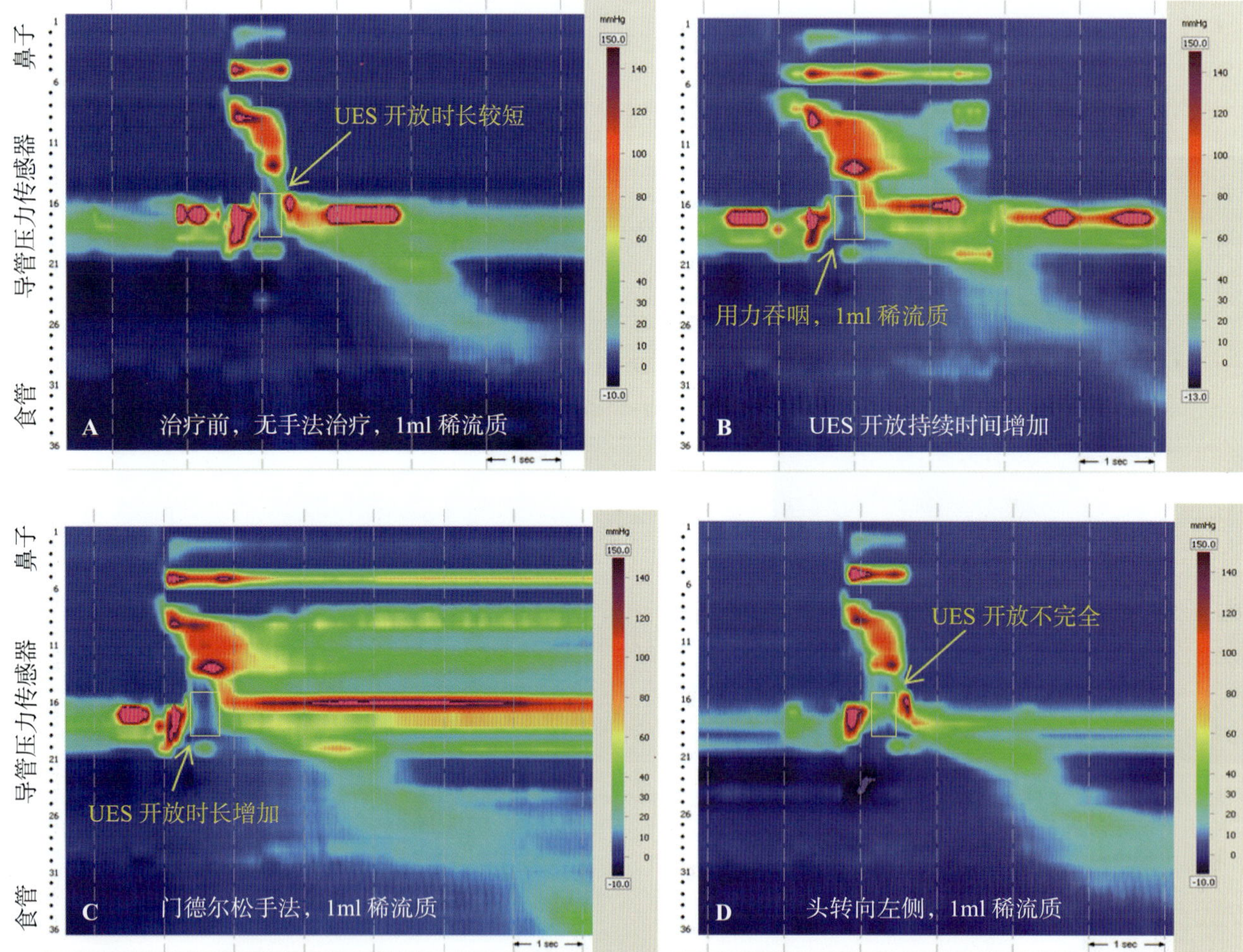

▲ 图 10–4 A. 治疗前压力地形图显示，吞咽 1ml 的稀流质食团时，食管上括约肌开放时间短（0.1s），最低压力 4.1mmHg；B. 同样的食团，在生物反馈治疗过程中，用力吞咽下食管上括约肌开放的时间略有增加（0.2s），最低压力下降至 –0.8mmHg；C. 同样的食团，在生物反馈治疗过程中，门德尔松手法治疗时表现为咽部压力延长，食管上括约肌开放时间进一步延长（0.3s），食管上括约肌最低压力降低至 1.6mmHg；D. 同样的食团，左转头下食管上括约肌无明显开放，食管上括约肌最低压力增加 21.5mmHg；这些测量结果显示了该患者使用转头的代偿方式效果差

技术和经验。通过应用适当的程序或客观地分析数据，评估治疗的反应。

客观评价是研究婴幼儿吞咽节律、摄食及吞咽能力的关键。高分辨率测压是一种创新的技术，通过对压力－流体生物力学事件的描述，评估吞咽障碍病理生理改变。对于婴儿的口咽及食管上括约肌功能，可分析的参数包括：①咽收缩力及舌后部的推力；②食管上括约肌基线张力（mmHg），平均静息压；③食管上括约肌开始松弛（s）；④食管上括约肌松弛时间（s）。

七、未来展望

高分辨率测压是吞咽障碍评估领域中的一种先进技术，但仍需言语语言病理学专业人员进行研究进一步证明其在咽部和食管上括约肌吞咽障碍临床应用中的效能。随着高分辨率测压在临床中心的不断推广，需要标准化的培训来支持应用技能的发展。由于在儿科及婴儿吞咽障碍的诊疗实践中，测压的适应证及模式不同于成人，言语语言病理学专业人员在应用此项检查时应具备更加专业的能力。儿科领域的高分辨率测压的评估模型有待进一步发展和临床研究，需定义出标准化的最佳实践方法，特别是在复杂吞咽障碍领域。

胃肠病学领域已经开发了成熟的计算机分析平台（芝加哥分类）来进行食管运动障碍的诊断[29]。该分类方法已在成人中得到验证，但目前在儿科的应用还有限[41]。随着高分辨率测压在咽部和食管上括约肌吞咽障碍评估中的发展，这种分类方法可能会延伸到上呼吸消化道。测压结合阻抗测定，为评估成人和儿童的食管期吞咽障碍提供了可能[42, 43, 44, 45]，还可用于分析食团流动，因食团流动与食管上方的压力变化有关[39, 46, 47]。为咽部和食管上括约肌数据专门设计的自动化分析软件将减少人工分析的负担，并能够完成整合峰值压力和持续时间的复杂计算，以更好地了解吞咽功能。随着跨年龄段标准数据的出现，高分辨率测压的临床实践可以对各年龄段人群进行更有针对性的评估。三维高分辨率测压已被应用于研究咽部吞咽障碍的不对称现象，该技术将得到进一步发展。技术的进步还会催生更高的压力分辨率，更小的导管直径，以及自动化的分析方法。高分辨率测压会成为言语语言病理学专业人员高度专业化的诊断工具。

习　题

1. 以下选项中，哪项是早期测压仪的限制？

A. 压力感受器太少不足以捕捉到咽部和食管上括约肌的压力范围

B. 压力感受器只能测量到围绕着导管结构的一个方向的压力

C. 压力测量不能服务于食管吞咽障碍

D. A 和 B

E. A 和 C

2. 压力地形图，或称 Clouse 图通过哪三个维度构成的特征性来显示吞咽事件？

A. 食团容积、时间及颜色编码的压力指数

B. 沿导管间的距离、时间及灰度压力指数

C. 沿导管间的距离、时间及颜色编码的压力指数

D. 食团容积、食团种类及患者的年龄

E. 导管直径、导管长度及检查的时长

3. 以下选项中，高分辨率测压中包括哪一个压力事件？

A. 吞咽后食管上括约肌的压力

B. 鼻咽区域压力

C. 舌根区域压力

D. 食管上括约肌最小压力

E. 以上都有

4. 以下选项中，高分辨率测压在咽部吞咽障碍的临床应用中的角色是？

A. 计划吞咽治疗时，口腔压力的测量

B. 吞咽治疗前后，咽部压力的结局测量

C. 测量食管压力，与咽部压力的比较

D. 以上都有

E. 以上都无

5. 以下选项中，哪一个不是做测压时的禁忌证？

A. 近期鼻骨折

B. 近期在上呼吸消化道的手术

C. 认知障碍，无法遵循指令

D. 咽部无力

E. 头颈癌放射治疗后的急性咽黏膜炎

答案与解析

1. 正确答案：（D）A 和 B。

十年前，测压导管包含的压力传感器数量有限，测量的压力仅来自一个方向。随着技术的进步，高分辨率测压被开发出来，导管压力传感器可间隔 1cm 排列，最多可提供 36 个传感器，每个传感器提供 8 个不同的方向环周平均压力。

2. 正确答案：（C）沿导管间的距离、时间及颜色编码的压力指数。

图中水平轴表示时间，以秒为单位。导管的压力传感器则沿垂直轴表示。图顶部的传感器位于鼻腔，而图底部的传感器位于食管内。压力值为第三个维度，用颜色指数表示，其中蓝色和绿色等“冷”色表示较低的压力，黄色、红色和紫红色等“暖”色表示较高的压力。

3. 正确答案：（E）以上都有。

感兴趣的压力事件包括鼻咽部压力变化、舌根部压力变化、吞咽后压力（食管上括约肌收缩、食团尾部低于食管上括约肌时）和食管上括约肌松弛时的最小压力变化。也可以测量压力事件的持续时间，如吞咽总时间或食管上括约肌松弛时间。

4. 正确答案：（B）吞咽治疗前后，咽部压力的结局测量。

咽部和食管上括约肌压力的测定可以指导临床人员制订治疗方案，如代偿性的喂养或姿势策略、训练方案以及外科手术干预。此外，测压结果还可以作为客观基线，以便对不同时点的测量结果进行比较。

5. 正确答案：（D）咽部无力。

咽部无力不是测压的禁忌证。事实上基于所提供的压力测量，测压可以提供与咽部无力程度有关的信息。

第 11 章　吞咽治疗：代偿姿势及康复策略

Treatment: Compensatory, Postural, and Rehabilitation Strategies

Nancy B. Swigert　著
窦祖林　译

本章概要

吞咽障碍或喂养障碍患者成功治疗的计划和实施是基于对评估结果的仔细分析，并要求临床医师选择和利用适当的代偿性、姿势性和康复性策略。代偿性和姿势性策略不能改善潜在生理相关的问题，而康复性策略则是为了获得生理功能的特定变化，对于某些吞咽障碍的人（persons with dysphagia，PWD），一种类型的策略即可，而另一些患者则需要两种或三种类型策略的组合。其中，治疗的有效性需要被衡量，理解吞咽的生理学，运动学习原理，婴幼儿发育的典型特征，以及神经可塑性作用才能选择合适的治疗策略。本章讨论了这些策略在整个生命周期中的使用，尽管某些特定人群（如新生儿、进展性疾病患者）的治疗将在特定的章节中更详细地讨论。此外，本章还讨论了口腔期和咽期吞咽障碍的治疗以及儿童与成人吞咽障碍治疗的一些差异。确定治疗的频率、强度和时机与选择合适的治疗策略同样重要，临床医师应考虑具体的代偿、姿势和康复性策略，以及运用该策略的依据；当证据不存在时，则应该考虑该策略是否依据生理学和相关原则实施。

关键词

代偿，姿势，康复，运动学习，生理学，神经肌肉，感觉运动，神经可塑性，证据

学习目标

- 区分代偿，姿势和康复性策略。
- 陈述吞咽不同阶段的策略。
- 描述生理性障碍与特定策略之间的关系。
- 讨论吞咽障碍有关的神经可塑性、运动学习和神经肌肉治疗原则。
- 策略可利用的证据举例。

一、概述

治疗所有年龄段的吞咽障碍和治疗儿童喂养障碍需要临床医师具备广泛的知识和技能。首先，要制订有效地吞咽障碍治疗计划，必须充分掌握呼吸消化道的正常解剖和生理及吞咽机制。如果不能理解相关机制如何运作，将不可避免地导致不能针对障碍或不能正常发育的机制的计划治疗。整个生命周期的吞咽障碍治疗还需要了解婴幼儿的典型发育特征；儿童和成人特定疾病和疾病的影响；急性、慢性和神经退行性疾病的差异；以及在正常衰老过程中的变化。本书的其他章节涉及了特定人群吞咽障碍的详细信息，并强调了治疗这些人群时的注意事项。本章中所描述策略的有效性可能受到障碍性质的影响，例如，对于患有急性病（脑血管意外）的吞咽障碍患者的治疗，预期会有一些自发的恢复，这将不同于患有神经退行性疾病的患者治疗。发育迟缓儿童的治疗与脑瘫儿童的治疗也不一样。此外，在计划和实施治疗策略时，必须考虑PWD的年龄和认知能力，以及个人支持系统相关的信息。尽管吞咽障碍患者无法独立使用某些姿势和代偿性策略，但在某些条件下仍能成功运用，而一些康复策略则要求遵循复杂的、多步骤的指令。

因此，吞咽障碍和喂养障碍的治疗计划需要多方面的努力。临床医师在选择策略时需要考虑这些因素，并与患者和护理人员合作，共同建立目标。有鉴于此，我们首先讨论了三种主要类型的治疗策略：代偿性、姿势性和康复性，如框11-1所示。

框 11-1　策略类型

- 代偿性—代偿受损功能
- 姿势性—代偿受损功能
- 康复性—可以代偿一些功能受损，但主要目的是生理上的持久改善

二、代偿、姿势及康复性策略

为吞咽障碍患者制订治疗计划时，应用以下三种策略将有帮助，包括代偿性、姿势性、康复性。在大多数情况下，治疗计划将使用这些策略的组合。

（一）代偿性策略

代偿性策略旨在补偿失去或受损的功能。该策略不是为了改善受损的解剖或生理学，而是为了帮助PWD拥有功能性、有效性、安全性、高效率的吞咽。食物调整（bolus modifications）和一些姿势变化被认为是代偿性策略的一种，尽管本文将这些描述为不同的策略。代偿性策略只有在使用时才是有效地，并且可以观察到即刻效应。如患者从嘴唇外漏液体时，可以将外部压力施加到患侧嘴唇；喝水时把手指放在下唇下方可以帮助患者紧闭嘴唇，而不使液体流出。另一个例子是，PWD患者有单侧舌肌无力时，可以将食物放在舌肌更有力的健侧，将有助于患者在吞咽时得到更多控制。食物以何种形式摄入也属于代偿性策略的一种；例如，相比于吸管，一些PWD可能会更有效地或更安全地处理杯子中的液体。这些代偿策略都不会对嘴唇和舌的实际功能产生任何影响，但会帮助PWD更有效地进食，从而代偿功能性损伤。

一个物理治疗的例子可能有助于巩固代偿性策略的概念。一个脑卒中患者可能有永久性的神经通路损伤，从而导致无法抬起脚趾步行，为了保持安全和有效地移动，物理治疗师会让患者佩戴矫形器来控制脚的运动；尽管有长期的神经性障碍，但矫形器作为一种代偿策略能让患者恢复日常活动。

吞咽是一种感觉运动行为。已经研究过的感官策略（如味觉变化、温度变化）在本质上都属于代偿性的，主要目的是改变运动输出，如果变化是暂时的（例如，改善暂时的吞咽功能），即可认为是代偿性策略，运动输出可能涉及也可能

不涉及吞咽。关于感官刺激的数据不足以表明除了短暂的影响外，还有其他长远作用。大多数感官策略涉及食物的变化（如味道、温度）将在第 12 章中讨论。

对于吞咽失用症的个体，其中一种代偿策略是允许 PWD 自我进食（self-feed）。可能是手到嘴的运动提供了更多的感觉输入（如果能实现了长期的改善，则可以被认为是一种康复性策略），又或者可能是自我进食是一项更自然、更自主的任务，从而有助于 PWD 运动计划进食。

一些个体，例如进展性痴呆患者，可能会出现失认症。他们可能不会将放在嘴里的食团作为食物，而只含在口腔中不开始吞咽。有时通过勺子的向下压力来增加感官输入，或者用另一勺食物来触碰嘴唇以提示个体开始推送食团。

（二）姿势性改变

姿势的改变一般不会影响吞咽的解剖结构或生理功能。在大多数情况下，这些体位改变被用于口腔和（或）咽期导向食团流动（redirect bolus flow）。例如，单侧面部无力的 PWD 或切除了一侧舌的 PWD 可能会将头向健侧倾斜（而不是转向），以保证食团在该侧的可控性。点头是应用于咽期的姿势性策略，在某些情况下，当食物通过咽部时，点头吞咽提供了额外的气道保护。与代偿性策略一样，无论如何应用姿势的变化，功能和解剖结构都是不会变化的。

姿势性变化在儿科中的运用，特别是那些感觉运动功能受损的人（如脑瘫），取得了与前文描述不同的结果。例如，患有脑瘫的孩子利用勺子进食时可能表现出下颌前伸或后缩，而将其置于俯卧位可有助于更好地控制下颌来代偿，如果持续使用，即使姿势不被使用，也有助于降低张力，以便维持功能上的变化。

然而，一些在婴幼儿中运用的姿势性改变策略也只是与在成人中使用具有相同的代偿效果而已。比如将婴儿置于侧卧位以提供更多稳定性，那么婴儿的吸吮 – 吞咽 – 呼吸顺序将与较长时间的吸吮更协调。没有证据表明使用这种姿势能促进生理变化，但可以运用这种姿势直到婴儿的生理系统成熟，并在直立位建立安全的吸吮 – 吞咽 – 呼吸模式。

又如患者跌倒后发生后背部损伤，或者因长期不当坐姿造成脊柱软组织压力性疼痛时，均可能会接受姿势性变化的物理治疗。物理治疗师会让患者将双脚置于地板，并在后背部放上泡沫轴来纠正坐姿以减轻疼痛。虽然这种姿势矫正可以减轻疼痛，实际上这有助于损伤治愈吗？实际上不可能，但人们会认为一个更好的坐姿有助于平衡背部的屈肌和伸肌而减少腰痛。

（三）康复性策略

康复性策略是一项能改变吞咽生理的技术，在使用该策略时以及在使用一段时间后，都能提高吞咽的有效性和安全性。例如，已证明了用力吞咽有助于吞咽的长期临床改善[1, 2]，用力吞咽也是一个很好地康复性策略的例子，表明康复性策略解决的不只是生理方面的问题，它能改善舌腭压力、舌根至咽壁压力、舌骨喉复合体位移和颏下肌群活动[3, 4, 5]。

应针对评估期间确定的潜在生理障碍而运用这些策略，同时使用康复性策略时也应该有支持生理变化相关的证据。然而，一些策略的使用依据在健康个体中存在，但在 PWD 中却并未发现；也有一些策略的使用依据在某些群体的 PWD 中存在，而与另外的 PWD 个体无关。还有一些策略并不满足使用依据但仍被临床医师使用，则是基于神经可塑性或运动再学习的原则。本章在描述该策略时，将引用现有经验证据的一些例子。

尽管一些康复性策略也可作为代偿性策略，但这些策略通常在治疗期间使用，而非进食过程中。例如，PWD 每次吞咽时使用门德尔松手法可以维持舌喉抬高，减少梨状窦残留物，从而增加吞咽的安全性，这种情况下被视为代偿策略的一种。然而研究也表明，门德尔松手法作为康复策略在一些人群中使用会改善长期的舌骨喉部位移和功能性吞咽[1, 6]。

与姿势性和代偿性策略不同，后者通常可以在没有 PWD 主动参与的情况下应用或使用，而康复性策略要求 PWD 能够理解、遵循指示，并执行非常复杂的动作。例如，超声门上吞咽法要求吸一口气，稍微呼出一点点后，在喉咙里紧紧地屏住呼吸，用力吞咽，呼气，咳嗽，然后再吞咽。当然，有许多儿童和成年人遵循这样一个多步骤的指令可能太具挑战性了。

PWD 在进食过程中选择运用这些策略时，需要考虑策略产生的影响。该策略是否需要注意力高度集中才能记住？ PWD 是否在每次吞咽时都记得使用该策略？该策略是否需要花费过多的体力（比如用力吞咽，超声门上吞咽）而使患者疲惫？如果该策略需要太多用力，是否会导致 PWD 无法完成进食，由于需要额外工作，从而损害营养状况？在整个用餐过程中，PWD 是否能够始终如一地使用该策略，或者是否需要提示？如果需要提示，谁能始终如一地给予提示？

（四）组合策略

熟练的临床医师在制订治疗计划时经常使用不同类型策略的组合。以物理治疗模型为例，手术后（如膝关节置换）立即使用拐杖作为代偿顺应姿势改变（例如，上下台阶时均先迈出未手术一侧腿）。在治疗过程中，治疗师可能会进行康复强化练习，随着患者的改善，可能不再需要拐杖，治疗中使用的运动类型在复杂性和强度上也会有所变化。

以下 3 个吞咽示例阐释了不同策略的组合以及其应用的时序性。

1. 例 1

一位脑血管意外的急性期成年患者，伴随口腔期、咽期吞咽障碍且难以听懂指令；吞咽的仪器评估表明，头转向左侧的姿势可以提高咽期吞咽的安全性。临床医师将手指放在一侧脸颊上有助于将食团保持在健侧咀嚼。这些策略结合在一起，PWD 能够安全地进食变更的食物。PWD 还需要改善喉上抬，但此时却不能按照指示完成康复性策略，如门德尔松手法；因此最初的治疗计划侧重于使用姿势性和代偿性策略使其安全进食，直到能够更主动地参与治疗，或自发恢复到改善咽功能为止。

2. 例 2

一名 13 岁的脑外伤患者在恢复的最初阶段无法安全进食，并通过经皮内镜胃造口管喂养。在康复医院，经仪器评估显示，舌骨喉部位移，舌根障碍，咽壁运动，咽部反应的时间异常。然而，点头吞咽的姿势以及食团性状的改善，在没有进一步代偿的情况下也能安全的进食调整的食物。基于这一点，这位青少年能够积极参与治疗；不同阶段中不同类型的康复策略也被广泛运用。经过一段时间后，重复的仪器评估显示咽部功能有了明显的改善，此时不再需要使用点头吞咽来代偿，尽管食物性状改善仍是需要的；饮食也升级为正常饮食，只有少许康复策略仍被采用。

3. 例 3

一位 82 岁女性中度老年痴呆症患者，咀嚼固体和清洁口腔有困难，并无咽部功能缺失。最初的治疗计划包括食团调整，在每次干吞咽后饮用少量液体作为代偿，同时将写有这些提示的纸条放置于餐室的餐桌上。由于疾病的渐进性发展和患者不能遵循指示接受治疗，所以不建议采取康复策略。随着疾病的进展，她不再能够理解书面或图片的提示；因此，只能通过改善食物来管理吞咽障碍。

每种策略的使用比例、应用策略的顺序以及何时停止策略与以下因素有关，包括年龄和发育（儿童）、损伤的病因、障碍的性质（急性、慢性、进展性）、认知能力、治疗环境，以及患者的支持系统。虽然与解剖和生理学受损匹配的策略是至关重要的，但其他因素也将在很大程度上决定治疗的成功与否。

具体的代偿性、姿势性和康复性策略将在本章后面详细描述，并帮助读者将特定的策略与生理学上的障碍联系起来。

三、制订治疗计划的原则

吞咽涉及了口腔、喉和咽部的一系列高度协调、随意性和反射性的感觉运动，以及上呼吸消化道的呼吸和吞咽功能之间的协调。临床医师必须了解肌肉功能并且掌握神经肌肉治疗能否对吞咽发挥作用的相关原则。当治疗技术得到证据的支持时，这些证据应该帮助临床医师确定该技术的有益性；而且，临床医师也应该利用这些原则来理解该特定运动为什么能用于这种生理的障碍。当缺乏证据时，临床医师使用相关原则的信息来确定治疗策略是否起作用，或者更简单地说，考虑到对吞咽生理学的了解，这项技术有意义吗？这些相关原则包括运动控制、运动学习和神经可塑性，如框 11–2 所述。关于儿童的治疗，还必须考虑神经肌肉康复与正常发育之间的关系。来自这些研究领域的信息可以帮助指导临床医师制订治疗计划。考虑到这些重要问题，还需要基于以下信息去回答。

框 11–2 神经可塑性原则

- 用进废退
- 越用越好
- 特异性
- 重复性
- 强度
- 时间
- 突出性
- 年龄
- 可转移性
- 干扰

- 特定 PWD 患者生理上的障碍能被改变吗？
- 有无可能训练带来的伤害超过益处？
- 实施训练的频率如何？
- 需要重复多少次才能获益？
- 训练应该集中在一起还是分散？
- 正在教同行完成这种技能训练？
- 什么干预时机是最有益于恢复吞咽？

（一）神经可塑性原则

神经可塑性描述了大脑改变的能力，即改变神经元系统来响应输入的变化[7, 8]。在使用特定的康复策略改善吞咽时，不仅需要使特定肌肉运动和感觉的力量、速度和协调性得到改善，还要改变潜在神经通路来指导运动。Martin 指出，越来越多的证据表明：①吞咽神经可以根据功能性训练发生可塑性变化；②这些吞咽神经可塑性变化可能与调节吞咽行为有关[9]。

行为和神经通路的变化不一定是相互的。换言之，虽然神经通路的变化可能导致行为变化，但行为变化只在某些时候才能发生神经可塑性变化[10]。例如，代偿性策略并不改变神经通路，而是使用不同的神经通路来补偿功能缺失。

Robbins 等[10] 描述了神经可塑性的 10 个原则以及与吞咽中使用康复策略的关系[10, 11]。这些与吞咽有关的原理正在进行转化研究，尚不清楚确切的信息。然而，临床医师在制订计划来管理 PWD 的吞咽障碍时，会从这些原则和概念中获益。

1. 用进废退原则　如果脑功能不予以使用，那么行为反应就会退化。如果 PWD 只使用吞咽机制进行唾液吞咽而不用嘴进食，那么该机制的废用是否会导致皮质反应的减弱？

2. 越用越好原则　功能可以通过使用来改进，特别是那些为了提高活动的能力而设计的练习。这将意味着重复吞咽本身可能不会导致改变，但实际训练中应该让 PWD 改变吞咽的某些方面，例如增加力量或协调性。

3. 特异性原则　可塑性与所实践的具体技能有关。练习一项技能不一定会导致大脑不同区域的变化。特异性表明，正在训练的运动应该接近功能目标任务期间所需的运动要求。例如，练习把 1 个空勺子带到嘴唇上，不太可能达到从杯中摄取液体而产生的有效吞咽效果。Clark 证明了舌力量训练的特异性，因为等张运动并不能像等长运动一样提升耐力[12]。

4. 重复性原则 为了改变神经基质，练习内容需具有广泛性，并持续一段时间。但尚不清楚完成的运动要重复的次数以及等长运动（如门德尔松手法）持续多长时间。

5. 强度原则 为了获得神经性的改变，训练必须有足够的次数，并迫使身体超过日常基本运动水平来达到神经肌肉的适应性[13]。与特定的吞咽康复策略相似，我们并不知道运动量多大是合适的，Burkhead 等建议应让患者训练到疲劳点，而不是单纯地执行特定数量的重复[14]。而当强度一词与感觉治疗有关时，则含义不同，具体是指所应用的感觉刺激的强度。

6. 时间原则 长时间的训练和连续训练（非间歇训练）可能导致最大限度的神经性改变[15]。临床医师必须在适当时间应用这一概念于 PWD 的治疗中，也许在恢复的早期阶段使用代偿性策略直到 PWD 能够充分参与治疗，并从康复策略中获益。

7. 突出性原则 患者正接受的训练应是至关重要的，功能性的，并与正在训练的行为有关[16, 17]。单一重复的运动（如舌尖抬高）不可能提升运动的技巧性，例如在舌上集合食团，然后在口腔中后移。如果临床医师打算改变吞咽功能，那么相关训练必须与吞咽有关。涉及吞咽的运动输出（如用力吞咽）比没有涉及吞咽的运动输出（如压舌）的效果更显著。

8. 年龄原则 年轻的大脑具有更强的适应性和可塑性。例如，儿童的训练比老年人的训练更有可能产生神经可塑性；年幼的孩子比年长的孩子更有可能表现出神经性变化。尽管神经可塑性确实发生在整个生命周期，但其反应随着年龄的增长而减弱[18, 19]。

9. 可转移性原则 一种行为训练反应的可塑性可增强类似行为的获得。训练舌侧向清除面颊部裂缝中食物的残留，可以强化舌侧向把食物放置于咀嚼面上的功能。

10. 干扰原则 在给定的神经结构中，其可塑性可能会阻碍该结构与其他更有益的可塑性的结合。一个 PWD 可能会学习一个不适应的代偿行为，而这有可能会阻碍相同的神经通路来学习另一个适当的行为。

想要了解更详细的信息，读者可查阅到相关文献[20]。

（二）运动学习和神经肌肉治疗原则

Humbert 和 German 提出了运动控制和运动学习对吞咽的重要性，同时表明吞咽障碍领域的研究落后于肢体运动等领域的研究[21]。框 11–3 列出了运动学习的相关原则。

框 11–3　运动学习原则
• 感觉反馈对于学习和校准动作是必要的。 • 吞咽采用自上而下和自下而上的处理。 • 吞咽是受反射性和随意性控制的。 • 反馈和前馈循环适用于适应性运动。

虽然我们还需要更好地理解吞咽的神经控制，它如何与特定的运动联系以及改善这些运动的方法，具体的康复策略在后续中描述。这里粗略地提及几个原则以供读者参考。

- 感觉反馈对于运动学习、预测运动的准确性和运动校正都很重要。
- 吞咽包括自上而下（皮质控制）和自下而上（外周输入到皮质）[22–26]。
- 吞咽动作发生于反射性和自主控制的连续之中[27]。
- 运动学习涉及反馈和前馈循环以便个体适应更多运动[28, 29]。

在 2003 年，Clark[30] 发表了关于言语和吞咽神经肌肉治疗的教程，其中描述了神经肌肉障碍和神经肌肉治疗的类型，讨论了一些神经肌肉治疗技术应用于口腔肌肉时为什么有意义或没有意义。

神经肌肉治疗的大部分工作可追溯到物理治疗师的工作，但他们主要是针对四肢大肌群的训练。这些大肌群中的肌肉纤维类型往往不同于嘴唇、舌、脸颊和软腭中的小肌肉类型；因此，同样类型的治疗在口腔肌肉中难以达到相同的效果。例如，众所周知，肌无力常见于吞咽障碍[31, 32, 33]，但这种无力对功能性吞咽的影响尚未确定[30]。

口腔肌肉与四肢肌肉的另一不同之处在于，在肢体系统中，很容易识别出单一的肌肉群（如肱二头肌），并只在该肌肉上训练。在口腔和咽部，许多肌肉群在结构和功能上重叠。此外，与肢体功能相比，口咽功能在大脑中的优势侧程度较低[34, 35]。

不能适当理解和应用运动控制和神经肌肉治疗的知识可能导致 PWD 无法从治疗中受益，甚至变得更糟。例如，力量训练是一种主动训练，同时在训练中会产生疲劳，而在患有肌萎缩侧索硬化症的 PWD 中，训练到疲劳点可能会减少力量储备[36]。力量训练也可导致肌肉张力增加，在有痉挛的患者中使用强化练习，张力可能会进一步增加。相反，在有些情况下使用强化技术是合适的。口腔期吞咽障碍患者常伴有舌无力[31–33]。

对于正在治疗的吞咽障碍儿童，更深入地理解神经肌肉治疗的原则将有助于在制订治疗决策时做出更明智的选择。Sheppard[37]提出了五项基本治疗原则的总结，如框 11–4 所示，这些原则对于儿童吞咽障碍的功能性任务的康复和感觉运动治疗是基本的：①选择治疗策略应注重于评估时确定的特定神经肌肉障碍；②保持最佳的力线和姿势控制，以达到最佳效果；③在进食功能任务之前或期间应用治疗策略，使任务更加具体；④按照儿童发育顺序训练发育性技能；⑤当减少易化策略帮助儿童泛化技能时应适当增加任务要求。

框 11–4　吞咽障碍儿童运动任务的治疗原则

- 选择治疗策略应注重于特定的神经肌肉障碍。
- 维持最佳的力线和姿势控制。
- 任务最佳的实践是自然的进食练习（特异性）。
- 按照儿童发育顺序进行发育性训练。
- 减少易化 / 提示时应提高要求。

四、吞咽障碍治疗的循证依据

吞咽障碍的研究，特别是转化性研究中，为使用特定的治疗策略提供更多的证据，但还远未达到临床医师能够自信地选择良好的策略来治疗所有年龄和人群吞咽障碍的地步。美国言语语言与听力协会（the American speech–language–hearing association，ASHA）国家交流障碍循证实践中心基于证据的系统回顾将口咽期吞咽障碍行为治疗分为 3 部分[38–40]。第 1 部分提供背景和方法，第 2 部分描述吞咽障碍治疗对正常吞咽功能的影响，第 3 部分讨论吞咽障碍治疗对神经功能障碍人群的影响。后来发表了 PWD 癌症后治疗的讨论结果[41]。这一系列的文章列出了临床医师在明确特定的治疗策略时所面临的挑战。

- 许多研究都是基于正常吞咽的个体完成的。如果不能很难将这些发现转化到吞咽有缺陷的个体上，当然也不是不可能；
- 一些技术（如用力吞咽）比其他技术得到了更多的研究；
- 许多研究处于探索性研究阶段，而不是有效性研究；
- 当对一个群体（如脑卒中）完成相关研究时，其结果不一定能泛化到另一个群体（如神经退行性疾病）；
- 这些研究的对象和分析方法各不相同，“更多的是为了实验前的探索，而非科学的实质、方向和进展（原文第 201 页）”[41]。

这些系统回顾的结果将支持姿势或动作行为干预的研究描述为“年轻、瘦小以及这些干预措施的使用应与临床决策的其他重要方面一起考虑和权衡，其中包括治疗人员、临床医师的专业知识和患者的偏好”（原文第 203 页）[40]。虽然这一系列文章是在 2009 年发表的，但这一说法仍然是准确的，Speyer 等[42] 2010 年的综述得出的结论也基本相同。

缺乏证据并不一定意味着代偿性、姿势性或

康复性策略不起作用。Rosenbek 指出，吞咽障碍不只是临床实践比循证实践更快的科学领域[43]。然而，当缺乏具体的证据时，临床医师必须使用解剖学、生理学、正常发育、神经肌肉功能障碍，以及前面讨论的原则来决定特定的策略应在何时运用于 PWD 的治疗中。

结局数据：结局数据可用于回答治疗的结构和时间问题，并回答了特定情况下提供特定治疗的相关结果。但由于缺少对照组或描述的方法并不能得出这些变化是治疗的结果，只是简单的表明结果发生在给定的治疗时间内。此外，数据结果可以作为有效数据的辅助，为临床医师制订治疗计划提供依据。

诸如以下问题可用结果数据回答。

- 给予何种治疗才能达到最大的获益？
- 每次治疗时间应该是多长？
- 一对一还是团队治疗更为有效？

对于每一个问题，可能会基于结果不同提出更具体的问题。

- 不同诊断的 PWD。
- 在连续护理的不同时间点。
- 不同年龄的 PWD。
- PWD 吞咽障碍的严重程度。

ASHA 有一套收集了成人和 3—5 岁儿童数据的全国结局测量系统[44]。

五、不同阶段吞咽的治疗

不同阶段吞咽问题的治疗必须基于通过临床和仪器评估获得的信息。口腔准备期的治疗可以很大程度上从临床评估中确定，而口腔期和咽期的治疗几乎完全是基于仪器评估。言语语言病理学专业人员（speech-language pathologist）在食管期阶段的治疗中只起着次要作用。虽然言语语言病理学专业人员必须了解咽期和食管期症状之间的关系，但大多数食管疾病的干预措施都是内科或外科的，但言语语言病理学专业人员经常参与成人和儿科人群中关于胃食管和喉咽反流的管理及其对吞咽影响的咨询，以及介入 PWD 相关教育，并向医学专家进行适当的转诊以管理这种疾病。

在儿科人群中，通常治疗儿童口腔期的障碍。这可能是由于感觉运动缺损或与喂养行为问题有关，更准确地称为避免限制性喂养障碍（avoidant-restrictive feeding disorder，ARFID）。婴幼儿，特别是脑瘫或运动技能发育严重延迟的儿童可能在咽期出现缺陷。在儿科中治疗咽部障碍的一个挑战是儿童的年龄和认知水平往往难以使用复杂的康复策略，而是需要姿势代偿和食团的调整。治疗方案的制订除了根据对儿童口腔期和咽期吞咽障碍进行评估外，临床医师还必须将结果与发展顺序进行比较，如吸吮；吸吮 – 吞咽 – 呼吸；用勺子和杯子饮用时嘴唇闭合；以及咬合和咀嚼时下巴、嘴唇和舌运动。

临床医师认为成人 PWD 在吞咽障碍发生前具有正常的口腔期和咽期功能。因此，临床医师将 PWD 的当前技能与正常吞咽的成年人的技能进行比较来确定治疗目标。

六、口腔期不同治疗策略的分类

本章描述的每一种策略都是强调与生理性障碍有关。在口腔期，根据口腔机制障碍的部位进行分类（如嘴唇、下颌）。此外，每种关策略被分为补偿性、姿势性或康复性（在每个策略之后用 C、P 和 R 表示）。没有明确的证据表明这些口腔策略都是具有康复性的（导致生理上的长期变化），但这正是它们本来的特征。为了强调吞咽的感觉运动性质，进一步描述代偿性策略是否使用感觉输入（sensory input，S）和预期的运动反应（motor response，M 或 MS）。例如，唇部力量训练将用 R/M 表示，意思是使用康复性策略，包括运动反应（但不是吞咽的运动反应）。头部侧倾是姿势性变化，因此标记为 P。将食团放置在较强的一侧运用的是代偿性策略，同时也有感觉输入（C/S）。框 11–5 列出了治疗策略的类别。对于口腔期，信息标注在每个策略之后的括号中。

框 11-5　治疗策略的分类

- P = 姿势性
- C = 代偿性
- R = 康复性
  - S = 感觉
  - M = 预期的运动反应
  - MS = 预期吞咽运动反应

口腔期治疗

口腔准备期治疗目的是帮助 PWD 摄食，为食团转移到口腔后部做好准备，与此同时将食团置于舌中央防止其从舌根部或口腔前方溢出。在口腔期，PWD 需把凝聚在一起的食团从舌中部推至舌根部。这需要嘴唇、下颌、舌和软腭的完整结构，以及协调运动。这三种策略（姿势性、代偿性和康复性）都可用于口腔准备和口腔期吞咽障碍。然而，缺乏足够证据来证明口腔运动康复练习的有效性，许多时候临床医师需要依赖于姿势性和代偿性策略，以及食团调整来解决这些缺陷。

一篇基于循证医学的综述指出，儿童进行口腔运动训练（oral motor exercise，OME）对于吞咽生理，肺功能健康，功能性吞咽结局以及流涎管理的影响。由于研究人群的多样性以及研究方法存在的缺陷，出现了不同研究结果。没有足够的证据来确定 OME 对吞咽生理的影响；功能性吞咽和流涎管理的结果也是模棱两可的；目前尚没有 OME 对儿童肺功能影响的研究[45]。

Rosenbek[44] 指出，缺乏证据并不一定意味着治疗技术不起作用，姿势性、代偿性和康复性策略常用于解决口腔期吞咽功能缺陷。

1. 唇

使用勺子、吸管或杯子有效摄取食团时时，嘴唇必须有效闭合；并在食物准备期和传送时保持闭合状态。用于减少嘴唇闭合的强化练习尚没有得到相关研究的支持，并不能说明是运动改变了功能。Hägg 和 Anniko[46] 发现脑卒中患者在经过一种叫作唇屏装置（lip screen，P142）的训练之后，嘴唇力量和吞咽功能有所改善；Shelton[47] 发现在长达 4 周的高阻力吸管（high resistance straws）抗组训练下嘴唇和口颊部肌群力量并未增强。为了客观地测量嘴唇力量变化来评测下列策略的有效性，可以使用爱荷华口腔行为仪（iowa oral performance instrument，IOPI）[48]。

如果舌泡放在嘴唇之间，可以测量唇的挤压力量。但嘴唇力量的增强如何影响其功能运动，比如进食，饮水，吞咽等还尚不清楚。改善唇部功能的策略包括。

- 患者闭合嘴唇将绳子噙在嘴中，同时牵拉绳的另一端施以阻力（R/M）。
- 使用口腔屏（oral screen P142）装置进行唇部力量训练[46]（R/M）。
- 抿嘴，微笑的同时后缩嘴唇（R/M）。
- 咧嘴笑，同时在脸颊施以阻力（R/M）。
- 缩小吸管管径增加阻力，并用力吮吸[49]（R/MS）。
- 把类似勺子形状和质地的物体放在口腔中来改善嘴唇运动的力量和准确性[50]（R/M）。
- 当使用勺子、杯子或吸管进食时，把手放在上和（或）下唇，向嘴唇力量弱的一侧提供支持（C/S）。

2. 下颌

下颌的水平，垂直和旋转运动是有效咀嚼固体食团的关键。固体和液体的吞咽离不开下颌与舌的相互作用[51]；在临床工作中应当考虑到这种相互作用并选择合适的治疗策略。下颌运动训练在儿科中的使用比成人多，市场上尽管有许多方法可以增强下颌力量并逐渐改善咀嚼功能，但尚没有相关使用结果的报告发表。一些研究表明口香糖可用于增强下颌力量。Tzakis 等[52] 发现使用高阻力性口香糖并不能长期改善咀嚼功能，反而还会造成暂时性的咀嚼效率的降低；Kiliaridis 等[53] 发现健康成年人在咀嚼超硬口香糖后咀嚼肌的功能有所增加。

以下策略可用于下颌力量减弱的情况。

- 张嘴的同时在下颌施以阻力（R/M）。
- 闭合嘴巴时在下颌施以阻力（R/M）。
- 在下颌下方提供支持来减少其张开范围，同时提供稳定性（C/S）。

3. 面颊

如果双颊张力正常，可以保持与牙龈的紧密性防止食团进入侧沟。嘴唇相关的练习（如鼓腮、嘟嘴、抿嘴）也适用于面部肌群训练。但这些练习在文献中也没有得到普遍支持。例如，Clark 等[54]发现使用 IOPI 练习 9 周后，面部肌群力量并未增强；并且侧重于减少张力的相关策略本质大多是代偿性或姿势性的。

- 抿唇和缩唇，如夸张地发 oo、ee 音（R/M）。
- 嘟嘴时在面颊部施加压力（C/S）。
- 将食团放在健侧（C/S）。
- 用餐时有规律地用舌或手指清理口腔（C）。
- 进食后漱口并清理口腔（C）。
- 把头侧向健侧进食，保持食团在健侧处理（P）。

4. 软腭

尽管咀嚼时软腭有一些周期性运动，在口腔期软腭通常是顶住舌根部，帮助食团保持在口腔中。在咽期软腭抬高，将鼻腔与咽腔轻轻地分隔开，吞咽时鼻腔反流，鼻咽封闭产生的压力有助于食团流动[55]。尽管软腭运动在咽期更完整，这里讨论的软腭被认为是口腔肌肉的一部分，没有任何研究表明有训练能改善吞咽时腭咽闭合，也没有相关姿势性和代偿性策略减少鼻反流的研究。

5. 舌

在口腔准备期和口腔期舌的运动十分活跃。舌在口腔准备和口腔（转运）阶段非常活跃。舌的侧向偏移可以咀嚼的食团偏向一侧，然后再回到中线位。舌尖可上抬到齿槽脊，舌的两侧缘可挡住牙齿，维持食团在舌上。舌略微上抬抵住软腭能将食物存留于口腔，并防止过早进入下咽。整个舌的前后协调运动来推送食团进入下咽腔开始咽期（舌根在咽期起着重要作用，推动食团进入下咽，这一部分将在咽期讨论）。

相对于其他口腔肌群，舌的康复策略被更为广泛地研究。并有相关证据陆续证明增强舌肌力量训练的意义所在，但大多数研究是在成年人群中开展的。最近的研究还表明，针对舌肌群的训练可以改善咽期吞咽的某些特定方面，这些结果将被提到。舌部力量增强是最近许多研究的重点。许多研究表明在正常健康老年人群中，增加舌体积，可以改善吞咽压力，减少气道入侵，改善食团控制和功能性摄食[56–58]。

当以舌力量作为改善舌力量训练项目评价时，主观评估是不够的。Clark 等[31]指出，缺乏经验的和有经验的评估者之间对舌力量的判断不同，这将导致不同组间得出不同的吞咽功能障碍。几种装置适用于舌力量的客观评估。IOPI[48]通过把一个标准化的舌泡放在口腔内任意位置的舌面上，然后舌体上抬，把舌泡压在口腔顶端，测量个体能产生的最大压力作为舌力，获取的峰值压力可显示在屏幕上。SwallowSTRONG 装置（the swallow strong device，swallow solutions）[59]也可测量最大舌压，该装置采用定制的类似舌形状的口片取代舌泡，舌片贴在硬腭上，其前后左右对称地有 4 个独立的传感器，此种新型设备被称为麦迪逊口部力量治疗仪（madison oral strengthening therapeutic，MOST）[60]。这些设备在治疗中也可作为生物反馈装置。

尽管缺乏相关证据难以让人信服，其他设备也有运用于舌功能的改善。例如，Ora-Light（kapitex healthcare）是一系列类似勺子状的物体，通过提供触觉本体感觉反馈来获得准确的舌放置和增加舌力[50]。尽管没有研究可证实该装置的训练结果。Trasip[49]指出使用高阻力性吸管可以改善舌力，增加吞咽力量。但 Shelton[48]显示该训练只是改善唇力并未改善吞咽力量。Yeates 等[58]表明，除了舌力量训练外，准确性训练也很重要，并利用类似 IOPI 的设备来度量准确性。

Robbins 等以急性和慢性的脑卒中患者为研

究对象，使用 IOPI 训练 8 周以后，所有训练对象的吞咽压力和等长收缩力显著性提高；液体的气道渗入减少；2 个受试者舌体积增大[57]。这些研究体现了强度和特异性原则。

感觉策略并未被采用在诱导舌的变化中，但 Pelletier 和 Dhanaraj[61] 发现适度的甜味、高强度的酸味和咸味可会产生更高的舌吞咽压力。但 Miyaoka 等[62] 指出在健康志愿者中改变味道，吞咽没有变化。

因为很多研究对象是健康成年群体，并且训练方案也有所不同（例如天 / 周的次数，舌的靶目标），所以很难描绘出具体的训练方案。但大致能显示出，舌对力量训练的反应和口腔期和咽期吞咽功能的改善结果。

舌运动功能的障碍或减弱的姿势性、代偿性、康复性策略主要包括以下内容。

- 用压舌板压舌尖，通过抗阻力来增强舌前伸和上抬的力量（R/M）。
- 舌尖沿着硬腭从前往后运动（R/M）。
- 用压舌板进行卷舌动作的抗阻性训练，增强吞咽时食团后送力量（R/M）。
- 侧移舌尖到唇的两角或口腔、面颊，对于后者可用手将阻力施加于脸颊上或推舌（R/M）。
- 将压舌板置于舌侧缘，施加阻力以强化侧向的力量（R/M）。
- 利用压舌板进行舌根部的上抬抗阻运动（R/M）。
- 用力发以“k”音结尾的单词（R/M）。
- 使用有刻度的吸管来增强舌力（R/MS）。
- 使用 Ora-Light[50]，其形状和质地类似勺子，放置于口腔中来提高舌运动的力量和准确性（R/M）。
- 食团放在健侧进食（C/S）。
- 如果舌不能转移食物到咀嚼面，则将头向健侧倾斜（P）。
- 多次吞咽清理口腔（C）。
- 将食团放到口腔时，用勺子施加向下的压力来增强感觉输入（C/S）。
- 对于不愿意张口的患者，可把一勺食物放到嘴唇边来启动舌运动（C/S）。
- 低头或下颌后缩，避免食物过早进入舌根部（P）。
- 略微抬头促进食物向口腔后部移动（因为该姿势可能将食物直接送入气道，所以使用前必须用仪器检测；此外，这种位置改变了咽和咽食管段压力的协调性，也许会加重咽部相关问题）[63]（P）。
- 定期喝一口液体以清除口腔残留物（C）。

七、咽期不同治疗策略的分类

咽期吞咽必须安全且有效。安全性吞咽是指食团不进入气道；有效性吞咽是指有效率地将食团从咽部清除。咽期治疗包括解决运动时序性问题，气道保护，以及残留物清除。表 11-1 分类列出了咽期代偿性、姿势性和康复性策略；康复性策略根据有无涉及吞咽运动被进一步分类，有吞咽的运动输出更加突出；有无设备使用也被列在表中。基于改善吞咽功能的角度出发，如果康复性策略（如超声门上吞咽法）在摄食时被应用，在表中代偿性策略也可作为补充。但实际上，没有或只有很少的依据能够证明康复性策略的有效性。如果代偿性策略在很大程度上依赖于感觉输入，那么 S 与 X 一起被放在表中相应栏目中。因此，被标记的策略意味着要强调的生理障碍。例如，门德尔松手法可用于标记吞咽时间、舌骨喉复合体的向前向上运动以及咽壁运动。

在早年的吞咽障碍管理中，吞咽的分期是独立无重叠的：上一个阶段结束再开始下一个阶段。但近期研究证实了吞咽各个时期是相互重叠整合在一起[64]，通过舌的运动启动咽期这一发现，增加了口腔期和咽期之间关系的理解。一些研究总结了舌运动较早的作用表明舌力量的改善如何导致咽期吞咽生理的变化[57]。

咽期由舌、软腭、咽壁、喉肌和喉软骨，以及食管上括约肌的共同协调运动完成。这些运动

表 11-1　咽期代偿性、姿势性、康复性策略

策　略	代偿性（S= 加入感觉输入）	姿势性	康复性			可用于强调生理性障碍							
			运动不伴吞咽	运动伴吞咽	设备	时序性	舌背部	关闭气道声带 / 杓状软骨	关闭气道入口	舌骨喉复合体向前	舌骨喉复合体向上	舌根压力	咽壁压力
温度触觉应用	×/s					×							
味觉变化	×/s					×							
碳酸饮料	×/s					×							
温度变化	×/s					×							
小食团 / 其他食物调整	×					×	×	×	×	×	×	×	×
液体漱口	×									×	×	×	×
器皿改变	×					×	×						
点头吞咽		×				×	×	×	×				
声门上手法	×			×		×		×					
声门上伴表面肌电图	×			×	×	×		×					
超声门上手法	×			×		×		×	×		×		
门德尔松手法	×			×		×				×	×		×
门德尔松手法伴表面肌电图	×			×	×	×				×	×		×
用力吞咽	×			×		×				×	×	×	×
用力吞咽伴表面肌电图	×			×	×	×				×	×	×	×
任务准备	×/S			×		×	×						
头部旋转		×						×		×	×		
屏气			×					×	×				
多次吞咽	×									×	×	×	×
用力咂舌			×							×	×		×
抬头			×							×	×		
压舌			×							×	×		
舌抗阻回缩			×									×	

（续表）

策　略	代偿性（S= 加入感觉输入）	姿势性	康复性			可用于强调生理性障碍							
			运动不伴吞咽	运动伴吞咽	设备	时序性	舌背部	关闭气道声带 / 杓状软骨	关闭气道入口	舌骨喉复合体向前	舌骨喉复合体向上	舌根压力	咽壁压力
模拟漱口			×									×	×
模拟哈欠			×									×	×
Masako 训练				×									×
呼气肌力量训练器			×		×					×	×		
点头 / 下颌开口抗阻			×		×					×	×		
神经肌肉电刺激				×	×					×	×		

在咽期被分成2组，确保吞咽的安全性和有效性：①吞咽前和吞咽时出于气道保护的气道关闭；②结构的有效率运动清除食物残留，这样做保护吞咽后的气道（框 11–6）。

框 11–6　咽期的安全性和有效性

- 气道关闭（安全性）
  - 时序性和协调性［见（一）气道关闭——时序性和协调性障碍］
    - 延迟（转运时间增加）
    - 时序紊乱
  - 所有水平的运动关闭［见（二）吞咽前及吞咽时气道关闭障碍］
    - 舌背的控制
    - 声带水平的关闭
    - 气道入口的关闭
    - 舌喉位移减少
      - 向上
      - 向前
- 有关食团结构的清除运动（有效性）［见（三）运动障碍对食团清除效率的影响］
  - 舌喉位移减少
    - 向上
    - 向前
  - 舌根部压力降低
  - 咽壁压力降低

气道关闭可能会受到运动时序性和协调性，以及实际运动中各种障碍等问题的影响；也可能受到口腔、咽或喉手术后结构变化的影响。咽期气道关闭的时序性和协调性障碍包括以下方面。

- 咽期启动延迟（喉关闭前食团在下咽位置过低，也被描述为增加了这个阶段转运时间）。
- 咽期反应的时序性紊乱（例如在食团运动期间，正确的时间关闭没有发生，但是食团在咽部停留时间不够长又被认为是延迟）。

影响气道关闭的运动障碍包括以下几点。

- 舌背部控制差（允许食团过早进入气道）。
- 杓状体和声带关闭减弱（可导致吞咽时发生误吸）。
- 气道入口处关闭减弱（杓状体和会厌的倾斜不足导致喉前庭暴露）。
- 舌骨喉复合体位移减少。
  - 舌喉上抬运动减弱（可能使吞咽时和吞咽前喉的位置过低，导致渗漏和误吸）。
  - 舌喉前向运动减弱（可允许气道暴露）。

结构的有效运动在食团通过咽是重要的，清除食团防止吞咽后食物残留于气道的有效运动包括以下几点。

- 增加舌骨喉复合体位移。
  - 舌喉上抬、前向运动减少可能导致食物残留于梨状窦或会厌谷；

- ○ 舌喉前向运动减弱可导致食物残留于梨状窦。
- 增加舌根部对咽壁的压力［否则会导致食物在咽壁和（或）会厌谷的残留］。
- 增加咽壁压力［否则会导致食物在咽壁和（或）会厌谷的残留］。

咽期的康复策略强调的不只是生理相关问题。例如，超声门上吞咽法旨在强调气道关闭、关闭的时序性和运动[65, 66]；用力吞咽会影响吞咽的运动、时序性、持续时间、食团流动及压力[4, 5, 67–69]。姿势性和代偿性策略也不仅对生理性问题，还对功能性问题有所影响。例如，点头姿势可以代偿舌骨喉复合体位移的减少，以及气道关闭时序性障碍，多次吞咽可以代偿多种结构运动的减少；有时也会使用两种姿势性策略的结合，比如头部旋转时伴点头。临床医师不能仅依据症状和体征选择治疗技术处理生理障碍。例如，当发现有食物残留在梨状窦时，应该知道设计什么样的策略预防或清除残留，临床医师不只是应理解什么样的生理功能障碍导致梨状窦的残留，去处理生理的状况。为了保持重点在于生理性的障碍而非只注重于症状或表征，在咽期所用的相关策略（姿势性、代偿性、康复性）可根据要强调的生理障碍再分类。

当策略强调的不止生理学一个方面的时候，将在后面的章节中再次简短地提及。策略及其使用依据将同时列出，尽管针对某个策略有关证据超出了本章内容范围。此处引用的许多研究对象都为健康的成年群体，而对象为 PWD 的研究结果并不一定能推广到其他群体。有时会提到一些基本原则（例如神经可塑性、运动学习）以鼓励读者以哪种方式继续思考康复性策略。由于不同的 PWD 对特定的策略做出的反应不同，临床医师需要根据策略的有效性、策略实施的难易程度及功能性吞咽时策略的作用，在仪器评估时选择合适策略。

如何执行这些策略更详细的信息，请查阅包含 PWD 使用这些策略图片指引的其他临床资源[70, 71]；全国吞咽障碍基金会（the National Foundation on Swallowing Disorders）是一个消费者宣传组织，在其网站上有一些训练如何被完成的视频[72]。

（一）气道关闭——时序性和协调性障碍

气道关闭不仅发生在真声带水平；完整的气道关闭是通过精确计时的协调运动达到。

咽反应延迟或气道关闭运动时序紊乱

与运动反应匹配的几种感觉策略被研究，看一看吞咽反应的启动变得更及时。由 Logemann[73] 最初提出的热触觉应用（最初称之为热触觉刺激）用来减少咽反应启动的延迟；但后续研究却发现热觉应用减少吞咽延迟只能起到短暂作用[74–77]。一些研究则将冷刺激和味觉，或者冷刺激和触觉以及味觉结合研究，发现只有在刺激时可减少吞咽延迟[78, 79]。有鉴于此，这种策略被认为是代偿性的。

一些研究探索仅有味觉刺激的改变（并无温度觉刺激）。Logemann 等发现，神经源性的 PWD 在含有 50% 钡和 50% 柠檬汁的食团发生了吞咽的改变[80]；所有患者可见口腔启动变快，在脑卒中患者中咽期延迟减少，其他神经源性疾病患者的误吸频率减少。

还有一些研究运用碳酸饮料进行感觉刺激。Sdravou 等[81] 通过仪器检查发现，使用碳酸增稠液体可以降低 5ml 食团发生渗出和误吸的风险，显示出较小的食团有时候能代偿咽期反应时序，这是因为食团足够小可存留在会厌谷（有时候在梨状窦）而不会溢出进入气道。其结果因人而异，取决于个体咽腔空间的大小。

点头姿势也用于代偿时序性障碍；这种姿势有助于保持食团于口腔中，直到 PWD 准备好吞咽。这种姿势也可使一些 PWD 的会厌谷增宽，并在咽反应延迟的时候给予食团短暂的停留空间[73]；在某些 PWD，这种位置甚至还能使会厌位于气道入口处，提供额外的保护。另有研究发现点头消除了误吸[82, 83]。201 方案中[84]是一项大型随机研究，点头也是研究的策略之一。研究发现在患有或者不患有帕金森的老年痴呆患者中，点头降低误吸的效率远小于增稠液体的方式，这些都是暂时的解剖变化，但在某些研究中，通过减少或消除误吸带来更安全的吞咽，但没有证据表明永久性的生理性变化发生。

其他代偿性策略可以尝试帮助 PWD 在吞咽延迟或发生时序性紊乱时保护气道。比如控制食团的体积和使用不同器皿（如勺子而非杯子）呈现食团可以代偿时序性紊乱。

声门上和超声门上吞咽策略都是让 PWD 吸一口气，呼出去一点点后屏住呼吸，吞咽，然后再次咳嗽 / 吞咽来完成。咳嗽的目的是清除气道中的残留物，超声门上吞咽法的区别是要求 PWD 尽可能地用力咳嗽。这些策略的最初目的是改善闭合功能，但同时在健康志愿者研究中发现对时序性的影响，如后闭合过早或过长，吞咽时舌骨位置较高咽食管段开发（PES）和舌骨喉复合体运动延长等[65, 66]。Miller 和 Watkin[85]也报告健康志愿者咽壁运动时间增长，但没有用这些技术长期改善的研究记录。

门德尔松手法用于吞咽过程时，当喉位于其顶端时，告知 PWD 吞咽，舌用力顶住硬腭使舌骨喉复合体位于抬高位置。这种方法最初针对另一种生理性的变化（延长并维持舌骨喉复合体位移）[86]；Lazarus 等[87]发现该手法对时序性的影响，即用力吞咽使舌骨提前抬高，从而影响时序性[68]。

其他几种技术，如准备任务也被用于激活系统并为吞咽做准备，这是基于神经系统如何工作的理解用来。当人们预备运动时，比如准备打高尔夫球，控制相关运动的神经元将提前做好准备。从 1 数到 3 并让患者开始吞咽就是另一种吞咽的准备方法。吮吸 – 吞咽姿势实现的是同一件事。让 PWD 假装用吸管吮吸然后再吞咽；也可以在吮吸 – 吞咽的同时增加感觉输入的策略也可以用，例如让 PWD 在吞咽前吮吸装满冰的手套（密封，没有水溢出）[70]，Langmore[88]运用 3 步吞咽法：①把食团含在口中时不要让其溢入到咽喉中；②屏住呼吸；③一次性吞。她用内镜观察训练 PWD 完成这些手法。

声门上吞咽法、门德尔松手法和这些准备任务可以改善吞咽的整体协调性和时序性似乎符合逻辑；让 PWD 一边思考运动的步骤，一边产生完成这些吞咽动作的皮质控制，从而使用自上而下的运动学习原理，此外，利用感觉反馈的原理改善行动的能力则是循序渐进吞咽技术的发挥。

（二）气道关闭 – 吞咽前及吞咽时影响气道保护的运动障碍

即使运动可协调地方式被定时，但因为不同结构运动的减少或不准确，也不能提供足够的气道保护。

1. 舌背控制差

如果 PWD 舌背部控制差，食团会过早滑过舌背进入气道。点头吞咽改变喉部位置从而改善喉前庭的闭合[89]，缩窄口咽[90]，并减少舌骨与喉之间的距离[68]，在某些患者中加宽了会厌的空间。该策略用于舌背部控制差的原因主要有两个，在咽期之前可以保持食物在口腔中的控制，这实际上是口腔期的策略但对咽期有直接的保护作用；在会厌谷增宽的患者中，如果食团流失舌背部后很可能停留在会厌谷中，咽反应被启动，而不是直接掉进气道。几项研究已经表明这些姿势性策略（点头与头前倾）是如何产生作用的[91, 92]，大多数研究都使用的是把下颌紧紧地贴近胸部的指令。

作为代偿性策略，呈现小食团有时候有帮助。PWD 可以保持住小食团，防止食物从舌背部滑过，同时改变摄食的器皿也能帮助患者把食物控制在口腔中。例如，一些 PWD 从杯中少量摄食比用吸管或勺子的效果更好。舌背部的相关口中训练将在口腔期中描述。

2. 在声带水平的关闭减少

声门上吞咽法显示在声带水平关闭喉[23, 93, 94]，该方法是有用的，主要用于强调吞咽时的误吸问题。超声门上吞咽法不仅使声带水平关闭，还可以使声带水平以上的结构关闭。一些临床医师将该策略中的一个步骤——屏住呼吸，用作为单独的康复策略，即用力吸气后屏气并不立刻吞咽[94]，屏气作为吞咽运动的一部分，而且是特定的，如果 PWD 有完成整个方法学习困难时，这是有帮助的第一步，但为了增强吞咽幅度仍需要完成吞咽动作的所有步骤。

转头主要用于单侧咽无力的 PWD[95, 96]。将头转向较弱的一侧通过关闭外侧通道和梨状窦缩窄该侧咽，这有助于将食团推到健侧从而提供更强劲的推力，减少残留。同时还可以使健侧声带靠近患侧声带关闭（一种用于单侧声带无力的嗓音治疗技术），实现声带水平上的关闭。食物调整（例如，增稠剂，食团大小）也可以用来代偿声带水平上的闭合减少。

3. 气道入口的关闭减少

气道入口处的关闭有助于防止食团渗漏于喉前庭上部，并防止吞咽前后的误吸。相比于声门上吞咽法，超声门上吞咽法用的力更大，使杓状体前部倾斜并折叠遮盖前庭[94]。因此，声门上吞咽法主要用于吞咽时因声带关闭减少引起的误吸，而超声门上吞咽法主要通过关闭喉前庭来防止吞咽前和吞咽时发生误吸和渗漏。

点头方法可以通过改变咽部位置来代偿气道入口处的关闭减少，气道有更多地保护，可有针对性地降低吞咽前渗漏和误吸的风险。仪器评估时该姿势可被运用，Ra 等[91]发现约 20% 的误吸被试者中这种姿势是有效地；其他食物调整等代偿性策略（见第 9 章）或质地变化也可被尝试。

4. 舌骨喉复合体位移减少（舌喉抬高及前向运动减少）

正如液体的向前向上运动，舌骨喉复合体的抬高和前向运动也是同时伴随发生的，这种运动将复合体带到一定位置并为气道提供保护作用。这里有一些舌咽上抬运动正常但前向运动减少的例子，策略强调的主题对象则不同。

门德尔松手法可以维持舌骨喉复合体于抬高前倾位。也有研究表明 PES 开放越久，其侧壁维持挤压状态越久[86]，咽收缩峰值[85]、颏下肌群收缩时间和用力增加[24]。把吞咽想象成以下动作[97]：一个典型的吞咽动作就好比踩踏板，丢垃圾，垃圾桶盖迅速打开关闭的过程。如果垃圾桶底部有开口，可以把它想象成 PES，门德尔松手法在吞咽中的作用就相当于把脚一直放在踏板上维持桶盖的打开，有足够的时间往里面丢垃圾。该手法的本质目的就是维持桶盖（舌骨喉复合体）向上向前，并是 PES 打开时间更长。因为可以增加食团通过 PES 的时间，将有助于保护气道，降低梨状窦食物残留的风险。

以上手法还可以在进食过程中作为代偿性策略来防止食物残留导致的误吸，但在临床应用中需要注意疲劳对 PWD 的影响[5, 87]。亦有研究报告使用该策略可以达到长期的功能。一些研究[87, 98]利用表面肌电图（surface electromyography，sEMG）作为反馈工具来帮助 PWD 学习执行该手法以改善吞咽功能。Crary 用类似门德尔松手法的一种方法，即对慢性吞咽障碍患者进行持续的咽收缩的强化训练，恢复吞咽功能。Huckabee 和同事[1, 6]使用 sEMG 也取得了成功[5]。

与正常吞咽任务相比，用力吞咽可以改善舌骨运动，增加颏下肌群激活；而颏下肌群运动的增加可以改善舌骨喉复合体的向前向上运动[4, 6, 97]。sEMG 也被用于用力吞咽[6]。

一种名为“falsetto”的技术，可以产生类似吞咽动作的喉抬高，吞咽假设“假喉”的升高与吞咽过程中的升高相似。最近一项健康成年人的研究表明用力咂嘴（effortful pitch glide P148）与吞咽动作的相似之处，舌骨前移，舌喉靠拢，喉抬高，外侧咽壁向内侧运动。吞咽过程中，只有舌骨上部运动更大。这一研究初步表明了这项技术有助于改善吞咽运动[99]。

抬头训练（shaker）只是一个康复性策略，不能用于吞咽过程中，该运动既包含等长运动（保持住）又有等张运动（重复抬头），通过增强舌骨上肌力（也有可能是舌骨下）来增加舌骨喉复合体向上向前运动[100-103]，这样先提升了舌骨喉复合体向前向上的高度，然后牵拉 PES 的开放，有助于减少残留，尤其是梨状窦。

另一项训练即舌压法被 Yoshida 等[104]在健康成年人中研究。研究中要求舌抵向硬腭并维持在那个位置，保持位置（等长运动）可以产生较高的颏下肌肉活动，这将产生更好的舌骨喉复合体抬高和前向运动。

Sapienza 及其同事使用压力阈值阻抗装置（称之为呼气肌肉力量训练器）进行了多项研究[105-107]，这种装置让 PWD 用力吹气达到预置的阻力阈值，以便打开弹簧负载的阀门[108]。这种用力吹气增强颏下肌群的活动，从而增加舌骨喉复合体位移的增加。该训练使用了强度、重复和时间的原则，需要进行重复多次训练，下一次训练比上一次需更用力。这种康复策略可用于降低患有帕金森的 PWD 误吸和残留风险[109]，有趣的相关发现是咳嗽力量增强，其实也是一种保护方式。

吞咽障碍治疗的研究常常展现新的策略或目前被使用的策略修改，比如由 Yoon 等[110]设计的下颌抗阻点头（chin tuck against resistance，CTAR），让患者下颌后缩挤压小球（小球位于下颌和胸壁之间）的动作，初步研究显示在健康成年人中用 CTAR，颏下肌群活动增加。在 CTAR 策略的基础上，Kraaijenga 等[111]进行了一种可行的新策略，张口下颌抗阻运动（jaw opening against resistance，JOAR）的同时使用吞咽辅助具，这两种动作都包括了等长和等张运动。结果表明健康成年人肌肉力量和体积均增加。

当 PWD 不能完成抬头动作时，舌压法、CTAR、JOAR、EMST 的使用均可作为改善舌骨喉复合体位移很好地变通方法；尤其是对于有颈部问题、不能平躺、易疲劳的 PWD，抬头动作相对困难。

超声门上吞咽有助于喉抬高[66]，因为可见在吞咽时舌骨处于较高位置以及舌骨运动整体增强。

（三）影响食团有效清除的运动障碍

对于安全吞咽，前述的运动都是需要的，但运动障碍也会影响吞咽效率。

1. 舌骨喉复合体位移减少

舌喉的位移（向上和向前运动）不仅对于气道保护很重要，也有助于食物有效率地通过咽部。缺乏足够的运动，PWD 常有咽食物残留，尤其是在梨状窦。前文描述的在吞咽过程中保护气道的策略不仅涉及运动障碍相关问题，运动障碍也对有效和彻底清除咽部食物有影响。残留的食物可在吞咽后掉进气道并被误吸，由此可见没有残留是多么重要。舌骨喉复合体向上向前运动时，打开 PES，有助于食物更畅通地进入食管，没有残留物使 PWD 在吞咽后处于误吸的风险中。如果 PWD 清理通过咽的食物有困难，可以考虑康复性策略（门德尔松手法，抬头，用力吞咽）及代偿性策略（多次吞咽，漱口）（表 11-1）。

2. 舌根部及咽壁压力减少

推动食物通过下咽部的驱动力量主要来自舌根的后向运动以及咽壁的向前向内收缩。所有结构共同作用将力施加于食物上，此时如果力量足够（舌骨喉复合体运动幅度足够），食物将没有残留地通过咽到达食管，反之则有可能在会厌谷、咽壁和梨状窦残留，发生吞咽后误吸的风险。

当 PWD 增加力或用力，用力吞咽即可发生。最新研究表明，使用该策略应指导患者注重于舌对硬腭推力，其结果不仅增强了舌对硬腭的压力，咽壁压力也同时增加[112, 113]。用力吞咽虽然用于 PWD 的研究，但更多的是在正常个体中的运用[4, 69]。运用该策略时，需要与相应的病理和运动再学习原则匹配；运用代偿性策略时确实有助于清除咽喉部残留物，尤其是会厌谷中；Crary[1]和 Carnaby-Mann 及 Crary[2]报告了该技术与 sEMG 联合使用明显的临床改善。

这里将描述两种特别关注舌根部运动的策略，包括舌抗阻后缩和舌保持，舌保持手法有时候也称之为 Masako；Masako 发现 PWD 舌部锚定手术后，舌根向后运动难以碰到咽壁[114]，可见咽后壁开始隆起好像是填补后壁与舌根之间的空隙。训练方法被开发适用于没有经过舌锚定手术的患者——牙齿咬住舌尖的同时吞咽。显然由于舌的固定使气道易受影响，该技术只在唾液吞咽时运用。Lazarus 等[4]在少数受试者中证实该技术可增加舌根与咽壁之间的接触压力。正如吞咽障碍治疗方法研究的特征一样，Doeltgen 等也提出了何时使用该策略的时机[115]。这项研究显示了一个有冲突的结果（峰值压力的降低），其他潜在的好处（舌外肌群的活动增强），可能的阴性不良反应（咽缩肌群收缩力增加可能对舌骨前向运动有负面影响，所以该手法对于舌骨前向运动减弱的患者来说是禁忌），需要更多生理变化的方面的信息（例如，外侧咽壁做了什么运动）。

舌后缩抗阻运动：医务人员用纱布垫托住舌尖，同时 PWD 做舌背和根部向喉的后向运动，并维持该姿势几秒（等张运动）。虽然目前还没有研究支持这一策略，但 Veis 等[116]在没有阻力的情况下研究了舌的后缩运动。

Veis 等探讨了 3 种不同方法对舌根最大限度后缩的作用，包括舌后拉、哈欠、漱口（tongue pull-back，yawn，gargle）[116]。其中漱口是能够诱发大部分受试者舌根部后缩最成功的[116]；相比其他两种方法，漱口也能产生比吞咽更活跃的舌运动。同时也建议了探讨哪种方法对患者更有效率，可以使用视频荧光镜来监测评估每一个方法。

头部旋转可以增加 PES 的开放[96]，以及头部转向的那一侧吞咽压力增加，并延长 PES 的开放。因此，该策略主要用于因咽运动减少导致食物残留，不能很好清除咽残留的 PWD（尤其是梨状窦处）[117]。在使用仪器评估明确是否有有益的过程中尝试头部旋转，Logemann 指出，有时将头转向健侧也是有所帮助的，这也是仪器评估中值得确认的。有助于清除残留物的代偿性策略，包括多次吞咽，食物大小和质地改变，如果在仪器评估发现能够保证安全性，可用液体冲洗残留物。

八、评估新策略

神经肌肉电刺激（neuromuscular electrical stimulation，NMES）多年来一直被物理治疗师使用，但首先被 Freed 于 1996 年描述用于咽期吞咽障碍的治疗。她介绍并描述了 NMES 的方法，把电极片贴在颈前部以改善吞咽；主要是通过完整的周围神经改善咽部肌肉收缩能力[118]。对 NMES 的讨论超出了本章的范围，由于继续对该技术的应用进行研究，这里总结的信息可能也会很快过时。这里只对该技术进行介绍性的概述，这涉及电极在颈部放置的位置，不同的强度水平上提供电刺激。NMES 与 sEMG 不一样，后者是测量肌肉中的电活动，而 NMES 则是向肌肉提供电刺激。一些研究已显示吞咽能力的功能性改善[2, 118-124]，也有研究显示使用 NMES 与否的治疗效果比较没有差别。一致认为[125, 126]在没有控制的情况下所获得的改善可能是因为强化训练（每次多次吞咽，至少每天 1 次训练）的结果。训练计划遵循了使用即可改善的原则、重复性原则、强度原则、时间原则和显著性原则；直到在设计中很好地控制了这些因素的研究，才能对该技术的有效性做出定论。

临床医师选用该技术时需要对颈部解剖有很好地掌握，因为在电信号到达目标肌群（如甲状舌骨肌）来抬高舌骨运动之前，表面电极放置需要通过几层肌肉群（一些肌肉可能使舌骨运动向下）传送的。Humbert 等报告使用 NMES 后，健康成年人在休息时喉部和舌骨下降，吞咽时舌骨喉复合体抬高。这一发现意味着对因舌咽运动减弱导致气道保护障碍的 PWD 使用该技术可能会增加风险[127]。Ludlow 等[128]认为，对有一定能力提升舌骨的 PWD 来说，电刺激引起的舌骨降低可能是舌复合体抵抗的结果，这对增强肌力可能有重要作用。

Humbert 和同事[129]的一篇很好地文章提及了应有电刺激的背景信息，应用于吞咽治疗的适应证，以及目前研究的局限性。2012 年发表的一篇文章对电刺激应用的优缺点进行了讨论，读者可借鉴相关内容[130]。

习　题

1. 本章描述了 3 种用于治疗吞咽障碍的策略，包括代偿性、姿势性和康复性。临床医师在向吞咽障碍患者（PWD）的家庭解释这些不同类型的策略使用时，下列哪一项最能描述这些策略的正确应用？

A. 尝试姿势性策略之前，代偿性策略总是要用的

B. 这 3 种策略的任何组合都可以在治疗过程中使用，临床医师应考虑各种因素来选择哪种类型的策略适合 PWD

C. 代偿性和姿势性策略可以一起使用，但康复策略不应与这些策略共同使用

D. 这 3 种策略可用于每个 PWD

E. 不能完成姿势性策略的 PWD 也不能完成康复性策略

2. 临床医师在为 PWD 制订一个 2 次治疗之间，在家中实践的康复性策略训练计划时，应用强度原则的同时也要遵循其他的神经可塑性原则，指导内容包括？

A. 每天 3～4 次吞咽训练，并且每次包括 2～3 次完整的用力吞咽

B. 每天三餐进食之前都要先用力吞咽小口液体

C. 每天练习“吹泡泡”2min 来提高保持液体在嘴中的能力

D. 每次练习用力吞咽时需竭尽全力

E. 早上和中午的训练中加入用力吞咽，连续 3 天

3. 头部损伤的青年左侧嘴唇无法闭合勺子，进食时液体流出，进食时食物容易在左侧脸颊残留，哪种姿势性和代偿性策略值得推荐帮助他有效进食？

A. 头向右侧倾斜，同时施加外力于左侧唇部和脸颊

B. 头向左侧倾斜，同时外力施加于左侧脸颊

C. 头向右倾斜，同时点头

D. 食物放在左侧，头向左旋转

E. 食物放在右侧，让患者在两餐之间做舌外侧缘的抗阻练习（用压舌板）

4. 一个 PWD 做完 VFSS 之后表明，该患者舌骨喉复合体位移不足并伴有双侧梨状窝食物残留，这种残留吞咽后被误吸；下列哪种康复性策略组合表明改善位移有作用？

A. 门德尔松手法伴点头

B. 声门上吞咽法伴用力吞咽

C. 门德尔松手法，抬头，用力咂

D. 夸张的哈欠和夸张的漱口动作

E. 舌保持，声门上吞咽法，屏气

5. 您参加一个关于侧重咽期康复性治疗策略的新讲座，尚没有证据发表，当确定是否用这个新技术时，什么是一个临床医师应采取的行动？

A. 因为没有证据而拒绝使用

B. 当您的同事告知您，他在另一个患者身上使用该策略并且有效时，您也用

C. 在您现在管理的每个 PWD 身上尝试，并观察得到什么结果

D. 如果知道该技术的危害并容易教授给患者时，使用

E. 理论上合理并且与 PWD 所需匹配时使用

答案和解释

1. 正确答案：（B）这三种策略的任何组合都可以在治疗过程中使用，临床医师应考虑各种因素来选择哪种类型的策略适合 PWD。

A：决策选取需要根据 PWD 的需求并匹配其能力；对于一些 PWD，姿势性策略可能首选

（也可能是唯一适用的）被运用；C：康复性策略可以与其他策略组合使用；D：一些 PWD 无法完成某些康复性策略而只能使用姿势性和代偿性策略，同样一些 PWD 也只能使用其他一种策略；E：一些代偿性策略并不需要患者完成任何事，比如改变进食工具。

2. 正确答案：（D）每次练习用力吞咽时需竭尽全力。

强度原则需要每次训练超过上次运动达到的最大限度；A. 该指示背离了重复性原则，尽管多少次的训练尚不清楚，但 2～3 次肯定是不足够的；B. 不足以达到运动训练的最大限度；C. 尚无明确规定强度，此外，这种训练背离了特异性原则，因为缩唇和吹不是喝的组成部分。

3. 正确答案：（A）头向右侧倾斜，同时施加外力于左侧唇部和脸颊。

将头向右倾斜使食物保持在健侧，在嘴唇上施加外力有助于防止食物从嘴巴漏出，而在患侧脸颊施加外力能减少食物残留；B. 不宜将头部向患侧倾斜，尽管面颊部压力有帮助；C. 头倾斜到右侧适当，但点头可能导致食物更多地漏出；D. 头部旋转有助于处理咽期食物残留问题，而并非针对口腔的残留；E. 食物置于右侧正确，但压舌板使用并非代偿性策略。

4. 正确答案：（C）门德尔松手法，抬头，用力咂。

这些策略都针对舌骨喉复合体的抬高和前向运动；A. 门德尔松手法是一个好策略，但点头是姿势性策略（非康复性），不能防止吞咽后误吸；B. 声门上吞咽法有助于关闭障碍和时序性紊乱问题，并不能抬高舌骨喉复合体；用力吞咽会加重位移；D. 舌根部和咽部的挤压解决的是会厌谷而非梨状窦食物残留问题；E. 伸舌保持姿势的维持针对咽壁的运动，声门上吞咽法针对气道关闭和时序性紊乱问题，屏气则是针对气道关闭问题。

5. 正确答案：（E）理论上合理并且与 PWD 所需匹配时可以使用。

医师对相关原则的应用要理解（如神经可塑性、运动学习），并把技术与生理性障碍相匹配；A. Rosenbek 说过缺乏证据并不意味着技术没有作用，很多策略在有足够证据存在之前就开始了使用；B. 这只是一个传闻的证据，您同事的患者可能与您的患者情况不一样；C. 没有考虑每个 PWD 特定的生理障碍去应用一个策略不是好的治疗计划的；D. 有些技术实际上可能会造成伤害，PWD 可能学习不适应的代偿（如干扰性）。

第12章　食团调整
Bolus Modifications

Jane Mertz Garcia　Edgar Chambers Ⅳ　著
樊　萍　李慧娟　译

本章概要

在吞咽障碍的管理中，为了帮助患者安全地经口进食以满足营养供给，通常会进行食团调整［改变液体的质地和（或）食物的稠度］。其中涉及食物质地的改变，以实现食物质地的一致性，从而让患者更加安全地进行吞咽。增稠稀液体（如水）和搅拌/切碎常规食物（如肉）是为了保证经口进食的安全，并将吸入性肺炎或营养不良等并发症的风险降到最低。本章讨论在吞咽障碍的临床管理中食团调整相关的复杂问题，并为读者提供临床营养护理决策中重要的基础知识。一方面帮助读者理解增稠科学，包括增稠剂及液体基本成分之间的差异，以了解这些因素在临床推荐中的重要性。此外，食物还具有不同的质地特性，调整对食团制备、口腔控制及吞咽过程的有效运送具有重要影响。临床医师必须了解自己在吞咽障碍管理中的角色和责任，包括人员培训和患者/家属教育。为了确保吞咽障碍患者的健康，食团调整的有效性和安全性需要多学科的计划和谨慎的临床决策。

关键词

饮食调整，增稠液体，食团，食物，质地，营养，预增稠，吞咽，吞咽障碍

学习目标

- 指出进行食物或液体改良的原因以及做出这些变化有关的挑战。
- 描述增稠产品特性对临床使用增稠液体的重要性。
- 描述食物质地特性和食团调整类型的重要性。
- 了解已处方液体或调整饮食的个体对配送服务影响的挑战。
- 确定在不同照护环境中提高儿童或成人使用液体或食团改良方法。

一、概述

食团调整（改变食物或液体的质地）在吞咽障碍管理中很常见。为了维持经口摄入量，同时降低吸入性肺炎、窒息或营养不良等相关并发症发生的风险，可将稀液体的质地［如水和（或）

常规食物］进行调整，使食团更符合患者安全吞咽的需求[1-4]。例如，向稀液体中添加增稠剂可减缓其流速，这可能是对吞咽反应缓慢的患者进行呼吸道保护的重要补偿策略。许多固体食物通常是通过软化、搅拌或切碎，从而达到需要较少咀嚼能力且更容易在口中控制的程度。质地调整的程度通常会随着患者吞咽状态的好转或下降而进行调整。

食团调整的应用强调吞咽障碍管理中多学科的参与，言语语言病理学专业人员通常会评估患者的吞咽状态，并向医师提出食团调整的建议，由注册营养师保障患者的营养需求（热量和营养成分）与安全吞咽相平衡，并由护士协调整体护理计划，包括固体食物和口服液体的安全摄入，以满足水和营养需求。

为了确保吞咽障碍患者的健康，食团调整的整体有效性及其在护理中的安全实施需要谨慎的临床决策。例如，增稠稀液体的科学知识（增稠剂与液体成分的相互作用）是对产品选择进行决策的基础。食团调整的食谱必须体现一致的质地特性（如将经过机械加工的肉切碎并与黏合剂混合以达到适当的凝聚力），这对安全吞咽很重要。我们知道，经口营养的改变会造成社会和心理影响，从而影响患者生活质量[5]。虽然食团调整可保障患者食物或液体的安全吞咽，但患者可能不会对其益处做出积极的评价。Swan 等[6]认为许多患者认为食团调整与较差的生活质量相关，并强调平衡安全经口进食的临床决策与幸福感的重要性，尤其是对于慢性吞咽障碍的患者。

遗憾的是目前并没有一种公认的吞咽障碍饮食方案，因为适用于液体和食团调整的产品多种多样，而且通常会随着照护环境的不同而有所不同。《美国吞咽障碍饮食》（NDD）[7]推荐及描述的调整级别尚未被临床实践所普遍接受[8]。国际吞咽障碍食物标准行动委员会（IDDSI）最新发布的《国际吞咽障碍饮食标准化倡议》旨在对全球范围内的术语进行标准化，以促进医疗保健提供者、厂家和记录治疗结果的研究人员之间的交流[2]。鉴于目前在标准化方面所面临的挑战，本章节将重点介绍有关食团调整和服务提供的核心概念，同时促进读者进一步提高对过去和当前标准化实践的认识（框 12-1）。

框 12-1　吞咽障碍饮食团队

- 由营养师、食品服务厂家和言语语言病理学专业人员组成的吞咽障碍饮食任务团队合作制订了《美国吞咽障碍饮食》（2002 年）。第一版是通过营养和饮食学会（前身为美国饮食学会）出版，但是现在已不再出版。《国际吞咽障碍饮食标准化倡议》的信息始于 2012 年，相关信息可在其网站获取（https://iddsi.org/）。倡议的准则于2015年起可供查阅，倡议框架于 2016 年 9 月进入实施阶段[9]

二、液体质地的调整

充足的液体摄入对我们的健康必不可少，改变液体的质地作为一种补偿性策略，其目的是确保患者获得充足的水分和营养。

（一）液体在营养护理中的重要性

我们的身体需要水来维持生命[10]。水可以通过液体（通常是水的最大来源），食物或静脉（由于其他医疗问题）摄入。由于许多液体（如牛奶和某些果汁）都含有营养成分，它们还是获取多种维生素和矿物质（如维生素 C 和 D、钙和磷）的常见途径。蛋白质、糖类甚至少量的脂肪都可通过多种液体和液体替代食物摄入。

对于许多吞咽障碍患者而言，安全地经口进食和吞咽稀液体（如水）都是一种挑战。其他稀液体包括果汁、牛奶、咖啡、巧克力热饮、苏打水和酒类，尽管在味道和成分差异很大，但无论是在冷、热还是室温下使用时，它们低黏度的特性是相似的。根据言语语言病理学专业人员报告，改变稀液体的质地是吞咽障碍治疗的基石，适用于 1/4～3/4 的成年吞咽障碍患者[11]。一项对注册营养师的调查显示，92% 的成熟护理机构有使用增稠水[12]。

言语语言病理学专业人员和注册营养师均认为，液体质地调整对许多患者都是一种有效地管理策略[8, 11]。常见的增稠原因与患者口腔控制缺陷或咽下反应时间的改变有关[11]，这些情况下，常规（稀）液体（如水或果汁）在口腔中的快速运转，以及无法控制可能会导致部分被吸入肺部，从而增加吸入性肺炎相关的肺部并发症的风险。目前关于这些内容的研究主要集中在成年人群中，结果显示，与稀液体相比，经质地调整的液体渗漏和吸入的情况有所减少[13-15]。Gosa 等[16]提出了对儿童吞咽障碍相关证据不足的关注。

虽然目前的证据表明对成人使用增稠液体有积极的好处，但应综合权衡考虑吞咽的其他方面[17, 18]。例如，增稠液体的稠度在与唾液混合时开始改变（变稀），并随着体温的变化而变化[19, 20]。这就强调了识别其他可能导致口腔转运时间延长情况（如吞咽失用或长时间的口腔运转）的重要性，这可能需要调整食物调整的目标级别。另一个需要考虑的因素是过高的调整食物稠度可能导致吞咽后咽喉中残留物的增加[18]。

（二）流变学和增稠液体

食团调整（包括增稠液体）的使用将临床医师引入了一个新的研究领域。流变学着重于研究物质的变形和流动[21]。当应用于增稠的液体时，重要的流变特性包括黏度、密度和屈服应力[22, 23]。

液体吸收增稠剂后会膨胀（增稠），从而发生黏度改变，这可以在实验室环境中用黏度计和流变仪进行物理定量测量。黏度是指“流体的内摩擦或其抵抗流动的倾向”[21]（框 12–2）。例如，水的阻力小流动快（黏度低），而调整液体阻力大（流动慢），这取决于它们的稠度。流体又进一步分为牛顿型和非牛顿型[21]。牛顿型流体包括水、牛奶、食用油和过滤的果汁[21]，它们共同的特点是具有恒定的、可预测的黏度和流型（即施加改变其运动速度所需的力 / 应力对黏度没有明显的影响）。其他的许多液体（包括增稠的液体）被认为是非牛顿型流体，这只是意味着它们在响应不同的力或压力时恒流性（黏度）较小。增稠液体是一种非牛顿流体，称为“剪切变稀”，这意味着黏度随着流速增加而降低（阻力减小）（框 12–3）[24, 25]。

框 12–2　黏度的物理测量

- 吞咽障碍的文献中，黏度的物理测量通常有两种方法。一种以厘泊（cP）为单位，另一种是毫帕秒（mPs），两种单位的换算约为 1cP=1mPs

框 12–3　牛顿型和非牛顿型流体

- 通过一个简单的实验来进一步了解牛顿流体和非牛顿流体剪切变稀的对比。首先，找到 3 个酒杯（最好是透明的），每个杯子倒入半杯液体，第一个倒入水，第二个倒入植物油，第三个倒入番茄酱，并在每个杯子里放入一根短吸管。你注意到每种液体的阻力了吗？现在，转动吸管，先非常缓慢再加速转。在两种搅拌速度下，吸管的阻力是相同还是不同？（闭上眼睛可能会更有助于感受差异）。当用吸管缓慢或快速搅拌时，您感受到两种牛顿液体（水和油）的阻力并没有变化。但在搅动番茄酱时的感受应该不同，这是由于阻力的变化，搅拌快比搅拌慢时更容易。因为番茄酱是一种剪切稀释的非牛顿流体，随着你的搅拌，番茄酱会变得稀薄，但有一些非牛顿液体可能会变稠

增稠液体的剪切稀化特性对吞咽有实际的影响。由于食团厚度会随着通过口腔和咽腔时达到相应运动速度所施加的肌肉力量而发生改变，所以很难知道哪种剪切速率对于不同年龄（婴儿 / 幼儿和老年人）是最重要的[23, 24, 26]，这需要具体根据正常吞咽和异常吞咽的相关状况决定。增稠剂相关的文献同样强调了解剪切速率的重要性，因为不同测量点（剪切速率）的黏度可能不同。例如，《美国吞咽障碍饮食》针对稀薄（1～50cP）、花蜜状（51～50cP）、蜂蜜状（51～350cP）和浓稠状（＞1750cP）的黏度范围将 50cP 的剪切率定义为正常吞咽的平均剪切率。相同测量程序的研究强调了增稠各种液体时，不同商品及产品批次之间的差异[27, 28]。《国际吞咽障碍饮食标准化倡议》提供了各种食团调整的描述和质地 / 流动特性，但没有指定黏度范围，而是提供了用于确定液体稠度水平的重力流动测试[9]。

增稠液体的其他重要流变特性包括密度和屈

服应力[22, 23]。密度是质量或食团重量的总称。虽然稀液体（如水和果汁）在密度上通常彼此相似，但在吞咽造影过程中，使用添加钡的吞咽障碍食品时[26, 29]，钡是致密的[23]，提示在吞咽过程中钡的密度可能引起不同于其他液体的感官信息，进而改变钡通过口腔所需力量的大小[22, 23]。屈服应力反映了液体开始流动时所需力量的大小，比如，水很容易从瓶子里倒出来（屈服应力低），而番茄酱通常需要额外的“推动”才能开始流动（屈服应力高）。调整液体的屈服应力可能会增加食团带来的感官意识并改变吞咽动作[26]，但对于奶瓶喂养的婴幼儿，这些因素（密度和屈服应力）的结合需额外考虑一些注意事项。Cichero 等[30]的研究报告称，与婴儿配方奶粉相比，含钡液体的高屈服应力和密度可能会使其通过奶嘴时的流动特性变得复杂，使得婴儿启动和维持食团流动所需的压力变得复杂。

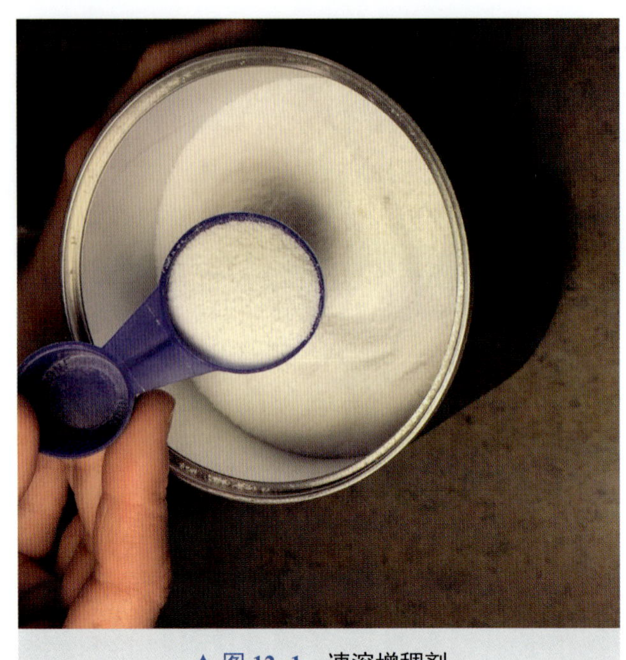

▲ 图 12-1　速溶增稠剂

（三）增稠产品

使用“增稠液体”仅仅意味着液体的稠度被增稠剂改变了，但这并没有限定增稠剂的类型或增稠的程度。最早关于增稠剂的使用报告来自于 1983 年，描述了在液体中添加“透明明胶”[31]。商用增稠产品（如 thick it 和 thick&easy）于 20 世纪 80 年代末开始推出，多是速溶粉（颗粒状）、以淀粉为基础的增稠剂（图 12-1），按产品使用说明将其搅拌成液体以达到调整食物的目的。

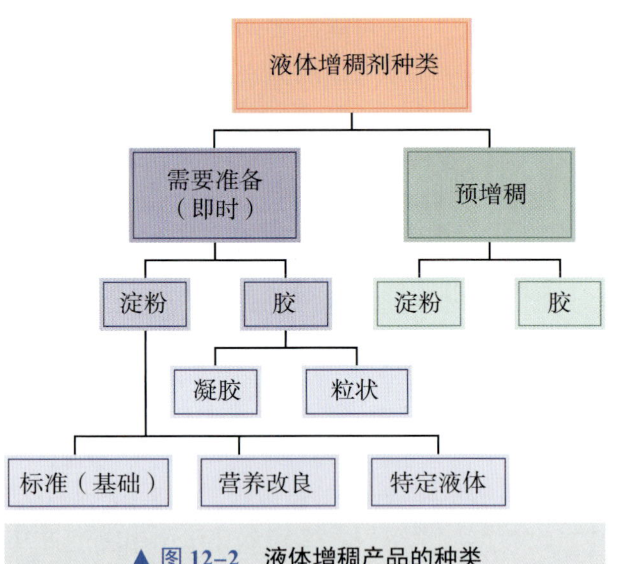

▲ 图 12-2　液体增稠产品的种类

自那时起，商用增稠产品的数量和类型都有了大幅度增长。增稠产品在许多地区都是需要准备和随时可购买的产品（称为“预稠化”）（图 12-2）。除了以淀粉为基础的增稠剂外，还有以黄原胶为基础的（又称为水胶体）增稠剂，如 2001 年推出的凝胶形式的 simply thick（simply thick，LLC，圣路易斯，密苏里州），以及最新推出的颗粒状胶类增稠剂［如 thicken up clear（雀巢），2012 年］。预增稠产品（最初提供时即为淀粉增稠产品）现在有淀粉和胶两种类型。2008 年 kent precision foods group 公司推出的 thick-it AquaCareH_2O 是一种以黄原胶为基础的即饮型增稠水，其他还有更多种类的预增稠产品（如水、果汁和乳汁饮品），但相关信息有限。增稠剂使用说明提高了对其变化性的认识，例如，对预增稠水产品的比较反映了不同的浓度范围和喜好种类（口味、质地、外观）[32]。

实践证明，吞咽障碍的照护很大程度上完全

表 12-1　对调整后液体稠度的命名

《美国吞咽障碍饮食》(2002)	《国际吞咽障碍饮食标准化倡议》[1]
稀	稀薄
/	轻微稠
花蜜状	稍微稠
蜂蜜状	中度稠
浓稠状	高度稠

1.《国际吞咽障碍饮食标准化倡议》(2016)(https://iddsi.org/framework/)

或部分依赖于各种类型的增稠产品，如将速溶粉或凝胶与液体混合以达到想要的稠度[8, 9]。《美国吞咽障碍饮食》[7] 与《国际吞咽障碍饮食标准化倡议》[9] 相比，对于调整后不同黏稠度食物的命名也不同(表 12-1)。尽管美国的市售增稠产品倾向于反映 NDD 的命名，但截至 2017 年，随着 IDDSI 标准化框架的实施，这种情况也可能会发生改变。

(四)增稠科学

由于商业增稠产品的多样性及其在吞咽障碍管理中的频繁应用，临床医师必须掌握增稠过程的基本知识，以帮助有关液体调整的有效决策。尽管增稠看起来很简单(增稠剂与液体混合)，但调整结果可能是非常多变的，尤其与增稠剂的类型(胶与淀粉)和基础液体的成分(如酸度、糖、脂肪、矿物质的量)有关。人体唾液的性质也是另一个需要考虑的黏度影响因素[19]。

淀粉基制剂是一种吞咽障碍患者常用的增稠产品，以玉米淀粉为基础，经过改性后使其可以混合在一起而不会结块并迅速增稠，通常将“改性食品淀粉”或“改性玉米淀粉”列为主要成分(框 12-4)，类似于超市里常见的速溶布丁混合物中使用的淀粉。

淀粉是由各种长链糖分子组成的一种化合物或多糖。虽然最初将淀粉颗粒搅拌到液体中时，液体可能看起来很稀薄，但随着液体进入淀粉颗粒，它开始逐渐“膨胀”(类似于气球缓慢充满空气)。这个过程也解释了为什么某些液体增稠剂在最初制备后的 10min 或 20min 会继续变稠[27, 34, 35]。这也可能影响淀粉类的预增稠产品，因为在测量时发现它们比速溶的同类产品更稠，这表明作为制备后部分水合作用(增稠)可能仍在继续[36]。

> **框 12-4　增稠科学**
>
> - 虽然淀粉增稠的主要成分通常使用改性的玉米淀粉，但标签信息并不包含有关改性的所有详细信息。这就是为什么以淀粉为基础的产品在增稠特性上随批次不同而有所差异，因为公司采用不同的生产工艺，对淀粉进行不同的改性。有些淀粉产品还含有麦芽糖糊精，可提高膨松度使其口感更好[33]

胶类增稠剂也可使液体增稠，但其方式略有不同。吞咽障碍产品中最常见的是黄原胶和卡拉胶，两者都是多糖，但其结构与淀粉略有不同，多糖的结构也各不相同，它们包含不同的糖基和化合物(如硫)。在科研文献中，它们都被称为水胶体(hydrocolloid)，“hydro”意为水，“colloid”即胶体，指一种微观物质。淀粉增稠剂和胶类增稠剂的主要区别在于它们吸附液体的方式，当水胶体与液体混合时，它开始以一种方式展开它的“链”或“臂”，导致大量的线相互分开、缠绕并互相黏着(类似于在充满长串杂草的水里涉水，会被这些杂草困住并产生移动阻力)。胶类产品和淀粉类产品的制备方法也有所不同，胶类通常需要剧烈的搅拌才能从微粒中分离出长尾并将液体黏合在一起，许多胶类增稠剂必须大力摇晃或混合搅拌使增稠剂与液体充分混合。由于不同的淀粉和胶在化学结构上是不同的，所以仔细阅读并遵循产品说明非常必要，因为说明书已经为该产品所含的增稠剂进行了优化说明。

增稠剂通常被误认为会导致脱水，因为它们紧密地“结合”了水，从而阻止了水在体内的释放。这是一种错误的理解！淀粉在消化过程中被分解，水就从食物或液体中被释放出来。胶类增稠剂的实际生理作用要复杂得多，这取决于实际的水胶体及其浓度，但这些产品中使用的所有增稠剂在小肠、大肠或结肠消化过程中的某个时间点都会释放水分[37]。

婴儿的谷物食品（如大米或燕麦谷物混合物）有时候被当作天然增稠剂[38]。它们与淀粉类增稠剂的增稠作用类似，因为大米和燕麦中起主要作用的是淀粉，尽管在燕麦中也发现了少量水胶体β-葡聚糖。淀粉增稠剂的效果也可能受到与婴儿配方奶粉或母乳混合的影响。如母乳中淀粉酶（一种消化酶）的存在会导致淀粉的分解，这就凸显了临床上婴儿喂养准备和时机的重要性，因为调整液体有可能会随着放置时间变长而继续变稀（框 12–5）[39, 40]。

框 12–5　母乳的成分

- 母乳的成分因母亲个体、哺乳期甚至单次哺乳或吸乳时长而异。它主要包含蛋白质(包括酶)、脂类、糖类、维生素、矿物质和细菌。可以使用增稠剂如婴儿速溶米粉 / 燕麦或淀粉类增稠剂（不建议在 1 岁以下婴儿使用胶类增稠剂）进行增稠，但必须谨慎计划。首先，所选的增稠剂应该经过精细的研磨和搅拌，以确保不会产生凝块或颗粒。由于母乳中的酶和细菌，以及谷物或增稠剂中的淀粉成分，增稠剂应在喂给婴儿前不久添加和混合，一般不宜储存，否则可能会导致稠度发生变化、分离或变质

胶对人乳中淀粉酶的反应性较低[39, 41]。但是，不建议年幼的孩子尤其是早产儿或 1 岁以下的儿童使用某些胶类增稠剂。美国食品药品管理局于 2011 年就早产儿使用 simply thick（黄原胶）发布了消费者警告，称其可能与坏死性小肠结肠炎有关（框 12–6）。令人担忧的是，婴儿不成熟的消化系统无法处理黄原胶的转运，可能增加坏死性小肠结肠炎的风险，进而导致死亡。虽然这种风险最初与早产有关，但在足月分娩中也有相关记录[42]。美国食品药品管理局的消费者警告促使厂家对产品说明进行了修改，其中包括厂家对其预期用途的警告，以及在某些儿科护理环境中实践模式的更改[43]。由于脆弱的全身系统和复杂的医疗条件，研究结果进一步强调了在婴幼儿中使用增稠剂时应小心并谨慎进行临床决策的重要性[16]。

框 12–6　增稠剂

- 美国食品药品管理局是及时了解任何有关增稠剂消费者警告（包括对婴幼儿的关注）的重要资源。simply thick（黄原胶）警告在婴儿和 12 岁以下儿童中使用其产品前，应咨询医疗保健专业人员（https: //www.simplythick.com/Safety）

需要增稠的液体种类繁多，它们的基本成分（如脂肪、糖或酸度等）各不相同（表 12–2），而其成分对增稠过程非常重要，因为它们可能与增稠剂相互作用（表 12–3）。比如某些液体（如橙汁）中包含果肉和酸，两者都能促进淀粉和水复合物的高度初始增稠（结合），但随着时间推移，橙汁中的酸会导致淀粉键断裂，导致增稠的液体变稀。与富含脂肪（牛奶）、碳酸（苏打）或可溶性固形物（咖啡）的液体相比，橙汁的增稠方式可能有很大的差异。

一般认为淀粉是不稳定的，因为它们对酸、温度和增稠时间的反应强烈，当其与不同的液体成分混合时，会产生多种增稠模式[27]。胶类增稠剂在吞咽障碍患者食物制备中稳定性较好[7]，且在低稠度水平下受基础液的影响较小[35]。然而，Cho 和 Yoo 的研究[44]发现在较高的稠度水平（布丁状稠度）下，基础液体的成分和黄原胶之间存在明显的相互作用，会在不同类型的液体中产生不同的稠度。研究同时还发现，与淀粉增稠的液体相比，许多胶类混合或预增稠的调整液体黏度更低[32, 35]。

当某些增稠液体与口腔中的唾液混合，或将唾液加入装有增稠液体的玻璃杯时，这些液体可能会继续变化。已有研究证明唾液中的淀粉酶可降低某些增稠水的黏度[45, 46]。据 Hanson 等的报道[19]，虽然唾液使增稠水的黏度降低了，但添加唾液对增稠橙汁的稠度并没有明显的影响，这表明淀粉酶可能会被橙汁中的 pH 中和，进一步说明了液体成分对增稠过程的重要性。

表 12-2　液体及其基本成分

液　体	组成（主要成分）
钡	高密度液体中的重金属盐
水	水、一些矿物质
苹果、葡萄、梨汁	水、糖、维生素、矿物质、酸、果胶（天然胶），可能还含有其他淀粉或胶基稳定剂
橙汁	水、糖、维生素、矿物质、酸、纤维素（果肉），也许还有其他稳定剂
牛奶	水、脂肪、维生素、糖、矿物质（酶—母乳）
营养液体 / 膳食替代品（如 ensure）	水、糖、维生素、许多矿物质、一些淀粉或其他稳定剂
咖啡	水、少量矿物质、鞣酸（温度问题）
能量型饮料	水、糖、酸，有时还包括矿物质、稳定剂和其他成分

表 12-3　液体成分与增稠剂相互作用的举例

成　分	可能的相互作用（特定的产品应该经过测试）
钡	与淀粉和胶的相互作用不同（请参见下面的矿物质）
糖	通常会增加稀液的黏度，通过将水保持在溶液中可以降低浓稠液的黏度
蛋白质	通常只有加热时才会有轻微的影响，加热会导致凝结后变厚或变薄
脂肪	本身提供低水平的增稠作用，但可以覆盖淀粉或胶基颗粒并阻止其吸收水分，从而降低稠度
酸	对胶类增稠剂影响很小或没有影响，酸可以通过破坏淀粉键来影响淀粉类增稠剂，使淀粉吸收更快，略微增加黏度。但是，随着时间推移，酸将继续破坏化学键并可能降低黏稠度。pH 的差异（液体或食物中酸的含量）也会影响其他成分，例如与矿物质的相互作用
矿物质	可与胶相互作用，并在一定程度上与淀粉类物质相互作用，可引起凝结或黏度的各种变化（增加或减少），具体取决于特定的矿物质和树胶。根据 pH，二价和三价无机盐（钙、镁、钡、铝、铁）最有可能引起这些变化
维生素	通常没有。大多数维生素的作用很小，因为它们的含量很少。但如果大量存在，一些会产生弱酸反应
其他胶和稳定剂	多变的，许多其他胶和稳定剂用于促进产品的口感，有助于形成多汁或浑浊（如苹果酒和葡萄柚汁），它们与淀粉和胶相互作用，通常会导致凝块、增稠、凝胶化（随着时间的流逝形成类似明胶的半固体）或导致固体沉淀或掉到底部

（五）临床应用及配送服务所面临的挑战

临床应用中一个直接的挑战就是用于测试的材料（预混合钡剂或手工制备的钡刺激物）缺乏标准化，用于测试的钡剂通常比患者实际摄入的钡剂黏稠度更高[47, 48]。其中，蜂蜜状稠度钡测试剂的变化可能比花蜜状稠度更加明显（《美国吞咽障碍饮食》）[49]。对增稠钡的考虑并不局限于成人的钡刺激测试，同时还应考虑婴幼儿使用含钡液体，因为它们比未增稠或增稠的婴儿配方奶粉更黏稠[30, 38]。另一个需要考虑的因素是制备钡刺激剂的过程，即将钡粉添加到已经增稠的液体中使样品进一步变稠，从而改变其黏度[50]。相反，如果钡产品被稀释，其黏度会随着浓度的变化而降低，测试结果也可能受到使用胶和淀粉增稠剂种类的影响[51]。这些发现强调了在吞咽造影中使用钡剂时制备特定食谱和方案的重要性，以更准确地反映儿童和成人摄入食物的黏稠度[49, 50]。

现有文献强调推荐安全吞咽最低黏稠度调配的重要性[18, 52]。虽然临床医师认为花蜜状稠度是最常用的调配水平，但仍有许多患者通常会使用更高的黏稠度[8, 11]。Leder 等[14]对某医院中进食稀薄液体的住院患者进行了研究，但在进行仪器评估的同时吞下花蜜状和蜂蜜状稠度的液体，并在之后 24h 对患者进行严密监测，观察是否有误吸现象，以及进食时和进食后的变化，结果 84 位患者均可安全摄入两种稠度的液体，从而得出结论认为就评估和安全进食需要的最小黏度而言，“花蜜状就足够了”（原文第 58 页）。

适合幼儿的最佳稠度尚未明确[16]，稠度的变化是一个值得关注的问题，因为增稠婴儿配方奶粉的稠度是增稠母乳的 12～70 倍[39]，这就给增稠配方奶粉和增稠母乳营养密度提出了更高的要求，因为年幼的婴儿可能难以进食足够的量来满足其热量和营养需求[41]。淀粉增稠剂增加了热量，从而增加了能量密度，但减少了其他营养物质的含量，而胶类增稠剂在不增加婴儿热量或其他营养成分的情况下增加了进食量[41]。

临床医师必须了解所有级别的食团调整相关的服务配送问题，包括产品的选择及需要调整的原因，确保工作人员 / 家属以准确和固定的方式调配液体。与言语语言病理学专业人员相比，营养师可能更了解增稠剂相关因素（如成本或食品服务协议）对其使用的影响[8]。由于增稠剂各不相同，因此由言语语言病理学专业人员与营养师合作，根据照护环境的不同制订临床实践及决策方案至关重要。由于增稠产品营养成分（如钠含量）也各不相同，言语语言病理学专业人员与营养师共同制订的液体和热量摄入方案也因人而异[53]。

虽然营养师和言语语言病理学专业人员在吞咽障碍管理中起着重要的作用，但两者都没有直接参与到患者液体增稠的制备过程[8, 11]，制备工作通常由其他工作人员（包括饮食 / 食品服务经理、认证的护士助理，及其他管理和支持人员）负责。有研究结果表明，虽然通常是由言语语言病理学专业人员负责增稠过程[8]，但只有近半数的人接受过如何混合及制备食物的正规指导[11, 54]。

吞咽障碍的患者可能会进行食物调整，但调整的程度跟其需要的稠度却不相同（通常会太稠）。一项关于卫生保健提供者制备增稠液体的研究显示，所制备液体稠度的准确性并不高，大部分的人无法调整液体的稠度达到花蜜状或蜂蜜状稠度范围[54]。许多照护者都在液体调配中存在过度现象，这与“在制备增稠液体时，过稠好过不够稠”的理念不谋而合（即“越稠越好”的概念）[8]。由于增稠剂会抑制原液体的味道并改变其质地[55, 56]，过度增稠会使液体的口感变差，不利于患者的接受，还可能会增加误吸等并发症的风险，因为对某些患者（如体弱的老年人）来说，从呼吸道清除过于黏稠的食物更为困难[57]。

为确保液体调整严格依照产品使用说明以达到规定的稠度水平，工作人员的培训至关重要。照护者学会了用勺子搅拌淀粉类增稠剂后，可能会错误地将同样的方法应用到胶类增稠剂产品中，而胶类增稠剂却需要完全不同的混合步骤[54]。在某些情况下，不遵守规定可能反映了照护者的信念，及其视建议为“麻烦”的看法[58–60]。除了对工作人员进行操作培训之外，还包括培训其对食团调整的认识，如由于温度和凝固时的相互作用，尤其是与淀粉增稠剂的相互作用，增稠后冷藏的液体可能会变得更稠[35]。一般来说，冷藏的增稠液体比室温下存放的更黏稠，在室温下储存时间的长短也可能导致胶类增稠产品流变性不同，尤其是保存时间超过 1h[44]。

对增稠液体的认识和看法可能会直接或间接地影响临床实践的各个方面，了解这一点非常重要。临床医师通常会认为患者不喜欢浓稠的液体[11]，这可能与另一种普遍认同的观点有关，即增稠的液体会导致脱水，这是一种错误的说法。如前文所述，进食增稠剂并不会影响人体对水分的吸收[61]。当然，增稠可能会使液体口感变差（如抑制基础液、增加异味或颗粒质感），可能会影响患者的食欲。此外，增稠剂的营养含量及进食过程中的生理变化可能会使患者产生饱腹感，从而减少饮水量[52]。据 Cichero 的报道“饱腹感相关的文献表明，脱水可能是一种生理上的预期，即浓稠的液体会让他们产生饱腹感”[52]。所有这些因素可能使得患者不愿意食用增稠液体，导致饮水量减少，进而增加了脱水的风险。

增稠液体是吞咽障碍管理中食团调整的重要形式之一。无论在何种照护环境下，临床医师在建议使用增稠液体时必须对患者的饮食负责。对于临床医师来说，除了理解增稠科学知识之外，了解其角色和职责同样重要，其中包括对照护者进行制备和应用指导。简单的测量工具为质地调整程度提供了客观信息，并在制备过程中向照护者和家庭成员提供反馈[9, 29, 62]。对液体进行食团调整时，这些都是患者营养护理中专业责任的重要组成部分。

（六）自由饮水方案

增稠液体的使用对吞咽障碍患者并没有潜在的不良影响。如前所述，临床医师认为许多患者可能觉得增稠液体的口感不好而不遵守增稠建议，这是很常见的问题[11]。无法进食稀薄液体或不想进食增稠液体，会使患者的饮水量受到限制，进而导致脱水的发生。此外，由于许多患者不喜欢增稠液体，使用调整液体也可能会降低其生活质量。也有经验性的证据表明，与稀薄液体（如水）相比，患者进食较浓稠度（蜂蜜状）液体时吸入性肺炎的发生率更高[57]。

针对这些问题，肯塔基州路易斯维尔费雷泽康复医院的医师制订了一项饮水方案，被称为“费雷泽自由饮水方案（Frazier free water protocol）”。该方案规定，患者入院后应对吞咽功能进行仪器评估，根据吞咽功能评估结果，指导其饮水[63]，吞咽功能正常的经口进食患者可以在两餐之间喝水；吞咽功能异常需使用增稠液体或无法经口进食的患者也可以按需饮水，应注意严格的口腔卫生，患者每次饮水前必须进行口腔护理，确保清除患者口腔内潜在的有害细菌。此方案不适用于饮水时出现剧烈咳嗽和不适的患者[63]。

费雷泽自由饮水方案和之后其他类似的饮水方案的原理都是基于同一个论点，误吸入水比误吸入其他液体安全[64]。因为水是人体中自然产生的液体，少量的水很容易通过小型特殊蛋白质（水通道蛋白）吸收[65]。但目前尚未明确吸入多少剂量的水会导致吸入性肺炎等不良后果的发生。

自由饮水方案赞同者认为，如果患者在两餐之间饮水，可以改善水合作用和生活质量。但目前文献中的证据尚不明确。有研究报道[66]，与仅饮用增稠液体的患者相比，接受自由饮水方案的患者吸入性肺炎的发生率并没有增加。但也有研究发现接受自由饮水方案的患者吸入性肺炎发生率有所增加[67, 68]。

临床医师应谨慎使用自由饮水方案，仔细阅读文献并权衡该方案对患者的风险和益处，并由言语语言病理学专业人员、患者或照顾者及护理团队共同参与临床决策，患者的医疗状况、吸入性肺炎相关危险因素[69]、口腔卫生，以及饮水方案是否正确实施都是需要考虑的关键因素[63]。推荐阅读 Langmore 等[68]关于吸入性肺炎危险因素的综述。目前尚没有足够的实证研究证据表明自由饮水方案对大多数患者是安全的。

三、对食物稠度的质地调整

食物中的营养成分（水、蛋白质、糖类、脂肪、维生素和矿物质）作为机体的必要元素，可增强机体的能量，促进健康，保证机体正常运作。

（一）食物对健康和快乐的重要性

对于吞咽障碍的患者，健康照护团队需要关注的主要问题之一就是营养不良[70]。由于吞咽障碍（如不喜欢调整食物、口腔或咽部运动障碍）或合并疾病（如肌肉无力、身体变化、药物治疗）会导致食物的摄入量减少，从而引起严重的营养问题，进一步导致健康问题的出现[71]，尤其是在疾病（如脑卒中）的急性期发展到康复期之后[72]。需要考虑的关键问题是，食团调整通常会导致患者摄入能量减少，许多患者的能量摄入减少50%以上[73]，这是一个令人震惊的数字，因为在疾病康复期间，能量是生理和心理上的基本需求。

临床面临的挑战在于，经口进食半固体或固体时，正常的吞咽需要熟练的食团准备和控制，以及口腔转运过程中的顺序推进。食物的加工通常是通过软化、剁碎、捣碎、搅拌、磨碎或切碎等方式进行。临床对常规（半固体/固体）食物进行调整，通常是由于患者吞咽相关的解剖或生理发生变化，影响了咀嚼和口腔准备及转运功能，或存在牙齿不全、进食缓慢和自我进食困难等因素。调整后的食物需要较少的咀嚼力量，且在口腔中更易于控制，同时可降低患者呛咳的风险，减少了进食的困难[2]。目前，不同的照护环境中，15%～45%会使用调整食物[74, 75, 76, 77, 78]。

（二）食物质地特性和调整分级

任何食物的质地都代表了由其结构衍生出的一组物理特性[21]，在吞咽障碍的管理中，食物的特性具有重要的意义，包括黏附性、内聚性、硬度、可碎性、硬度、弹性、黏度和屈服应力[7]。例如，有黏附性的食物更能吸附在另一个表面（如花生酱，它“粘”在硬腭的顶部是因为它的高黏附性，需要用力才能移除）。即使是类似的食物类型（如饼干），其质地也会有很大差异，这就给吞咽障碍患者的饮食带来了极大的挑战。比如，生姜速食饼干比酥饼更硬，需要使用较大的力才能使其变碎，而后者通常只需要较小的力就能压碎，且与唾液混合后更容易形成黏性团块。综合考虑患者咬合力、牙齿完整性等因素，食物质地特性在吞咽障碍的管理中显得尤为重要[2]。

NDD和IDDSI所确定的不同等级体现了专业人员在食物质地标准化方面的努力（表12-4）。食物质地调整的水平和程度通常代表着患者口腔运动控制和口腔准备技能水平。例如，泥状食物（也称布丁状食物）不需要或只需要极少咀嚼力，因为它们在口腔中呈现为光滑、黏稠的团块状，可补偿受损的口腔准备能力（咀嚼和食团控制），推进食物通过口腔。随着食物质地级别的增加，需要更高的咀嚼和口腔管理能力。难以咀嚼的食物（如肉类），必须经过机械加工（如磨碎、切碎、搅拌或剁碎）以补偿受损的咀嚼能力，由于加工过程会产生许多小碎片或碎屑，因此黏合剂或载体对促进黏附及口腔控制非常重要。浓稠但不黏的肉汁可以作为许多肉类的载体，将分散的部分黏在一起，形成有黏性的聚合体。更高级别的饮食需要更高的口腔咀嚼和食团控制能力。需要调整的可能是软的、湿润的食物（如可以用叉子捣碎的煮熟的蔬菜），以及难以达到一致性稠度的食物（如爆米花、硬面包）。进入“常规”饮食级别仅意味着对患者进食各类固体食物没有限制，需要注意的是，所谓的正常饮食在个体和文化之间可能有巨大的差异。患者和照护者都应该注意，并不是所有的食物（尤其是那些质地特殊的食物）都适合。比如硬糖，尤其是某些文化中的黏性的软糖糊，可能不适用于某些患者。

表12-4　食品质地改变的等级

美国吞咽障碍饮食(2002)	国际吞咽障碍饮食标准化倡议[a]
/	3—液化
1级：泥状吞咽障碍	4—极浓稠
2级：机械性吞咽障碍	5—切碎和湿化
3级：严重吞咽障碍	6—软
4级：常规	7—常规

a. 2016年国际吞咽障碍饮食标准化倡议(https://iddsi.org/framework/)

（三）调整食物质地的挑战

质地的改变会影响食物的含水量和黏附性，可能会对食物的热量和营养含量产生影响[73]。与接受常规饮食的患者相比，接受食团调整的患者可能存在蛋白质和总能量摄入不足的风险，比如将肉汁加入碎肉中进行调整时，添加的肉汁可能进一步稀释碎肉的营养成分，患者需要通过摄入更多的量来弥补[74]。营养失衡可能导致蛋白质-能量营养不良，从而导致危及生命的疾病，如肺炎、慢性心力衰竭、慢性阻塞性肺疾病、胃肠道功能改变，以及与免疫功能下降相关的感染[70, 79]。

不规范的食团调整也可能会导致呼吸道梗阻和（或）呛咳等不良后果的发生。据 Berzlanovich 及其同事的报道[1]，复杂食团（如三明治）和调整食物（如水果泥）都存在窒息的问题，这表明定期评估和密切监测是患者营养护理计划中重要的一部分。此外，食物质地不当也是导致婴幼儿窒息的危险因素之一，其他相关的因素包括牙齿不全及神经系统疾病等[2]。

当患者吞咽功能改善提升食物调整级别时，需要进行系统的评估。Groher 和 McKaig 发现[77]，许多疗养院的老人由于缺乏系统的定期评估，其饮食的限制程度高于其实际需要水平。食物质地的改变（尤其是泥状食团）可能减弱其产生的感官刺激（如味道、温度和口感），同时也可能降低食物的视觉吸引力，导致人们对食物的兴趣降低。增加食谱和菜单的选项（如调整肉类）及食物的选择性可能会有助于解决这个问题[76, 80]。

目前的临床关注多集中在增稠液体的实践上，对质地调整食品的关注却很少。食物标准化不仅包括对食物级别命名和食物质地的描述，还包括标准化食谱和制备方法，以确保食物调整的一致性[7, 81]。标准化配方的缺乏可能会导致各餐的食物质地从适当黏度水平到过硬或过黏（如干燥和发黏）不等。

食团调整的质量把控应延伸到参与食品制备的相关人员[82]，他们有时不会严格遵循食团调整标准化方案，以及其对食团调整的态度和信念、管理监督力度及调整知识缺乏，都可能会影响其所制备食物的营养和质地[74, 82]。图 12-3 说明在医院中，两天内早餐泥状食品（鸡蛋和火腿）缺乏同一性。第一天，用叉子捣碎时发现鸡蛋泥和火腿（图 12-3A，B）中水分不足稠度不够，捣碎前鸡蛋的外形（图 12-3A）说明在其经过了过度搅拌、冷冻和解冻导致水分从鸡蛋中分离。第二天，家属要求用白肉汁做黏合剂，肉汁非常稀，碗里放着火腿和炒蛋（图 12-3C），火腿颗粒很快从液体中分离出来，炒鸡蛋似乎是现炒的，没有黏性（表示浓稠度不高）。推荐在 IDDSI 2016 获取更多有关食品质地调整的评估方法（http://iddsi.org/framework/）[9]。

四、液体与食团调整的临床决策

推荐进行食团调整的医师必须仔细评估其对

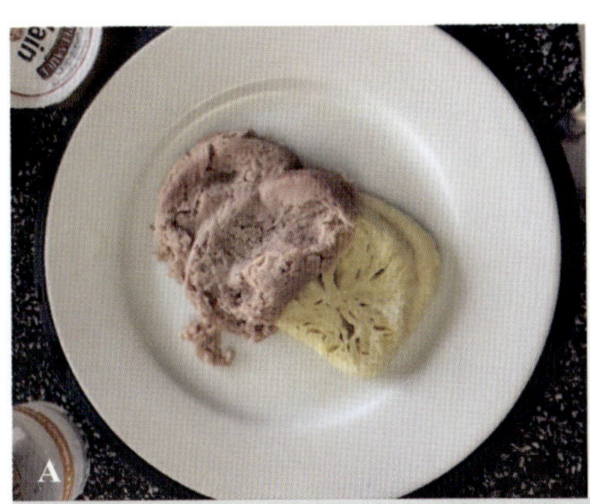
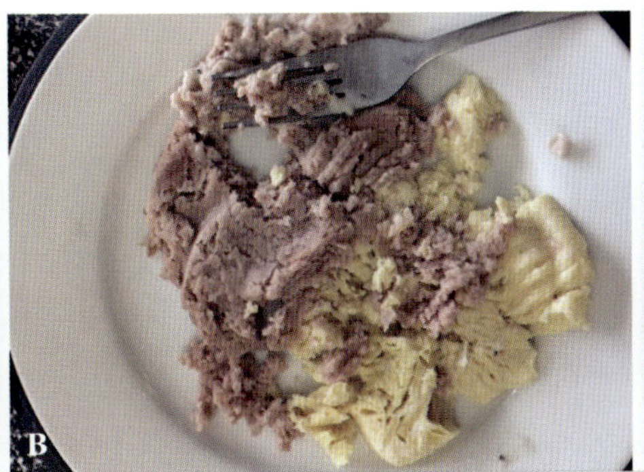
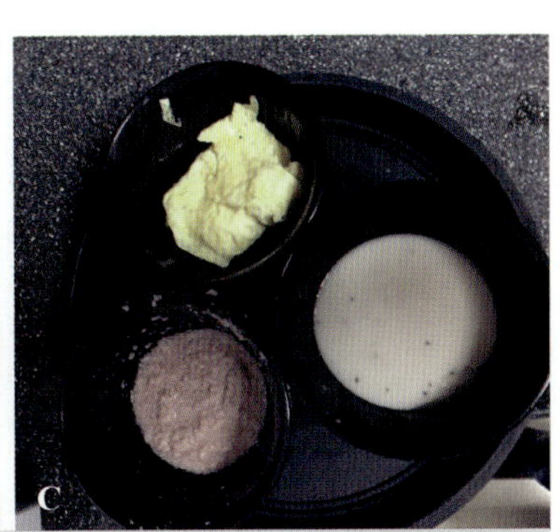

▲ 图 12-3 关于医院 2 天里为患者提供的不同改良食物（稠度一致性）说明

A. 第 1 天，火腿和鸡蛋泥；B. 鸡蛋和火腿，用叉捣碎之后表面缺乏水分和凝聚力；C. 第 2 天，肉泥、配白肉汁作黏合剂的水样火腿、炒蛋

患者的潜在影响，需要综合考虑食团调整对患者营养护理带来的特殊挑战。尽管食团调整的概念比较简单（调整液体或固体的质地），但其实施过程是吞咽障碍管理中最为复杂的措施之一。我们知道增稠剂各不相同，对于吞咽障碍患者来说，某些食物的安全性较差，如“黏性”食物或果酒类的混合稠度食物，其液体和固体在口腔内很容易分离。

言语语言病理学专业人员在食团调整中承担了诸多的角色和责任，其提出的建议必须基于患者的具体情况，并反映与营养专家和其他医疗保健专业人员的合作决策，充分考虑食团调整可能会对患者健康带来的各种后果，如能量和蛋白质摄入量的变化。另一方面，言语语言病理学专业人员还需对工作人员和照护者提供定期的培训和指导，确保食团调整始终符合增稠产品额要求并达到食物质地的目标水平。此外，言语语言病理学专业人员还发挥着至关重要的宣传作用，以确保及时对患者吞咽功能进行重新评估并调整患者的饮食需求，从而更好地满足患者营养需求和生活质量。患者过渡到新的照护环境时，其进食管理常被忽略[83]，言语语言病理学专业人员还需保证其营养照护的连续性，以达到安全吞咽和营养健康的平衡。

习　题

1. 观察进餐时间通常是吞咽障碍管理的一部分。在过去的几周里，你发现医师给你开了相同的进食处方，但调整液体的稠度却经常不一样。下列哪一项是可能导致增稠液体稠度变化的重要因素？

A. 增稠剂的产品及种类

B. 增稠的液体成分

C. 增稠液体制作完成到进食的时间

D. 制备增稠的照护者的意见和信念

E. 以上都是重要因素

2. 增稠剂的加入会引起溶胀过程，从而改变液体的黏度，增稠剂的种类主要包括哪两种类型？

A. 婴儿谷物和淀粉

B. 淀粉和胶

C. 预先增稠和即时增稠

D. 水胶体和胶

E. 黄原胶和卡拉胶

3. 稠化的液体被认为是剪切稀化的非牛顿流体，这意味着？

A. 增稠的液体具有恒定的、可预测的黏度，与所施加的剪切应力无关

B. 吞咽过程中改变液体流动速度的力量对黏度没有明显的影响

C. 由于吞咽过程施加的力量，增稠的液体可能会有较少的恒流性（黏度）

D. 非牛顿流体的主要特征是它们的重量

E. 液体流动所需的做功是区分牛顿流体和非牛顿流体的一个重要特征

4. 在临床向儿童和成人推荐调整食品的质地时，哪些是需要考虑的因素？

A. 食物质地的改变可能会影响热量和营养成分

B. 患者的吞咽反应时长是改变食物质地的常见原因

C. 食物质地特性（如黏合性和硬度）对口腔制备能力的影响不大

D. 仅 A 和 B

E. 仅 A 和 C

5. 以下有关在儿童和（或）成人吞咽障碍处理中使用食团调整的说法，哪项是正确的？

A. 关于在各种照护环境中，实施液体和食物的调整，有高度标准化的实践准则

B. 服用增稠液体的患者会脱水，因为增稠剂会限制人体吸收的水量

C. 调整液体和食物是为了恢复患者的吞咽功能

D. 进行吞咽造影时，临床医师必须考虑到

测试钡的实际稠度和所制备增稠液体之间的“不匹配”

E. 以淀粉和胶为基础的增稠剂均可与母乳混合

答案与解析

1. 正确答案：（E）以上都是重要因素。

所有的都是重要的考虑因素。（A）增稠剂的种类和数量（胶和淀粉）、（B）基础液的成分（如橙汁的酸度及牛奶的脂肪），以及（C）进食前储存方式或时间。通常认为淀粉是不稳定的，因为它们与液体基本成分、温度和增稠时间之间存在反应。比如，橙汁的果肉和酸度促进了与淀粉分子的高度初始结合（增稠），这可能导致橙汁与其他液体（如水）的增稠效果截然不同。（D）制备增稠剂的照护者的态度和信念可能是造成制备不准确的一个因素，其在制备过程中，通常会认为过稠比过稀更好。工作人员缺乏关于稠化液体的培训和教育是造成所有这些问题的原因，由于没有提供充分的制备操作培训，误解依然没有消除。

2. 正确答案：（B）淀粉和胶。

淀粉增稠剂在 20 世纪 80 年代末引入，而胶类增稠剂在 2000 年后才被引入。（A）婴儿谷物和淀粉类增稠剂增稠的方式相似，因为淀粉是主要的增稠剂。（C）描述市面上的产品，但没有说明增稠剂的种类，例如，胶类增稠剂现在有凝胶和颗粒状（即速溶粉）两种形式。（E）和（F）是与胶类增稠有关的术语。水胶体是指胶类；黄原胶和卡拉胶都是胶的类型。

3. 正确答案：（C）由于吞咽过程施加的力量，增稠液体可能会有较小的恒定流量（黏度）。

增稠液体的黏度随着剪切速率的增大而减小。这一点很重要，因为在它通过口腔 / 咽腔的运动过程中，肌肉力量的作用会改变食团的厚度。选项（A）和（B）反映了与牛顿流体有关的描述。流变学关注物质的变形和流动，包括黏度、密度和屈服应力。（D）是有关密度的一般信息（如钡的密度比水大）。（E）描述了屈服应力。

4. 正确答案：（A）食物质地的改变可能会影响热量和营养成分。

吞咽障碍患者存在热量和蛋白质摄入不足的风险，这就需要进食更多的食物来弥补稀释的营养成分。（B）患者咽部吞咽反应的时间是改变液体（而不是食物）质地的常见原因。调整食物的建议通常是由于解剖或生理上的变化，这些变化会影响咀嚼和口腔准备 / 运输。（C）黏附性和硬度是吞咽障碍管理中重要的食物特性。坚硬的质地需要更用力来碎，且在口腔中难以控制。黏性食物是一种更容易被另一个表面吸引的食物，需要更大的力来清除，比如黏在硬腭上的花生酱。

5. 正确答案：（D）进行吞咽造影时，临床医师必须考虑到测试钡的实际稠度和所制备增稠液体之间的“不匹配”。

吞咽造影时，所制备的钡剂黏度通常比儿童和成人实际摄入的钡刺激物的黏度更大。（A）标准化是一项持续的挑战，虽然美国吞咽障碍饮食（NDD）和国际吞咽障碍饮食标准化倡议（IDDSI）为不同程度的食物调整提供了级别命名和描述，但相关推荐尚未在临床中普遍使用。（B）常见的误解是增稠剂会导致脱水，增稠剂的加入并不会影响人体水分吸收，患者少喝水是因为增稠液体难以下咽（增稠剂会影响食物的口感和质地）且会增加饱腹感。（C）改变液体或食物的质地是经口进食的一种补偿策略，其目的是为了获得更符合安全吞咽能力的食团稠度。（E）母乳中淀粉酶（一种消化酶）的存在会导致淀粉的分解，尽管胶与人乳中的淀粉酶反应较弱，但还有其他安全问题。美国食品药品管理局向消费者发出警告，因为胶类增稠剂可能与婴幼儿坏死性小肠炎有关。

第13章 管 饲
Tube Feeding

Mark R. Corkins Kelly Green Corkins 著
於雪英 李慧娟 译

本章概要

成人和儿童的吞咽障碍往往伴有神经系统疾病。这类人群罹患消化道相关疾病，可能与神经系统对多种消化道功能的控制有关。胃食管反流是最常见的吞咽障碍相关的消化道疾病之一，根据病因可分为原发性、继发性或混合性。继发性胃食管反流多源于消化道动力障碍，这类患者由于身患诸多疾病，因此往往需要使用鼻饲管等来协助喂养。

在做管饲决定之前，对患者进行全面的评估非常必要。首先，是选择临时管道管饲还是半永久管道？这是由患者的身体状况和治疗目标来决定的。其次，需要明确管道放置的位置。最后，确定患者最适合的喂养方法和肠内制剂。管饲可以为患者提供各种各样的营养物质，其中某些成分可能会对消化道有特殊的影响，从而导致喂养耐受性下降。值得注意的是，在整个营养护理计划中，医疗团队中的每个人都发挥着重要作用。

关键词

混合食物的管饲，动力障碍，肠内制剂，喂养，喂养管，制剂，胃食管反流，营养，营养评估

学习目标

- 了解儿童吞咽障碍患者的消化道功能相关的变化。
- 了解多种喂养管的使用方法及适应证。
- 了解不同肠内喂养方法的区别及其对消化道功能的影响。
- 了解可使用的肠内制剂的类型 / 分类。

一、概述

肠内营养是指通过口服或喂养管提供营养到胃肠道（GI）。然而并非所有的患者都适合经口喂养，比如当无法安全吞咽或者因呼吸、疲劳等因素导致经口摄入量不足时，就需要为患者建立一条可替代的途径来提供营养，即肠内营养。为确保患者能够摄入足够的因生长发育、受伤或疾病后恢复所需的营养，常常需要留置喂养管。

肠内营养（包括经口进食和管饲）也有禁忌

证，比如肠梗阻、严重的吸收障碍、高排出型瘘管、血压下降导致的肠道灌注不足及使用某些药物[1]。完整的营养评估对喂养管类型、饲管放置部位及肠内制剂的选择非常重要。

二、背景

出现吞咽障碍可能表明患者存在神经病学方面的问题，而神经系统则控制着消化道的功能[2]。这些通常表现为部分消化道功能基本控制的改变及其不恰当的工作，并最终影响到喂养方法的选择。

神经功能受损的儿童罹患胃食管反流（多指仅有反流）的比例更高[2, 3]。不管家长如何反映，北美及欧洲儿科胃肠病学、肝脏病学和营养学会在大量的文献综述之后联合建议，目前没有症状或症候群能够可靠地预测婴儿的反流问题[3]。经典的胃食管反流是由下食管括约肌（lower esophageal sphincter，LES）功能障碍引起的。下食管括约肌受神经系统控制，静息状态下肌肉收缩以防止胃食管反流。当神经系统功能紊乱时，下食管括约肌所受的控制改变，从而导致原发性胃食管反流。

其他原因引起的反流称为继发性胃食管反流，导致继发性胃食管反流最主要的原因是胃肠道的动力障碍[2]。消化道的功能之一是依靠肌肉的协调收缩将摄取的营养物质由口腔运送到肛门，这一过程称为蠕动。合并神经系统疾病的儿童常出现胃肠道动力障碍，并且胃排空能力较差。胃排空障碍的患者容易出现进食后腹胀、胃部不适、喂养不耐受，甚至因继发性胃食管反流导致呕吐。

胃肠道动力障碍可能是短期的，也可能是长期的，这取决于导致其动力障碍的病因。药物是导致短期的胃肠道动力障碍的病因之一，如麻醉药和止痛药，常见于术后患者；而长期或进行性的胃肠道动力障碍则主要是由神经肌肉等疾病引起的。在选择喂养管的种类、饲管放置的部位、肠内制剂及确定喂养方案时，往往需要考虑到反流和胃肠道动力障碍。当胃食管反流和胃肠道动力障碍持续存在且无明显改善时，就需要改变药物治疗方案或喂养计划。

三、临时管道

一旦决定留置喂养管，接下来就需要明确饲管的类型。鼻饲管是指从鼻孔插入到胃内的临时喂养管。留置鼻饲管时，由于鼻饲管干扰了上、下食管括约肌的正常生理功能导致其在静息状态下无法维持食管关闭的状态，因此当胃内压力较高时胃内容物容易经鼻饲管或食管逆流至咽部，从而促进反流。然而这一理论尚未得到证实。此外，留置鼻饲管时，要防止其误插入肺部。X 线检查是判断鼻饲管留置位置的金标准[4]，即使对儿童而言存在辐射暴露的风险，但是目前并没有可接受的替代方法。留置鼻饲管后，多数患者都能安全地进食和饮水，然而少数儿童却出现拒绝讲话或吞咽的情况。

出现胃排空延迟（胃肠道动力障碍的一种）和已知误吸胃内容物的胃食管反流的患者，则可以采用胃幽门下段的小肠喂养[4]。目前，可以通过荧光镜或内镜检查在床边留置鼻空肠管。同样，在使用鼻空肠管之前必须通过 X 线检查来确定其留置位置。

临时喂养管的弊端之一就是饲管容易移位。研究证实，鼻饲管移位是导致患者肠内制剂摄入减少的主要原因[5]。因此，无论留置或使用何种喂养管道时，均建议在饲管出口的位置做标记。假如标记移位，则表明饲管可能已经偏离正确的位置。

四、半永久管道

何时考虑留置半永久的喂养管道？对于许多家庭来说，这一决定是痛苦且至关重要的，因为这意味着管饲喂养是一个长期的过程。美国肠外和肠内营养学会建议，当预计饲管留置时间超过 4 周时，则应该选择半永久的喂养管道[4]。一项关于家长对脑瘫儿童留置长期喂养管的态度的研究发现，28% 的家长表示有压力，但是 86% 的家长则认为其对儿童的照顾有积极的影响[6]。即使在患者看来这些饲管是永久性的，但是管道拔除后仅在左上腹留有一个很小的“斑点”样瘢痕。

胃造瘘管（G 管）置管可以通过内镜、腹腔镜、X 线检查或开腹手术来实施。部分医务人员认为，留置胃造瘘管可增加胃食管反流的风险。存在神经系统疾病的儿童，其术后胃食管反流的发生率更高[7]。这极可能是由神经系统疾病引起的，而非留置胃造瘘管导致的。研究发现，在留置喂养管道前进行 pH 监测可用于预测儿童的胃食管反流[8]，测得的 pH 越高，则胃食管反流的风险越大。

对于存在胃排空延迟（胃动力障碍）和已知误吸胃内容物的胃食管反流的患者，推荐实施小肠喂养。由于鼻空肠管较长，且容易频繁堵管和移位，因此难以长时间留置。虽然胃造瘘管可在 X 线或内镜检查的协助下转换为胃空肠管（G–J 管），但是留置胃空肠管的并发症发生率较高，因此需要长期管饲的患者最终都会选择留置空肠喂养管[9]。成人的空肠喂养管可以在内镜下留置，然而目前胃空肠管仍然是儿童的最佳选择，因为尚无儿童专用的空肠喂养管产品。

空肠喂养时一定要记住胃不再有储存功能。由于小肠的容量有限，因此不能大量、迅速地输注食团，通常需要使用泵以确保营养液能够缓慢、长时间的输注。

五、喂养方法

留置饲管后，就需要选择最适合患者的喂养方法，包括连续性喂食、周期性喂食或间歇性 / 食团喂食。喂养方法的选择取决于喂养管的种类、留置的部位、患者的身体状况、胃肠道的动力情况及治疗的目标[10]。对于由管饲向经口进食过渡的患者而言，采用间歇性 / 食团喂养或周期性夜间喂养也许更好，但是有可能是不合适的。

当饲管末端穿过具有存储功能的胃部进入到小肠（幽门下）时，常常采用泵进行连续性喂养[11]。若患者血糖控制不良或胃肠道动力较差，也可通过鼻饲管进行连续性喂养。

周期性喂养是在连续性喂养的基础上改进而来的。顾名思义，周期性喂养是指在一天中的某一时间段内进行喂养，比如患者可在夜间进行管饲，而在白天实施经口进食[11]。由于管饲前胃可以充分排空，因此周期性喂养适用于胃肠道动力障碍的患者。此外，周期性喂养的间歇期患者还可以免于泵的限制进行自由活动，比如洗澡、散步等。即使居家管饲时使用的泵比较方便携带，对患者而言，每天能有几个小时不用携带泵也是一件令人高兴的事。

间歇性 / 食团喂养可以在短时间内通过泵或重力进行输注，比如包装袋 / 注射器内的食团在重力的作用下进入饲管，其输注的速度则取决于包装袋 / 注射器放置的高度[10]。当饲管的末端位于具备储存功能的胃部时，单次间歇性 / 食团喂养的量往往比较大。由于其模仿了人体正常的进食模式，因此更符合生理特点且对家人来说也更方便照料[11]。当患者正处于从管饲向经口进食过渡时，可以在管饲的同时进行经口喂养或者白天进行经口喂养，而夜间实施 8～10h 的管饲。经口喂养摄入不足的膳食种类和热量，则由营养师计算后通过管饲来补充。通常，当患者的经口进食量已达目标总量的 2/3 或 3/4 时，可停止管饲。如果留置的是临时的饲管，则可以拔除；倘若是通过手术留置的饲管，则需要等到患者的进食量已达到目标总量时才可以拔除；若留置的是半永久喂养管，当患者停止使用饲管已达 6 个月，且对成人而言体重维持正常，对儿童而言体重增加符合其生长曲线，才可以拔除。

六、肠内制剂

一岁以前的儿童，优先采用母乳喂养或婴儿专用的肠内制剂进行管饲。成人和儿科患者的肠内制剂则属于医疗食品的范畴。医疗食品是指在医师的监督下，基于公认的科学原理、建立在医学评估基础上的，用于某种因疾病或病情有特殊营养需求，特定饮食管理的供肠内使用的食物制剂[12]。婴儿专用的肠内制剂往往在质量控制、标识、营养需求、制剂召回及新产品通知等方面具有更严格的规定。部分专为满足特定的医疗需求而配制的婴儿肠内制剂在符合质量控制等要求的前提下，不必遵循其中的某一特定的要求，比如肾病患者专用的肠内制剂的钠、钾含量远低于常规标准。由于药品生产质量管理规范对医疗食品的管制并不严格，仅要求其达到传统食物的标准即可，因此医务人员必须谨慎地向患者介绍肠内制剂的成分及其作用[4]。

目前，总共有200种以上的肠内制剂产品可以满足1岁及以上人群的需求[13]。不同种类的肠内制剂其宏量营养素（如糖类、蛋白质和脂肪）和微量营养素（如维生素、矿物质和电解质）的含量不尽相同，它们既可满足一般人群的营养需求，也可满足特殊疾病状态下患者的营养需求[14]。常用的肠内制剂产品的简介及其组成成分见表13-1。此外，组件型肠内制剂是对已有的肠内制剂做进一步的调整，以满足特定患者的更多个性化的需求。

糖类包括淀粉聚合物（如麦芽糖糊精、改性玉米淀粉）和单糖（如蔗糖、葡萄糖）[14]。考虑到口感的因素，许多既可用于口服也可用于管饲的肠内制剂含有较多的蔗糖。由于单糖（如蔗糖、葡萄糖）可导致肠内制剂的渗透压升高，当肠内制剂仅用于管饲时，往往会加入更多的麦芽糖糊精和改性玉米淀粉作为糖类的来源，以减少其对渗透压的影响。肠内制剂的渗透压水平对患者喂养耐受性的影响非常大，特别是当患者通过管饲摄取大量的肠内营养时。

肠内制剂中的蛋白质来源于乳蛋白（酪蛋白和乳清蛋白）、大豆蛋白或氨基酸（蛋白质的组成成分）[14]，若蛋白质进一步水解为多肽、氨基酸等成分后可以提高患者对喂养的耐受性并促进其成分的吸收。当患者在管饲过程中出现过敏反应指的是人体对食物中的蛋白质过敏。由于氨基酸是不致敏的，当蛋白质水解的越彻底时，过敏反应的发生率就越低。蛋白质对肠内制剂的渗透压的影响类似于糖类，其水解得越充分，肠内制剂的渗透压增加的越明显。为了维持适宜的渗透压，在氨基酸型肠内制剂中往往需要加入一定量的长链糖类，如改性玉米淀粉。

肠内制剂中的脂肪来源于各种食用油中的中、长链三酰甘油[14]，其中长链三酰甘油在胆盐的作用下经肠道淋巴吸收，中链三酰甘油则通过门静脉系统吸收。当为特定疾病的患者选择肠内制剂的时候，这一区别显得尤为重要，例如中链三酰甘油具有促进胃排空和肠道动力的作用，因此更适合胃肠道动力障碍的患者。

组件型肠内制剂主要有蛋白质（如整蛋白、水解蛋白）、糖类（如改性淀粉）、脂肪（如中、长链三酰甘油）或宏量营养素的组合[16]。宏量营养素的组件型肠内制剂不会改变微量营养素的浓度，但是会增加宏量营养素的浓度，因此常被用作提升热量浓度的即用型肠内制剂。其中，蛋白质和糖类的组件型肠内制剂可明显改变渗透压，故有可能导致患者喂养不耐受。

七、匀浆膳或糊状食物的管饲

匀浆膳或糊状食物的管饲是指各种各样的食物由搅拌机搅拌均匀后，通过胃造瘘管进行输注。这一概念并非近年来才兴起的，实际上早在19世纪，就有人首次尝试混合食物的管饲[17, 19]。由于不断变化的医疗环境，即便目前市场上已有种类繁多的肠内制剂产品可满足不同人群和病种的需求，混合食物的管饲重新燃起了人们的兴趣。首先，与自制的混合食物相比，肠内

表 13-1　肠内制剂 [13, 14, 15]

分　类	亚　类	简　介	用　途
用于口服或管饲的整蛋白型肠内制剂	成人 • 含 / 不含膳食纤维 • 热量浓度分为 1cal/ml、1.5cal/ml、2cal/ml	• 不含乳糖，乳蛋白为主要氮源，其次是大豆蛋白 • 满足一般人群的营养需求 • 有多种口味可供选择 • 分多种热量浓度，可满足同等热量下的低容积需求	• 大多数患者会使用这些肠内制剂中的一种 • 也可用于需要通过管饲来补充营养物质或向经口进食过渡的一般人群
	小儿 • 含 / 不含膳食纤维 • 热量浓度分为 1cal/ml、1.5cal/ml		
短肽型肠内制剂	成人 • 含 / 不含纤维素 • 热量浓度分为 1cal/ml、1.2cal/ml、1.5cal/ml	• 不含乳糖，乳蛋白为主要氮源 • 满足一般人群的营养需求 • 部分肠内制剂可用于口服，因此是有味道的 • 分多种热量浓度，可满足同等热量下的低容积需求 • 蛋白质被水解为多肽等物质，部分脂肪来源于中链三酰甘油	• 吸收不良 • 其他的胃肠功能紊乱（包括胰腺功能不全和胃肠道动力障碍）
	儿童 • 含 / 不含纤维素 • 热量浓度分为 1cal/ml、1.5cal/ml		
氨基酸型肠内制剂	成人 • 部分是水剂，部分则是浓缩的粉末	• 氨基酸为主要氮源 • 满足一般人群的营养需求 • 标准的热量浓度是 1cal/ml • 通常是由浓缩的粉末重新溶解而来，因此热量浓度可以调整	• 吸收不良 • 胰腺功能不全 • 胃肠道动力障碍 • 对其他肠内制剂过敏
	小儿 • 可能含有益生元膳食纤维 • 浓缩粉末稀释后的标准浓度为 1cal/ml		
特殊应用型肠内制剂	成人（或用于儿童） • 肾病 • 肺病 • 糖尿病 • 肝病 • 肥胖症	大多数是针对某种特定病情，在整蛋白型肠内制剂的基础上调整而来 • 通常蛋白质、钾、镁和磷的含量较低 • 脂肪含量较高、糖类含量较低，以减少 CO_2 的产生 • 糖类含量较低且结构更复杂，含有膳食纤维 • 支链氨基酸含量较高而芳香族氨基酸含量较低 • 蛋白质含量较高并含有 ω_3- 脂肪酸	• 用于子类中指定的疾病

制剂产品的费用更加昂贵，且越来越多的保险公司以“肠内制剂是一种食物”为理由，拒绝支付因使用肠内制剂而产生的费用。其次，在很多家属看来，自制的匀浆膳不仅营养丰富，而且在制作食物的过程中他们可以更多地参与到对患者的照顾中去 [19]。然而匀浆膳的管饲并非适用于所有人，其禁忌证主要包括连续性喂养，空肠喂养，留置管径小于 10 号的法式胃造瘘管，冷藏设备不足，照顾者缺乏喂养相关知识和自制食物的意愿。因此，在实施匀浆膳管饲之前，应进行充分的评估。匀浆膳管饲的优势在于恢复肠道运动的节律性，减少恶心、呕吐及拒食 [13, 18]，但是也存在营养缺乏、电解质紊乱、增加胃造瘘管的磨损，以及由于食物准备或处理不当而引起的食源性疾病的风险 [18]。

预防匀浆膳管饲的潜在并发症的关键措施在于——照顾者在管饲前与医务人员，尤其是营养师之间进行充分的沟通 [19]。

习 题

1. 一位发育迟缓的婴儿对所有质地的食物都误吸，但是对鼻饲管的耐受性较好。一个月后的随访研究发现，儿童的误吸水平较前并无改变，在这段时间内合适的干预措施应该是？

A. 继续予鼻饲管管饲

B. 放置半永久胃造瘘管

C. 放置胃空肠管

D. 选择要素型肠内制剂

E. 选择增稠的肠内制剂

2. 某患儿出现胃排空延迟，并留置有胃空肠管。应该如何喂养？

A. 选择要素型肠内制剂

B. 快速食团推注

C. 缓慢食团推注

D. 匀浆膳喂养

E. 连续性滴注喂养

3. 一名儿童在从充分水解的婴儿制剂喂养转变到以儿童专用的肠内制剂喂养的过程中，出现典型的过敏反应。引起过敏的成分是？

A. 乳糖

B. 脂肪

C. 蛋白质

D. 维生素

E. 矿物质

4. 某照顾者向你咨询有关匀浆膳管饲的信息。请问这种食物管饲的禁忌证是什么？

A. 空肠管喂养

B. 食团喂养

C. 便秘

D. 胃食管反流

E. 部分经口进食

5. 一名发育迟缓的婴儿有慢性吞咽障碍，计划实施胃造瘘术。判断胃食管反流风险的最佳方法是？

A. 婴儿的症状

B. 钡剂吞咽检查

C. 采用的喂养配方

D. 婴儿的发育水平

E. pH 监测

答案与解析

1. 正确答案：（B）放置半永久胃造瘘管。

（A）患儿使用鼻饲管喂养已经至少 4 周，病史表明这是一个长期的问题，因此需要更换一个更安全、稳定的喂养管。（C）由于患儿对鼻饲管耐受性较好，因此没有必要更换空肠管。（D）患儿并未出现胃肠道动力障碍，因此没必要选择要素型肠内制剂。（E）患儿对所有质地的食物都有误吸，因此增稠没有帮助。

2. 正确答案：（E）连续性滴注喂养。

小肠不具备胃的储存功能，因此必须在一段时间内输注。（A）当存在胃肠道动力障碍时，才需要选择要素型肠内制剂。（B、C）通过鼻空肠管进行喂养时，肠内制剂必须缓慢、长时间的滴注，因此不能采用快速或缓慢食团推注。（D）由于鼻空肠管喂养时肠内制剂滴注的速度比较慢、花费的时间比较长，当使用未经消毒的匀浆膳进行喂养时，细菌滋生的风险非常高。

3. 正确答案：（C）蛋白质。

当患者在管饲过程中出现过敏反应指的是人体对食物中的蛋白质过敏，因广泛水解的婴儿制剂其致敏性远低于儿童专用的蛋白质分解程度较低的肠内制剂。（A）乳糖是一种二糖，有些患者可能会出现乳糖不耐受的症状，但那并不是过敏反应。（B）有些人可能会出现脂肪吸收不良，但那也不是过敏反应。（D）维生素和（E）矿物质都是新陈代谢所必需的，但都不是蛋白质，因而也不属于过敏反应。

4. 正确答案：（A）空肠管喂养。

空肠管末端穿过胃部直达不具备存储功能的小肠，因此空肠管喂养必须缓慢、长时间滴注。由于缺少胃酸对细菌的抑制作用，采用自制的匀浆膳进行喂养时，发生食物源性中毒的风险较高，因此匀浆膳不能用于空肠管喂养。（B）自制的匀浆膳在 2h 内进行食团喂养是可以的，因为其细菌滋生的可能性较小。（C）当匀浆膳内添加足够量的纤维素，是可以缓解便秘的。（D）既往的个案研究发现，液体食物比固体食物更容易发生胃食管反流，而匀浆膳管饲可以改善胃食管反流的症状。（E）匀浆膳管饲可以增加部分经口进食患者的营养摄入量，因此对于这部分患者来说也是可以的。

5. 正确答案：（E）pH 监测。

研究表明，只有在一段时间内通过 pH 来测量和记录反流事件，才可以预测胃食管反流的风险。（A）如本章所述，研究表明症状并不能准确预测胃食管反流。（B）上消化道吞咽钡剂检查是观察消化道结构的一个好方法，但是这只代表单一时间点的消化道结构的图像，并不能预测所有的胃食管反流。（C）由于成分不同，不同的肠内制剂其胃排空水平存在差异，但是必要时肠内制剂的种类是可以更换的。（D）患儿的发育水平可能与神经系统的功能相关，而神经系统的功能又与胃食管反流的风险相关，但是用患儿的发育水平来推断胃食管反流的风险是不严谨的。

第 14 章　新生儿重症监护病房吞咽障碍的评估和治疗

Dysphagia Assessment and Treatment in the Neonatal Intensive Care Unit

Pamela Dodrill　Saima Aftab　著
张梦清　译

本章概要

在美国，每年大约有 1/10 的婴儿是早产儿，这相当于每年总人口中大约有 40 万早产儿。婴儿需要足够的能量平衡，才能在子宫外环境中茁壮成长。许多早产儿出生时能量储备不足，生后又处在继续缺乏足够能量的状态。在新生儿大脑发育的这个非常关键的时期，充足的能量和营养摄入是必不可少的。如果婴儿的能量和营养摄入低于需要量，他们就会表现出负能量平衡和生长迟缓，以及增加发育迟缓和认知结果受损的潜在风险。对于许多早产儿来说，获得完全经口喂养的主要障碍是吸吮—吞咽—呼吸协调的不成熟。任何用于帮助婴儿实现经口喂养成功的干预措施都必须考虑喂食期间婴儿的生理稳定性、经口喂养的效率，以及达到完全经口喂养时的胎龄。有不同水平的证据支持不同的干预策略，大多数是基于小样本研究与短期随访。与所有特殊人群一样，在缺乏高质量的科学实证指导实践的情况下，任何干预措施都应以个性化评估为指导，评估其有效性，如果不能有效获得文件记录的结果则应停止或修改。言语语言病理学专业人员和其他涉及早产儿专业护理培训的学科，为维护安全和足量的经口摄食发挥了重要作用。

关键词

早产，早产儿，新生儿，婴儿，新生儿监护病房，喂养，母乳喂养，奶瓶喂养，吞咽障碍

学习目标

- 详细地描述至少 3 个在新生儿监护病房（NICU）喂养困难的病因。
- 解释 NICU 常见的呼吸系统疾病如何影响喂养发育。
- 解释同步发育理论，以及它如何影响 NICU 婴儿的经口喂养结局。
- 定义“吸吮—吞咽—呼吸协调”的概念。
- 列出在 NICU 环境中实施的任何喂养干预措施的 3 个主要关注结果。
- 描述 NICU 中临床吞咽和喂养评估的不同因素。

一、概述

足月妊娠的婴儿胎龄在37～42周出生。胎龄37周以前出生的婴儿被归类为早产儿。在出院之前，早产儿必须显示出生理稳定性和有足够的营养摄入。成功的婴儿喂养需要正常的口腔解剖，正常的神经生理反应，并能为安全和足够的经口摄入协调这些神经生理反应。由于系统不成熟，早产儿有吞咽和喂养困难；并发症，特别是那些涉及呼吸和胃肠道系统的情况；环境因素；和医源性因素。这一章将探讨新生儿监护病房（NICU）婴儿存在喂养和吞咽问题的多个病因，并介绍早产儿的各种治疗选择以最好地支持足够的营养摄入。

二、个案介绍

（一）个案病史

你收到一封转介单，要去看一个叫杰拉德的患者。

- 杰拉德出生时胎龄26/40周，现在已经37/40周。他出生体重为750g（第26百分位数），阿普加评分：1min为5分，5min为8分。
- 你可通过快速阅读他的医疗病历了解到以下病史。
  - 杰拉德出生后不久即插管并接受机械通气直至出生后第3天。那时他可以转换为经面罩持续气道正压通气（CPAP），他持续戴面罩6个星期。然后他能够转换为经鼻导管（HFNC）高流量吸氧，这时他已32/20～35/40周，他仍需氧气支持治疗。他在36/40周进行了室内空气试验，但无法维持足够的血氧饱和度（SpO_2），因此返回氧气支持（25%）。
  - 杰拉德有动脉导管未闭（PDA）病史。他也有早产儿呼吸暂停且需要咖啡因治疗直至36/40周。杰拉德在32/40周前一直待在保温箱里，现在则放置于开放式婴儿床中。他曾出现黄疸且需要光疗2周。他还表现过贫血，需要3次输血并持续补充铁质。
  - 杰拉德从出生到生后2周首先接受肠外营养。他在出生第2天开始肠管喂养，始于连续的鼻饲（NG），然后在24h内转为间歇NG。他表现出一些与胃食管反流病（GER）相符合的症状，但没有接受任何积极的药物治疗。杰拉德正在接受母乳和配方奶的混合喂养。
- 杰拉德在35/40周时首次被给予经口喂养，但直到今天他才表现出一点兴趣。
- 描述杰拉德呼吸病史中的3个因素如何潜在影响经口喂养。
- 描述杰拉德胃肠道病史中的3个因素如何潜在影响经口喂养。
- 描述在杰拉德病史中其他3个因素如何潜在影响经口喂养。
- 除了所提供的信息，列出你想从杰拉德的医疗记录、医疗团队或母亲那里获得的其他3条信息，以帮助你进行喂养评估。

（二）评估

- 描述一下你将如何向杰拉德的母亲解释喂养治疗师的作用。
- 在获得病史之后，描述喂养评估的第一步。
- 了解到杰拉德的母亲打算给予一些奶瓶喂养，描述你将如何提供第一个奶瓶喂养（喂养工具、体位、任何其他策略）。

如果你认为杰拉德在喂食评估过程中生理不稳定，并且在喂食过程中有吸入或呼吸暂停的风险，描述一下你将如何向他的母亲解释这些发现。

（三）管理

- 描述一下你如何向其他医护人员和杰拉德的母亲解释奶水流速在影响吸吮—吞咽—呼吸协调中的作用。

- 描述一下你如何向其他医护人员和杰拉德的母亲解释外部动作。
- 除了从基本病史中获得的信息外，你还可以找到以下附加信息。
  - 杰拉德是双胞胎。他的双胞胎兄弟生后不久由于肠穿孔相关并发症去世了。
  - 杰拉德的母亲第一胎流产，并在此次怀孕之前接受了 4 个疗程的生育治疗。
- 解释这些将如何影响他的母亲，以及这些会如何影响你和她的互动。
- 描述你将如何在 NICU 患儿开始经口喂养前向其他医护人员解释喂养治疗师的潜在作用。

三、早产的流行病学

（一）背景

典型的人类妊娠期约为 40 周，范围为 37～42 周。早产被定义为在 37/40 周胎龄之前出生[1]。表 14–1 提供了基于胎龄（GA）和出生体重的早产儿分类。

（二）发生率

美国目前的早产发生率为 9.6%，即每 10 个婴儿中就有 1 个[2, 3]。这相当于每年大约有 40 万名早产儿。在过去 25 年（1981—2006 年）中，早产率上升了 36%[2]，这是由于产妇年龄升高、辅助生殖的应用增加，以及该群体存活率提高等因素造成的。早产的发生率近年已经超过 12%，但由于产前护理的改善等因素，现在已经缓慢下降[2, 3]。早产的危险因素包括低龄或高龄产妇、感染、早产史、多胎、妊娠期高血压、压力、吸烟和酗酒、滥用药物、后期产前护理、孕产妇低收入或低社会经济地位[3]。

表 14–2 列出了描述早产儿及其护理设施的常用术语。

四、NICU 喂养困难的病因学

（一）早产的影响和喂养的相关疾病

在子宫中，氧气和营养物质通过胎盘提供给胎儿。在子宫外环境中，婴儿在呼吸系统、肠道系统和神经系统完全成熟之前，被迫自己呼吸和进食。许多早产儿在没有人的帮助下无法完成这些任务。除了早产，许多早产儿存在严重的疾病。早产和疾病，以及治疗它们所需的干预措施（如插管、管饲、手术、药物治疗），都有可能进一步阻碍这些患儿的喂养发展[4]。

婴儿需要足够的能量平衡，才能在子宫外环境中茁壮成长。充足的能量和营养摄入对于新生儿大脑发育这个非常关键的时期也是必不可少的。不幸的是，许多早产儿出生时能量储备不足，然后继续难以获得充足的营养。如果他们的能量和营养摄入量低于他们的要求，婴儿会表现出负能量平衡和生长迟缓，以及增加发育迟缓和认知结果受损的潜在风险。

早产群体常见的 3 个主要的负能量平衡促使因素。

1. 能量需求增加：早产儿呼吸、喂养和体温调节的生理需求与不成熟的机体系统导致能量需求增加。医药病史，包括呼吸系统疾病、低血压、感染和手术，这些在这个群体中很常见，不仅增加了代谢能量的需求，也增加总能量的需求。

2. 能量损失增多：胃肠道不成熟，包括胃

表 14–1 根据胎龄和出生体重确定的早产程度

	极低体重儿	非常低体重儿	低体重儿	足 月
胎龄	＜ 28；0 周	28；0 ～ 31；6 周	32；0 ～ 36；6 周	37；0 ～ 41；6 周
出生体重	＜ 1000g	＜ 1500g	32；0 ～ 36；6 周	3500g（平均）

表 14-2　与早产儿有关的常用术语

术语	说明
停经后胎龄（postmenstrual age，PMA）	婴儿的年龄以母亲最后 1 次月经周期开始之日起的时间为准。 这是估计胎儿年龄和计算预产期最常用的方法［估计预产期 = 280 天（40 周），从母亲最后 1 次月经周期开始日期算起］。
孕后胎龄（postconceptional age，PCA）	婴儿的年龄以已知怀孕日期开始的时间为准。 PCA 通常比 PMA 少 14 天。
胎龄（gestational age，GA）	常与 PMA 互换使用。 出生时的 GA 是根据母亲最后 1 次月经周期开始日期和出生日期之间的时间确定的年龄。 校正 GA 是婴儿从母亲的最后 1 次月经周期日期计算的当前年龄（例如，一个孩子在 28 周 GA 时出生，他现在 4 周大，将是 32 周校正 GA）。 婴儿的"预产期"是 40 周 GA。因此，GA 通常是按以下格式书写的。 • 34/40 或 34；0 表示 34 周 GA • 34^4/40 或 34；4 表示 34 周零 4 天 GA
实际胎龄（chronological age）	按出生时间计算的婴儿年龄。 实际胎龄不考虑早产的程度。
纠正胎龄（corrected age，CA）	婴儿的年龄与预期分娩时间（预产期）相关（例如，一个孩子提前 8 周即在 32/40 周出生，现在 10 周大，将是 2 周的 CA）。
小于胎龄儿（small for GA，SGA）	一个婴儿出生时比他或她的 GA 预期要小（通常定义为 BW ＜ 10% 的 GA）。
宫内生长受限 / 迟缓（intrauterine growth restriction/retardation，IUGR）	这个术语描述了由于子宫内遗传或环境因素（也称为病理性 SGA）而未达到其生长潜能的胎儿。
新生儿重症监护室（NICU）	为需要生命维持治疗（如机械通气）的医学上不稳定的婴儿提供重症监护病房和（或）手术。一般来说，护士与患者的比例为 1∶1 或 1∶2。
特殊护理室（special care nursery，SCN）	需要医疗监护和（或）干预措施患儿的降级病房，例如需要管道喂养，但一般情况下这些患儿身体状况稳定。与 NICU 患儿相比，SCN 的护士更少。

不同地区使用不同的系统来确定对高危婴儿不同级别（和次级别）的护理。NICU 和 SCN 是用来描述这两个主要级别的两个比较常见的术语，但是这些术语并没有被普遍使用

肠运动减少和肠道酶活性降低，以及糖皮质激素（通常用于治疗慢性肺部疾病）等治疗，都会对消化和生长产生不利影响。在这群体中是相对常见的，也可能由于呕吐（如 GER）而造成喂养量减少。

3. 能量摄入减少：许多早产儿表现出不成熟和低效的喂养技能，导致经口摄入量减少。此外，许多早产儿由于能量储备不足和疾病而表现出经口喂养运动耐力的降低。在这个群体一些医疗措施是必需的（如气管插管和机械通气），这些措施也可以影响患儿经口进食的能力。

长时间的住院治疗将影响家庭与患儿互动和交流的能力，而这能再影响喂养互动。住院可以有如下影响。

- 疾病和生理不稳定会影响婴儿的耐受能力。
- 运动迟缓 / 障碍会影响婴儿对刺激的正常反应能力。
- 不成熟的状态控制（即警觉性水平）会导致婴儿不管在睡觉或处于激惹状态时花费大量时间，而不是处于适合喂养或其他互动的状态。
- 有害的环境刺激（明亮的灯光，医院的噪音，痛苦的过程）可使得早产儿发展中的感觉系统做出反应，并显示出痛苦的迹象或进入封闭状态。

婴儿喂养困难会增加父母的内疚感，不足感，或失败感，这常见于 NICU 环境中，从而导

致了令人难以置信的压力。因此，必须向父母提供如何最好地帮助他们婴儿的支持和培训。

重要的是要记住，婴儿期，相对于生命中其他时期，没有哪个时期的营养更为重要，没有哪个时期的大脑更具可塑性，也没有哪个时期的个体更依赖于他人来满足营养和发展需要。

（二）发育协同理论

发育协同理论[5]由被广泛认为是 NICU 环境下现代心理发展保健（modern develop-mental care）的奠基人海德利斯 • 阿尔斯（Heidelise Als）提出的。这个理论描述了婴儿的 4 个功能子系统，它们之间的持续相互作用，和它们随时间推移与环境之间的关系。

1. 生理（自主神经）子系统：可在休息或活动期间观察到，表现为呼吸（如快、慢、停顿）、心血管功能和颜色变化（如粉红、红、苍白、青紫）、神经指标（如癫痫发作、颤抖）和内脏或肠道信号（如大便、呕吐、打嗝）这些形式。

2. 运动子系统：通过婴儿的音调、姿势和运动模式，以及通过婴儿的耐受能力和做到支持性屈曲位置的能力来观察。

3. 状态和注意力 / 交互子系统：通过婴儿能做到的状态范围（即，深睡眠、浅睡眠、昏睡、警觉、高度警觉和哭泣）来表达，可观察辨别一种状态与另一种状态，以及从一种状态到另一种状态的转换模式是多清晰（如平稳、分化良好的状态转换与突然、无组织的状态转换）。婴儿通过警觉、专注的状态从环境中获取信息；因此婴儿在这种状态下花费的时间表明了他或她的学习能力。

4. 调节子系统：行为表现通过自我调节（婴儿用来达到稳定或自我恢复的观察策略）和协同调节（需要来自照顾者，如支撑婴儿手臂和腿部弯曲姿势；或环境，如调暗育儿室的灯光）支持的类型和数量。在超过自我调节能力的情况下，婴儿可能需要协同调节以帮助恢复平衡。

协同理论的图片（图 14–1）描绘了发育中的婴儿从子宫内到子宫外环境与环境相互作用的过程。这个理论是为 NICU 临床医师提供理论框架，确定婴儿的优势、挑战和成就的基础。

- 早产儿行为评估[6]：新生儿行为和功能的标准化评估。
- 新生儿个性化发展护理和评估方案[7]：注重每个婴儿行为线索的护理和干预方法，以支持婴儿的长处并弥补其不足之处（也称为基于线索的护理、个性化护理或开发性心理支持护理）。婴儿的家庭成员被认为是婴儿最重要的养育者，在婴儿住院期间（通常称为以家庭为中心的护理）被纳入所有护理过程之中。

（三）NICU 患儿主要的身体系统发育和疾病

神经系统发育

中枢神经系统按照自下而上的顺序成熟。

- 在妊娠的头 3 个月，早期突触开始在胎儿的脊髓中形成[8-10]。
- 在妊娠中期，脑干开始发育成熟[8-10]。
  - 脑干介导的反射，如呼吸运动反射和原始的吸吮与吞咽反射，开始出现。
  - 在妊娠中期结束时，脑干提供自主功能（控制其他基本生命功能，如心率、血压、消化和睡眠），使一些婴儿能够在子宫外环境中生存。
- 在晚期，大脑容量和表面积显著增加[8-10]。
  - 大脑皮质负责大部分我们所认为的功能性生活（自主行动，思考，记忆）。
  - 早产儿仅在初级运动区和大脑皮质的初级感觉区（那些能感知触觉、听觉和视觉的区域）显示非常基础的电活动[9]，因为这些区域在出生时尚未发育完全。

（四）NICU 患儿群体中常见的影响喂养的神经系统疾病和相关状况

- 脑室内出血（IVH）指脑脊液区（脑室）出血。它通常发生在出生早于 34/40 周 GA[8] 的

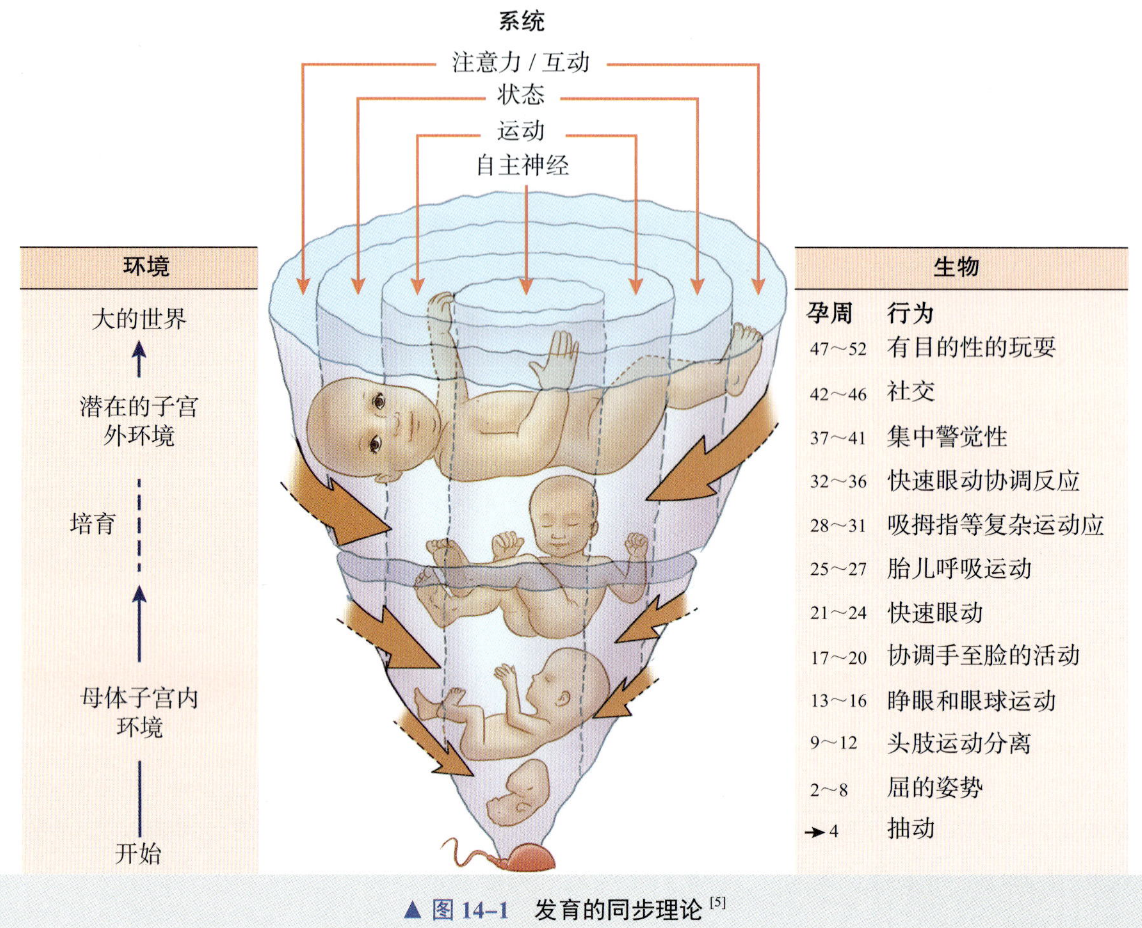

▲ 图 14-1　发育的同步理论[5]

早产儿，因为侧脑室底部生发基质的血管易受损伤。IVH 分为 4 类。

Ⅰ级：仅在生发基质中发生出血。

Ⅱ级：脑室内出血，但并未扩大。

Ⅲ级：脑室因积血而扩大。

Ⅳ级：出血扩展到脑室周围的脑组织。

IVH Ⅰ级和Ⅱ级最为常见，通常可以治愈而无永久并发症[8]。

IVH Ⅲ级和Ⅳ级最严重，可能导致婴儿长期脑部损伤[8-10]。IVH Ⅳ级或 IVH 级后可能会形成血凝块，从而可能阻塞脑脊液的流动（CSF），导致脑部积液增多（出血后脑积水）。

• 脑积水是脑室中 CSF 异常积聚的情况。这可能会导致颅骨内部颅内压升高和头部进行性增大。脑积水还能压迫损害脑部结构而导致癫痫发作、智力障碍或死亡。脑积水的治疗通常涉及留置引流管以允许脑脊液流出。

• 脑室周围白质软化症是一种脑损伤，其特征是在侧脑室附近白质死亡（白细胞 = 白色，软化病 = 软性）。早产儿患这种疾病的风险最大[8]。由于受伤的位置，受影响的个体可能会出现运动控制问题和其他发育迟缓，并且他们经常会发展为脑瘫或癫痫病[8-10]。

• 缺氧缺血性脑病（HIE）是由缺氧和（或）缺血性脑血管循环引起的。它可能发生在出生（出生窒息）期间或在围产期，导致各种炎症、损伤或大脑神经组织死亡（其他器官也可能受到影响）。许多患有 HIE 的儿童会发展为智力障碍或学习障碍，有些则会出现感觉和运动障碍，例如脑瘫[10]。唯一可以减轻 HIE 症状的治疗方法是使用治疗性体温过低（故意降低中心体温，通常降低到 32～34℃，以降低代谢率）。出生后 3 天进行低温治疗可减少脑部损伤并改善生存率和减少残疾[11]。

（五）肠道发育

胎儿肠道的解剖发育在 GA 20/40 周时基本完成[8-10]。然而，生理功能的成熟直到妊娠后期才发生，并延伸到整个产后早期[8-10]。胃肠功能出生时不成熟会增加吸收不良（无法充分吸收摄入的营养物质），特定的肠道疾病（例如，坏死性小肠结肠炎，请参阅以下说明）和营养不良的风险。功能和解剖成熟的证据是食管运动，食管下括约肌的功能（控制 GER），胃排空，肠道运动和发展的肠道吸收表面积的改善。

（六）NICU 常见对喂养有影响的胃肠道及相关疾病

- 坏死性小肠结肠炎（NEC）是一种部分肠道发生炎症和坏死（组织死亡）的疾病。NEC 最常发生在早产儿（＜ 32/40 周 GA）[8]。手术矫正通常需要切除一段肠道，这导致肠道长度缩短和吸收面积减少（短肠综合征）。婴儿可能出现腹胀、腹部压痛、对喂养耐受性差、便血等症状。NEC 的早期放射学征象包括肠道扩张，肠壁气泡（肠胀气），以及更严重的病例中，腹腔有穿孔游离气体的征象。
- 胃食管反流（GER）是胃内容物返回到食管中（有时是咽和口腔）。GER 通常是由食管下括约肌（LES）的低张力引起的，该括约肌通常保持胃的上部关闭，由此造成胃排空减少和（或）腹部压力异常。
- 胃食管反流病（GERD）是由胃酸逆流至食管引起食管黏膜损伤的慢性症状。治疗可包括以下内容。
  - 喂养操作（例如，较少量、更频繁的喂养，慢慢喂，连续喂至胃或小肠中—也称为经幽门 / 幽门后喂养，可能是十二指肠或空肠喂养）。
  - 改变体位（例如，抬高床，左侧向下）。只有婴儿在有人监护的情况下才能使用。如果孩子不是在专心照看的成年人看护下睡觉，就不应该在居家睡觉时使用［请参阅婴儿猝死综合征（SIDS）安全睡眠准则］。
  - 特殊配方奶（例如，半水解或水解喂养），如果认为由蛋白质过敏或不耐受导致反流或其他胃肠不适。
  - 在大一点的孩子中，有时会使用增稠辅食作为 GER 管理的一部分[12]。但是，由于消化不良和肠道损伤的风险，因此不应在未满足月的婴儿身上使用[13]，或者在有肠道疾病或会导致肠道灌注不良的心脏病儿童身上，因为这可能会增加 NEC 的风险。
  - 药物治疗，如质子泵抑制药或组胺受体拮抗药，如果 GERD 症状在应用其他治疗方法后持续存在，可以考虑使用。然而，必须考虑这些药物的潜在不良反应。
  - 手术（如胃底折叠）偶尔也会用于那些 GER 不能通过其他干预措施得到改善的患者。
- 黄疸（或高胆红素血症）是由于胆红素水平升高而引起的皮肤和其他组织（如眼睛巩膜）发黄。在新生儿中，胆红素水平超过 85μmol/L 表现为临床黄疸[8-10]。在大多数情况下，黄疸是良性的，在出生后 2～3 周消退，或光疗后更快消退。需要警惕的不良症状包括婴儿出现昏睡、喂养不良或者发出高音调的哭声。长时间高水平的胆红素会使婴儿面临神经系统损伤（核黄疸）的风险[8-10]。
- 糖尿病是一组长期存在的高血糖水平代谢性疾病。糖尿病的原因要么是由于胰腺分泌的胰岛素不足，要么是由于身体细胞对分泌的胰岛素没有正确的反应（胰岛素抵抗）。研究发现，患有妊娠期糖尿病（一种由怀孕期间激素变化引起的暂时性糖尿病）母亲的婴儿，以及患有 1 型（胰岛素依赖型）和 2 型（非胰岛素依赖 / 胰岛素抵抗型）糖尿病母亲的婴儿，健康风险增加[8-10]。糖尿病母亲的婴儿的主要风险是胎儿肥胖（巨大儿）和低血糖水平（导致嗜睡、易怒和潜在的神经损伤）[8-10]。糖尿病母亲的婴儿患呼吸窘迫综合征（由于表面活性物质产生减少）、高胆红素血症和轻度神经功能缺陷的风险增加[8-10]。由于体型较大，它们在分娩过程中也更容易受伤。这可形成头部创伤，伴或不伴颅骨或脑出血、骨折或神经麻痹。

（七）NICU 患儿的胃肠道管理

NICU 中使用了许多术语来描述喂养方式，以确保婴儿获得适量的液体、能量、营养和药物。这些总结如下。

- PO（per os）：经口喂养。
- NPO（nil per os）：不经口喂养。
- PG（per gavage）：管饲。
  - NG 管（鼻胃管）：经鼻插入胃部的喂养管；通常留置；可用于间断推注或连续性喂食。
  - OG 管（口胃管）：经口插入胃部的喂养管；有时间歇插入喂养并随后取出；有时左鼻孔留置并在鼻孔闭塞时使用（例如，通过 CPAP 装置）。
  - NJ 管（鼻肠管）：经鼻插入肠道的喂养管；也称为经幽门 / 幽门后喂食；一般用于与 GER 并发症有关的情况；连续喂食。
  - G 管（胃造口术）：通过外科手术直接插入胃中的喂养管；可用于间断推注或连续喂食。
  - GJ 管（胃空肠）：通过外科手术直接插入胃中并延伸到肠中的喂养管；连续喂食。
  - J 管（空肠造口术）：通过外科手术直接插入空肠的喂养管；连续喂食。
- 肠胃外营养：通过外周静脉管道或中心管道进入血液。

（八）心脏发育

出生前后心血管系统发生了一些变化，总结如下。

- 在子宫中，胎盘执行气体交换的功能（提供氧气和排出二氧化碳），这意味着胎盘代替肺部为胎儿进行“呼吸”。因此，只有少量的血液（大约心输出量的 10%）需要通过肺部[8]。大部分剩余的血液被绕过（分流）离开肺部，从肺动脉通过一个称为动脉导管的开口到达主动脉。
- 子宫外，脱氧的（蓝色）血液从上腔静脉和下腔静脉流到心脏的右侧。它穿过心脏的右心房和右心室，然后通过肺动脉到达肺部，在那里它被再氧合。这些富氧的（红色）血液通过肺静脉流向心脏的左侧。然后它穿过左心房和左心室，通过主动脉离开心脏。
- 出生时，新生儿需要从液体环境的羊膜囊过渡到外面的空气环境，并开始自主呼吸。正常情况下，动脉导管在出生后的第 1 个小时内开始关闭，引导大部分进入心脏的血液在返回心脏之前通过肺部。一旦建立了呼吸，肺压也开始下降，这也有利于增加血液流向肺部。

（九）NICU 常见的对喂养有影响的心脏和血液系统疾病

- 动脉导管未闭（PDA）是动脉导管保持开放的一种状态（即，不会关闭），就像出生后通常会发生的那样。这可能导致肺循环过负荷和心力衰竭。有时 PDA 会随着时间的推移自动关闭。如果没有发生这种情况并造成肺循环过负荷，则可能需要治疗。这包括药物治疗（吲哚美辛或布洛芬）或外科治疗（通过导管或结扎）。在动脉导管未闭的外科结扎过程中，左侧喉返神经可能会受到损伤，这可能会导致左侧声带麻痹，并增加经口喂养引起误吸的风险[14, 15]。
- 新生儿持续性肺动脉高压（PPHN）是由出生后正常循环转换失败引起的。肺血管阻力仍然很高，导致心脏内血液在 PDA 和（或）卵圆孔未闭（PFO）的水平上从右向左分流。这会导致肺做功增加和低氧血症。
- 非发绀型心脏病是一组循环过负荷和心脏内血液左向右分流的心脏疾病。这些情况通常与发绀无关，但它们确实对心脏造成压力，心脏必须泵出更多的含氧血液以弥补损失。
- 发绀型心脏病是一组表现为低血氧饱和度和发绀的心脏疾病。这是由肺血流量不足或血管连接异常所致。它们通常是由心脏的结构缺陷引起的并使得从右向左分流。

- 体外膜肺氧合（ECMO）是心肺搭桥术的一种方法，用于心肺无法进行充分的气体交换之时。ECMO 的工作原理是将血液从体内引出，氧化红细胞，并通过膜去除血液中的二氧化碳。ECMO 通常被用作外科手术的桥梁，或者让心脏从暂时性疾病中恢复过来，如肺动脉高压。
- 早产儿贫血是指血液中缺乏足够的血红蛋白（健康的红细胞）的情况。在生命的第 1 个星期，所有的婴儿经历循环红细胞容积减少。然而，由于参与红细胞生成的器官不成熟、出血和血液检测损失以及血液营养缺乏，早产儿红细胞减少更多。血红蛋白与氧气结合，因此，当血红蛋白水平较低时，体内细胞就不能获得足够的氧气。贫血常常表现为苍白和嗜睡，并可能导致呼吸道症状，如心动过速和呼吸急促。治疗可能包括补充铁（$FeSO_4$，促红细胞生成素）和必要时输血。

（十）肺发育

肺是达到子宫外生存阈值的最晚器官之一。

- 23/40 周 GA 时，一些原始的肺泡已经存在并且血管化程度足以使呼吸系统进行基本的气体交换，子宫外呼吸成为可能[8-10]。这就是为什么 23 周 GA 被认为是早产儿存活极限的部分原因。
- 28/40 周 GA 时，更多的肺泡出现，血管发育更好，允许更多的气体交换。分泌表面活性物质的 I 型肺泡细胞开始出现[8-10]。
    - 表面活性物质增加肺顺应性（肺扩张的容易性）和预防肺不张（局部肺塌陷）。
    - 表面活性物质不足的新生儿通常需要外源性（移植）表面活性物质治疗直到内源性（自身发育）生成建立。
- 32 至 34/40 周 GA 时，肺泡发育达到结构和功能阶段，呼吸通常更有效。气体交换可以充分发挥，这个阶段的新生儿不太可能需要任何辅助机械通气。
- 37/40 周 GA 时，肺泡已经发育成熟，表面活性物质的产生通常足以维持正常的呼吸。
- 肺泡数量在生命的最初 2 年中不断增加。

（十一）NICU 常见的对喂养产生影响的呼吸系统疾病

- 呼吸窘迫综合征（RDS），也称为透明膜病，是一种由于表面活性物质产生不足而引起的疾病。肺表面活性物质是一种脂蛋白复合物，可以降低肺泡的表面张力，并有助于防止呼气时肺泡塌陷。RDS 通常与早产伴随。
- 支气管肺发育不良（BPD），也称为慢性新生儿肺部疾病，是一种以肺部炎症和纤维化为特征的慢性肺部疾病。在接受长期辅助通气治疗的 RDS 患者中，BPD 最为常见[8]。气压伤、氧疗相关损伤和感染是 BPD 的主要原因[8]。
    - 轻度：需要氧气支持≥ 28 天，但 36/40 周 GA 时不需要吸氧或出院。
    - 中度：需要氧气支持≥ 28 天加上 36/40 周 GA 时使用＜ 30% 氧气进行治疗。
    - 严重：需要氧气支持≥ 28 天加上 36/40 周 GA 时使用≥ 30% 氧气和（或）正压通气。
- 肺不张是多个肺段之一出现塌陷，阻碍了该区域的气体交换。
- 气胸是多个肺段中的一个肺泡破裂，伴有空气从肺部逸出。逸出的空气在肺和胸壁之间的胸膜腔内积聚，从外部对肺部施加压力，导致肺萎陷，使呼吸更加困难。在严重的情况下，这些婴儿可能会出现心肺骤停。
- 喘鸣是一种高调的呼吸音，由喉水平或以下水平的气流湍流引起。
- 喉 / 气管 / 支气管软化是一种喉［和（或）气管与支气管］比普通人更软和不坚挺（指软组织）的疾病。喉软化症是婴儿早期吸气性喘鸣最常见的原因[8, 10]，由于吸入时气道软骨向内塌陷，导致上气道阻塞。气管软化或支气管软化多与呼气性喘鸣有关。
- 肺发育不全是肺的不完全发育，导致支气管肺段和（或）肺泡的数量减少。它通常继发于干扰肺部正常发育的其他胎儿畸形。可见于严重的羊水过少、先天性膈疝和严重的胸壁畸形。

- 新生儿呼吸暂停，或称早产儿呼吸暂停，被定义为持续 20s 以上的和（或）超过 10s 伴有缺氧或心动过缓的呼吸中断[16]。呼吸暂停通常分为中枢性、阻塞性或混合性。
  - 中枢性呼吸暂停发生在缺乏呼吸做功的时候。这可能是由于中枢神经系统功能不成熟或由于药物或疾病的影响。呼吸驱动主要依赖于对血液中二氧化碳（CO_2）（高碳酸血症）和酸性物质（酸中毒）增加的反应。次级刺激是血液中氧含量低（低氧血症）。由于感知这些变化的脑干区域不成熟，早产儿对这些刺激的反应能力受到损害。咖啡因治疗常被用来帮助控制中枢性呼吸暂停。
  - 阻塞性呼吸暂停可在咽肌张力低或软组织炎症时出现，从而阻塞通过咽喉的气流。当婴儿的颈部过度弯曲或过度伸展时也可能发生这种情况。
  - 混合性呼吸暂停发生于以中枢性或阻塞性改变至涉及两者的因素为开端，然后自然混合的情况，此时就会出现早产儿呼吸暂停。
  - 对喉部刺激反应过度的早产儿也可诱发呼吸暂停。咽腔内的触压感受器可以被 NG 管的存在所刺激。大量液体推注可能会刺激牵张感受器。化学感受器可以被误吸的食物或反流的胃内容物刺激。

（十二）NICU 患儿的呼吸管理

- 机械通气为无效或无自主呼吸的患儿提供呼吸支持。自主呼吸受到神经系统、解剖或生理异常的影响。许多极早或非常早的早产儿最初无法自主呼吸，因为他们由于脑干不成熟而缺乏呼吸驱动。
- 对于具有呼吸驱动力且自主呼吸但无法充分通气的患儿（例如由于未成熟的肺部发育），可以使用其他形式的通气支持。这些治疗包括连续性正压通气（CPAP）、加热湿化高流量治疗和支持性氧疗。
- 如果辅助通气输送的空气和（或）氧气流量达到或超过患儿的吸气流量要求，则认为输送的是正压。正压气流打开了患儿的气道，增加肺容量，降低阻塞性呼吸暂停和肺不张的风险，减少呼吸做功。
- 任何辅助通气措施的目的都是以尽可能低的气道压力（肺泡水平的高压可导致肺损伤——如气胸、支气管肺发育不良）和尽可能低流量的氧气支持（氧中毒可导致脆弱血管的损伤和相关的并发症——如氧中毒损害未成熟视网膜血管导致的早产儿视网膜病变）来达到肺部充足的气流量和氧气供应。
- 如果通过气管内导管（ETT）或气管造口直接输送气体至下呼吸道，通气就被认为是侵入性的；如果通过对接口（如鼻罩或鼻头 / 鼻导管）输送至上呼吸道，则被认为是非侵入性的。
- 在 NICU 中常用的无创通气支持方式包括通过面罩或鼻导管输送的鼻 CPAP（nCPAP）、通过鼻导管输送的高流量治疗（HFNC）、通过鼻导管输送的低流量氧气治疗（LFNC）和通过面罩输送氧气（BBO_2）（表 14–3）。

表 14–3　无创通气支持的类型

支持性氧气治疗	通常通过面罩或鼻导管将额外的氧气与室内空气混合（浓度可能会变化）（注意：在机械通气、CPAP 或 HFNC 上也可以使用氧气补充）。如果通过面罩或传统的鼻导管应用，则输送的流量被认为是“低流量”。
加热湿化高流量治疗	“高流量”疗法（也称为经鼻吹入法）由室内空气（+/– 额外的氧气）组成，该气流经过加热和加湿以达到比传统鼻导管输送更高的流速。这样可使得输送的流速满足或超过患儿吸气流速（即通常达到一定的程度正压）。
CPAP	在整个呼吸周期中，对自主呼吸的患儿施加正气道压力（+/– 额外的氧气）。通常通过面罩使用，但可以通过特殊的鼻导管输送。传统的 CPAP 系统可以测量接收到的气道压力并可以自动校正漏气。其他系统（如气泡 CPAP）仅允许测量输送压力对比接收气道压力之间的关系，而不能自动校正漏气。

• 临床医师必须权衡不同通气对接口的相对利弊。理想情况下，通气接口应该有最小的漏气（即最小的气体逃逸，使得接收到的气流压力和氧气量接近于被输送的量），同时对面部（特别是鼻子）、咽、喉和下呼吸道造成最小的创伤。

• 体外膜肺氧合（ECMO）是心肺分流术的一种，用于不能充分氧合或通过常规通气支持措施进行通气的患儿。在血液循环回身体之前，血液通过膜氧合器循环出体外，膜氧合器作为人工肺通过排出二氧化碳和加入氧气来发挥作用。

五、NICU 喂养困难的病理生理学

（一）吸吮

1. 吸吮所必需的结构和功能的发育

口腔反射和类似喂养的行为开始出现于子宫内，并在整个期间继续成熟，直到足月及以后。在临床实践中，大多数喂养评估从检查口腔区域和评估口腔反射开始（请参阅第 5 章）。然而，完整的口腔反射（如吮吸）本身并不一定表示婴儿已准备好进食[17–19]。因此，在决定婴儿是否做好准备经口喂养时，除了基本的口腔检查评估外，还必须考虑其他因素。

2. 非营养性吸吮的发育

非营养性吸吮是婴儿不进食时出现的吸吮现象。为了引出非营养性吸吮，通常将戴着手套的手指或奶嘴放在婴儿的口腔中。在早产儿中，这种类型的吮吸通常被视为营养性吮吸的先兆，通常在营养性吮吸出现前几周会引出某种程度的非营养性吮吸[20, 21]。非营养性吮吸通常随着成熟而变得更有节奏且更强[22, 23]，文献表明，34 周 GA 是成熟过程中的一个重要里程碑，伴随吸吮次数和吸吮压力强度都有显著改善[24, 25]。

3. 营养吸吮的发育

营养性吸吮是婴儿进食时所见到的吸吮类型。这使得婴儿从母亲乳房或奶瓶中吸入牛奶。与非营养性吸吮相比，营养性吸吮需要更大的舌位移[26]。营养性吸吮的特征还在于，吸吮运动更缓慢、更有节奏，伴随吞咽和呼吸所需的规律中断[26]。

许多研究表明，如同非营养性吸吮一样，营养性吸吮能力一般随着成熟度[27–30]和实践而提高[31, 32]。Lau 等[24]编制了一个吸吮能力分级量表（图 14–2），其中包括 5 个初级阶段，基于吸吮的存在 / 不存在以及吸吮的正压（如松弛 / 压缩）和负压（如吸吮）2 个组成部分的节律性。作者报告说，在 GA 吮吸的 5 个阶段、喂食期间的进食表现，以及每日经口喂食次数之间观察到显著正相关。作者还报道说，当婴儿进入更成熟的吸吮阶段时，总奶量增加和增加的速率（即喂养效率）都会提高。

Paimer 等[33]编制了新生儿口腔运动评估量表（NOMAS），该量表将吸吮所涉及的口腔技能分类为正常、功能失调或无组织的。使用这个工具的研究已经显示了伴随 GA 增长，早产儿的 NOMAS 分数[30, 34]改善。据报道，在不超过 36 周 GA 的时间里，NOMAS 评分与进食表现之间存在中等相关性[35]。

最近，Thoyre 等[36]开发了早期喂养技能评估（EFS），该评估将与吸吮有关的必要口腔能力按时间呈现为无、部分、大部分或全部，便认识到这样一个事实，随着年龄的增长，早产儿的口腔技能通常也一致增强。除了评价吸吮能力，这个工具也可以用来评价进食时吸吮和吞咽的协调性、生理稳定性和参与性。

一旦早产儿接近足月年龄，通常认为他们的营养性进食能力将与足月儿相当。然而，大量研究表明，早产儿在足月及以后的吮吸模式与足月儿相比明显协调性和效率要低得多[25, 29, 37–41]。此外，出生时小于 GA 的早产儿比出生时适于 GA 的早产儿发育完全有效地吸吮模式将需要更长的时间[29]。除了可能需要延长经管道喂养时间和延迟出院回家之外，据报道，在足月或大约足月出生的早产儿持续存在的吸吮问题预示着未来婴儿

阶　段	脉冲示意图	吸吮 / 松弛脉冲的振幅范围（mmHg）	描　述
1A	吸吮	无	无吸吮
	松弛	+0.5～+1.0	无节律性松弛
和	时间（秒）		和
1B	吸吮	−2.5～−12.5	无节律吸吮 / 松弛模式转换
	松弛	+0.5～+1.0	
2A	吸吮	无	无吸吮
	松弛	+0.2～+0.4	节律性松弛
和	时间（秒）		和
2B	吸吮	−7.5～−15.0	无节律吸吮 / 松弛
	松弛	+0.2	出现爆发性吸吮
3A	吸吮	无	无吸吮
	松弛	+0.8～+1.0	节律性松弛
和	时间（秒）		节律性松弛和节律性吸吮 / 松弛
3B	吸吮	−15～−75	– 吸吮振幅 – 不规则的振幅范围 – 爆发性吸吮延长
	松弛	+0.5～+0.7	
4	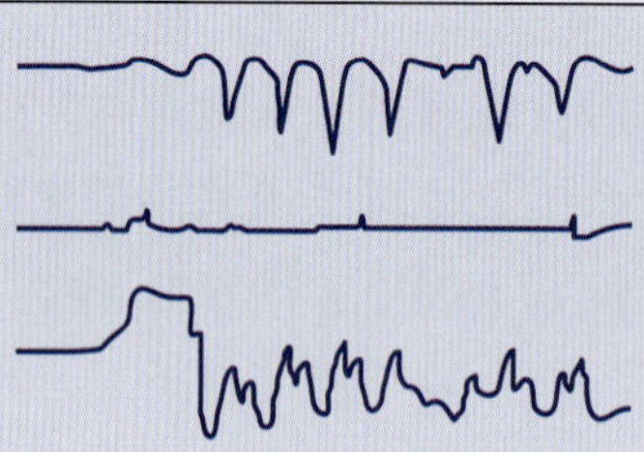 吸吮	−50～−75	节律性吸吮 / 松弛 – 吸吮模式界定明确 – 振幅范围降低
	时间（秒）		
	松弛	+0.4～+1.0	
5	吸吮	−110～−160	节律的界定明确的吸吮 / 松弛模式 – 吸吮幅度增大 – 吸吮模式与足月儿相近
	时间（秒）		
	松弛	+0.6～+0.75	

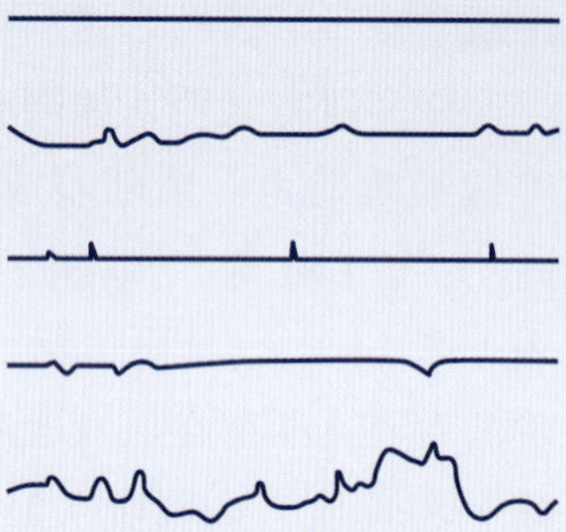

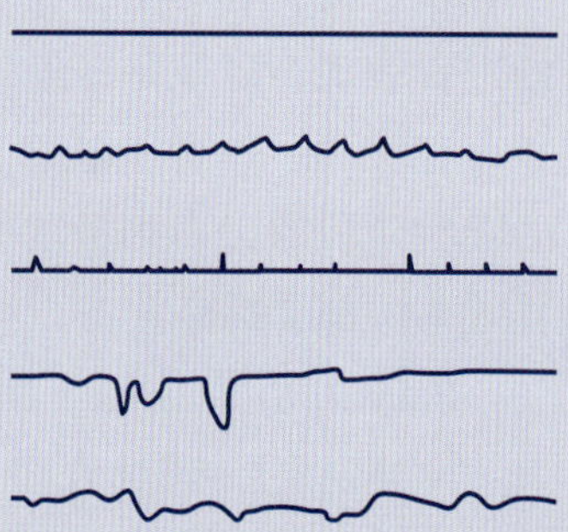

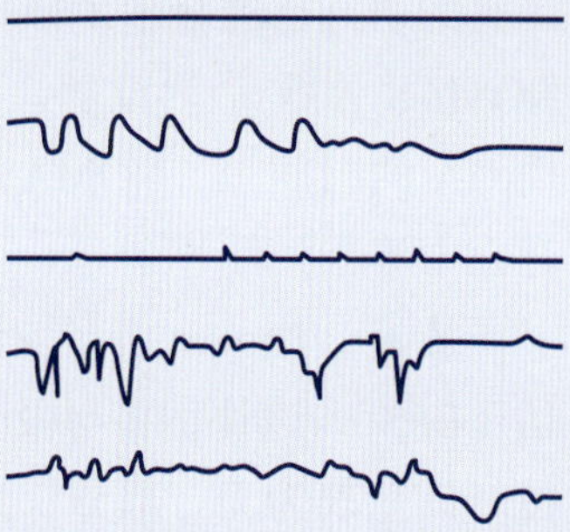

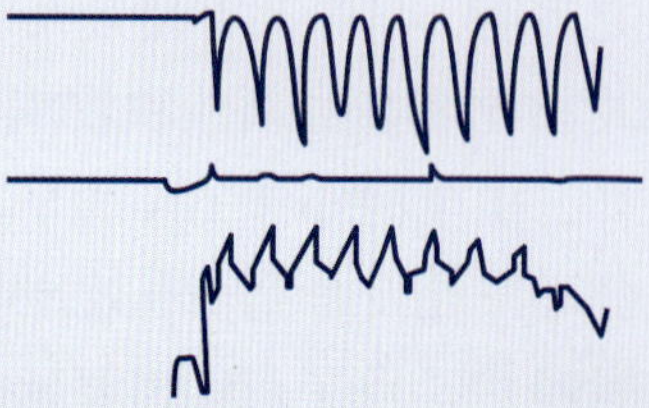

▲ 图 14-2　瓶饲期间早产儿吮吸发育的各阶段特征

期的发育结果更差[42, 43, 44]。

（二）吸吮 – 吞咽 – 呼吸协调

1. 吸吮 – 吞咽 – 呼吸循环

在咽腔内，吞咽和呼吸利用一个协同的空间，因此吸吮、吞咽和呼吸不协调的患儿经常会同时出现困难。吸吮 – 吞咽 – 呼吸（SSB）的协调性在营养性吸吮过程中比在非营养性吸吮过程中更为重要，这意味着一个婴儿若能协调地吮吸手指或奶嘴，那么在进食过程中可能不一定表现出协调地吮吸[45]。研究表明，吸吮、吞咽和呼吸的组成部分及其协调活动在不同的时间成熟，早产儿的成熟度也不同[46]。几项研究还报道，比起足月儿，早产儿通常不同时相的呼吸要优先吞咽发生[47–49]，这使他们在进食时更容易发生误吸和呼吸暂停事件。

2. 吸吮时的呼吸支持

早产儿一般会在成熟时已改善经口喂养过程中的呼吸支持。研究表明，随着新生儿的成熟和吞咽的效率提高，吞咽中呼吸暂停的时间（吞咽过程中正常的短暂呼吸停止）会缩短[50]。研究还表明，多次吞咽时呼吸暂停发作的次数和时长会随着成熟度而减少[51, 52]。因此，随着 GA 的进展，早产儿通常在进食时通气量下降较少且恢复得更快[53]。然而，即使在足月年龄，一些早产儿在进食时仍继续出现缺氧现象[54]。

涉及早产儿喂养的临床医师需要监测婴儿在喂养过程中呼吸频率和通气量的下降，以及呼吸暂停事件，因为任何这些问题都可表明 SSB 协调不成熟或功能障碍。研究表明，即使是之前喂养良好的健康足月婴儿，当他们患有呼吸系统疾病时，在喂养过程中也会改变吮吸方式（SSB 协调性差，不规则的吮吸方式，嘴唇密闭性差，摄食效率低下）[55]。

3. 婴幼儿吸吮并发呼吸道疾病

早产儿呼吸系统疾病[56–68]和未成熟的心肺发育[69, 70]表现出 SSB 协调性和喂养效率特别困难，应被视为早期喂养困难的“高危”群体。研究表明，患有活动性心肺疾病的婴儿不会像健康婴儿那样吸吮——无论是非营养性吸吮[60–62]，还是营养性吸吮[56–59]。这反映了一个事实，如果婴儿有呼吸困难，他们通常很难协调吸吮、吞咽和呼吸。

（三）从开始经口进食到完全经口进食的转变

一旦婴儿开始一些经口喂养，通常会非常关注儿童达到完全经口喂养所需的时间，因为这最终会影响患儿在 NICU 的住院时间。

许多研究专门调查了早产儿从开始经口喂养至达到完全经口喂养的过渡时间。这项研究建议如下。

- 出生时的 GA 与过渡时间呈负相关[35, 71–74]。
- 发病率与过渡时间呈正相关[35, 73–77]。

换言之，出生时更不成熟的早产儿和那些出现更大程度疾病的早产儿需要更长的时间从开始经口喂养过渡至达到完全经口喂养，并且在达到完全经口喂养时更加成熟（表 14–4，图 14–3 和图 14–4）。

患有呼吸道和心脏疾病的婴儿特别容易出现过渡时间延长和延迟达到完全经口喂养的风险[74, 76, 78–80]。不成熟的状态控制和神经行为功能也延长了过渡时间[81]。

（四）疾病、干预和住院对喂养的影响

考虑到他们最初经口喂养困难，大多数早产儿将需要一定程度的管道喂养，直到他们足够成熟和足够稳定以完全经口喂养。虽然在管道喂养向肠道提供营养，但是已经证明管道喂养的使用可能会阻碍经口自吮喂养的尝试。研究表明，在早产儿 NG 管喂养的存在可以影响呼吸系统的呼吸支持[82, 83]，以及 SSB 的协调[83]。也有研究表明，NG 管喂养阻塞鼻腔，有可能改变呼吸，而胃管喂养阻塞口腔，有可能改变口腔反射[84]。研究还表明，管道喂养可导致早产儿 GER 增加[85]，与无管道喂养的早产儿相比，管道喂养的早产儿

表 14-4　出生时的孕周（GA）与新生儿开奶和完全自吮进食的周龄之间的对应关系 [72]

出生时的孕周	数量	人工喂养的时长(周；天)	生后开奶的周龄(周；天)	生后完全自吮进食的周龄(周；天)	开奶的时间对应的孕周(周；天)	完全自吮进食时对应的孕周(周；天)	开奶至完全自吮进食的过渡时长(周；天)
		M(SD)	M(SD)	M(SD)	M(SD)	M(SD)	M(SD)
≤25	19	15；3(3；3)	11；1(2；0)	13；4(4；0)	34；6(2；2)	39；6(4；2)	4；6(1；0)
26	15	14；6(5；3)	9；4(1；4)	14；1(2；2)	35；0(1；5)	39；1(2；3)	4；1(2；1)
27	14	8；6(3；1)	6；3(1；5)	9；2(2；4)	34；6(1；6)	38；4(2；6)	3；6(1；2)
28	17	8；0(2；2)	5；2(1；6)	7；6(0；8)	33；4(1；6)	37；4(1；6)	3；5(1；4)
29	25	6；0(4；6)	5；0(3；1)	8；1(5；2)	33；6(3；1)	37；2(3；2)	3；3(3；2)
30	34	5；1(3；2)	3；3(1；3)	6；6(2；2)	33；5(1；4)	37；1(2；4)	3；2(1；3)
31	42	3；5(2；1)	2；3(1；4)	4；6(1；1)	33；4(1；2)	36；1(1；2)	2；6(1；4)
32	41	2；4(1；4)	1；3(0；6)	4；1(1；1)	33；3(0；6)	36；2(1；1)	2；4(1；3)
33	44	2；1(1；1)	1；0(0；5)	2；6(0；9)	34；1(0；6)	36；0(0；6)	1；6(0；5)
34	62	1；2(1；2)	0；3(0；6)	1；3(1；2)	34；5(0；4)	35；6(1；2)	1；0(0；6)
35	68	0；6(0；6)	0；3(0；3)	0；6(0；8)	35；7(0；4)	36；1(0；6)	0；4(0；4)
36	91	0；3(0；8)	0；1(0；3)	0；3(0；6)	36；5(0；5)	36；6(0；2)	0；2(0；4)

M. 均值；SD. 标准差

表现出食管上括约肌张力降低，吞咽频率、吞咽传播和适应性蠕动反射也减少 [86]。

表 14-5 总结了 NICU 患儿中与疾病和医疗有关的经口喂养发育可能中断的情况 [87]。

（五）照顾者对 NICU 患儿喂养的影响

所有新生儿都依赖照顾者来喂养他们，但是早产儿尤其依赖他们的照顾者在喂养期间为他们提供足够的支持和帮助，并在喂养出现问题时识别早产儿任何不适的暗示。几项研究调查了父母教养方式对早产儿喂养结果的影响，以及与早产新生儿喂养方式有关的父母关注点。这些研究表明，喂养互动不仅反映了新生儿的纳食能力，还反映了喂养者的技能 [88, 89]，并且母亲对婴儿行为的调节对于早产儿的最佳喂养互动至关重要 [90, 91]。其他研究也强调了新生儿的喂养方式和母亲的重视 / 关注之间的密切联系 [92–94]。

（六）NICU 患儿的母乳喂养

母乳喂养是喂养婴儿的自然方法。但是，由于新生儿喂养问题和与早产有关的母乳喂养问题以及婴儿在 NICU 中要母婴分离，建立成功的母乳喂养对许多早产儿及其母亲可能是一个挑战 [95–99]。

尽管有这些潜在的挑战，但如果母乳喂养成功，研究表明，在母乳喂养期间，早产儿的生理稳定性通常要比奶瓶喂养更高 [100–102]，这显然是理想的结果。这可能与奶水流速，新生儿体位，母亲对新生儿暗示线索的调节或其他在母乳喂养和奶瓶喂养情况下可能有所不同的因素有关。

母乳和母乳喂养的好处包括如下方面。

- 母乳中含有最佳的生长能量混合物，发育的营养以及健康的免疫因子。婴儿配方奶粉试图复制母乳，尽管对婴儿配方奶粉进行了许多改进以使其类似于母乳，但没有一种配方奶粉包含母

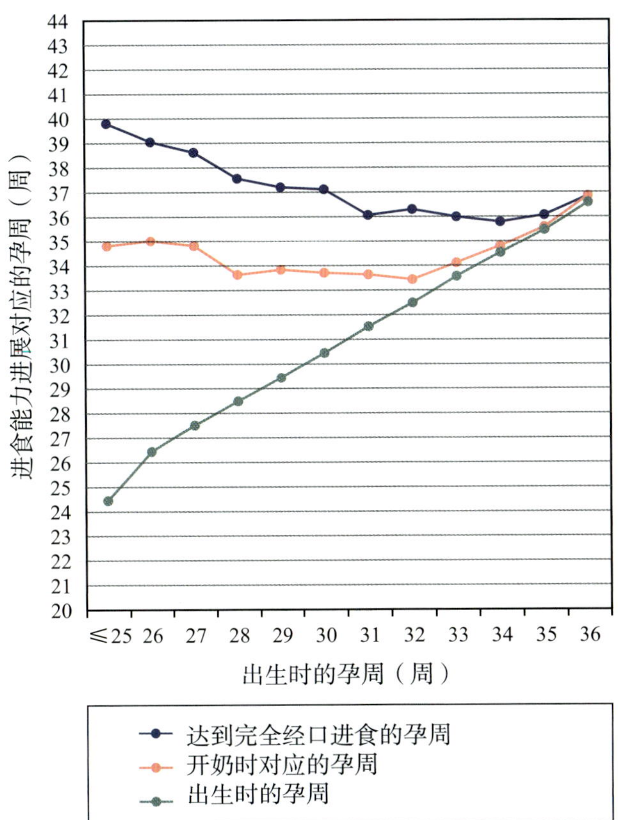

▲ 图 14-3　出生时的孕周（GA）与新生儿开奶和完全自吮进食的周龄之间的对应关系 [72]

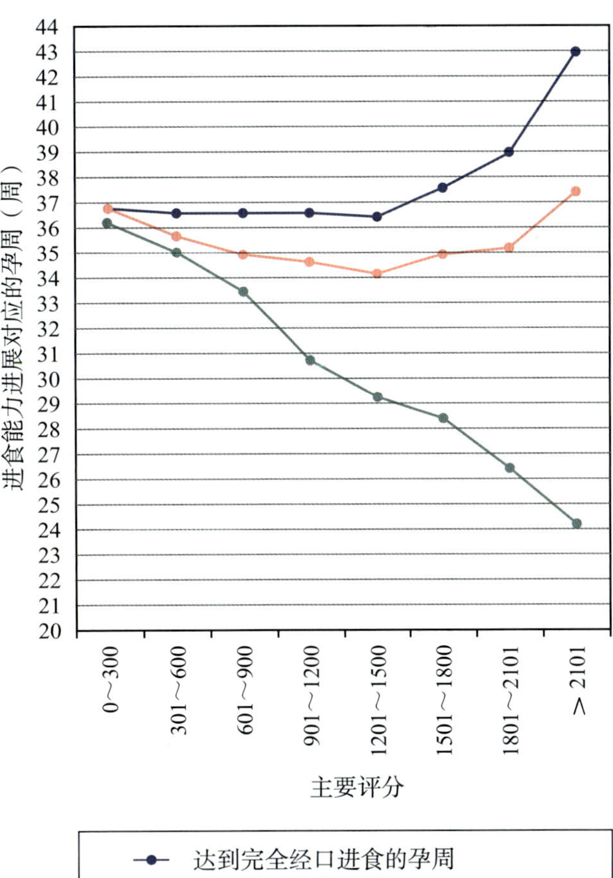

▲ 图 14-4　病情严重程度与新生儿开奶和完全自吮进食的周龄之间的关系 [72]

乳的所有优势。

- 乳房喂养 / 母乳喂养与降低脂肪比例，降低过敏和不耐受、肠胃炎、呼吸道感染、中耳炎、婴儿猝死综合征以及晚年生活的 2 型糖尿病的风险相关 [103]。
- 对于母亲而言，乳房喂养 / 母乳喂养与降低 2 型糖尿病、卵巢癌和乳腺癌的风险有关 [103]。母乳喂养也与改善孕后体重减轻和控制生育能力有关 [103]。
- 母乳喂养既方便又经济。奶瓶喂养需要购买喂养设备（奶瓶、人造奶嘴和配方奶，如果不使用已分泌出来的母乳），对每次使用的喂养设备进行彻底清洁和去污，以及安全储存和配制喂养食物［配方奶和（或）已分泌的母乳］。
- 母乳喂养可以让婴儿自我调节食欲。母乳喂养的婴儿倾向于根据需要进行喂养，在饥饿时进行喂养，只要喂到吃饱。相比之下，用奶瓶喂养的婴儿通常按时间表（如每 3 小时 1 次）喂食，而且往往被鼓励喂食直到奶瓶喂完为止。学会自我调节食欲对于健康的终身饮食模式很重要。

（七）在 NICU 监测营养和生长

营养师在评估个人能量、营养和液体需求以及提出个性化建议和饮食计划以满足成长和发展需求方面具有专业知识和技能。每当有关于摄入量或生长发育的问题时，应该向儿科营养师咨询。然而，所有与婴儿喂养有关的卫生专业人员应该对与婴儿营养和成长有关的问题有一个普遍的认识。

表 14–5　与疾病和医疗相关的中断经口喂养发育的可能[87]

基本情况	干　预	效　果
早　产	**人工喂养**	**初始条件在一定程度上仍存在**
不成熟： • 解剖及生理发育（心脏、呼吸、胃肠系统） • 神经发育（反射、肌张力、协调）	肠外营养（PN） 肠内营养（导管喂养，PG） • 口胃管（OG） • 鼻胃管（NG） • 鼻肠管（NJ） • 胃造口术（G） • 胃空肠（GJ） • 空肠造口术（J）	• 持续的发病率 • 能量失衡
疾病 / 病态	**其他干预措施**	**干预措施的效果**
损害： • 吞咽机制（口腔、咽、喉、食管） • 主要机体系统（神经系统、心脏系统、呼吸系统、消化系统）	气管插管，正压呼吸支持，还有吸痰： • 经口插管 • 经鼻插管 • 经鼻咽（NP）气管 • 气管切开术	即时的： • 吞咽器官局部易激惹 • 吞咽机械通道受阻 • 吞咽功能受损 • 呼吸改变 延迟的： • 吞咽相关肌肉丧失功能 • 吞咽器官的敏感度改变
其他事项	**变　量**	**婴儿发育受阻**
生理不稳定： • 警觉性改变 / 状态 • 缺乏耐力	• 干预开始的年龄	可能引起发育迟缓

1. 婴儿喂养指南

在儿科喂养 / 吞咽障碍管理领域工作的卫生专业人员应该熟悉当前的婴儿喂养和营养指南，其中包括建议的母乳喂养时间、婴儿配方奶的使用和固体食物的推荐年龄等主题。查阅政府和主要非政府组织的网站以获取最新信息，包括以下信息。

- 世界卫生组织。
- 美国小儿科学会。
- 北美儿科肝病、胃肠学和营养学会。
- 欧洲儿科肝病、胃肠学和营养学会。

2. 能量

一般而言，能量需求是以儿童每天每单位体重所需的能量［通常为 kcal/（kg・d）］来计算。

- 母乳和标准配方奶为 20kcal/oz 或 67kcal/100ml。
- 出院时，健康足月婴儿的最低能量摄入量为 90～100kcal/（kg・d）[8–10]（相当于每天每千克体重需要 120～150ml 母乳或标准配方奶）。
- 早产儿、有并发症的婴儿（如心脏病、呼吸系统疾病、神经系统疾病），以及出生时有宫内生长受限 / 发育迟缓的婴儿，一般要增加能量需求［如 120～150kcal/（kg・d）］[8–10]。
- 这些婴儿当中，很多都会接受强化的母乳或浓缩的配方奶（例如，22～30kcal/oz，87kcal/100ml）以减少摄取所需能量的液体总量。这可以通过在母乳或配方奶中添加额外的配方奶、强化剂或其他营养补充剂（如脂肪）来实现。

3. 液体

早产儿的液体摄入和损失需要密切监测。液体容量的变化会影响电解质平衡。此外，液体过多会导致肺部并发症，而液体过少则会影响肾脏功能。

- 大多数早产儿的最低体液指标是 120ml/（kg・d）[8–10]。
- 儿童体液不足的迹象包括眼睛、口腔或皮肤干燥，排尿次数或更换湿尿布次数减少，颜色深或气味浓烈的尿液，便秘，嗜睡和易激惹。

4. 营养素

对于健康的足月婴儿，母乳和配方奶满足大量营养素（蛋白质、脂肪、糖类，饮食中主要的能量来源）和微量营养素（必需的维生素和矿物质，如铁、钙、锌和纤维等）的推荐摄入量。大多数早产儿需要补充铁（由于贫血），维生素 D（为了满足骨骼发育）和蛋白质（以促进生长和大脑发育）[8-10]。

5. 早产儿和婴儿生长图表

在足月龄之前，早产儿的生长会在特定的早产儿生长图上绘制[8-10]。年龄足月之后，早产儿的生长绘制在常规生长图上（例如，那些疾病控制和预防中心、世界卫生组织绘制的图），并对校正后 GA 做出调整直至 2 岁。

- 生长曲线图可以用来估计一个孩子的生长每百分位，相对于一个典型儿童的标准样本。
- 大多数生长系列包括体重和身高图表（或 2 岁以下儿童的身长），以及头围图表。
- 大多数纸质增长图表提供第 3、第 5、第 10、第 25、第 50、第 75、第 90、第 95 和第 97 百分位的增长百分位数，而电子增长图表可用于计算精确的百分位数和 Z 分值。
- 一般来说，在监测儿童的健康和发育方面，生长模式比单一的生长测量更重要。因此，确定儿童是否正在偏离他们的成长轨迹，需要进行一些基本的生长测量。
- 平均来说，婴儿应每天每磅（1 磅 =435.6g）体重增加约 1 盎司(1 盎司≈28.·35g)[15～20g/(kg·d)]，然而鼓励出生时胎龄小的婴儿增加更多体重，这通常被称为“追赶性”增长。

六、NICU 喂养评估

（一）病史

在直接评估婴儿进食能力之前，应从婴儿的医疗记录以及与婴儿治疗团队、护士和家长的讨论中收集个案病史信息。框 14-1 列出了应从案例病史记录中收集的关键信息。病史信息可帮助喂养治疗师计划评估。

框 14-1 从病史中收集的关键信息摘要

- 出生时的 GA
- 当前 GA
- 出生体重和出生体重百分位
- 阿普加评分
- 目前的医疗状况
- 需要的医疗干预
- 母亲哺乳的意图
- 多胞胎身份

（二）喂养准备

喂养评估的第一步是确定婴儿是否准备好进食。

- 首先对功能的四个方面进行了观察，正如协同理论[5]（生理稳定性、运动组织、状态控制和注意力、自我调节）所简介的，包括休息和活动期间，如应对处理时。参见框 14-2 和框 14-3，了解不同功能领域的强度指标以及常见的生理指标。
- 其次评价婴儿的口腔结构和功能，包括非营养性吸吮（嘴唇密闭性、拱舌、吸吮力度和节奏）。详情请参阅第 5 章。

框 14-2 不同功能领域的强度指标

- 生理 / 自主神经稳定性：心率、呼吸频率、血氧饱和度的变化；打哈欠、打嗝、咳嗽、呕吐；肤色变化（例如，红色、苍白或青紫）
- 运动组织：伸展模式（弓形、张开手指），肌张力增加或降低
- 状态控制和注意力 / 交互作用：状态的极端——高度警觉、易怒或封闭——或状态的迅速变化
- 自我调节：无法平静下来，需要高水平的协同调节

（三）直接喂养评估

如果婴儿表现出进食的意愿，婴儿将接受直接进食评估，包括婴儿的营养性吸吮和 SSB 协调。

框 14-3　与生理功能有关的通用术语

- 心动过缓：心率降低（HR）
- 心动过速：HR 增加
- 呼吸急促：呼吸频率增加（RR）
- 呼吸暂停：呼吸停止。呼吸暂停事件指呼吸中断＞ 20s 或＞ 10s 伴随血氧饱和度下降或心动过缓。
- 新生儿和婴幼儿典型生命体征
  - RR：30 ～ 50 次 / 分
  - HR：110 ～ 160 次 / 分
- 低氧血症：血液中氧气含量减少
  - 通常，低氧血症被定义为 O_2 饱和度＜ 95%
  - 对于早产儿＜ 34/40 周 GA，贫血常见，O_2 饱和度＜ 90% 一般认为提示低氧血症[8]
  - 注：参考您当地单位的最佳目标血氧饱和度指南
  - 血氧饱和度一般写为 SpO_2
- 发绀：由于低氧血症引起的皮肤或黏膜呈蓝色
- 呼吸做功增加：呼吸窘迫的身体表现包括鼻翼扇动、颈部伸展、点头、气管牵拉、肋下凹陷、辅助呼吸肌肉的使用和呼噜声这些征象
- 喘鸣：由于气道狭窄或阻塞而产生的喉、气管或支气管发出的高调呼吸音；可以是吸气相、呼气相或两相
- 鼾声：由于气道狭窄或阻塞而由咽部发出的粗呼吸音
- 震颤：可在身体外部感觉到的由局部气道阻塞（通常是分泌物）引起的振动

一般而言，在 NICU 进行的喂养评估将提供婴儿喂养方式的描述（喂养者、婴儿体位、使用的器具和使用的任何策略），以及下列评级。

- 吸吮：嘴唇的密闭性、舔舌、吸吮力度、吸吮节奏。
- SSB 协调：初级 / 中级 / 成熟模式（框 14-4）。
- 生理状态：喂养过程中 HR、RR、SpO_2 或呼吸做功的任何变化。
- 应激线索：任何在运动组织、状态控制、注意力 / 交互方面的变化，以及自我调节能力在应激事件之后恢复到最佳功能状态。

框 14-4　早产儿吸吮—吞咽—呼吸协调作用的阶段

- 初级：多次吮吸—吞咽而不伴随呼吸中断；喂养者需要帮助婴儿休息一下以呼吸，从而防止不良事件的发生（SpO_2 下降、呼吸暂停、心动过缓或误吸）
- 中级：多次吮吸—吞咽，随后自行休息喘口气
- 成熟：整体 SSB 模式

婴儿也可以根据喂养能力评分（表 14-6）。附录提供了一个用于报告患者医疗记录中评估结果的模板示例。

表 14-6　波士顿婴儿喂养量表

整体 PO 喂养状况	
1	合格的喂养者
2	具有补充治疗的功能喂养者（以下任意一项或全部）： • 流速较慢的奶嘴（即比标准新生儿奶嘴的流速慢，1 级） • 改变的体位（例如，侧卧位牛奶水平流动） • 外部分步动作［即把奶瓶向下倾斜和（或）把奶瓶从婴儿口中取出，以减慢奶水流动，并在吸奶时中断，让婴儿喘口气］
3	苦苦挣扎的喂食者 / 新手喂食者，尽管有补充治疗
4	没有准备好 PO 喂养
喂养的当前路径	
A	PO
B	密切监控 PO
C	据需要附加 PG 的 PO
D	NPO（全部为 PG）与传统 PO 试验
E	NPO（全部为 PG）

NPO. 无经口进食；PG. 管饲；PO. 经口自吮进食

理想的情况是，正式的喂养评估应该在标准时间点进行（如 36/40 周和 40/40 周 GA）以便能够将婴儿的进展与同龄的其他婴儿进行比较。以下是已发布的正式喂养发展评估工具的例子。

- 新生儿口腔运动评估（NOMAS）[33]。
- 早期喂养能力（EFS）评估[36]。

正式的喂养评估应该由接受过使用这些工具培训的发育心理治疗师或注册护士（RNs）进行。结果应记录在婴儿的病历中。在机构审查委员会（IRB）的批准下，结果还可用于跟踪整个单位的结果，或用于调查研究。

除了评估婴儿的进食能力外，还应评估父母的能力和对婴儿喂养的信心，帮助确定他们是否能够用安全有效地喂养方式帮助婴儿；评估可以用来指导任何培训需求。

七、NICU 的喂养干预

在 NICU 中使用了一系列喂养治疗干预措施以协助婴儿进食。尽管该领域大多数已发表的研

究都以小样本量和较短的随访期为基础（待讨论），但不同水平的证据支持不同的干预策略。在缺乏指导实践的高质量科学证据的情况下，所使用的任何干预措施均应接受个体化评估指导，评估疗效，如果无法有效实现预期结果，则应终止或修改。

框 14–5 呈现了喂养干预措施的文献摘要。一般而言，NICU 的喂养干预措施寻求以下成果。

> **框 14–5　NICU 使用的不同喂养干预的文献报道结局摘要**
>
> **经口喂养的准备**
>
> - 袋鼠护理（皮肤接触皮肤）已被证明与母乳喂养时间更长和生理稳定性得到改善有关[104]。
> - 管道喂养期间的非营养性吮吸（NNS）似乎可以提高后期经口喂养时的摄入率，据报道还缩短了过渡到完全经口喂养的时间[105, 106, 107, 108, 109, 110, 111, 112]。
> - 经口喂养前 5～10min 的 NNS 似乎可以改善喂养的状态控制、喂食期间的生理稳定性以及喂食期间的消耗量[113, 114, 115, 116, 117, 118, 119]。从现有的文献来看，尚不清楚提供"袋鼠护理"或 NNS 是否会影响以后的经口喂养效率或完全经口喂养的 GA。
>
> **旨在改善吮吸的干预措施**
>
> - 据报道，吮吸训练可以提高 34～38/40 周 GA 的口服摄入百分比[120, 121]，但现有文献尚不清楚它是否最终影响经口喂养期间的生理稳定性、经口喂养的效率或完全经口喂养时的 GA。
> - 据报道，口腔触觉刺激方案可以改善经口喂养过程中吸吮频率和摄入速率[122–133]。然而，根据现有文献，尚不清楚这些方案是否对经口喂养期间的生理稳定性或完全经口喂的 GA 产生何种影响[122–133]。
> - 据报道，经口喂养期间的口服支持可减少吮吸时的停顿，提高进食的速率并增加喂食期间的摄入量[130, 134, 135]。尚不清楚它是否对经口喂养期间的生理稳定性有影响或最终影响完全经口喂养时的 GA。
>
> **旨在改善 SSB 协调的干预措施**
>
> - 奶瓶喂养时，慢流速的奶嘴比快流速的奶嘴已被研究证明可以改善早产儿喂食期间的生理稳定性[136–138]。然而，现有的文献并没有评估使用慢流速的奶嘴对经口喂养的效率或做到完全经口喂养时 GA 产生的影响。
> - 据报道，喂养时侧卧位可改善喂食期间的生理稳定性并增加每顿的摄入量[139, 140]。
> - 外部分步喂食动作（即喂养者间断地使奶瓶向下倾斜以减慢奶水流速或造成吮吸中断）也可以改善喂食期间的生理稳定性[141]。
> - 结合侧卧姿势和外部分步喂食（调养方法）可改善喂食过程中的生理稳定性[142]。
>
> 现存文献尚未评估这些方法对经口喂养的效率或对达到完全经口喂养时 GA 的影响。下一节将更详细地讨论这些技术。

- 喂食期间的生理稳定性（以及降低误吸风险）。
- 经口喂养的效率。
- 完全经口喂养的 GA。

对于许多早产儿来说，获得完全经口喂养的主要障碍是 SSB 协调的不成熟。没有奶水流动或奶水流动缓慢时更容易做到 SSB 协调，而在奶水流动更快速时 SSB 协调则更难做到。

当婴儿 SSB 协调正在发育进展时，如果奶水流量超过了婴儿的协调能力，将会出现许多可能的结果，在图 14–5 中列出并汇总。

1. 婴儿采取策略以控制奶水流动：婴儿可能会采取间歇中断吮吸，使用减慢吸吮的速度或降低吸吮的力量来减慢奶水流速。如果婴儿能够在奶嘴或手指上表现出快速、有力、有节奏的吮吸，但在母亲乳房或奶瓶上喝奶时却没有，那么这不是吮吸的问题；这是一个 SSB 协调问题。

2. 婴儿无法控制奶水流速：不能减慢奶水流动的婴儿可能会出现呼吸系统不良事件。

(1) 不会保护呼吸道的婴儿可能会发生误吸。

(2) 如果婴儿通过长时间关闭气道来保护气道，则可能导致呼吸暂停（伴或不伴心动过缓）。

3. 喂养者帮助婴儿控制奶水流速：如果婴儿无法减慢奶水流动，喂养者可以使用图 14–6 所

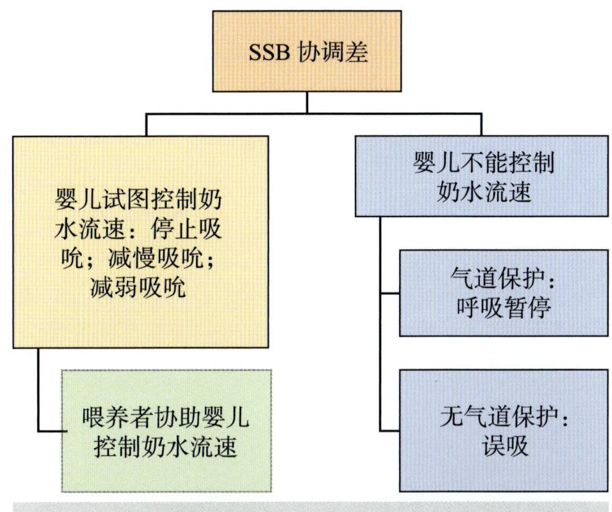

▲ 图 14–5　不成熟或功能障碍的吸吮 – 吞咽 – 呼吸协调模式（SSB）可能出现的结局

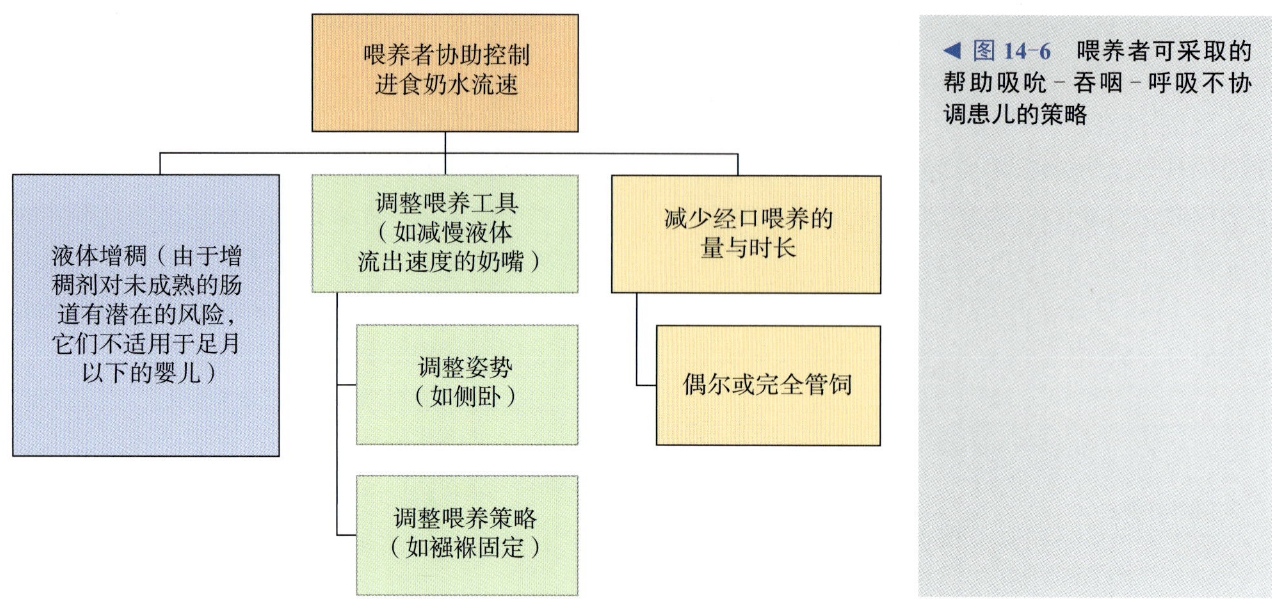

◀ 图 14-6 喂养者可采取的帮助吸吮 - 吞咽 - 呼吸不协调患儿的策略

列举的策略来减慢奶水流速（协同调节），这在下一节中将进一步介绍。

八、NICU 建议的喂养方法

（一）促进母乳喂养

喂养治疗师应支持和推动母乳喂养，因为这是喂养婴儿自然而理想的方式。喂养治疗师应了解“爱婴医院倡议”（the baby friendly hospital initiative）[143] 中规定的原则，并在可能的情况下，按照世界卫生组织和联合国儿童基金会文件“成功母乳喂养的 10 个步骤”[144]（框 14-6）指导实践。

框 14-6　成功母乳喂养的 10 个步骤 [146]

- 制定书面母乳喂养政策，定期将其告知所有医护人员。
- 对所有医护人员进行实施此政策所需的技能培训。
- 向所有孕妇告知母乳喂养的优势和管理方式。
- 帮助母亲在婴儿出生后 1h 内开始母乳喂养。
- 向母亲展示即使她们与婴儿分开该如何母乳喂养和如何保持泌乳。
- 除非有医师指示，除母乳外，不要给婴儿其他食物或饮料。
- 练习入室，让母亲和婴儿 24h 保持在一起。
- 鼓励按需哺乳。
- 母乳喂养的婴儿请勿使用奶嘴或人工乳头。
- 促进建立母乳喂养支持团队，并在医院或分娩中心出院时将母亲介绍给他们。

众所周知，在 NICU 环境中母乳喂养的成功可能受到诸如婴儿早产和患病、产妇疾病，以及母婴分离等因素的影响。因此，国际专家组 [147] 提出了针对 NICU 环境的“10 个步骤”的修改版本（框 14-7）。在 NICU 工作的所有喂养治疗师应熟悉这些指南。特别是，任何支持婴儿喂养的医护人员（护理、医疗、专职保健）都应使自己意识到每个母亲母乳喂养的意愿和对任何奶瓶喂养与配方奶喂养的偏好。

一般来说，婴儿喂养计划应遵循以下原则 [143]。

- 提供足够的液体和营养，以满足婴儿对健康、成长和发育的需求。
- 保护母亲的乳汁供应（如果当时无法用乳房进行母乳喂养，则教授母亲们分泌和储存乳汁的方法）。
- 努力解决母乳喂养和（或）乳汁的任何障碍。
- 在可能的情况下，提供支持让婴儿在母亲的乳房接受喂养。
- 如果无法母乳喂养，则尽可能支持婴儿接受母乳（首先是自己母亲的乳汁；在获得父母同意的情况下，其次是供体乳汁；最后是配方奶）。

然而，虽然母乳喂养通常是婴儿最好的喂养方法，但是所有母亲和婴儿都应该得到 NICU 医

框 14-7 NICU [145] 成功母乳喂养 10 个步骤修改版

指导原则

- 医护人员对母亲的态度须集中于母亲个人及其处境。
- 授课者必须在环境的支持下提供以家庭为中心的护理。
- 卫生保健系统必须确保护理的连续性，即产前、围产期和产后，以及出院后护理的连续性。
  - 制定书面母乳喂养政策，定期将其告知所有医护人员。
  - 对所有医护人员进行实施此政策所需的特定知识和技能的教育和培训。
  - 告知所有存在生育早产患病婴儿风险的住院孕妇关于哺乳和母乳喂养的管理，以及母乳喂养的益处。
  - 鼓励在没有不合理限制的情况下，尽早、持续和延长母婴间皮肤接触（袋鼠妈妈护理）。婴儿出生后立即在 1h 内与母亲进行皮肤接触。鼓励母亲识别宝宝何时可以进行母乳喂养，并在需要时提供帮助。
  - 向母亲展示如何开始和维持泌乳，以及建立具有婴儿稳定性的早期母乳喂养的唯一标准。
  - 除非有医师指示，否则除母乳外，不要给婴儿其他食物或饮料。
  - 让母亲和婴儿 24h 保持在一起。
  - 鼓励按需喂养，或在需要时鼓励半按需喂养。
  - 至少在完全建立母乳喂养之前，使用替代奶瓶喂养，并且仅出于正当理由而使用奶嘴和乳头罩。
  - 让父母做好准备继续母乳喂养，并确保出院后能获得服务 / 团体的支持。

护人员的支持，无论他们的选择或母乳喂养的能力如何。

1. 营养性吸吮

如果可能的话，提供母乳喂养作为初次经口喂养。

2. 非营养性吸吮

当婴儿使用管道喂养时，NNS 对婴儿有益，例如促进从管道喂养过渡到经口喂养和更好的经口喂养表现 [111]。对于某些在管道喂养的婴儿，可以选择在完全排空的乳房上使用 NNS。应教育打算使用这一技术的母亲认识到以下几点。

- 乳房完全排空的迹象：无法挤出任何多余的乳汁，乳房柔软。
- 再分泌的迹象：因为吸吮刺激通常会引发更多的产奶量。
- 婴儿没有控制流量的表现：如生理状态的改变、咳嗽或应激线索。

对于所有母亲打算母乳喂养的婴儿，最好在出生后 24h 内推荐给哺乳顾问。哺乳顾问提供的教育包括以下内容。

- 开始和维持奶水供应的泵策略（pump strategies）教育。
- 帮助促进适当体位和有效锁住（effective latch）的教育。
- 使用母乳喂养设备，例如吸乳器、乳头罩、辅助护理系统（输奶器）以及无法进行乳房护理时，安全使用经口注射器以喂进少量的母乳。

哺乳顾问与其他医护人员一起提供的其他教育包括以下内容。

- 关于袋鼠护理（皮肤对皮肤的接触）的教育。注册护士 RNs 和喂养治疗师经常帮助提供这种信息和训练。
- 评估婴儿喂养准备提示线索的教育。RNs 和喂养治疗师也经常帮助提供这种信息和培训。
- 关于管道喂养期间为 NNS 实践提供“排空”乳房的探讨。如果关注误吸或呼吸暂停的存在，这个决定除了哺乳（LC）和 RN 医护人员，应纳入医疗和喂养治疗医护人员。
- 讨论可能需要测试重量和喂养评估作为补充。如果关注成长，除了 LC 和 RN 医护人员，这个决定应纳入医疗和营养医护人员。
- 关于母乳喂养的婴儿，需要补充喂养时，与奶瓶喂养婴儿相比，每天应补充的数量的讨论。如果关注成长，除了 LC 和 RN 医护人员，这个决定也应纳入医疗和营养医护人员。

（二）低风险婴儿一般奶瓶喂养法

对于一般早产儿，初次奶瓶喂养医护人员可考虑提供标准新生儿奶瓶奶嘴（1 级），用标准喂养姿势抱住婴儿（即传统摇篮抱持）。然后，如果需要（即，如果婴儿的生理稳定性或参与度有任何下降），医护人员应实施以下补救措施 [147, 148]，最好按以下顺序，直到找到合适的选择。

- 流动缓慢的奶瓶奶嘴：比标准的新生儿 1 级奶瓶奶嘴还要慢。
- 奶水水平流动：奶瓶水平放置，与地面平行；这最容易在侧卧或半直立姿势（避免让婴儿躺卧或仰卧）实现。

• 侧卧位：当哺乳时，婴儿侧卧，耳朵、肩膀和臀部朝向天花板。

• 半直立体位：支持性直立体位，婴儿的头部高于胸部和臀部，扶住婴儿颈部，比如将婴儿放在喂养者肘部内侧。

• 外部动作：把奶瓶倾斜以减缓奶水的流动，或把奶瓶从婴儿嘴里拿出来以暂停吸奶。

备注：更改顺序的依据基于对喂养者的逐渐增加的需求。更换奶瓶奶嘴给喂养者带来的负担最小，而实现水平奶水流动（以及相应姿势变化）和外部动作需要喂养者付出更多的努力、技巧和批判性思维，并且喂养者之间存在较大差异的可能。

（三）喂养期间高风险婴儿发生的不良呼吸系统事件

有些早产婴儿（例如框 14–8 所列举的）在进食时呼吸暂停或误吸的风险会增加 [149]。误吸在这组婴儿中经常表现为“无声误吸”（即没有明显的临床误吸表现，例如咳嗽 [149, 150]）。通常可疑是被微妙的线索（例如，状态的改变）或症状（例如，原因不明的呼吸条件恶化，不能断开氧气支持）引起的。

框 14–8　喂养期间吞咽障碍和呼吸道保护功能受损的高危婴儿
• 支气管肺发育不良 • 先天性心脏病，包括动脉导管未闭（PDA） • 气道畸形（如喉软化、喉裂） • 神经损伤或神经状态改变（如 IVH3 或 4、HIE、癫痫、正服用抗癫痫药物或镇静药）

对于这些婴儿来说，鉴于在经口喂养时误吸（可能导致或延长肺部疾病的恢复，以及延长向完全经口喂养的过渡时间和转变前的停留时间）或呼吸暂停事件（可能危及生命）的高风险性，在引入经口喂养方面采取保守的做法是困难的，如下所述。

• 在完全补偿的情况下开始进行经口喂养。
  ○ 减缓奶水流动（半空的乳房或流动最慢的奶瓶奶嘴）。
  ○ 侧卧位和奶水水平流动。
  ○ 据需要给予外部动作。
• 只在可能的情况下进行母乳喂养。
  ○ 从乳房中流出的奶水一般比从奶瓶中流出的更能响应婴儿的吮吸，奶瓶中的奶水无论婴儿是否积极吮吸，一般都是被动进行的。
  ○ 此外，母乳喂养是由婴儿驱动的，不像奶瓶喂养，如果婴儿处于喂养“困境”，喂养者可以通过将奶嘴放在婴儿嘴中、扭动或轻摇奶瓶奶嘴刺激吮吸，或以下巴和脸颊支撑的形式将婴儿的嘴紧紧地围绕在奶嘴周围驱动喂养。

如果出现呼吸道保护方面的问题（如生理稳定性和生命体征的变化、咳嗽、呛咳、传出的气道声音、增加的呼吸做功、状态或运动功能的改变），这个群体应该有一个更低的暂停经口喂养的门槛。

如果经口喂养进展缓慢，呼吸道支持需要增加，或患者无法脱离呼吸支持，可能需要进行吞咽功能的仪器评估（例如，调整钡剂吞咽研究或光纤内镜评估摄食），以客观评估吞咽功能和确定误吸风险。一些不能用一种喂养计划进行安全喂养的儿童可以用其他计划进行安全喂养（例如，改变喂养设备、体位或外部动作）。

一般而言，喂养治疗师应鼓励和支持以提示为基础的喂养，但如果在喂食过程中存在无声误吸的担忧（即没有明显临床症状的误吸），医护人员必须采用非常保守的方法。在这种情况下，医护人员应该通过其他方式（如 NNS、裹住婴儿、喂食时抱住）来给予婴儿发育和适应的机会。除了安全问题，医护人员应努力工作以避免儿童不良的住院体验，不良体验可能会导致长期厌恶食物。

1. 经鼻插管给喂养的婴儿鼻塞 CPAP/HFNC

考虑到潜在的呼吸系统不良事件可能与潜在的呼吸系统疾病有关，以及来自由咽喉输送的正压气流的影响[151]，许多 NICU 使用以下准则。

- 婴儿在使用 CPAP 或 HFNC 时不能经口喂养。
- 对于需要经鼻插管患儿进行低流量氧气治疗（low-flow O_2 therapy via nasal cannula，LFNC）的慢性呼吸支持的婴儿，在开始任何经口喂养之前，婴儿应该在这个氧流量上保持稳定≥ 12h。

注意如下。

- 经口喂养包括通过口腔吞咽的任何饮料（如药物、母乳、配方奶、蔗糖溶液）。
- 口腔护理（1ml 液体用于润湿和清洁口腔）和用于口腔黏膜的凝胶视需要谨慎使用。

2. 不论呼吸支持程度如何，出现呼吸做功增加或呼吸急促的喂养婴儿

考虑到潜在的呼吸系统不良事件可能与潜在的呼吸系统疾病有关，以及由于吸气时吞咽不当造成的影响，许多 NICU 使用以下准则。

- 那些出现呼吸做功增加的婴儿（例如，鼻翼扇动、点头、肋下凹陷、气管牵拉）或者呼吸急促的（RR ＞ 70 次 / 分）不应该在那个时候经口喂养。

3. 严重神经功能障碍或神经状态改变的婴儿

由于误吸的风险增加，出现神经状态改变的婴儿不应该在那个时候经口喂养。患有严重 IVH（3 级或 4 级）或 HIE 的婴儿（包括那些已经接受治疗性低体温治疗的）也应被认为有无声误吸的风险，任何经口摄食都应谨慎进行[152]。

任何涉及喂养的不良呼吸系统事件风险患儿的医护人员，应警惕吞咽不协调的迹象和症状（框 14–9）。

框 14–9　可能存在吞咽不协调的体征和症状[154]

- 经口喂养期间呼吸暂停（伴或不伴有心动过缓）
- 经口喂养期间血氧饱和度下降事件
- 经口喂养期间或之后呼吸做功增加
- 经口喂养期间或之后咳嗽
- 经口喂养期间或之后充血增加
- 原因不明的呼吸系统感染
- 无法解释的不能脱离氧气支持
- 延迟的经口喂养里程碑
- 经口喂养期间需要补充喂养（例如，改变喂养设备、改变体位或外部动作）

（四）治疗性喂养的补偿

1. 治疗性喂养的姿势

考虑到当奶瓶水平放置而不是垂直放置时，液体的流动会更慢，奶水水平流动可以用来帮助婴儿调节奶水流速（减少单次奶水推注规模）和协助 SSB 的协调。

- 如果婴儿被摆成支持性直立体位或侧卧位进行经口喂养，最容易实现奶水水平流动。避免以斜倚 / 仰卧的姿势喂养婴儿。
- 当婴儿可忍受时，过渡到标准摇篮抱持（半卧）体位时。

此外，由于大多数婴儿在母乳喂养时是水平放置的，所以在奶瓶喂养时使用侧卧位可能有助于过渡到母乳喂养（图 14–7）。

不管婴儿被抱成什么体位（摇篮抱、侧卧、竖直抱），许多早产儿在经口喂养时都会受益于坚实的襁褓。由于许多早产儿已经改变了肌张力、待在襁褓中和改善了控制力以协助他们维持弯曲姿势，这最有利于有效地吮吸，并可以让喂养者更容易应对和让婴儿减轻压力。

2. 治疗性喂养的策略

外部动作是一种策略，假使婴儿自我协调吮吸、吞咽和呼吸存在困难时可以使用。外部动作涉及以下一种或两种情况。

- 倾斜奶瓶，减少经过奶嘴的奶量，减缓奶水流动。
- 将奶嘴从婴儿的口中拔出，在吸奶过程中暂停一下，让婴儿喘口气。

外部动作可以按时间表（如每 3 次吮吸）或按需（如基于婴儿线索提示）进行。

3. 治疗性喂养的装备

流速较慢的奶瓶奶嘴（比标准新生儿 1 级奶嘴更慢的奶嘴，例如流速很慢和流速极慢的奶嘴）可以用来帮助婴儿调节奶水流量和协助 SSB 的协调。此外，鉴于乳房中奶水的流速通常不如许多奶嘴的快，在奶瓶喂养时使用流动缓慢的奶瓶奶嘴可能有助于过渡为母乳喂养。

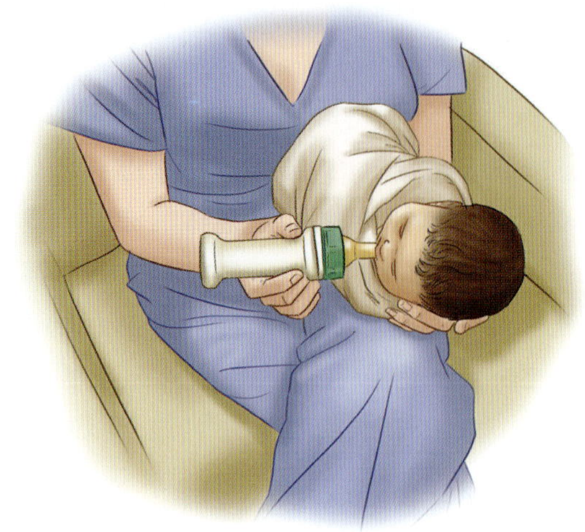

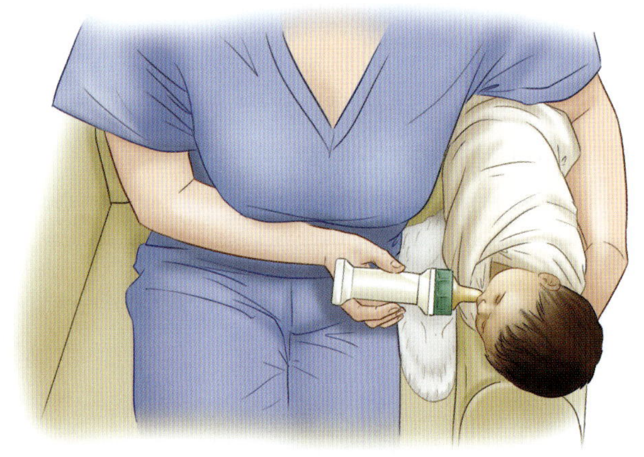

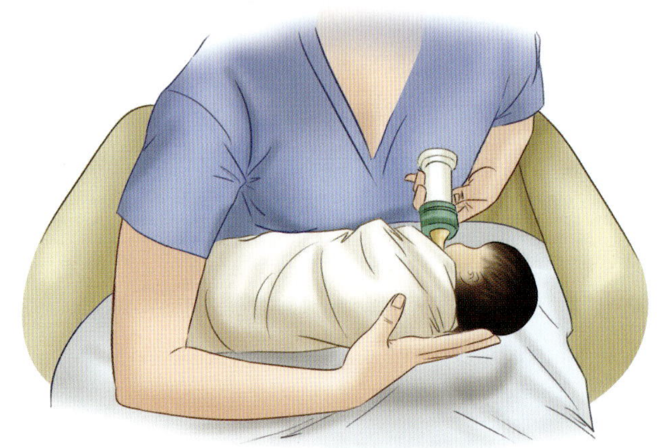

▲ 图 14–7　侧卧姿势喂养

以下清单简述了 Pados 等[153]最近进行的一项研究所提供的信息。

4. 标有“缓慢流动（Slow Flow）”字样的一次性奶嘴

- 平均来说，这些奶嘴相当于标准的新生儿奶嘴（1 级）。
- 奶嘴之间的流速经常是不同的（质量控制不好）。
- 这些奶嘴是一次性使用的。

5. 标有“早产儿（Preemie）”或“超早产儿（Ultra Preemie）”字样的商业化奶瓶奶嘴

- 这些奶嘴被认为流速是非常缓慢或超级缓慢。
- 它们比一次性奶嘴拥有更一致的流速（由于更严格的质量控制）。
- 这些奶嘴可以重复使用（框 14–10）。

框 14–10　讨论要点

在 NICU 中，流速快的奶嘴有什么作用吗？

- 许多 NICU 认为奶嘴流速快则婴儿吮吸更容易，因此库存流速快的奶瓶奶嘴。
- 对于 SSB 协调性差的婴儿，众所周知，流速快的奶水通常不会起到帮助作用，反而会使喂养更加困难。关注的问题包括气道损害（误吸、呼吸暂停、呼吸做功增加）、患儿对喂养的愉悦感下降（减少与喂养者的接触和潜在加剧喂养厌恶感），以及如果在母乳喂养和奶瓶喂养之间出现改变，可能造成婴儿对流速印象混乱。
- 婴儿可能受益于有点快的奶水流速，包括那些真的有口腔阶段喂养困难的婴儿（相对于咽部阶段），例如婴儿唇裂或腭裂。在这些情况下，必须做出评估以确定流速是否足够快，来帮助婴儿有效地转移奶水，而不会快到影响吞咽安全。

6. 推荐流速较慢的奶瓶奶嘴的原理和注意事项

(1) 吸吮 – 吞咽 – 呼吸协调

SSB 协调方面的困难通常表现如下。

- 生理变化，如呼吸暂停、心动过缓、SpO_2 降低。
- 向前溢奶。
- 变弱或变慢的吸吮模式，或 NNS 模式。
- 常吃吃停停，需要频繁打嗝作为节奏形式。
- 在整个喂食过程中需要外部动作。

如果较慢的流速是有效地，那么这些事件应该较少。

(2) 完成喂食的时间

一般的婴儿喂食时间为 20～25min [154]。较慢的流速可能会延长喂养时间。然而，在临床实践中，较慢的流动通常不会将婴儿喂养时间推出正常范围之外，因为较慢的流动通常会改善 SSB 协调，所以婴儿花费较少的时间抽出奶嘴或需要休息来喘口气。值得注意的是，婴儿不需要在 10～15min 完成喂食。这是不正常的，它可能促进回流或偏向奶瓶喂养超过母乳喂养。

7. 对于所有治疗性喂养的补偿

如果医护人员（RN 或喂养治疗师）评估认为，这种治疗性补偿对婴儿有用，这应该记录在婴儿的医疗记录中。其他医护人员应继续使用治疗补偿，除非他们认为这不再有用。如果是这样，这种变化的原因应该记录在婴儿的医疗记录里。当使用治疗性补偿时，需要进行父母培训，因为这些特殊策略对于可能喂养婴儿的父母或其他照顾者来说往往不是简单易懂的。喂养治疗师和 RN 可参与实施父母的培训。

（五）治疗性喂养设备的管理后勤

1. 谁推荐喂养设备，它是如何供应的

一些 NICU 目前没有资金为所有婴儿提供可重复使用的喂养设备。因此，需要对临床需求进行评估以支持使用，并应保存供需记录。在许多 NICU，喂养治疗师将根据需要、基于评估提供治疗性喂养设备。如果需要，应该提供几套必要的设备以便在清洗之时留出时间。

2. 何时停止治疗性喂养的设备

当婴儿正在建立 SSB 协调时常常使用缓慢流动的奶瓶奶嘴。喂养治疗师和 RN 之间需要合作以确定婴儿准备过渡到更快的流速。需要注意的是，有些婴儿出院后仍将需要治疗性喂养设备。使用 1 级奶嘴进行管理的婴儿通常可以使用大多数商业品牌的标准新生儿 1 级奶嘴进行管理。

3. 家庭对喂养设备的偏好

在准备回家时，一旦确认了出院日期，医护人员应建议家人至少在确定日期的前 3 天准备好家用奶瓶系统，以确保奶嘴流速适当。

- NICU 内住院儿童使用的一次性喂养设备是一次性使用的。这些物品不宜重复使用，不应交给家长带回家。一般而言，社区内不提供这些东西。
- 如果婴儿的家人带来的可重复使用的奶瓶系统是不合适的，医护人员应提供这方面的指导（这通常适用于奶嘴流速，并且可以是一个缓慢流动的奶嘴配同一个奶瓶）。
- 如果需要特殊的奶瓶系统，理想的情况下，家庭应该至少准备 2 套完整的带回家，并被指导在哪里和如何获得额外的组套。

4. 清洁喂养设备

所有的 NICU 应该有一个符合国家和医院感染管理政策的专门清洁可重复使用的喂养设备的指导方针。适当的清洁包括清洗（用水和洗涤剂），以及消毒（用高温，如微波炉或洗碗机）。

（六）喂养进程

所有喂养类型（肠外营养、每次灌胃、口服）一般都需要医师的医嘱（来自 MD）。喂养治疗师和其他医护人员应该知道已经到位的医嘱，并与 MD 讨论，如果你认为儿童已经准备好开始经口喂养，或者如果你评估建议他们应该保持非经口进食。

1. 开始经口喂养

只有当婴儿的生理状况稳定（例如，不需要

正压呼吸支持、心动过速或出现呼吸做功增加）并且有准备好喂养的线索提示（例如，警觉、吸吮奶嘴、醒来觅食），才可下医嘱开始经口喂养。

2. 低危婴儿的喂养进程

研究表明大多数健康的早产儿遵循喂养进程，通常在 36～37 周 /40 周 GA 之间达到完全经口喂养[72]。许多婴儿在 34 周 /40 周 GA 左右出现喂养准备提示（即 NNS，醒来觅食）[72]。大多数 NICU 不提倡早于这个时间点的奶瓶喂养尝试。一些安全的母乳喂养可以早至 30/40 孕周[155]，尽管喂养的容积不太大。

3. 高危婴儿的喂养进程

应该从一开始就认识到，有喂养和吞咽障碍风险的婴儿可能需要更长的时间准备喂养和进展到完全经口喂养。

4. 一般情况

- 文献表明，基于线索提示的方法来进展经口喂养可以缩短过渡至完全经口喂养的时间，至多 1 个星期[156, 157]。
- 以线索提示为基础的喂养包括以下内容。
  - 在婴儿显示参与提示时给予经口喂养（例如，生理稳定性、屈曲姿势、安静警觉状态）。
  - 在婴儿显示拒绝参与提示（例如，生理稳定性、扩展模式、困倦或易激惹状态）时停止经口喂养。
- 半需求喂养包括按时间表（如每 3h）为婴儿提供经口喂养的机会。在每顿喂养中提供指定的喂养容积（任何非经口进食的都通过灌胃给予）。只有当婴儿表现出在进食前准备好吃东西和进食过程中参与的线索提示时，经口喂养才能进展，并且根据拒绝参与的提示停止经口喂养。经口喂养顿数和每顿喂养奶量的进展由婴儿的线索提示和生理稳定性决定。
- 需求（自由）喂养包括完全基于婴儿的线索提示来提供经口喂养。只要婴儿满足最低限度的每日液体和能量配额，他们想吃多少就吃多少，需要多频繁就多频繁。
- 关于向需求喂养过渡的警告如下。
  - 需要在医疗、营养、护理和喂养治疗医护人员之间就婴儿是否适合过渡到需求喂养进行讨论。
  - 当婴儿过渡为按需喂养时，团队需要商定每日最低限度的液体和能量摄入量［通常 120ml/（kg·d）或至少 100kcal/（kg·d）］[8-10]。
  - 一般需要原位保留胃管，直到患儿达到相当于总能量目标 75% 的口服摄入量，但不低于 120ml/（kg · d）[8-10]。
  - 所有学科都要求严密管理以确保婴儿的医学状态稳定并获得适当生长发育所需的所有体液、能量和营养物质。
  - 婴儿喂养间隔不应超过 5h（24h 内不应超过 1 次）。应该继续密切监测水合状态、体重增加和血糖。
  - 一般而言，尝试按需喂养的时间长度不应超过 48h。如果婴儿没有达到液体和能量的最低标准，应该将婴儿转回至半需求时间表（通常需要重新插胃管）。

（七）电子病历的归档

理想情况下，应提供喂养评估和治疗模板，以及允许一致的报告。还应当在参与婴儿喂养的各种卫生专业人员之间做出其他努力，以促进连贯一致的报告。

至少，婴儿应该被评定为以下几种之一。

- 能胜任的喂养者。
- 具有补偿措施的功能性喂养者。
- 尽管有补偿措施，喂养新手 / 挣扎中的喂养者。

任何需要的补偿措施（例如，缓慢流动的奶瓶奶嘴、侧卧位和外部动作）都应该记录在案。另外，任何偏离商定计划的情况的发生和原因也应记录在案。

（八）何时转介喂养治疗

一些 NICU 的工作人员中有喂养治疗师，并在整个星期内有完整的年龄覆盖。其他 NICU 有提供直接（咨询）服务的喂养治疗师。取决于可用的治疗覆盖范围，喂养治疗师可与整个 NICU 中的所有婴儿一起工作，或者他们可能必须优先安排最需要治疗投入的婴儿的时间。

应优先考虑以下人群。

- 所有在经口喂养期间因误吸 / 呼吸暂停归于高风险类别的婴儿。
- 出生于 < 28/40 周 GA 的婴儿，因为他们在这些情况下处于高风险。
- 患有以下疾病的婴儿。
  - 颅面畸形（例如唇裂 / 腭裂，Pierre Robin 征）。
  - 综合征（如唐氏综合征）。
  - GERD。
  - 出生时 GA < 28/40 周。
- 经口喂养期间担心误吸或呼吸暂停的婴儿。
- 尚未准备好经口喂养的 36/40 周 GA 的婴儿。
- 未完全经口喂养的 40/40 周 GA 的婴儿。
- 尽管采取了补偿措施，经口喂养仍观察到生理不稳定（治疗性喂养设备、姿势、策略）。

（九）有关喂养的亚专业咨询和专业评估

根据需要，NICU 患儿可以考虑转介给以下亚专业。

- 小儿胃肠病学（GI）。
  - 假定患有 GERD 或牛奶耐受不良。
  - 对于长时间 NG/NJ 管道喂养的婴儿，并且预计出院回家后需要长期管道喂养或手术管道喂养（G 或 GJ）。
- 小儿耳鼻喉科（ORL）。
  - 当这些与上腭或气道异常有关时。
  - 在推测为声带功能障碍的情况下。
- 放射学以调整钡剂吞咽评估。
  - 在吞咽时担心误吸的情况。
  - 理想情况下，应该先由 NICU 的喂养治疗师对合格的婴儿进行评估，该医师会提出建议并促进研究。
  - 可能需要在可以进行拍片透视检查的 NICU 室外设施内进行研究。理想情况下，NICU 喂养治疗师和 RN 应该参加研究，以便将发现结果整合到护理计划中。

（十）何时考虑舌系带切开术

从乳房或奶瓶有效转移奶水需要婴儿用自己的舌从乳房或奶瓶中挤出奶水。对于功能完全的哺乳，舌尖应该能够延伸超过下牙龈线，并能够在剥离动作中沿着口腔顶部向后移动。附着在舌尖附近或厚而不能移动的舌状系带可能会妨碍吮吸过程中舌正常运动。

1. 系带切开术的标准[158]

(1) 婴儿开始经口喂养。

(2) 在临床检查中注意到舌系带过短（结舌）。

(3) 舌系带过短的临床体征如下。

- 难以有效含住乳房。
- 母乳喂养痛苦（例如水疱、其他乳头外伤、乳腺炎）。
- 液体难以从奶瓶中吸出。

2. 遵循的步骤

(1) LC 和喂养治疗师进行了商讨。

(2) 如果经评估婴儿符合上述任何标准，并且 MD 同意，则应咨询 ORL 以执行该流程。

(3) 系带切开术已获得父母同意。

(4) 实施系带切开术。

(5) LC 和言语语言病理学专业人员重新评估喂养。

（十一）成长、发育和出院计划会议

理想情况下，MD 和 RN 医务人员应每周与专职健康学科（发育治疗—生理治疗、职业治疗、言语语言病理学专业人员、营养、社会工作、病例协调）会晤，以评估神经发育进展和审视出院准备。目标应包括：①标记活跃的神经发育和成长问题；②识别可能在接下来的 1～2 周内出院的婴儿，以便有足够的时间协调门诊随访护理计划。会议结束后，应在婴儿的病历中添加多学科团队的提醒事项。

（十二）肠内管道喂养或辅助氧气治疗状态下出院

NICU 患儿的出院依赖于生理稳定和适当的生长。历史上许多 NICU 不考虑继续需要肠内管道喂养或支持性氧气治疗来满足营养和呼吸系统需求的婴儿出院。然而，最近，越来越多的 NICU 开始允许婴儿在原位使用喂养管道或鼻导管吸氧状态下出院，条件包括：①婴儿生理稳定；②父母愿意并接受如何使用这些支持系统的培训；③合适的随访计划已经到位。

关于肠内管道喂养，往往必须在出院前决定是否继续使用临时喂养管（如 NG 管）或是否过渡到外科喂养管（如胃造瘘管）。不同的机构使用不同的指导方针来决定何时过渡到外科喂养管，但是许多机构考虑婴儿年龄足月后预期需求超过 3 个月的管道喂养，来确定转变为外科喂养管。

（十三）何时转介出院后随访

大多数足月出生婴儿在持续喂养困难的情况下，监测出院后的情况会有所获益。NICU 患儿可考虑转介给以下医护人员。

- 喂养治疗师：如果婴儿在住院期间已经表现出难以实现完全经口喂养、误吸风险和（或）厌恶喂养行为，或者婴儿带着特殊喂养设备（如超早产奶嘴），特殊喂养食物（如增稠的辅食）或管道喂养出院回家。
- 营养师：如果婴儿体重增长困难，并满足：①带着喂养管道；②早产儿喂养；③≥ 50% 附加能量的强化食物出院回家，或者出院回家时体重不到第 10 百分位数。
- 消化内科专家：如果婴儿患有严重的 GERD、生长迟滞或需要任意种类的喂养管道，则在出院时需要干预。
- 肺科专家：如果婴儿有严重的肺病病史或出院时正在接受支持性氧气治疗。
- 耳鼻喉科专家：如果婴儿怀疑或证实了声带功能障碍或任何气道结构性问题。

值得注意的是，婴儿可以分开参考营养、喂养或医疗计划。然而，对于面临多重挑战的复杂医学情况婴儿，多学科会诊（如果有的话）可能最能满足他们的需求，并为家庭提供全面和一致的计划。所有满足资格的婴儿，转介到其他门诊项目（例如，婴儿发育随访），应作为补充的临床医嘱。

习　题

1. 美国早产的发生率是多少？

A. 9.6%
B. 1.2%
C. 5.9%
D. 7.1%
E. 12.5%

2. 大多数健康的早产儿通常何时可以完全经口喂养？

A. 28/30 周 GA
B. 30/32 周 GA
C. 36～37/40 周 GA
D. 34/40 周 GA
E. 28/32 周 GA

3. 表现出呼吸做功增加或呼吸急促的婴儿当时不应经口喂养。多少呼吸频率（RR）表示呼吸急促？

A. RR ＞ 30 次 / 分
B. RR ＞ 70 次 / 分
C. RR ＞ 50 次 / 分
D. RR ＞ 20 次 / 分
E. RR ＞ 10 次 / 分

4. 一个正常的婴儿喂养需要多长时间？

A. 5～7min
B. 10～12min
C. ＜ 10min
D. 15～20min

E. 20～25min

5. 多数婴儿在 NICU 出院时的最低能量摄入量是多少？

A. 50～75kcal /（kg·d）

B. 20～30kcal /（kg·d）

C. 40～50kcal /（kg·d）

D. 90～100kcal /（kg·d）

E. 100～120kcal /（kg·d）

答案与解析

1. 正确答案：（A）9.6% 即 10 个婴儿中就有 1 个[2,3]。

其他的选择并不能准确地反映当前美国早产的发生率。

2. 正确答案：（C）36～37/40 周 GA。

研究表明大多数健康的早产儿遵循喂养进程，通常在 36～37 周 /40 周 GA 做到完全经口喂养[72]。许多婴儿在 34/40 周 GA 左右出现喂养准备线索提示（即非营养性吸吮，醒来觅食）[72]。大多数 NICU 不会在这个时间点之前推广奶瓶喂养尝试。一些安全的母乳喂养早在 30/40 周 GA 大时可能可以实现[157]，虽然喂养容积不大。

3. 正确答案：（B）RR ＞ 70 次 / 分。

呼吸急促是异常快速的呼吸。从出生到 6 月龄婴儿的典型呼吸频率为 30～60 次 / 分。表现出呼吸做功增加和（或）呼吸急促（呼吸频率＞ 70 次 / 分）的婴儿，除非这些症状痊愈，否则不应该经口喂养。

4. 正确答案：（E）20～25min。

一般的婴儿喂养时间为 20～25min[156]。使用流速明显较慢的奶瓶可能有延长喂养时间的潜力。然而，在临床实践中，较慢的流速通常不会将婴儿喂食时间推出正常范围之外，因为较慢的流速通常会改善吸吮 – 吞咽 – 呼吸协调，因此婴儿离开奶嘴或需要休息一下才能喘口气的时间较少。应该注意的是，婴儿不需要 10～15min 完成喂奶。这是不正常的，可能促进回流或偏好用奶瓶喂养而不是母乳喂养。

5. 正确答案：（D）90～100kcal /（kg·d）。

在出院时，健康足月婴儿的最低能量摄入量为 90～100kcal /（kg·d）[8-10]（相当于每天每千克体重 120～150ml 母乳或标准配方奶）。早产儿、有并发症的婴儿（如心脏病、呼吸系统疾病、神经系统疾病），以及胎儿宫内生长受限 / 发育迟缓的婴儿一般都需要更多的能量[8-10]。

附：临床喂养评估模板

- 患者为男 / 女婴，出生胎龄为 00/40 周 GA，目前年龄为 00/40 周校正 GA，请参阅喂养治疗服务进行评估。
- 患者为男 / 女婴，出生胎龄为 00/40 周 GA，目前年龄为 00/40 周校正 GA，正在接受喂养治疗服务。

1. 病史

- 呼吸系统。
- 胃肠道系统。
- 神经系统。
- 其他。

2. 喂养史

- 经口喂养开始时间。
- 当前经口喂养的比例。
- 经口喂养的最后一次不良反应。

3. 评估 / 分区（表 14–7）

- 口腔：口腔结构完整 / 不完整；活动范围在正常范围内 / 受限制的；有 / 无明显的舌系带过短。
- 非觅食性吸吮奶嘴 / 戴手套的手指：弱 / 强，有节奏 / 不协调。

表 14–7　评估 / 分区

亚系统的功能	目标	基线	PO 喂养期间
生理	正常、有节、稳定		
运动	适当的音调和运动		
状态 / 互动	能够达到和维持安静、警觉的状态		
调节	能自我调节 / 安抚		

- 在以下情况时，母亲 / 护士 / 治疗师为患儿提供经口喂养。
- 奶瓶奶嘴：标准新生儿奶瓶奶嘴（1 级）；慢流速奶瓶奶嘴；超慢流速的奶瓶奶嘴。
- 体位：摇篮样抱住；侧卧且奶水水平流动；半直立式奶水水平流动。
- 战略：根据需要和婴儿线索提示进行外部动作。
- 患儿愿意咬奶瓶奶嘴 / 患儿在推动下咬住奶瓶奶嘴。
- 吸吮力弱且无效 / 吸吮有节律、有力且有效。
- 患者表现为成熟 / 不成熟的 SSB 协调（表 14–8）。

表 14–8　成熟 / 不成熟的吸吮 – 吞咽 – 呼吸协调

成熟	整体完整的吮吸 – 吞咽 – 呼吸模式
中级	连续多次吸吮 – 吞咽，紧接着自我强制休息喘气
初级	连续多次吸吮 – 吞咽而中途并无暂停；喂养者需要帮助婴儿暂停以协助其换气，然则，可发生不良反应（血氧饱和度下降、呼吸暂停、心动过缓事件或误吸）

- 没有喂食的时候，患儿的生命体征稳定 / 不稳定。
- 在整个喂食过程中，呼吸做功没有 / 轻微 / 中等程度的增加（如 RR 增加、鼻翼扇动、点头呼吸）。
- 在喂食过程中没有 / 轻度 / 中度的应激迹象（如高度警惕、凝视、额头皱起、眼睛 / 眉毛充血、五指张开）。
- 在喂食过程中基于线索提示的外部动作是 / 不是必需的（即当患儿出现应激迹象时，倾斜奶瓶以减慢流速，这通常发生在 5～6 个吮吸之后）。
- 患儿表现出受益于直躺 / 侧卧体位，奶水水平流动，以帮助患儿控制奶水输送。
- 由于患儿进行性疲劳 / 拒食，多少分钟后停止进食（例如脱离奶嘴，让奶水从口中流出，作呕）。在此期间大约进食了多少毫升。
- 观察到提示误吸的临床症状（即咳嗽、湿啰音、充血明显、SpO_2 下降、呼吸暂停、RR、HR）/ 未观察到无明显迹象提示误吸 / 气道损害（如咳嗽、湿啰音、呼吸暂停、SpO_2 下降）。然而，多种补偿策略被用来最小化患儿的风险。

4. 印象

- 患者为男 / 女婴，出生胎龄为 00/40 周 GA，目前年龄为 00/40 周校正 GA，正在接受喂养治疗服务。
- 诊断代码：吞咽障碍（口咽部 / 口腔 / 咽部）；喂养困难。

5. 整体 PO 喂养状况

- 能胜任的喂养者。
- 有治疗性补偿措施的功能性喂养者（以下任一或全部）。
    - ○ 缓慢流动的奶瓶奶嘴（即慢于标准新生儿奶瓶奶嘴，1 级）。
    - ○ 改变体位（例如侧卧位且奶水水平流动）。
    - ○ 外部动作［即将奶瓶倾倒和（或）从婴儿口中拔出奶嘴以减缓奶水流动，并暂停吸奶让婴儿喘口气］。
- 尽管有补偿措施，喂养者苦苦挣扎 / 喂养新手。
- 没有准备好 PO 喂养。

6. 喂养的当前路径

- PO。
- 密切监控下 PO。
- 按需附加 PG 的 PO。
- NPO 与传统 PO 试验。
- NPO。

7. 建议—在医师批准后实施

在 PO 喂养期间，为了协助生理稳定性和参与性，并提高 PO 喂养能力，建议儿童喂食时以下治疗性补偿措施已到位。

- 尽可能鼓励母乳喂养。
- 提供带有 ** 奶嘴的奶瓶喂养。
- 利用水平奶水流动来帮助患儿控制液体流动并支持改善 SSB 协调（注意：如果进食时将患

者支持性直立或侧卧放置，则最容易实现奶水水平流动。避免以倾斜 / 仰卧位喂养患儿）。

- 按需提供外部动作（即把奶瓶倾斜以减慢奶水流动和（或）暂停吸奶，让患儿喘口气）。
- 如果患儿在进食过程中表现出应激信号（例如过度兴奋、凝视、额头皱起、眼睛 / 眉毛充血、五指张开），请让婴儿休息恢复，如果信号持续，请考虑停止进食。
- 如果在 PO 喂食过程中观察到误吸 / 呼吸道损害的任何迹象（如咳嗽、湿啰音、充血增加、SpO_2 下降、呼吸暂停），请停止进食并记录观察。
- 为了避免厌食，如果患儿呕吐或表情痛苦，请不要强迫喂食。
- 为了避免疲劳，PO 喂养的持续时间不应超过 30min。如果喂养持续超出这个的时间，进行 PG 补充喂养可能是必要的。
- 鉴于临床症状提示 PO 喂食过程中可能存在误吸 / 气道损害，因此有必要进行 MBS（调整钡剂吞咽造影试验）检查，以客观评估吞咽功能并确定误吸风险（注：需要执行 MD/NP 指令）。
- 联合医护团队，为患儿及其家庭在住院期间继续提供 NICU 喂养支持治疗与指导。
- 如有必要，可安排门诊随访喂养情况。如需预约，请致电或邮件联系。

第15章 颅面综合征患者的吞咽障碍

Dysphagia in Craniofacial Syndromes

Scott Dailey 著
欧海宁 译

本章概要

患有唇腭裂和颅面综合征的婴幼儿存在进食和吞咽障碍的风险。这种风险可能与颅面部解剖结构缺陷有关（如腭裂），也可能与某些神经运动障碍引起的综合征相关。包括照顾者在内的跨学科团队是管理进食和吞咽困难的最佳方法，团队管理的目标是促进患儿的生长、发育和全面康复。

关键词

腭裂，进食，综合征，序列征，口面，颅面，黏膜下

学习目标

- 阐述综合征、序列征和联合征之间的区别。
- 掌握颅面部畸形的定义。
- 解释唇裂患者伴或不伴有腭裂对奶嘴喂养的影响。
- 阐述促进成功喂养的奶嘴类型。
- 列出受唇腭裂影响的口面部区域。

一、概述

喂食是家庭成员与新生儿首次发生联系的纽带之一。如果一个婴儿出生时就患有颅面部畸形，那么其家庭可能会充满压力，并伴有很多疑问和担忧。因此这个家庭要确定喂食新生儿的最佳方式，需要与跨学科的专业团队合作。照顾者需要如何喂养颅面部畸形婴儿的教育，并理解关于他们的新生儿的长期照护计划。言语语言病理学专业人士是跨学科颅面治疗团队的成员，该团队将在孩子的一生中与其家庭合作，并且通常是帮助照顾者成功喂食婴儿的首批专业人士。

二、综合征、序列征和联合征中的唇腭裂

颅面部畸形是一种广义的描述，适用于头部或面部的任何异常。颅面部畸形是先天性的，在患儿出生时即存在，严重程度轻重不一。颅面部

畸形包括颅缝早闭、半侧颜面发育不良、黏膜下腭裂（又称为腭隐裂）、腭咽闭合不良和唇或腭裂。第 2 章的讨论中曾提到面部发育在受孕大约 3 周后开始。面部发育是一个多维度的过程（图 15–1），除了复习第 2 章讨论中的胚胎发育学外，学生可以参考关于面部发育的视频（https://www.youtube.com/watch?v=oz1kJexvEFE）来帮助理解胎儿的快速生长过程中发生了什么。当发育中的结构不能完全融合在一起时，面部发育的早期会出现裂缝，裂缝会累及唇部、硬腭和软腭（图 15–2）。唇裂可以是单侧的，只影响一侧唇部，也可以是双侧的，影响左右两侧嘴唇。唇裂可以是完全性的，从唇红缘延伸到鼻根部，也可以是不完全性的，只从唇红缘延伸到面部的部分表层。图 15–3 是正常的婴儿口面部示意图。唇裂可能与牙槽、软腭、硬腭等口腔后部结构未能融合相关。腭裂可累及全腭或部分腭部。有关唇腭裂类型和常见修复时间表的视频讨论，请参见下列网站（https://www.youtube.com/watch?v=luYZ-mBHs30）（来源于波士顿儿童医院）。黏膜下腭裂是腭的深层结构（骨和肌肉）出现裂隙，而表层黏膜则是完整或基本完整。黏膜下腭裂的典型表现，包括悬雍垂裂；透明带裂（后腭中线出现呈蓝白色外观的透亮带）；触诊时硬腭上可触及的 V 形缺口裂；凹陷型裂（软腭凹陷折叠成峰状）（图 15–4）。

美国国家出生缺陷预防网的 Parker 和同事在一项 2004—2006 年的分析报告中指出，有 2650 名婴儿出生时患有腭裂，4440 名婴儿出生时患有唇裂（伴或不伴腭裂）[1]。出生时不伴有其他缺陷的唇腭裂（单纯口面部裂）是美国最常见的出生缺陷类型之一[1]。唇腭裂也可作为其他遗传综合征的部分特征出现，有超过 200 种的综合征以唇裂或腭裂为相关特征[2]。

综合征是指与已知或疑似的常见原因导致的一系列特征和症状，通常可以追溯到单一的遗传畸变[3]。颅面综合征的患者通常具有相似的、可识别的面部特征，例如唐氏综合征（21 号染色体三体基因异常）患者。与综合征相反，序列征是指由原发的器官缺陷导致的一系列继发的异常。同样与综合征相反的是，序列征可由多种原因引起。Pierre Robin 征（PRS）可以说是序列征中最著名和公认的例子之一。2 个或 2 个以上器官非随机出现的畸形，不符合综合征或序列征定义的称为联合征[3]。联合征的遗传病因无法确定，发病机制也尚不清楚。VACTERL 联合征或 VATER 联合征指在个体中同时出现以下 3 种或 3 种以上的畸形，包括椎体畸形（V–vertebrae anomalies）、肛门直肠畸形（A–anal atresia）、心血管畸形（C–cardiac anomalies）、气道食管畸形（T–tracheoesophageal fistula）、肾泌尿系畸形（R–renal anomalies）、肢体畸形（L–limb anomalies）。在医学管理和遗传性咨询中，懂得区分综合征、序列征和联合征是很重要的。患有颅面部畸形综合征、序列征和联合征的婴幼儿，无论是否伴有唇裂或腭裂，往往存在与颅面部畸形相关的进食和吞咽障碍，并影响气道开放。

三、综合征患者的吞咽和进食

Pierre Robin 征（图 15–5）以多发颅面畸形为特征，包括小颌畸形（小下颌骨，也称为下颌骨发育不全）、后颌畸形（下颌骨后移位）、舌后坠，可伴发 U 形腭裂[4, 5]。Pierre Robin 征与多种综合征有关，包括斯蒂克勒综合征、特雷彻 · 柯林斯综合征、22q11.2 缺失综合征和颅面短小畸形（图 15–6）[4, 5]。舌后坠导致舌根处气道阻塞、呛咳和液体误吸[6]。制订医疗方案时气道管理需优先于喂养管理[7]。呼吸道管理通常是从保守和非侵入性的方法开始，如体位管理。典型的俯卧位可以使舌因重力保持前倾[4, 8–10]。俯卧位的运用在促进安全和充分的经口进食方面取得了不同程度的成功。此外，还可以采用鼻咽管支撑咽腔（图 15–7）[8–10]。当其他微创治疗失败时，手术治疗通常是最后的选择。呼吸道管理的手术方式因医疗机构和外科医师而异，包括

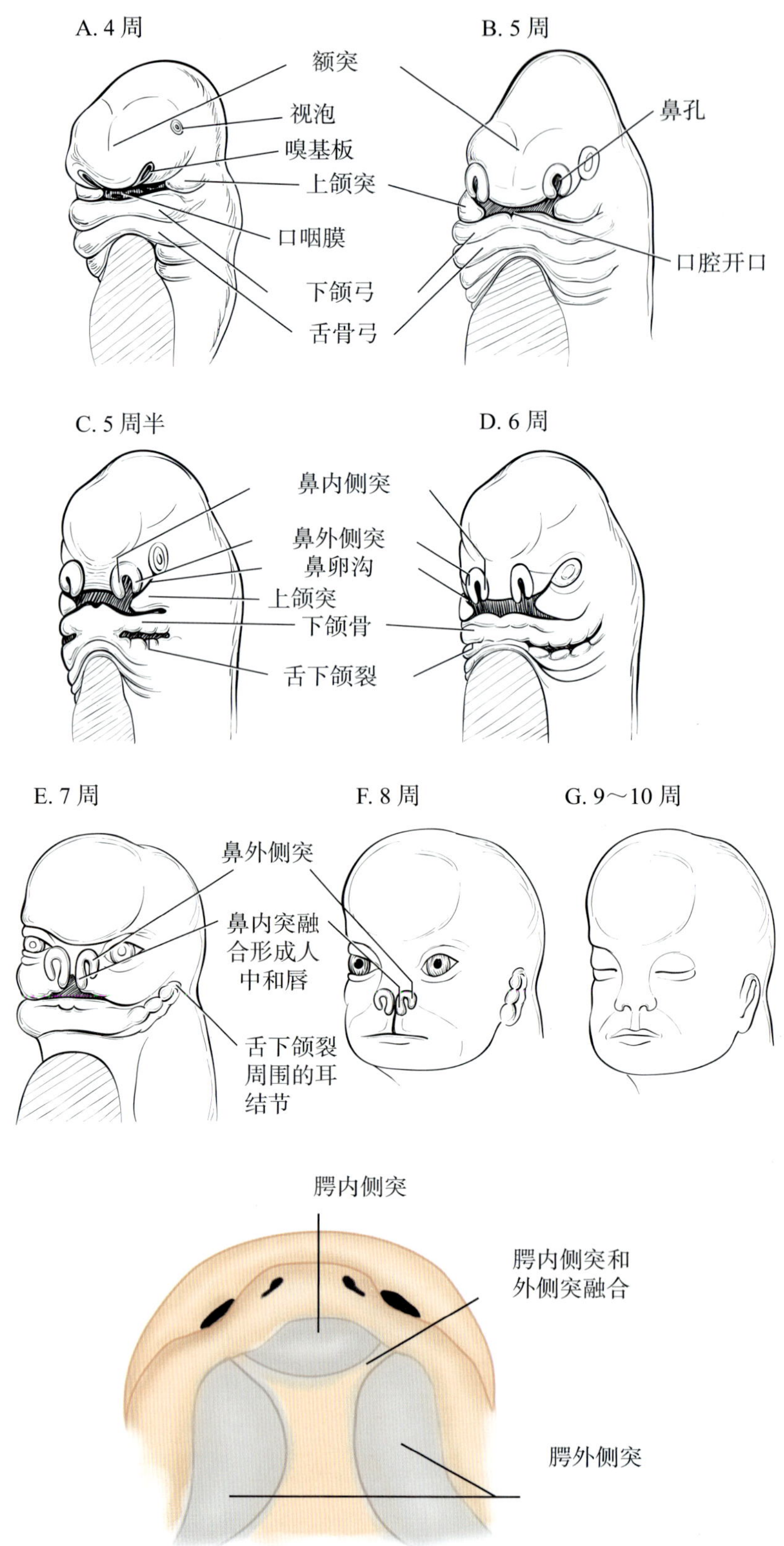

▲ **图 15–1　胎儿面部在子宫内的发育**

引自 Schuenke M, Schulte E, Schumacher U. THIEME Atlas of Anatomy. Volume 1. Illustrations by Voll M and Wesker K. 2nd ed. New York: Thieme Medical Publishers; 2014.

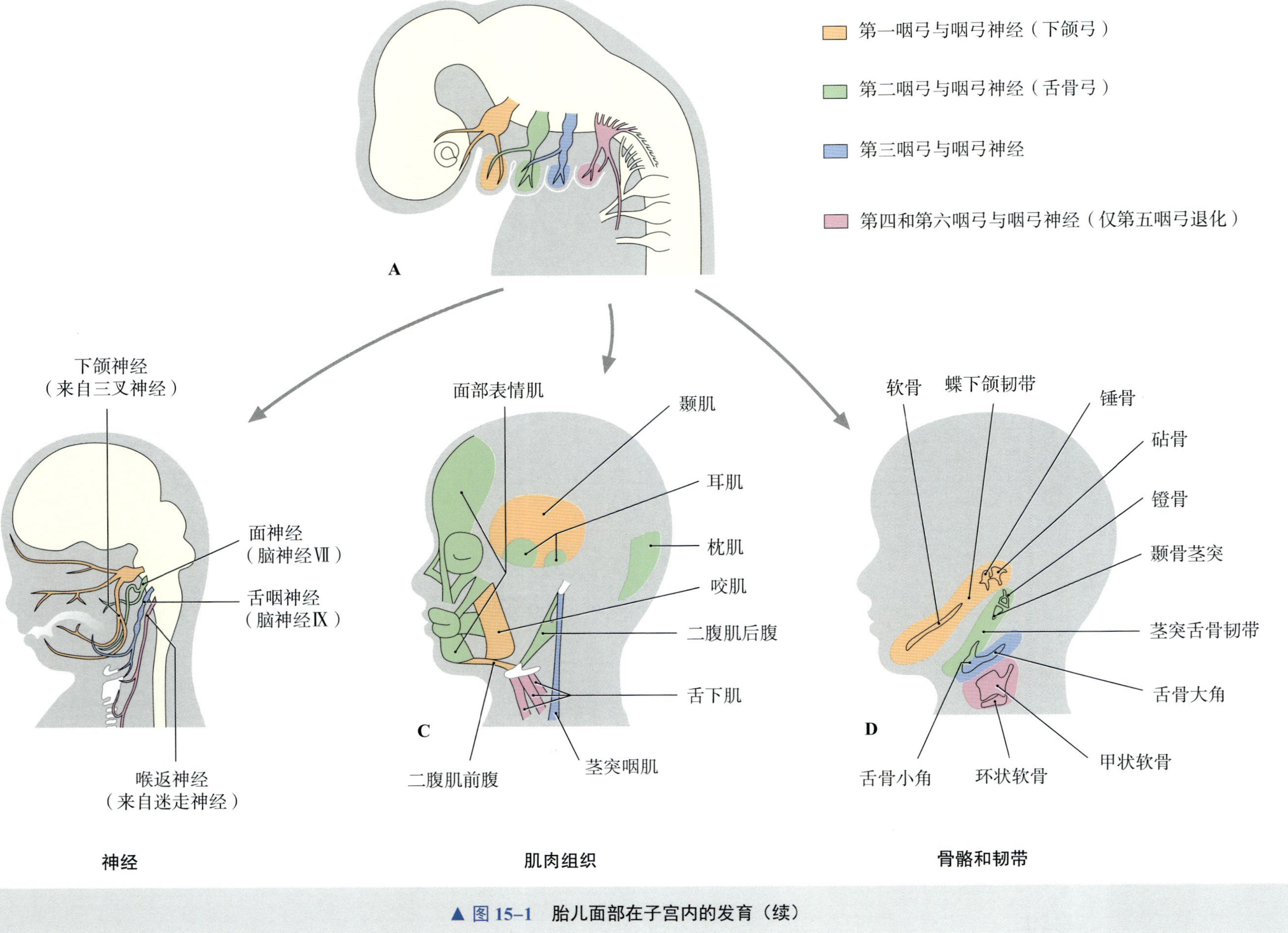

▲ 图 15-1　胎儿面部在子宫内的发育（续）

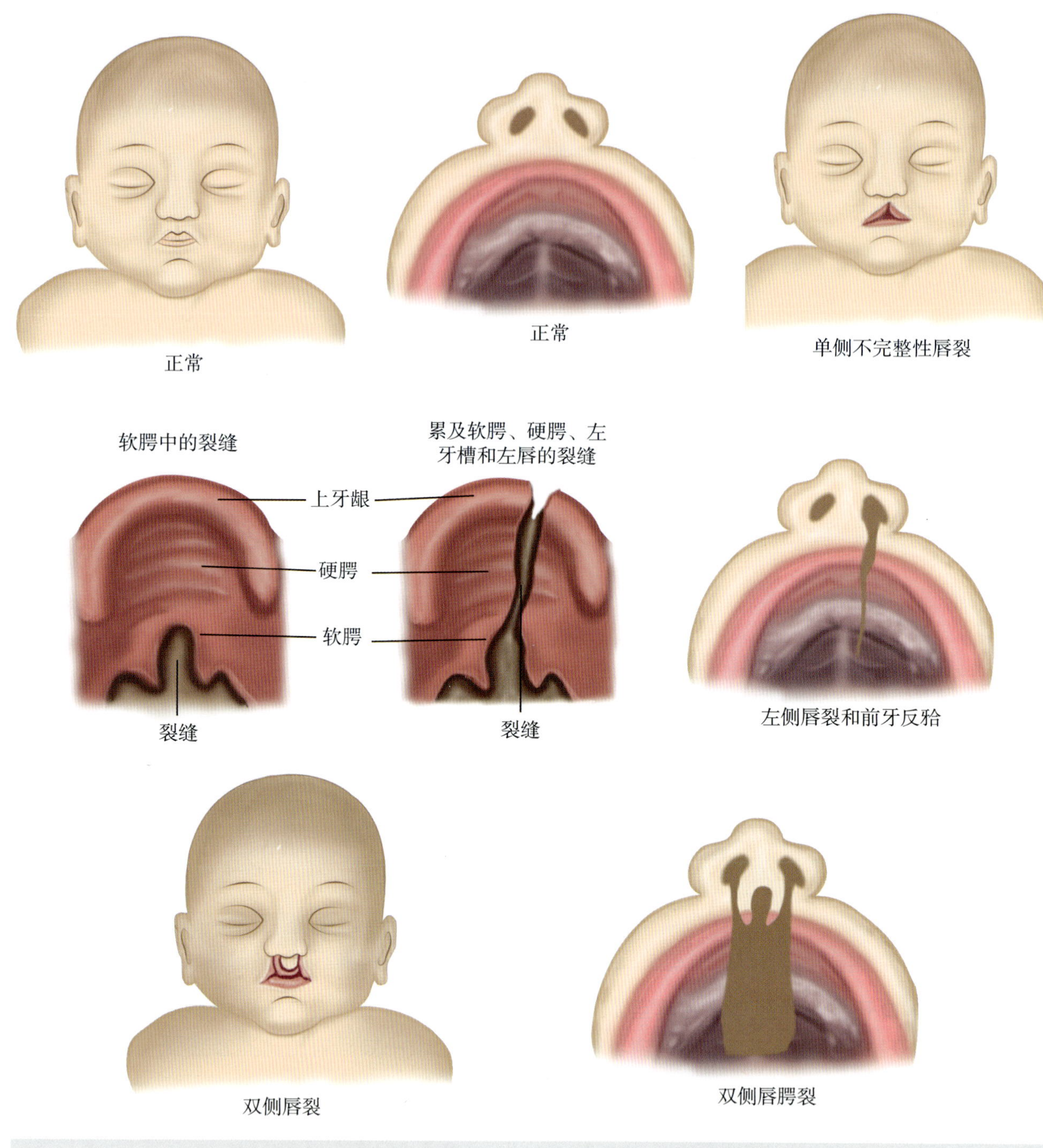

▲ **图 15-2　唇腭裂类型**

舌唇粘连术、气管切开术和下颌骨牵引术（图 15-8）[4, 5, 9, 10]。然而这些气道管理措施并不总能改善进食[11]。

此外，一些 Pierre Robin 征患儿可能因神经运动异常影响进食[11-15]。肌电图和压力测定证实，一些 Pierre Robin 征患儿有舌、咽和食管的功能紊乱[11-15]。这些神经运动异常的婴儿更可能发生长期呼吸道阻塞和进食困难[11-15]。因此，Pierre Robin 征的婴儿进食困难可能不仅是因为器官发育异常，还可能是神经系统的异常。

22q11.2 缺失综合征包括迪格奥尔格综合征、

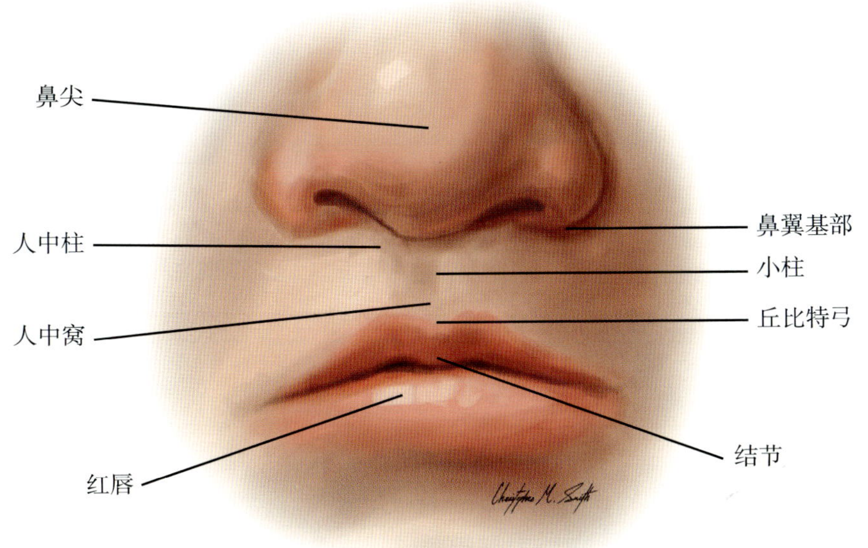

◀ 图 15-3　婴儿面部的解剖

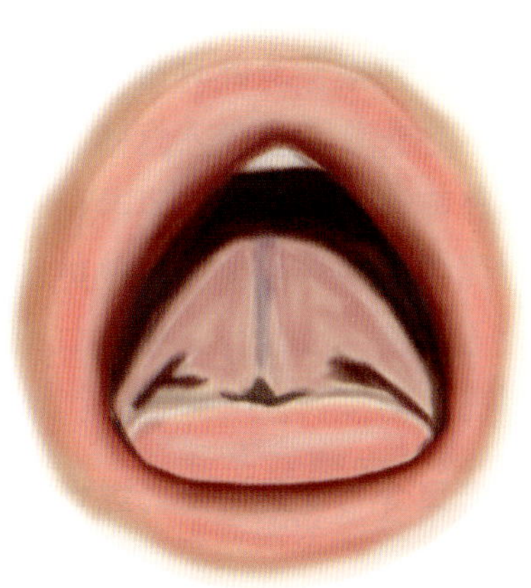
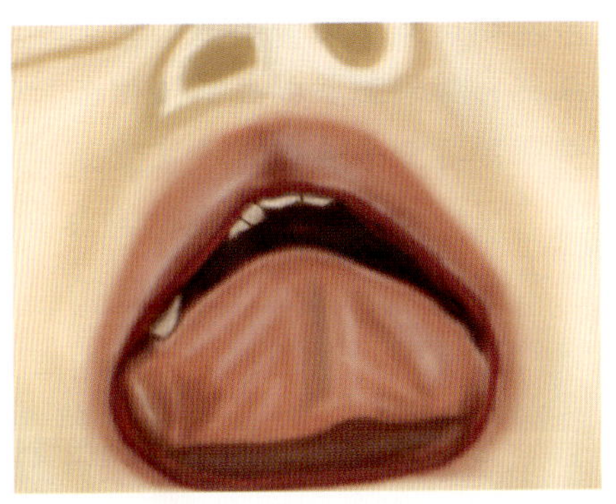
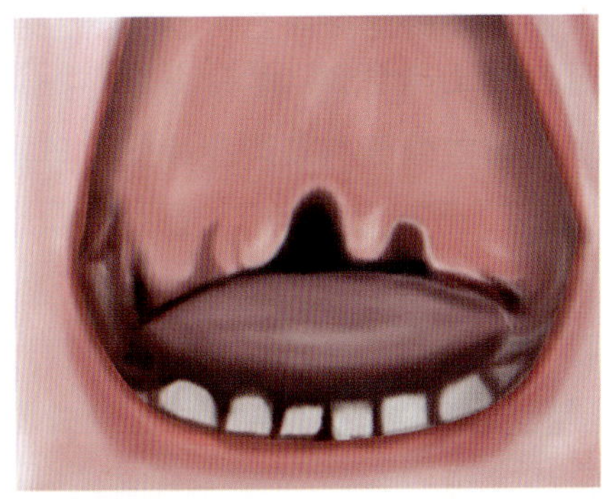

▲ 图 15-4　黏膜下腭裂的特征

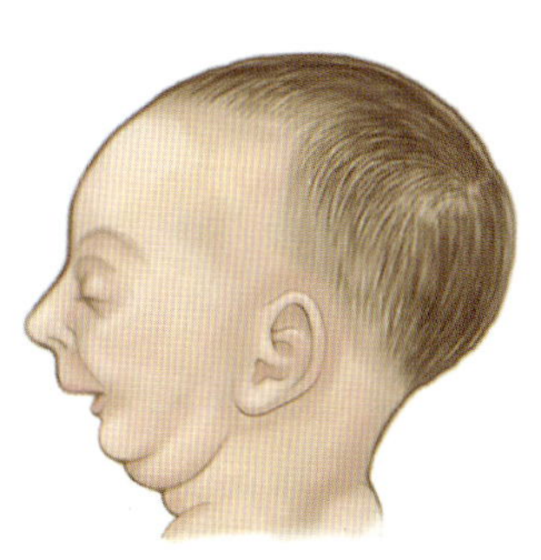
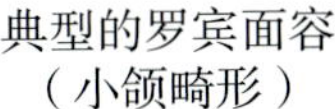

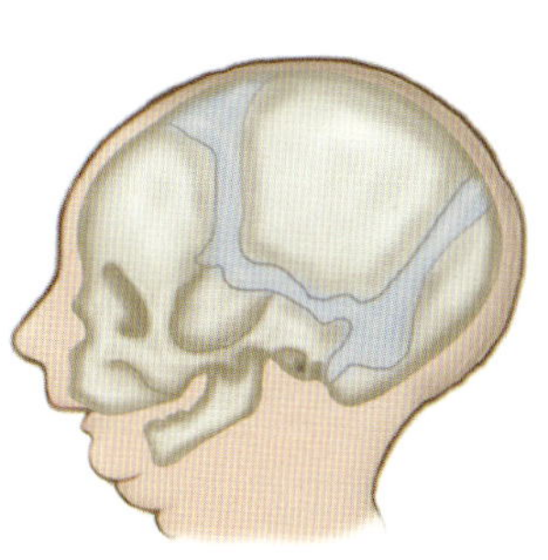
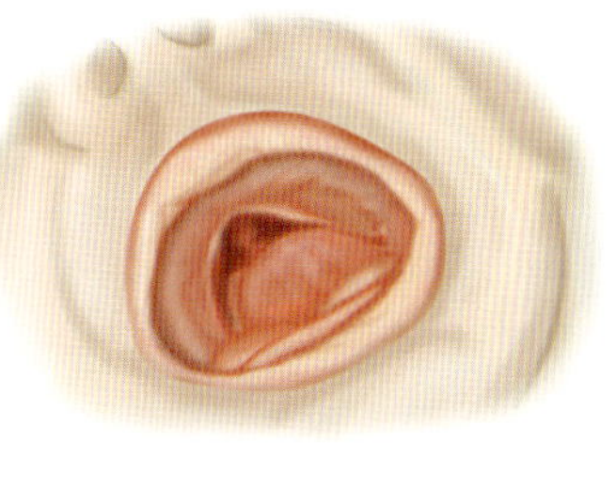
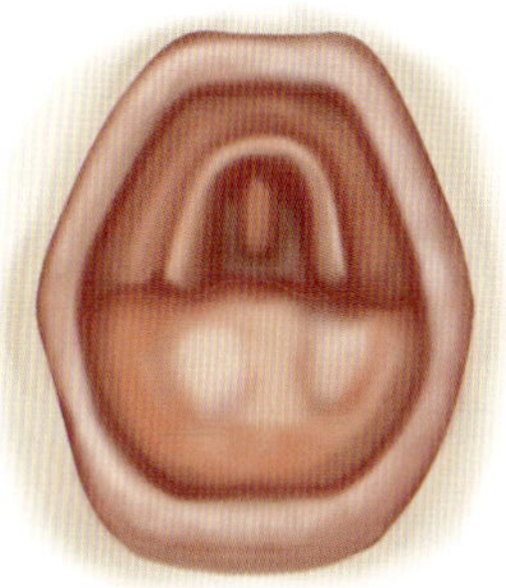

▲ 图 15-5　Pierre Robin 征

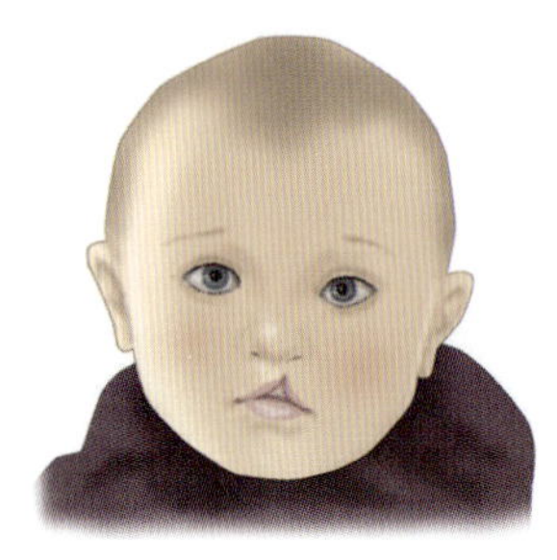
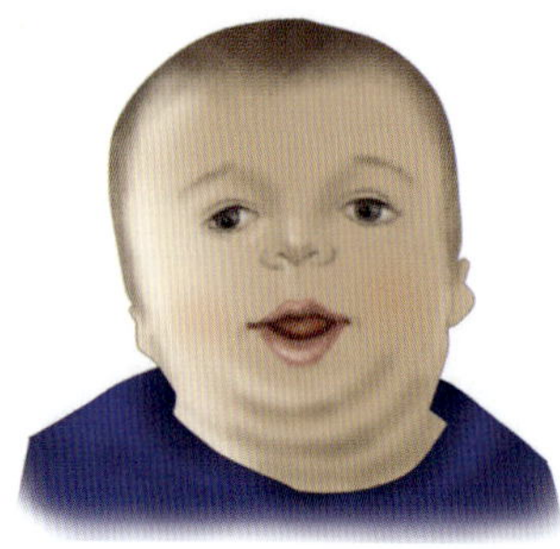
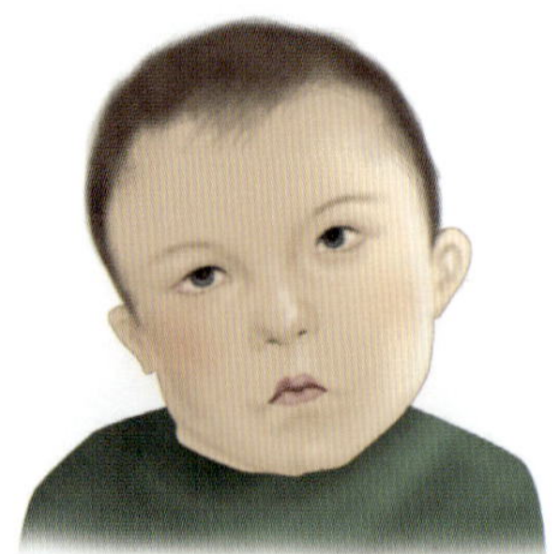
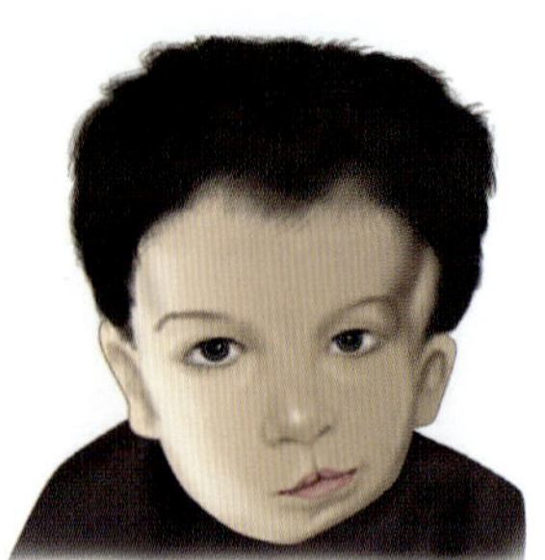

▲ 图 15-6　Pierre Robin 征合并其他综合征

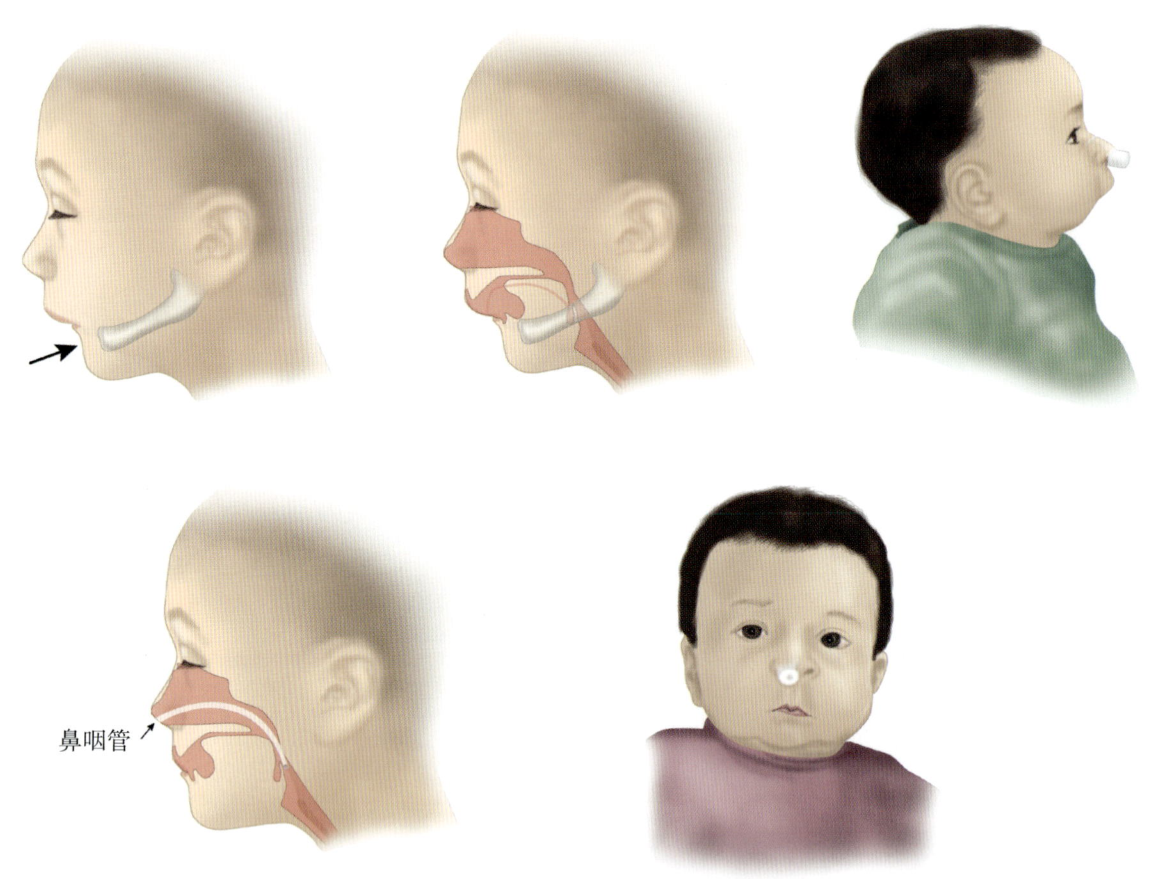

▲ 图 15-7　小颌畸形、舌后坠和鼻咽管放置

腭心面综合征（velocardiofacial syndrome）和椎干异常面容综合征（conotruncal anomaly face syndrome）。其共同特征为唇腭裂、其他腭部异常（如黏膜下腭裂或非裂腭咽闭合不全）、Pierre Robin 征和进食困难 [16-20]。与 22q11.2 缺失综合征相关的其他异常也可能影响婴儿喂食和吞咽，如先天性心脏病、免疫缺陷、低钙血症、低张力和胃肠道问题 [19]。另外，认知功能障碍、行为障碍和精神障碍也可能会影响婴儿长大后的进食 [19]。

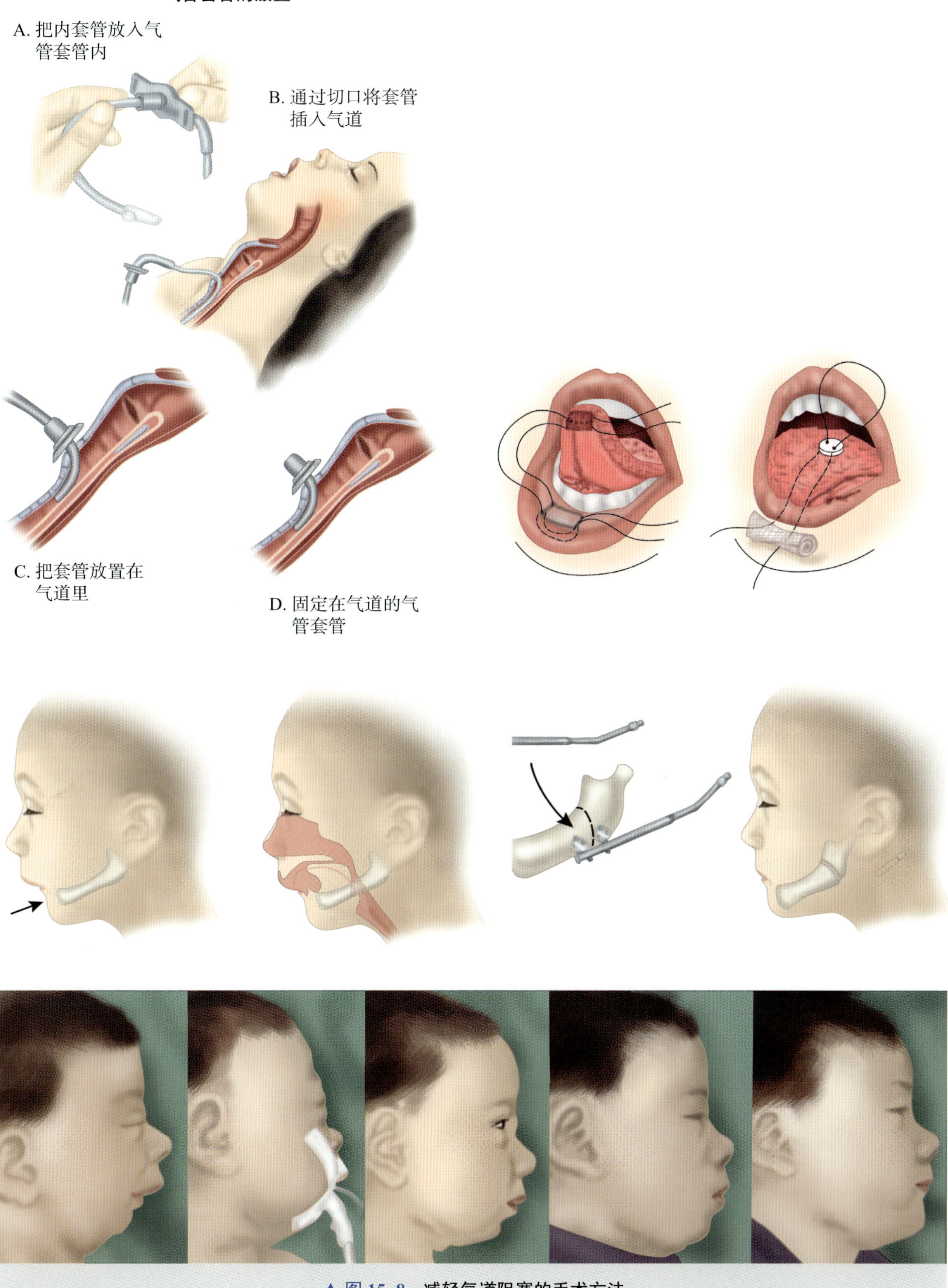

▲ 图 15-8　减轻气道阻塞的手术方法

22q11.2 缺失综合征的进食困难可能与唇裂或腭裂（如果存在）相关。但是，在没有唇腭裂的情况下，进食困难也可能会出现，如鼻咽反流、咽肌张力下降、咽肌过度收缩、环咽突出、进食时间延长、进食疲劳、吮吸 – 吞咽 – 呼吸顺序紊乱，堵塞和呛咳等。气管喉部异常，如喉蹼，喉麻痹、喉裂或血管环（图 15–9），也可能会加重进食困难 [19, 20]。如果患儿难以接受喂养量增加和食物性状的改变，进食困难可能会持续到儿童时期。许多 22q11.2 缺失综合征患儿需要通过胃造瘘插管进行补充喂养或替代喂养，以满足生长发育的需要 [19]。如前所述，吸吮 – 吞咽 – 呼吸不协调会影响呼吸道，但在所有影响吞咽和进食的先天畸形中，唇和（或）腭裂是最常见的。

四、关注唇裂和（或）腭裂患者的吞咽和进食

即使唇腭裂不是作为综合征、序列征或联合

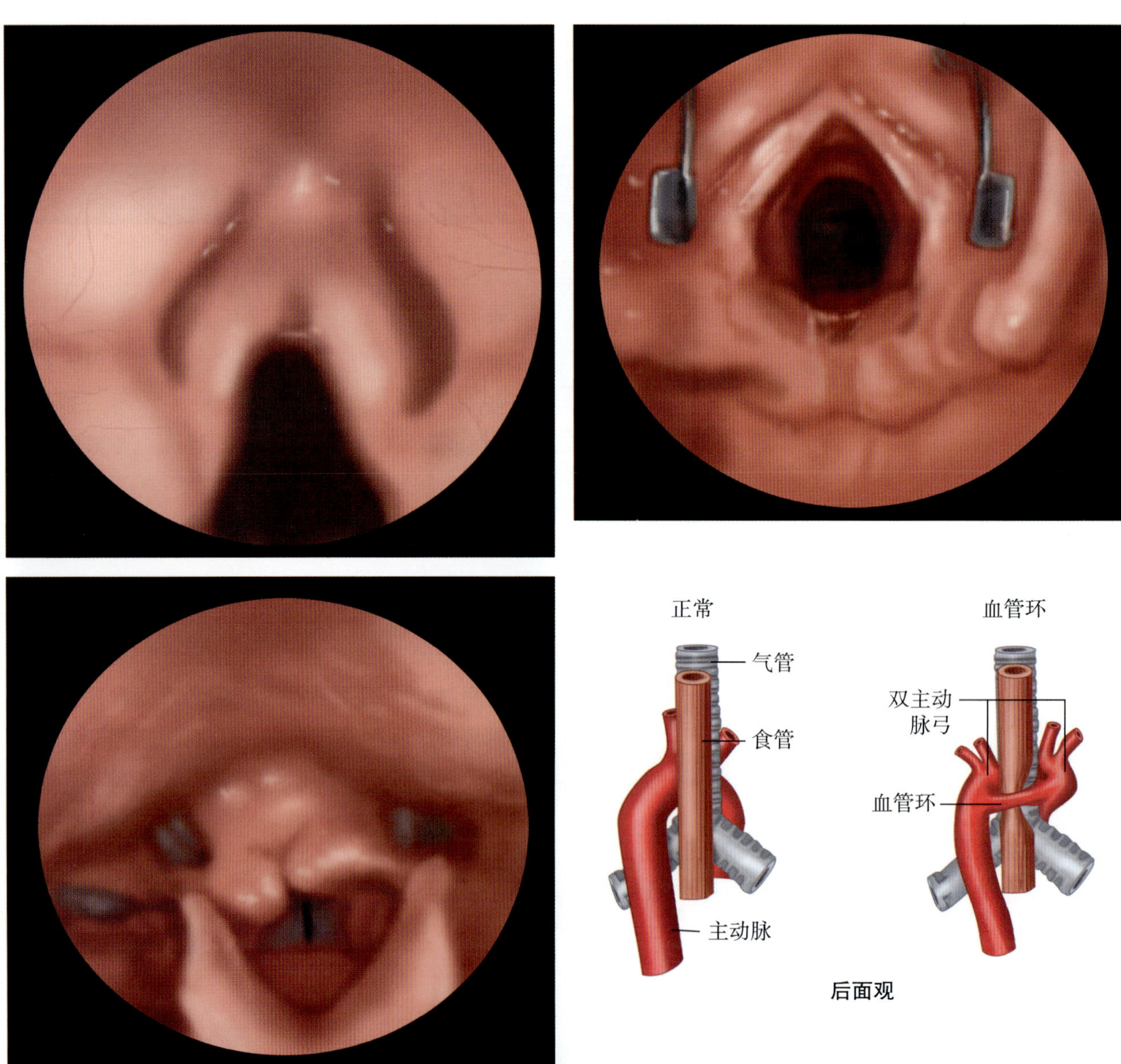

▲ 图 15–9　引起进食困难的气管 – 咽部异常

征的一部分出现，而是单独出现时也容易导致婴儿的喂食困难，尤其是腭裂。唇腭裂婴儿的进食困难程度可轻可重[21]。此外，唇腭裂若作为综合征一部分出现，也可导致进食和吞咽困难[7]。进食困难可导致婴儿生长发育不良[22]。由于喂养困难，有必要进行治疗和代偿。

唇腭裂婴儿的进食困难与器官的解剖缺陷直接相关。回顾第 3 章中关于奶嘴喂养的知识，婴儿吮吸奶嘴（奶瓶或乳房）需要完整的嘴唇、牙槽和上腭包裹，以便在下颌和舌收缩时产生局部压力[23]。口腔内的负压是由于奶嘴被嘴唇和舌密封包围，舌回缩，颌骨下降而产生的。这种口腔内的负压（吸力），使婴儿可以从奶嘴中吸取液体[23]。当舌从前向后顶着腭抬高时，奶水从奶嘴吸进到达舌中部并向后面的咽部移动[23]。婴儿吞咽时，软腭上升，将鼻咽与口咽密封起来，以防止从鼻腔反流，并为上咽部提供密封空间[23]。如果这些器官出现裂缝，就很有可能影响婴儿进食[21]。

唇腭裂和颅面畸形的常见进食困难见框 15–1。婴儿用嘴包住奶嘴的能力减弱，以及很难从奶嘴吸出奶水是常见原因[23, 24]。腭裂婴儿在使用常规奶嘴时，吮吸频率更快，吸 / 吞频率更高，这可能是婴儿试图从奶嘴中吸取更多食物以弥补其效率低下[21]。吸吮过程中，产生的负压和正压的能力因唇腭裂的类型而异[25]。唇裂婴儿吸吮时可以产生正压和负压，但唇腭裂或腭裂婴儿只能产生类似的正压和较少的负压[25]。裂缝越小则负压越大、吸吮量更多[25]。进食效率与产生正压和负压的能力直接相关。

框 15–1　腭裂患儿常见的进食困难

- 很难用嘴包住奶嘴
- 很难形成负压（吸力）
- 很难从奶嘴吸出奶水
- 鼻腔反流
- 吸入空气增加
- 进食疲劳
- 生长发育迟缓和摄入不足

对于腭裂或唇腭裂婴儿，母乳喂养是相当困难的。因为很难吸住乳头形成封闭空间来产生足够的压力吸吮乳汁[23, 26, 27]。仅患有唇裂的婴儿可以克服困难或在少许帮助下进行母乳喂养[26, 27]。

唇腭裂的婴儿由于不能紧紧含住乳头形成封闭空间，可能会吸入过量的空气，导致腹胀、呛咳或进食疲劳，并可能导致反流和呕吐[23, 24]。腭裂婴儿的口腔和鼻腔之间因缺乏分隔，可能使口腔、鼻咽和口咽中的食物难以完全清除，导致进食时鼻腔反流[7, 24]。

唇腭裂相关的进食困难会导致喂养效率低并影响婴儿生长[22]。研究发现，唇腭裂婴儿与非唇腭裂婴儿的出生体重相似，但在进行唇腭裂修复前生长较慢。有必要密切观测并制订相应的喂食策略来促进成功喂养，以促进生长（图 15–10）[28]。唇腭裂导致的进食和吞咽障碍应由颅面疾病 – 唇腭裂团队管理[29, 30]。颅面疾病 – 唇腭裂团队由医师、语言病理学家、护士、正畸医师、听力学家、心理学家和其他医疗专业人员组成（框 15–2），为伴进食及吞咽障碍的颅面部畸形 – 唇腭裂患儿的多种健康问题提供治疗[30, 31]。关于言语语言病理学专业人员在唇裂和（或）腭裂婴儿喂食障碍护理和治疗中作用的视频，请参阅网站：https://www.youtube.com/watch?v=y0-b6e_pweg。来源于儿童面部基金会（info@facesofchildren.org）。

框 15–2　颅面疾病 – 唇腭裂团队成员

美国颅面疾病 – 腭裂协会建议，由以下领域的专业人员组成的团队为患有颅面畸形的婴幼儿提供帮助

- 整形外科
- 正畸学科
- 语言病理学科
- 听力学科
- 耳鼻喉科
- 儿科学
- 牙科学
- 口腔外科

可在美国颅面疾病 – 腭裂协会网站上找到符合其标准的团队（http://www.acpa-cpf.org/team_care/）。

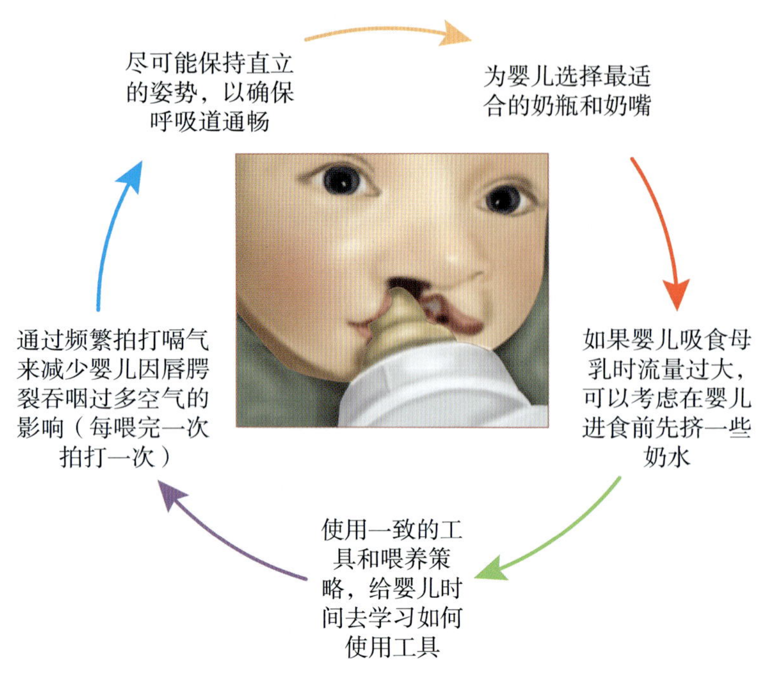

◀ 图 15-10 促进成功喂养的常见策略

五、评估吞咽和进食困难

跨学科的评估对于正确处理颅面部畸形相关的进食和吞咽障碍是必要的[30]。评估和管理最好是由颅面疾病 – 唇腭裂团队进行（框 15–2）。评估过程应包括对医疗信息的回顾、与照顾者的面谈及对婴儿的检查评估。应在婴儿进行经口喂食时（一次或多次）进行临床评估[7]。临床评估应包括患儿在不同体位时的呼吸评估，包括直立、侧卧位和俯卧位[7, 24]。喂食时应尽量选择婴儿呼吸最舒适的体位。应基于对婴儿存在问题的观察、对奶嘴流量的要求，以及父母的偏好选择特制奶瓶和奶嘴（表 15–1）[7, 24]。评估应使用一种或多种特殊喂养方案，以观察婴儿和喂养者的反应，从而指导照顾者，并选择合适的附加代偿方案。

对于有吞咽障碍、呼吸障碍的婴儿，如果在喂养过程中出现咳嗽、呛咳、氧饱和度降低或肺充血加剧，则需要进行吞咽荧光透视造影检查[7]。对于存在气道 / 呼吸体位限制的婴儿，只有能在检查期间保持较好的体位 / 气道管理时，才应完成吞咽荧光透视造影的评估。

六、颅面部畸形患者进食和吞咽困难的处理

对婴儿的进食和吞咽障碍的处理是基于跨学科评估的结果[7, 24]。针对唇腭裂婴儿的喂食困难，已经研发和上市了几种特制的奶瓶和奶嘴。特制的奶瓶和奶嘴旨在弥补喂食效率低下，如口腔产生负压能力差，通过奶头 / 奶嘴吸食奶水的能力下降[7, 27, 32]。美国布朗博士特殊喂养系列（Handi–Craft 公司）中的美德乐牌特制奶瓶（medela special needs feeder）和贝亲牌（Pigeon）奶瓶（配腭裂奶嘴）都有高度柔软的奶嘴，奶嘴的形状各异，底部还有一个阀门（阀门因品牌而异）。这种阀门让液体流入奶嘴，但当婴儿舌和下颌向上挤压奶嘴时，可以防止液体反流到瓶子中，从而使奶嘴紧靠牙槽嵴或梨骨。用这种柔软的奶嘴和阀门，婴儿可以通过压迫奶嘴来使液体从奶嘴流出，而且液体从奶嘴流出不需要负压或吸力。布朗博士的特殊喂养系列可根据婴儿的需要配合不同流量的奶嘴使用（流量由孔类型和大小决定）。贝亲牌奶瓶有一个常规的奶嘴和一个小奶嘴。2 个奶嘴都有一个 Y 形切口，其特点是硬的一侧

表 15-1　奶嘴注意事项

特　性	喂养唇腭裂婴儿的注意事项
柔软性 材质易弯曲和变形	奶嘴应该柔软到在没有吸力时，通过轻微挤压也可以使奶水流出
形状	奶嘴应具有适合的形状，以便使奶嘴与舌更好的贴合，从而产生足够的压力来挤出奶水。对于单纯唇裂的婴儿，选择正畸性状的奶头贴合唇，预防进食时空气侧漏
尺寸	奶嘴长度不同，尺寸也不相同。选择奶嘴尺寸时必须考虑到婴儿吮吸的力度、闭紧奶嘴的能力，以及奶嘴在口腔里帮助有效进食的最佳位置
孔的类型和大小	奶嘴孔的大小和类型会影响奶水的流速。大多数奶嘴有一个标准的小孔或者是一个交叉或 Y 型的切口。孔的大小通常与流速有关，所以应根据需要进行适当调整，以帮助婴儿协调吸吮和呼吸。交叉切口孔的奶嘴可以让婴儿通过挤压来控制流量，这对唇腭裂婴儿非常有利

靠在裂缝上，柔软的一侧则与舌接触以便于受压。美德乐牌特制奶嘴有一个狭缝，可以通过转动奶嘴来调整裂缝到牙槽嵴的方向，从而在奶嘴被压迫时改变流量（图 15-11）。

其他选择包括柔软、可挤压的奶瓶，如美赞臣（meadjohnson）的唇腭裂奶瓶 [7, 27, 32]。喂食者将奶瓶与婴儿的吮吸动作（下巴和舌）同步挤压，每次出现吮吸动作时将牛奶挤进婴儿的嘴里。奶嘴口是交叉切口的。美德乐牌特制奶瓶的奶嘴足够柔软和大，这种奶嘴容易被挤压，可以方便液体流出。其他软瓶或用袋子的奶瓶也易于被挤压，容易将液体送到婴儿的口腔中。

一项关于母乳喂养唇腭裂婴儿的干预措施的综述表明，一些婴儿能够通过辅助措施尝试母乳喂养，也可通过小管接收挤出的母乳 [32]。然而，还没有文献对帮助母乳喂养的代偿 / 辅助措施是否成功进行评估。一些机构使用腭部闭孔器来协助母乳喂养 [27]。同样，关于闭孔器在改善腭裂或唇腭裂患儿母乳喂养的益处的证据也很有限 [32]。

对于唇腭裂或颅面畸形婴儿，还有一些代偿或辅助的喂养方式。运用这些喂养方式时应给予婴儿中线方向的良好支撑，使呼吸和气道处于最佳状态 [7]。喂食单纯患唇腭裂而无呼吸道问题的婴儿时，通常建议婴儿处于直立或稍斜的位置，以尽量减少喂食时液体进入鼻腔和咽鼓管的风险。对于有气道问题的婴儿，可以采用侧卧或略微俯卧的姿势防止舌后坠 [7, 24]。喂食过程中喂食者也需要舒适体位，这可能需要变换婴儿在喂食者大腿上的位置以便找到最适合婴儿和喂食者的体位。由于吸入空气增加，在喂食过程中应经常帮婴儿拍打嗝气 [7, 24]。由于唇腭裂和颅面部畸形患儿存在生长迟缓的风险，应密切监测这些婴儿的摄入和生长情况，出院后每周测量 1～2 次体重。另外，许多婴儿需要加强母乳喂养或添加配方奶粉，以保障足够的摄入和生长发育 [7, 24]。

除了唇腭裂还有其他畸形的婴儿，如患有综合征的婴儿，可能需要进行其他的评估，如吞咽造影评估。如前所述，气道管理并不一定能解决患 Pierre Robin 征婴儿的所有喂食问题，我们需要更多关注喂食时婴儿的体位，如侧卧或稍俯卧。对于患小颌畸形的婴儿，可能需要一个较长的奶嘴，以便放到舌上 [7, 24]。由于上下牙槽嵴的不一致，患儿吸食时减弱了对奶嘴的挤压，这就需要喂食者挤压奶嘴 / 奶瓶帮助婴儿吸食奶水。

对于有进食困难的 22q11.2 缺失综合征患者，也应由熟悉该领域的跨学科团队完成评估和管理。这些问题可能涉及多个学科，跨学科团队成员应包括多学科的医学专业人士。语言病理学家评估患儿口腔运动功能，吞咽与呼吸的协调性，做吞咽荧光透视造影检查 [7, 24]，为喂食和吞咽问题提出治疗目标和治疗方案。小儿胃肠科医师管理患儿胃肠道症状，包括反流、动力障碍和便秘。耳鼻喉科医师评估和管理气道 [7]。还可能需要医学人士来综合管理更复杂的喂食问题。喂

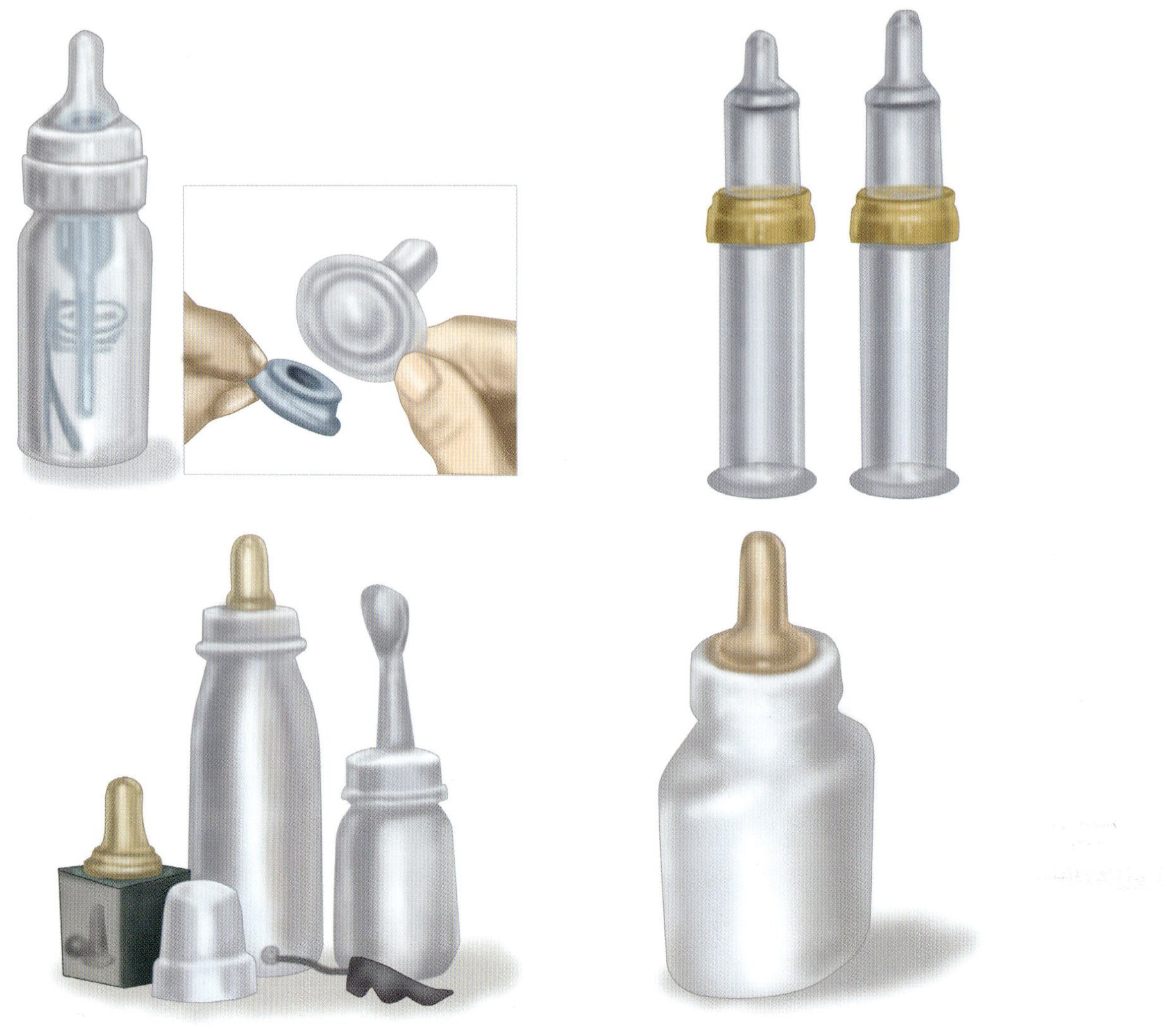

▲ 图 15-11　专用喂养设备

食和吞咽障碍的管理是基于跨学科评估的结果。某些婴儿因心脏缺陷或肌张力减退而出现全身疲劳，因而进食时容易感到疲倦，经口喂养需要限制在 10～15min[24]。某些婴儿进食时口腔产生正压和负压困难，就需要使用前面章节中讨论到的特制奶瓶和奶嘴。较直立的姿势有助于减少唇腭裂患儿鼻腔反流。鼻胃管或胃造瘘管有助于补充食物和水，保证营养供给。

七、案例介绍

我们告知了艾弗里的照顾者。在尝试喂养的过程中发现的问题，以及如何采取补偿措施。喂养补偿措施的选择如下：一致的意见是首先尝试布朗博士的特殊喂养体系及其一级奶嘴。专业人员先对奶瓶结构和阀门的使用进行展示。艾弗里被扶得将近笔直时，布朗博士拿出特制的奶瓶，此时艾弗里似乎很想吸住奶瓶的奶嘴。她下颌的运动使奶嘴被压迫到右上牙槽嵴和梨骨。她的吸吮速度刚开始时很快，每秒吸吮 2 次，然后很快变成每秒吸吮 1 次。在吸吮奶水时，每吸 1～2 次就吞咽 1 次。有时候可以从她的嘴角、嘴唇的裂缝或鼻孔看到一些奶水流出。吞咽时，瓶子是向下倾斜的，所以奶嘴上的洞里没有液体。当吞咽停止时，奶瓶和奶嘴向上倾斜，使液体达到奶嘴孔的水平，艾弗里继续吸吮。喂食 10min 后停止时，她吸了 15ml 的奶水，这时把她扶正拍打嗝气。然后又把她以几乎直立或略微倾斜的姿势抱着，再次拿出布朗博士的特制奶瓶。她又开始吸吮奶嘴了，同样，她的吸速是每秒 1 次，每吸 1～2 次就吞咽 1 次。她的吮吸 – 吞咽 – 呼吸协调性似乎很好，没有出现任何不适的迹象。她又吸吮了 10min 后才开始昏昏欲睡。这次停止喂食后，她又吸了 15ml，然后再次扶正拍打嗝气。接着就这样睡着了。照顾者对于奶瓶使用、预期体重增加和随访的问题也得到解决。来自腭裂基金会（http://www.cletline.org/who we are/what we do/feeding your baby/how to order battles/）提供了关于艾弗里一家更多可用资源的信息。

习　题

艾弗里是一名孕 40 周出生，患有左侧唇腭裂的女婴。尽管有护理人员和哺乳顾问的帮助，但艾弗里靠近乳房时很难把乳头吸进口腔里并紧紧含住。改为奶瓶喂养时，她仍然很难摄入足够的水和热量来满足她的需要。虽然她的母亲有定期做产前检查，但是在怀孕期间并没有做超声检查，因此唇腭裂没能在产前发现。家人为他们的女婴有进食困难而感到焦虑和沮丧。

1. 对于一个像艾弗里这样患单侧唇和腭裂的婴儿来说，进食困难表现在哪些方面？

A. 把奶嘴吸进口腔里

B. 用嘴含紧奶嘴

C. 从奶嘴吸奶

D. 以上都是

2. 唇腭裂婴儿进食困难，是因为？

A. 解剖缺陷，产生负压（吸力）和正压的能力降低

B. 口腔运动困难，产生负压（吸力）和正压的能力降低

C. 舌系带过短

D. 状态不好

3. 艾弗里出院后的随访应包括？

A. 密切监测她的摄入量和生长发育

B. 父母的支持

C. 强化进食 / 口腔运动治疗

D. A 和 B

E. A、B 和 C

艾弗里出生后 6h，与她的家人在医院的母婴病房相见。言语语言病理学专业人员对她进行了喂食评估。一位哺乳顾问已经与母亲谈话，并评估了母乳喂养的情况。由于有唇裂和腭裂的存在，母乳喂养非常困难，因此尝试用奶瓶喂食，最后用注射器喂食来预防低血糖。艾弗里躺在她母亲怀里时很警觉，显得有点烦躁，她不停地翻找和试图吮吸着自己的手指。检查显示她左侧完全性唇裂伴腭裂，吸吮时舌有足够的运动，但舌和下巴紧靠上牙槽嵴和梨骨运动时，戴手套的手指和奶嘴上并没有观察到负压。

为了尝试奶瓶喂养，清醒且警觉的艾弗里被裹在毯子里。当用奶嘴触碰她的嘴唇时，观察到她急切地想吸住奶嘴。她被扶得几乎笔直，她的呼吸有规律且没有听到气道阻塞的声音。由于嘴唇和牙槽的裂口，可以看到奶嘴上的印痕是不完整的。艾弗里的吸吮速度很快，每秒可以吸吮 2 次。她通过奶嘴吸出奶水，但好像摄入量不够。每吮吸 4～5 次就吞咽一下，期间未发现咳嗽、呛咳或呕吐。艾弗里似乎很快变得更加烦躁和沮丧。照顾者对如何喂食婴儿表示担忧，并对喂食不顺利表示失望。

4. 带阀门的奶瓶或奶嘴可弥补以下哪个方面？

A. 鼻腔反流

B. 婴儿自主产生吸力吸吮奶水的能力降低

C. 空气摄入增加

D. 婴儿通过挤压奶嘴或乳头吸吮奶水的能力降低

5. 除了以下哪种方法，其余能解决生长发育问题？

A. 使用特制奶瓶 / 奶嘴

B. 频繁拍打嗝气

C. 强化母乳

D. 强化配方乳

6. 喂食时的姿势选择应考虑?

A. 最适的呼吸

B. 减少鼻腔反流

C. 喂养者舒适

D. 以上都是

答案与解析

1. 正确答案：（D）以上都是。

由于解剖上的缺陷，吸出奶嘴、含住奶嘴和吸收奶水都很困难，产生负压力和正压力的能力也降低。

2. 正确答案：（A）解剖缺陷，产生负压（吸力）和正压的能力降低。

与唇腭裂相关的生理缺陷阻碍了负压形成的充分密封条件。唇腭裂患儿可能会产生一些正压，但通常小于无唇腭裂婴儿产生的正压。单纯唇腭裂患儿的舌和下颌运动是正常的。

3. 正确答案：（D）A 和 B。

由于喂养效率的降低，患有唇腭裂的婴儿可能发育不良。婴儿的照顾者也需要支持，因为对婴儿的喂食需要可能会随着其成长而改变，而且也可能会出现其他与唇腭裂或颅面部畸形有关的医学问题。

4. 正确答案：（D）婴儿通过挤压奶嘴或乳头吸吮奶水的能力降低。

阀门可以密封奶嘴的瓶侧，因此挤压奶嘴可以导致奶嘴上的孔打开。婴儿用嘴挤压奶嘴产生压力，弥补唇腭裂患儿产生负压能力降低的后果。

5. 正确答案：（B）频繁拍打嗝气。

经常拍打嗝气可能有助于减少呕吐和提高婴儿的舒适度。特制的奶瓶和配方奶粉有助于提高喂养效率和生长发育。

6. 正确答案：（D）以上都是。

如果婴儿保持可以舒适呼吸的姿势，他们会进食得更好。此外，更直立的姿势将有助减少因重力引起的鼻腔反流。照顾者需要感觉舒适，才能获得成功和积极的喂食体验。

第 16 章　先天性心脏病

Congenital Heart Disease

Jason Nathaniel Johnson　著

唐志明　译

本章概要

先天性心脏病的吞咽障碍可能与先天性主动脉弓畸形或手术并发症相关。先天性主动脉弓畸形是由于多个成对的胚胎弓的发育异常所致。主动脉弓畸形和血管环可压迫食管和气管，引起吞咽障碍和呼吸道症状。血管环紧缩的患者早期更多见呼吸道症状，而血管环松弛的患者容易出现吞咽障碍。通常食管受压可通过食管钡餐造影或上消化道内镜检查发现。计算机断层扫描和磁共振血管造影可以对累及气管和食管的主动脉弓畸形进行三维评估。主动脉弓畸形的类型决定了如何选择治疗方法；一般轻症可以通过保守治疗改善，但血管环狭窄和憩室的存在则需要手术矫正。

先天性心脏病术后吞咽障碍很常见，发生率可高达 50%。已知的风险因素，包括手术时年龄太小或体重过轻，插管的时间长短，以及手术的类型和持续时间。术后患者发生稀流质误吸很常见，尤其是存在声带功能障碍或麻痹的患者。言语语言病理学专业人员通过问诊可以初步判断吞咽障碍的潜在病因。吞咽造影检查可以识别稀流质误吸的患者，喉镜检查可以识别声带异常。多学科团队进行评估可以确定风险因素，从而改善需要手术治疗的先天性心脏病患者的吞咽障碍。

关键词

血管环，计算机断层扫描，磁共振血管造影，Kommerell 憩室，吞咽障碍，先天性心脏病手术

学习目标

- 解释吞咽障碍为什么是先天性胸动脉和血管环异常的常见症状。
- 确定不同类型的血管环的诊断评估和管理。
- 说明为什么先天性心脏病，尤其是在手术后的患者常见吞咽障碍。
- 确定先天性心脏病手术吞咽障碍风险增加的术前和术后因素。

一、概述

先天性心脏病是出生缺陷的最常见类型。在美国，约 1% 儿童，每年 40 000 个新生儿罹患此病[1]。血管结构包绕气管和（或）食管的胸动脉先天性异常称为血管环（框 16–1）。吞咽障碍、

吸气喘鸣、喘息、咳嗽和反复呼吸道感染是血管环患者的常见症状[2]。血管环的出现取决于压迫的严重程度和患者的年龄，吞咽障碍最为常见，几乎存在于所有该类患者中。因此，识别血管环并明确诊断对于了解先天性心脏病的吞咽障碍至关重要。本章描述了与吞咽障碍相关的多种不同类型的血管环，并回顾了血管环的临床表现，诊断评估和治疗。

> 框 16-1　血管环
>
> • 血管环是主动脉和（或）其周围血管的畸形，它完全包绕气管和食管，并导致呼吸、吞咽和消化问题

通常大多数患有先天性心脏病的儿童在其一生中，或者说至少在童年时期需要进行一次外科手术[3]。因先天性心脏病需要手术的患者发生吞咽障碍的风险更高[4, 5, 6]。先天性心脏病围术期的若干因素会增加吞咽障碍的风险，包括术前患者状态，经食管超声心动图检查和插管的时间长短[4]。特定的手术方式也会增加吞咽障碍风险，如动脉导管未闭结扎术和针对左侧阻塞性病变的手术。多学科团队可以在术后对患者的吞咽障碍进行评估并明确治疗方法。本章概述了吞咽障碍相关的先天性异常和术后修补。

二、病例介绍

一名15岁女孩有慢性吞咽障碍和喘息史，被诊断为哮喘。服用多种平喘药物，但症状未缓解。自诉进食时食物有被卡住的感觉，通过呕吐可减轻，每周发作几次。她否认喘鸣、慢性呼吸道感染、体重减轻或腹痛等症状。生命体征和体格检查正常。胸部X线片显示肺野清晰，可见右主动脉弓（图16-1）。回顾一下正常解剖，主动脉弓应位于身体的左侧（图16-2）。经胸超声心动图检查未见其他先天性心脏病改变，并确认右主动脉弓，但无法确认分支类型。胸部磁共振血管造影（MRA）显示右主动脉弓和起源于Kommerell憩室的异常食管后左锁骨下动脉（框16-2；图16-3）。这些改变符合血管环的表现。

> 框 16-2　Kommerell 憩室
>
> • Kommerell 憩室是指主动脉弓的动脉瘤部分，通常是异常的锁骨下动脉的起源。该异常由德国放射科医师 Burckhard F. Kommerell 首次描述。Kommerell 憩室的存在往往提示血管环的存在，因为动脉瘤预示着有对侧动脉韧带。典型的表现是右主动脉弓伴食管后左侧锁骨下动脉，起源于 Kommerell 憩室，憩室形成左侧动脉韧带，从而形成血管环（图16-6）。血管环和憩室会压迫食管和气管，因此吞咽障碍和呼吸道症状是主动脉弓畸形患者的常见表现

三、流行病学

主动脉弓的先天性异常相对常见，10%的人可能存在轻微异常。最常见的主动脉弓畸形是左主动脉弓合并食管右后锁骨下动脉异常，占总人口的0.5%～1.5%[7]。主动脉弓畸形，通常与其他类型的先天性心脏病有关，例如法洛四联症（34%）（框16-3）和大动脉完全移位（16%）（框16-4）[7]。然而，血管环并不常见，仅占所有先天性心脏病的不到1%。血管环有许多不同的类型（表16-1）。最常见的血管环类型是双主动脉弓（图16-4），其次是右主动脉弓，伴有

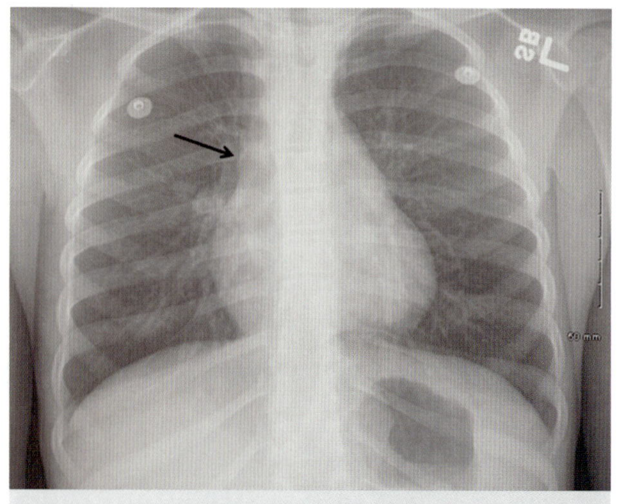

▲ **图16-1　胸部X线检查**

胸部正位X线片显示清晰的肺野和正常的心脏大小。黑箭从右主动脉弓指向主动脉结

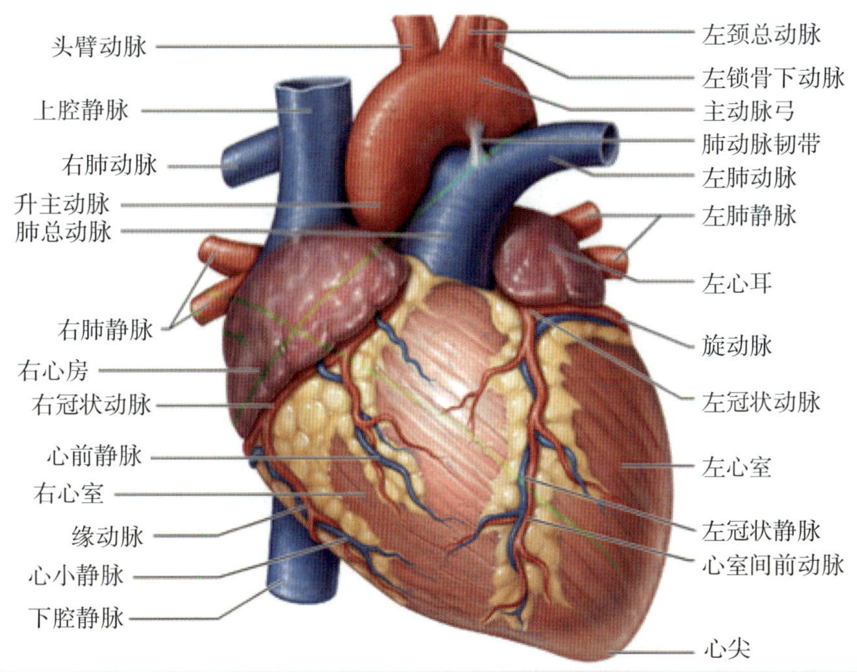

▲ 图 16–2　心脏的正常解剖

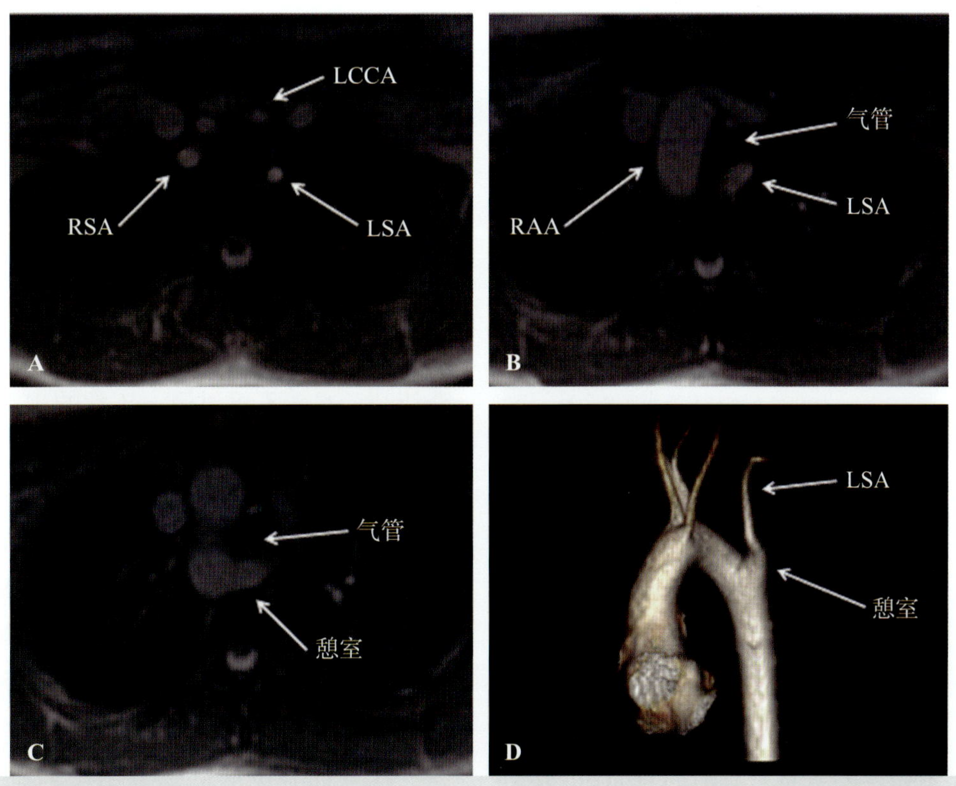

▲ 图 16–3　右主动脉弓和起源于 Kommerell 憩室的异常食管后左锁骨下动脉

A 至 C. 胸部磁共振血管造影血管充盈期的横断面显示出右主动脉弓（RAA）和由 Kommerell 憩室发出的异常食管后锁骨下左锁骨下动脉（LSA）。有一个左动脉韧带连接憩室和肺主动脉，包围气管和食管；D. 三维重建显示 LSA 源自 Kommerell 憩室，其口径比左锁骨下动脉大得多，并指示韧带连接主动脉弓的位置［图片由 William E. Boon RT（R），LeBonheur Children’s Hospital, Memphis, Tennessee 提供］

框 16-3　法洛四联症

- 法洛四联症是一种先天性心脏病，同时存在以下4种异常，包括室间隔缺损（VSD），肺动脉狭窄，右室肥大和主动脉压迫。每10 000名婴儿中约有5名发生，对男孩和女孩的影响均相同。VSD是心室之间的心脏隔膜中的一个孔，可导致富氧血液（位于左心室中）与贫氧血液（位于右心室中）混合。肺动脉狭窄是指肺动脉瓣狭窄，以及随后的从右心室到肺动脉的通道狭窄，该通道通常将贫氧的血液从心脏输送到肺部。右心室肥大表现为右心室肌肉过度增厚，这是由于将血液泵入狭窄的肺动脉瓣需要大量耗能。主动脉受压位于左心室和右心室之上，而非连接到左心室，正常情况下主动脉仅允许富氧血液通过主动脉流向身体。在主动脉压迫的情况下，来自右心室的贫氧血液流向主动脉而不是肺动脉。法洛四联症的4个异常表现意味着，仅有部分血液到达肺部进行气体交换，而贫氧的血液则流向躯体。发绀是法洛四联症的常见症状

框 16-4　大动脉错位

- 大动脉错位是先天性心脏缺陷，指的是心脏的2个主要动脉（主动脉和肺动脉）发生错位（逆转）的情况。这种逆转对血液在体内的循环方式有影响，并导致体内富氧血液的短缺

表 16-1　不同的先天性主动脉弓畸形及形成血管环

主动脉弓分支	血管环
双主动脉弓	2个大小相似的主动脉弓
	一侧主动脉弓发育不全（通常为左侧）
	一侧主动脉弓闭锁（通常为左侧）
右主动脉弓	起源于Kommerell 憩室的异常食管后左锁骨下动脉 左降主动脉和左动脉导管索韧带 异常的食管后无名动脉和左侧动脉韧带
左主动脉弓	起源于Kommerell 憩室的食管后锁骨下动脉异常 右侧的升主动脉和右侧动脉导管索韧带 对侧降主动脉及动脉韧带
颈动脉弓	起源于Kommerell 憩室的食管后锁骨下动脉异常 对侧降主动脉和动脉导管索韧带

Kommerell 憩室起源的异常食管后左锁骨下动脉（图16-3）。某些血管环的真实发生率很难确定，因为这些患者可能是无症状的，并且没有相关的心脏病表现。

先天性心脏病患者中吞咽障碍的发生率为18%～48%，具体取决于心脏病的类型和是否需要手术干预[4, 5, 6]。对于由于发育不良的左心综合征（HLHS）而进行Ⅰ期姑息性手术（Norwood手术）的患者，吞咽障碍发生率为48%，伴有误吸的患者占24%[5]。在需要手术治疗而进行术中经食管超声心动图评估的儿科患者中，有18%存在吞咽障碍[4]。最后，在一个针对146例接受过开胸心脏手术的婴儿进行的回顾性研究中，有24%的患者伴有吞咽障碍，其中64%通过吞咽造影证实存在误吸[6]。然而所有这些研究都是单中心的数据，先天性心脏病手术后吞咽障碍的真正发病率或患病率尚不清楚。

四、病因

主动脉弓畸形有许多不同的类别，从分支和位置的异常到多余的或间断的血管弓改变。血管环是一种异常的主动脉弓，其中气管和食管完全被血管结构所包围。确定主动脉弓的位置或侧方分支，对明确血管环十分重要。左主动脉弓和右主动脉弓是指主动脉弓在哪一侧的特定支气管（左或右）上方交叉走行。由于6个特定配对胚胎血管中任何一个的结构和发育异常，导致血管环的特定弓形异常发生（图16-4）。不同类型的血管环的详细胚胎学综述在其他文章中进行了介绍[7]，本文不再讨论。正常的主动脉弓为左侧弓，来源于胚胎期的右侧第六弓和右侧锁骨下动脉远端的右侧背主动脉（图16-5）。双主动脉弓是由于胚胎第四支腮弓的持续存在而产生的。来自Kommerell 憩室的右食管后左锁骨下动脉主动脉弓是由左侧第四腮弓的分化和左侧背主动脉憩室在左侧第六腮弓持续存在的情况下形成的（图16-6）。

先天性心脏病导致吞咽障碍的确切病因尚不清楚，但与多种因素有关。与早产儿类似，先天性心脏病婴儿的经口喂养准备程度得分较低[3]。对先天性心脏病婴儿的临床评价表明，吞咽障碍的特征在于吞咽与呼吸缺乏协调性。表现

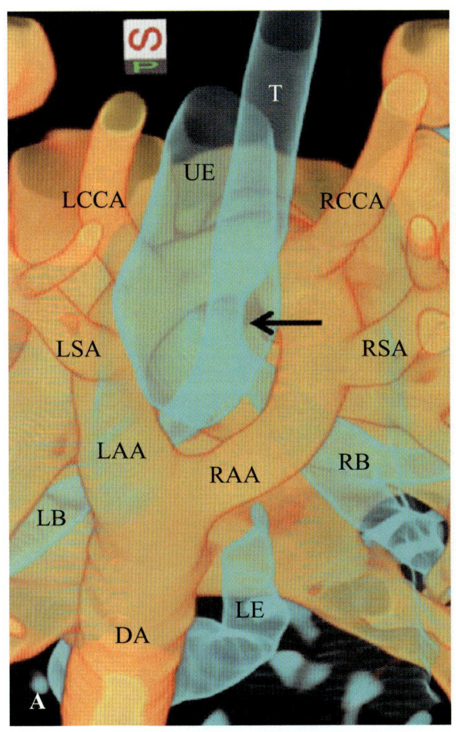

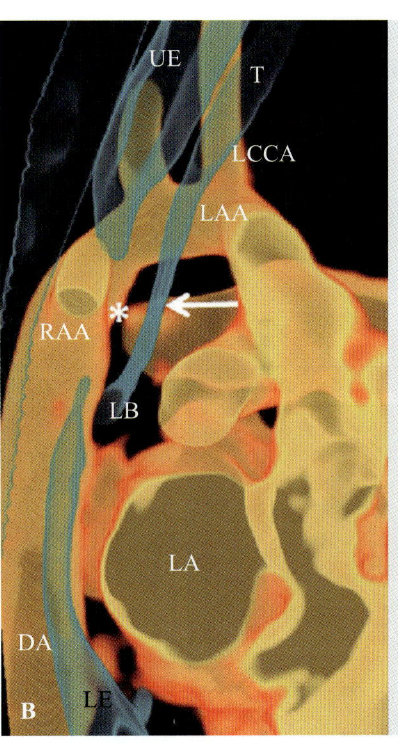

◀图 16-4 双主动脉弓

A. 三维（3D）计算机断层扫描（CT）的后视图，对比显示双主动脉弓大小相等的左主动脉弓（LAA）和右主动脉弓（RAA）。右颈总动脉（RCCA）和右锁骨下动脉（RSA）源自 RAA，左颈总动脉（LCCA）和左锁骨下动脉（LSA）来自 LAA。LAA 和 RAA 环绕气管（T）和食管，然后再重新连接降主动脉（DA）以形成血管环。从血管环区域的口径变化可以看出，气管变窄（黑箭）。由于食管下端（LE）口径正常，收紧的血管环压迫使食管上端扩张。B. 3D CT 扫描的矢状面，主动脉弓的对比。可见血管环压迫气管前部（白箭）。食管中部的完全受压（白色星号）是由于食管从血管环下方走行所致，食管的下部位于左心房（LA）之后。LB. 左支气管；RB. 右支气管（图片由 Jason N. Johnson, MD MHS, LeBonheur Children's Hospital, Memphis, Tennessee 提供）

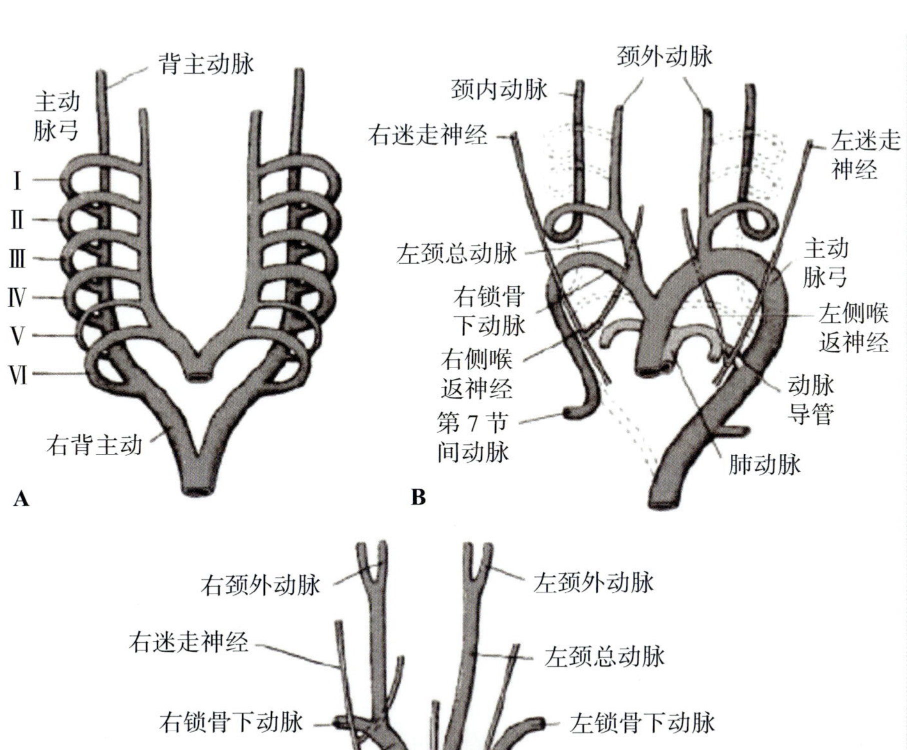

◀图 16-5 主动脉弓的正常发育

图 A 在早期发育中，主动脉弓是带有 6 个成对弓（I~VI）的双侧重复系统。图 B 在后来的发育中，许多胚胎弓逐渐退化，左主动脉弓逐渐突出；图 C 充分发育后，左主动脉弓上有动脉左侧韧带 [图片来自 Levitt B, Richter JE, Dis Esophagus 2007; 20（6）: 455–460. [22]]

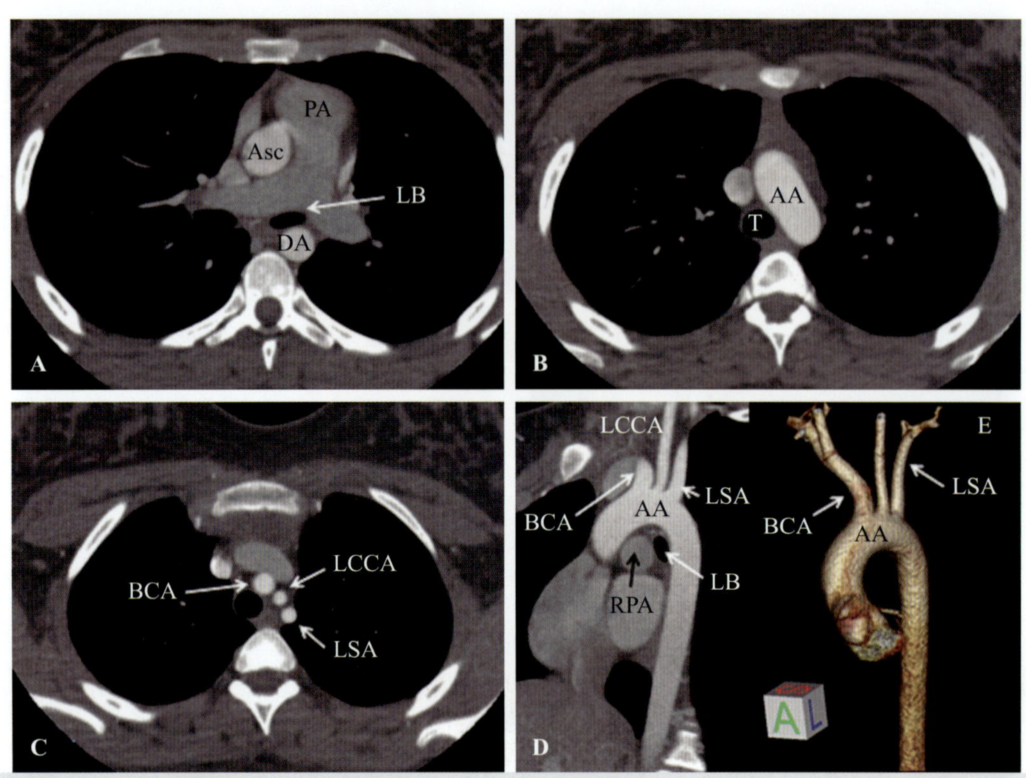

▲ 图 16-6 正常的左主动脉弓

A 至 C. 计算机断层增强扫描（CT），从下到上穿过胸腔的轴向水平切面显示出左主动脉弓（AA）。升主动脉（Asc）从肺动脉（PA）的右侧起始，向气管（T）的左侧延伸，直至越过左支气管（LB）和右肺动脉（RPA）的走行路线。左主动脉弓中升主动脉到降主动脉的正常分支顺序是头臂动脉（BCA），左颈总动脉（LCCA）和左锁骨下动脉（LSA）；D. 正常左主动脉弓的矢状位 CT 扫描显示主动脉弓位于右肺动脉和左支气管上方；E. 正常左主动脉弓的三维血管造影（图片由 Jason N. Johnson, MD MHS, LeBonheur Children's Hospital, Memphis, Tennessee 提供）

为口腔食物滞留、提前溢出和疲劳[3]。先天性心脏病婴儿具有长时间的吮吸–吞咽而没有深呼吸的现象，这迫使婴儿在继续吮吸的同时进行急促呼吸。从而引起潜在的误吸和摄入不足的情况[6]。先天性心脏病婴儿存在明显的咽期、食管期动力障碍，尤其是在术后患儿中[8]。食管上括约肌反应的频率增加，而食管下括约肌的反应不变。此外，接受先天性心脏病手术的婴儿的食管蠕动更缓慢。

先天性心脏病手术后吞咽障碍与多种危险因素有关[4, 5, 6]。手术时年龄< 3 岁的儿童，术前插管、体重减轻、插管时间超过 7 天、手术持续时间长和左侧阻塞性病变的手术都是先天性心脏病手术后吞咽障碍的临床高风险因素[4, 6]。在需要先天性心脏病手术的儿童中，对于体重不足 12 磅（5.5kg）的患儿进行术中经食管超声心动图心血管评估是吞咽障碍的预测因素[4]。先天性心脏病手术后的声带活动障碍与吞咽障碍及误吸有关[9, 10, 11, 12]。先天性心脏病术后发生声带活动障碍的机制在上文中已有描述，包括手术损伤喉返神经（图 16–4），先天性喉气管畸形，长时间插管，神经发育延迟，吞咽 – 吞咽协调性受损及经口食管超声心动图探头的损伤[12]。

病理生理学

先天畸形性吞咽障碍（lusoria 来自拉丁语 lusus naturae，意指先天畸形）（框 16–5）这个术语是由 David Bayford 在 1794 年提出，他报道了一例有长期吞咽障碍病史的死亡病例，存在左侧主动脉弓合并食管后右侧锁骨下动脉异常[13, 14]。

Bayford 在他的原稿中将吞咽障碍总结为“吞咽是如此巨大的痛苦”，感觉到“吞咽总是在同一个地方受阻，也就是胸腔的上部”。机械性梗阻引起的吞咽障碍是主动脉弓畸形的典型表现。正如本章所述，患者通常描述食物被卡在中上胸部，常伴有食物反流，固体食物的症状通常比液体更严重，头部位置的变化可引起食物的梗阻。

> **框 16-5　先天畸形性吞咽障碍（dysphagia lusoria）**
>
> - 该术语最初是由英国外科医师戴维·贝福德（David Bayford）于 1794 年创造的，他报道了一例有长期吞咽障碍病史的死亡病例，存在左侧主动脉弓合并食管后右侧锁骨下动脉异常，他将这种吞咽障碍称之为“天生的畸形”。从历史上看，该术语与特定主动脉弓畸形引起的吞咽障碍有关。但是，它已经慢慢演变为具有主动脉弓畸形或血管环患者的吞咽障碍。吞咽障碍是机械性阻塞的结果，患者通常描述食物被卡在胸部中部至上部，常伴有食物反流。进食固体的症状通常比液体的症状更严重，并且头部和颈部的位置变化可能导致阻塞

先天畸形性吞咽障碍是指由于主动脉弓畸形引起的吞咽障碍，它并非真正的血管环所致，因为气管和食管并没有被血管结构完全包围。该疾病导致的吞咽障碍的病理生理学确切机制尚不完全清楚。只有 20% 的存在结构异常的患者出现症状；吞咽障碍的发生率不等于伴有食管右后锁骨下动脉异常的左主动脉弓的发生率[15]。吞咽障碍的最常见机制是，随着年龄的增长，右锁骨下动脉的动脉壁会因动脉粥样硬化而变得更坚硬，并且症状是由于异常结构向后挤压食管向前顶住气管而产生的[16]。这可以解释典型的发病年龄常见于 40 岁中晚期[15, 17]。与年龄相关的主动脉扩张和食管硬度的增加与吞咽障碍的发生有密切联系。

先天畸形性吞咽障碍现在已成为因主动脉弓畸形或血管环引起的吞咽障碍的同义词[18, 19, 20]。几乎所有患者（93%）均有典型的呼吸道症状，半数患者有胃肠道症状[21]。血管环的具体临床表现与环的松紧程度有关，尤其与气管和（或）食管受压的严重程度有关。如果血管环很紧，患者通常会出现早期（新生儿或婴儿）吸气相喘鸣。如果血管环比较松，患者通常会在以后（儿童或成人）出现吞咽障碍和呼吸道症状（如喘息）。双主动脉弓的患儿，双侧的主动脉弓张开，形成的血管环较紧，患儿可在出生后的最初几周即出现呼吸道症状。血管环紧的婴儿可表现出颈过伸的姿势及经口喂养时反射性的呼吸暂停[7]。在双主动脉弓伴左主动脉弓闭锁的情况下，血管环较松，患者可表现为吞咽障碍。这类患者中常见吞咽障碍、进食呛咳的症状，仔细询问会发现其婴儿时期存在呼吸道症状的病史，例如轻度喘鸣，喘息或咳嗽。

先天性心脏病手术后吞咽障碍的婴儿表现与血管环的儿童略有不同，症状可能会更隐匿。这些患者可表现为吞咽启动延迟，进食液体时出现误吸和咳嗽，进而出现拒绝喂养、偏食、丧失经口喂养能力等症状[3]。先天性心脏病患儿在手术前后可能会出现进食时疲劳或发绀[3]。

先天性心脏病患儿，尤其是术后患者，喂养困难会导致营养摄入不足，进而出现生长发育不良。术后患者的体重下降与死亡率之间存在密切的联系[8]。特定类型的先天性心脏病和外科手术、动脉导管未闭或肺动脉的分流，会导致肠黏膜血压降低。这会增加肠道通透性，阻碍营养吸收，出现坏死性小肠结肠炎的风险明显增高。因声带功能障碍而无法保护呼吸道的患者可能会因经口进食而发生误吸，并有发生肺炎的危险。声带功能障碍的体征和症状可以表现为进食后咳嗽或者哭声变得微弱[3-6]。

五、讨论

由主动脉弓畸形引起的吞咽障碍的诊断可以通过多种方式进行。最简单的方式可以通过胸部 X 线确定主动脉弓是向左还是向右（图 16-1）[7]。并非所有的右主动脉弓都代表血管环，胸部 X 线检查不能完全证实血管环的存在。但是，存在吞咽障碍的右主动脉弓患者需要进行更详细的主动脉成像检查以确定是否存在主动脉弓的分支和

Kommerell 憩室。食管对比成像检查是诊断血管环或主动脉弓畸形食管受压的极佳工具[17, 22, 23, 24]。食管造影可显示食管在 T_3~T_4 水平处的对角受压特征（图 16–7）。上消化道内镜检查显示食管中部 1/3 段受到外部动脉搏动的压迫[22, 25, 26]。上消化道内镜检查通常用于排除吞咽障碍症状的其他情况（如食管炎）。当看到节律性的外部压迫时，就可以诊断出主动脉弓或血管环。在主动脉弓畸形的患者中，食管测压并不能有效诊断吞咽障碍或预测哪些患者可以通过手术矫正而获益[17]。

食管造影和（或）上消化道内镜检查可以识别由主动脉弓畸形引起的吞咽障碍症状。但是，对于通过这些检查所识别出的吞咽障碍症状（如误吸等），必须进一步进行调整的吞咽造影检查或者内镜检查明确患者的吞咽障碍病理生理学改变。主动脉弓畸形或血管环的具体类型仅通过食管造影或上消化道内镜检查无法判断，需要对主动脉弓及其分支进行更具体的检查。为了手术矫正主动脉弓畸形，也需要对主动脉弓进行进一步成像，以确定食管压迫的确切机制。在新生儿或婴儿中，有经验的医师可以通过胸腔超声心动图（图 16–8）勾勒出主动脉弓的解剖结构，但是在年纪较大的患者中比较困难[7]。通常，需要用 X 线、CT 或 MRA 进行主动脉弓的血管成像来确定主动脉弓的解剖形态[2, 7, 16]。

由于其他非侵入性的选择（如 CT 或 MRA）在大多数中心可用，不需要动脉插管，所以通常不常规进行介入性心导管术。另外，由于造影是二维成像，在正位 X 线透视的血管造影中很难确定确切的头臂分支。CT 和 MRA 可进行三维成像来评估与气管和食管有关的整个主动脉弓，避免了二维成像的缺陷（图 16–9）[7]。CT 和 MRA 都需要增强对比剂来评估主动脉弓，因此需要外周静脉置管。CT 和 X 线血管造影使用电离辐射获取图像，可能潜在致癌风险[27]。MRA 没有辐射，但检查时间比 CT 更长，婴幼儿或儿童难以配合，可能需要镇静药才能完成[2]。选择 CT 还是 MRA 诊断主动脉弓畸形取决于当时的临床情况，并且对于每个机构和患者都是不同的。

先天性心脏病婴儿吞咽障碍的病因学诊断通常始于言语语言病理学专业人员的评估，通过该评估来确定婴儿是否可以口服喂养[3]。在某些机构使用了“口服喂养准备程度评估”量表，并评估了婴儿的吞咽障碍。通过评估行为状态、口

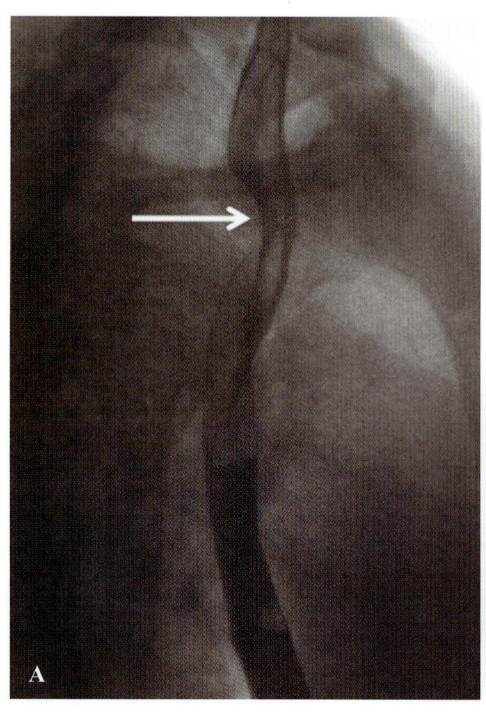

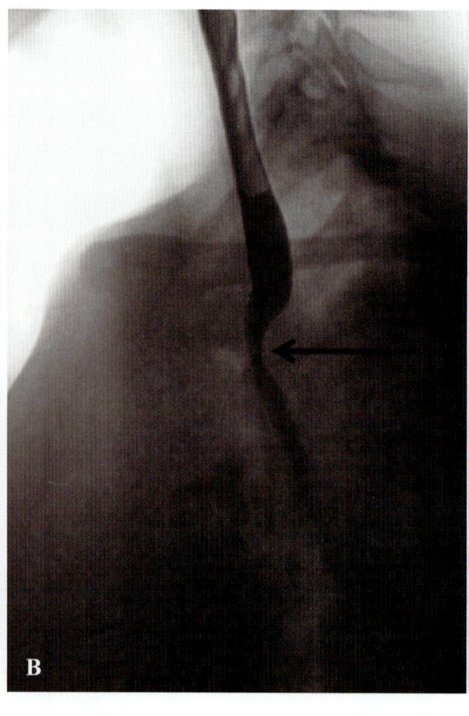

◀ **图 16–7　主动脉弓畸形中的食管造影图**

图 A 正位的钡餐食管造影显示食管中段 1/3 处有侧方压痕（白箭），患者为右主动脉弓伴左侧锁骨下动脉异常，有吞咽困难症状；图 B 侧位图像显示了同一患者的食管中间 1/3 的凹痕（黑箭），右主动脉弓伴左主动脉弓和动脉韧带形成的血管环（图片由 Jason N. Johnson，MD MHS，LeBonheur，Children's Hospital，Memphis Tennessee 提供）

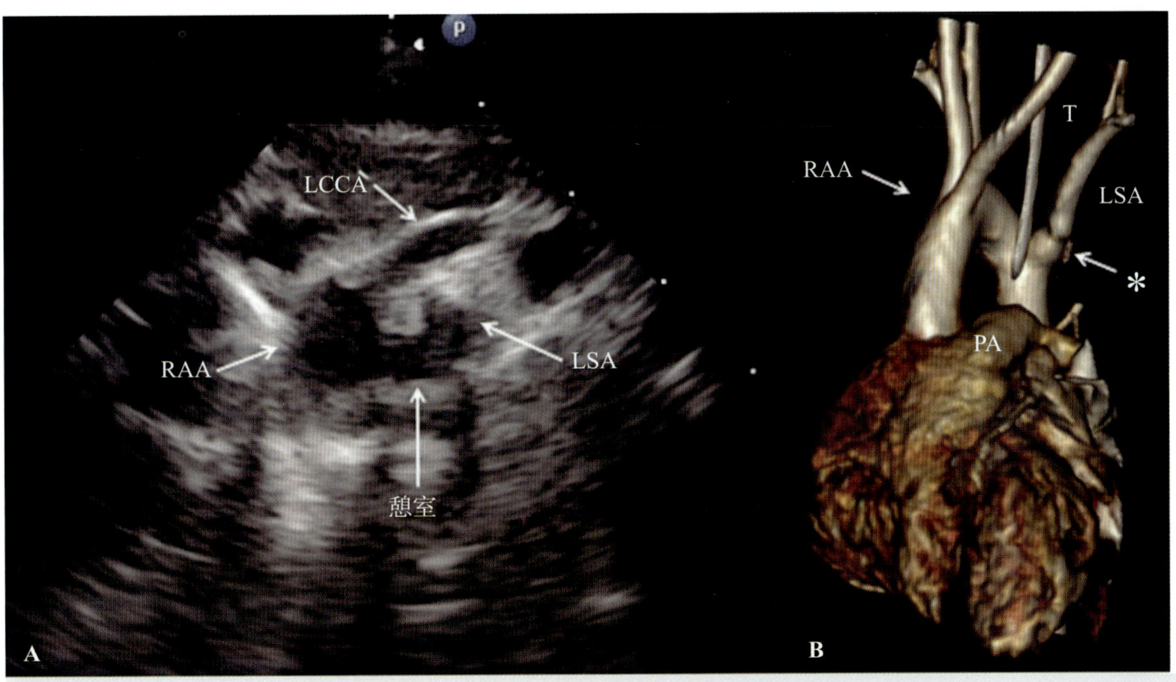

▲ **图 16-8　经胸超声心动图和 CT 在主动脉弓畸形中的应用**

A. 右主动脉弓（RAA）伴有食管后部左锁骨下动脉（LSA）异常的 Kommerell 憩室患者；B. 同一患者的 CT 三维重建，显示了 Kommerell 憩室左动脉韧带连接到肺动脉（PA）的前面，形成血管环并环绕气管（T）和食管。LCCA. 左颈总动脉（图片由 Victoria Schroder RDCS, LeBonheur Children's Hospital, Memphis, Tennessee 提供）

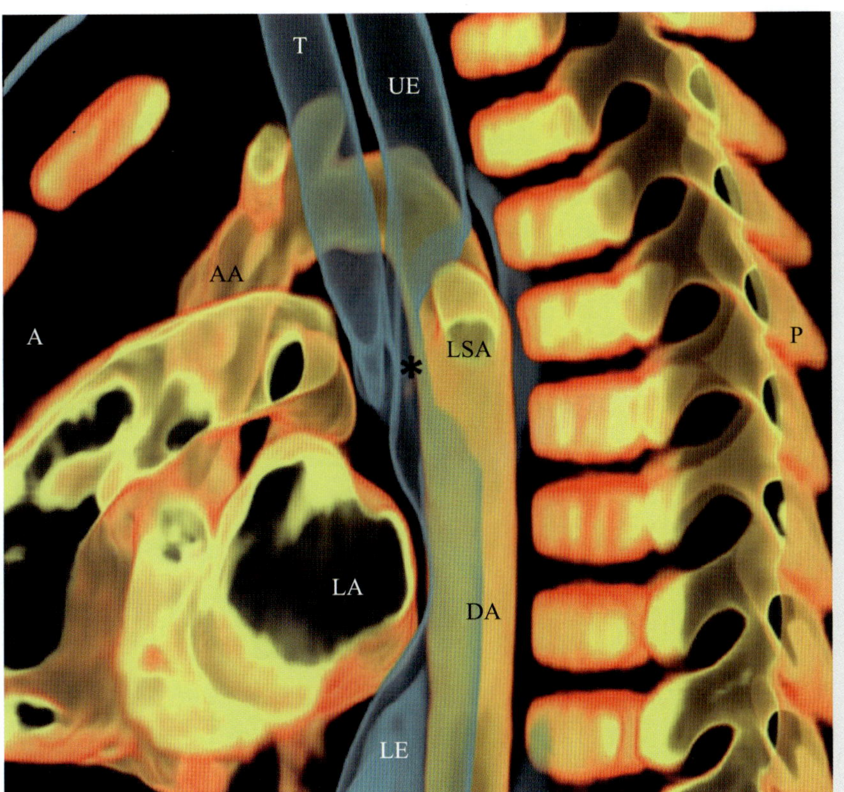

◀ **图 16-9　三维计算机断层扫描图**

食管和气管（T）的中空血管重建显示右主动脉弓伴食管后部左锁骨下动脉异常的左锁骨下动脉（LSA）的食管后压迫（黑色星号）。A. 前；AA. 升主动脉；DA. 降主动脉；LA. 左心房；LE. 下食管；P. 后；UE. 上食管（图片由 Jason N. Johnson, MD MHS, LeBonheur Children's Hospital, Memphis, Tennessee. 提供）

腔姿势、口腔反射和非营养性吮吸来确定婴儿可接受经口喂养的功能情况[3]。有关婴儿吞咽功能临床评估的完整讨论，请参阅本书第5章。可以采用调整的吞咽造影（MBSS）和（或）软管喉镜吞咽功能评估（FEES）来诊断小儿吞咽障碍。吞咽造影由放射科、言语语言病理学专业人员一起进行，可评估不同稠度的液体吞咽[5]。调整的吞咽造影检查可以确定进食不同稠度的液体是否存在误吸或渗漏。为了评估声带功能障碍，可进行喉镜检查以评估喉的外观和声带的活动性[5, 9, 10, 11]。吞咽喉镜检查还可以记录喉咙存在不同浓度液体的渗漏或误吸。

六、管理

主动脉弓畸形吞咽障碍的处理取决于几个因素。症状、出现时的年龄和特定的主动脉弓解剖结构均可影响干预类型。是否存在症状对于主动脉弓畸形患者的处理很重要。对于具有主动脉弓畸形或血管环的无症状患者，只要不存在动脉瘤，就无须进行任何医学或手术干预[7]。对于无症状血管环并发先天性心脏病需要手术的患者，血管环应在先天性心脏病手术时进行结扎。但是，如患者出现与主动脉弓畸形或血管环相关的症状时，则需要相应的干预。一旦出现血管环或主动脉弓畸形的相关症状（如吞咽障碍、喘鸣或喘息），症状出现的年龄决定了干预的类型和时机。对于早期出现压迫性症状的血管环患者，诊断后需要尽快手术以减轻气管压迫[2, 7, 28]。气管压迫引起的呼吸道症状通常在手术修复血管环后即可缓解。如果不能缓解，可能与长期受压而导致气管软化有关，因此建议在初诊后立即进行手术干预[28]。

年龄较大的患者症状表现可能不太严重。主动脉弓的解剖特点决定采用何种措施干预。对于主动脉弓畸形但不是真正的血管环的患者，例如左主动脉弓食管右后锁骨下动脉异常，则可以采用保守治疗[17]，这类型患者大多数无症状，不需要干预。对于具有特定的主动脉弓解剖结构而出现症状的患者，症状出现的频率和严重程度决定了初始治疗方案。对于轻度和间歇性症状的患者，可以采取保守治疗。典型的保守治疗包括用促动力药或抗反流药治疗合并的食管功能异常[16]。如果保守治疗失败，则需要手术治疗[16, 29, 30]。

如存在Kommerell憩室，无论症状如何都需要进行干预。伴有Kommerell憩室相关血管环的患者有自发性破裂、剥离和死亡的风险[7, 29, 30]。在一个纳入10例Kommerell憩室患者的队列研究中，有50%的患者伴有相关的主动脉夹层[31]。为此，一些研究主张无症状患者进行手术切除憩室[7, 29–31]。对Kommerell憩室的病理检查发现，在主动脉瘤或夹层的患者中普遍存在内侧变性或坏死[29]。

当需要进行手术治疗时，主动脉弓畸形或血管环的类型决定了手术修复的类型。对于具有血管环的患者，治疗方法是切开动脉导管，动脉韧带或发育不良的主动脉弓进行手术分离。在大多数血管环中，韧带是左侧结构，结扎需通过左侧胸廓切开术进行。但是，在罕见的血管环中，导管或韧带位于右侧，需行右侧胸廓切开术。这进一步重申了血管环进行手术之前了解确切的主动脉弓解剖结构的重要性。在存在Kommerell憩室的情况下，一些外科专家主张通过将左锁骨下动脉转移至左颈总动脉来进行韧带的分割和切除术[7, 29]。近15年，逐步成熟的综合血管内入路方法可用于外科手术治疗主动脉弓畸形[30, 31]。

限制吞咽障碍的潜在危险因素是治疗先天性心脏病的一个重要策略。避免术前插管、术前体重增加、缩短呼吸机上机时间和手术时间可降低术后吞咽障碍的风险。心血管外科医师对喉返神经的识别非常重要，避免在增大主动脉弓或动脉导管未闭的手术中损伤喉返神经。体重＜12磅（5.5kg）的新生儿应考虑使用微型多平面经食管超声心动图探头[4]。

先天性心脏病或先天性心脏病手术后婴儿吞咽障碍的治疗方法有很多，需要多学科团队合作。言语语言病理学专业人员的评估不仅是诊断，而是治疗。需要判断识别婴儿的行为状态，口腔姿势，口腔反射或非营养性吮吸的异常，并讨论如何优化经口喂养的技术，然后可以反馈给护理人员。与营养师合作确定最佳的能量摄入量，控制心力衰竭患者的体重。由于热量需求量增加，通常要强化配方奶或母乳以优化能量密度并减少摄入的容量。对于有误吸的婴儿，许多中心会限制经口喂养，采用鼻胃管，鼻十二指肠管或胃肠道管喂食[5]。对于单纯液体误吸的患者，可以通过液体增稠的方式减少误吸。对于声带麻痹的患儿，一般很少行气管切开术改善气道保护功能[10, 11]。声带功能障碍一般会随着时间的推移自愈，因此仅需采取保守措施（如口服质子泵抑制药）。先天性心脏病患者的管理需要言语语言病理学专业人员与医疗团队（父母 / 护理人员，医师，护士，哺乳专家和营养学家）共同进行，早期进行口服喂养支持，确保安全、足量、全面的营养摄入，满足该人群不断增长的热量需求。通常通过乳房或奶瓶来调整口服摄入量。由于从乳头中吸取母乳再增稠或配方奶增稠会增加吸吮的工作量，因此通常不为母乳喂养的婴儿开增稠剂的处方。言语语言病理学专业人员应考虑如何选择口服（母乳或奶瓶）的方式及如何优化婴儿的安全口服摄入量。有关高危新生儿人群口服摄入支持的治疗以及注意事项，请参考本书第 14 章。

习 题

1. 关于主动脉弓畸形的哪项陈述是错误的？

A. 最常见的血管环是双主动脉弓

B. 最常见的主动脉弓畸形是右主动脉弓，食管后左锁骨下动脉异常

C. 主动脉弓畸形通常与其他形式的先天性心脏病有关

D. 主动脉弓由特定的成对胚胎血管发育而来

E. 血管环可以由形成主动脉弓的成对胚胎血管的外观和发育的许多不同变化形成

2. 关于与主动脉弓畸形相关的吞咽障碍的哪项陈述是正确的？

A. 与血管环相关的最常见症状是吞咽障碍

B. 血管环患者的症状较早出现，最常见的症状是吞咽障碍，例如新生儿或婴儿

C. 具有“松弛”血管环的患者通常在早期出现，如新生儿或婴儿，呼吸道症状较轻

D. 几乎所有具有左主动脉弓和食管右后锁骨下动脉异常的患者都有胃肠道症状，例如吞咽障碍

E. 先天畸形性吞咽障碍这一术语最初用于描述左主动脉弓伴食管右后锁骨下动脉异常的患者

3. 伴有食管右后锁骨下动脉异常的左主动脉弓不是血管环，因为食管和气管并未完全被血管结构包围。在这种常见的主动脉弓畸形中吞咽障碍的发生机制是什么？

A. 食管会随着年龄的增长而失去韧性，并且更容易受到右锁骨下动脉的影响

B. Kommerell 憩室持续存在，导致食管受压

C. 随着年龄的增长，右锁骨下动脉的动脉壁由于动脉粥样硬化而变得更加僵硬

D. 随着患者年龄的增长，主动脉缩短，导致食管更拥挤

E. 仅存在双颈动脉干这种常见的双侧颈动脉的改变时出现症状

4. 一名患有左心发育不全综合征的 4 天大男婴明天将接受先天性心脏病手术。母亲问，哪些因素可以预测她的孩子将来的喂养困难。您告诉她，除了以下哪一项外的所有因素都是心脏手术后婴儿吞咽障碍的危险因素？

A. 术前插管

B. 经食管超声心动图检查对体重不足 12 磅（5.5kg）的婴儿的使用

C. 左侧阻塞性病变的手术

D. 操作时间长

E. 插管时间少于 7 天

5. 一个 15 岁的女孩来院就诊，因为过去几

年每周出现吞咽障碍1～2次，并且经常出现食物反流的情况。胸部X线检查显示右主动脉弓，食管吞钡造影显示食管后方在T_4水平受压，报告称“该结果与吞咽障碍有关”。患者询问您下一步的治疗方案，然后您告诉她什么？

A. 在钡餐食管造影图上发现血管环。她的症状相对较严重，因此需要通过手术修复进行治疗

B. 食管吞钡造影证实她的吞咽障碍症状与主动脉异常有关。但是，将需要进一步的检查以明确其主动脉弓解剖结构，以计划进一步的治疗

C. 在食管吞钡造影图上发现血管环。她的症状并不严重，将开始医疗处理

D. 发现食管吞钡造影证实她的吞咽障碍症状与主动脉弓畸形有关。食管测压的进一步评估将确定她是否对手术反应良好

E. 发现食管吞钡造影证实她的吞咽障碍症状与主动脉异常有关。考虑到胸部X线检查中存在右主动脉弓，则主动脉弓畸形可能是右主动脉弓，伴有Kommerell憩室的食管后左锁骨下动脉异常，因此将尽快安排手术

6. 一名42岁的男性有5年的间歇性吞咽障碍病史，每月吞咽2～3次吞咽障碍，偶尔还会出现食物反流。上消化道内镜检查显示轻度食管炎和食管中部1/3出现搏动性肿块，MRA显示左主动脉弓和食管后右锁骨下动脉异常，无Kommerell憩室。他下一步的治疗方案是什么？

A. 由于没有Kommerell憩室，手术不能矫正

B. 因为左主动脉弓上有食管后右异常的右锁骨下动脉，无Kommerell憩室，因此不需要手术矫正

C. 因左主动脉弓与食管后右锁骨下动脉异常，存在血管环。手术矫正是必要的

D. 考虑到他的轻度食管炎和间歇性症状，应尝试采取保守措施。如果没有改善，则需要手术矫正

E. 由于食管受压，保守措施无效

7. 一个3月龄女孩在休息时出现吸气性喘鸣，反流恶化。胸部X线照片显示了右主动脉弓，CT显示双主动脉弓和发育不良的左弓。经胸心脏彩超检查未见其他先天性心脏病。管理的下一步是什么？

A. 在计划进行外科手术修复之前，建议进行抗反流药物的保守治疗

B. 通过左胸廓切开术治疗发育不良的左主动脉弓

C. 鉴于存在双主动脉弓，钡剂食管造影术可评估食管受压情况

D. 由于正常的主动脉弓解剖结构是左弓，因此需要进行右弓的手术分割

E. 患者的早期表现预测保守治疗将是有效地，并且可以避免手术

8. 一个4岁的女孩患有脐疝，并计划进行手术。她的常规的X线片提示右主动脉弓，CT显示右主动脉弓上有一个来自Kommerell憩室的异常食管后左锁骨下动脉，符合血管环表现。她没有吞咽障碍、喘息或喘鸣症状，经胸心脏彩超显示心脏内解剖正常。她下一步的治疗是什么？

A. 脐疝手术应取消

B. 脐疝手术应同时手术修复血管环

C. 脐疝手术应按计划进行

D. 脐疝手术前应通过血管修复血管环

E. 应当安排食管吞钡造影检查评估食管受压情况

9. 一个5月龄的左心发育不全综合征的男孩已经进行过2次心脏手术，现在有吞咽障碍症状，难以持续增重。对于先天性心脏病手术后吞咽障碍的婴儿，以下哪项不属于常规治疗？

A. 营养师可以帮助增加其喂养配方的能量密度，以促进体重增加

B. 语言病理学家可以评估他对经口喂养的吮吸-吞咽-呼吸反应

C. 如果发现他患有声带麻痹，则需要进行气管切开术

D. 如果发现他有液体误吸，可能需要胃肠道管饲

E. 耳鼻喉科医师可以用喉镜评估声带功能

答案与解析

1. 正确答案：（B）最常见的主动脉弓畸形是右主动脉弓并伴有食管后左锁骨下动脉异常。

右主动脉弓伴食管后左锁骨下动脉异常是主动脉弓畸形的一种，但并非最常见。当左锁骨下动脉由 Kommerell 的相关憩室发出，则有一个左侧的韧带动脉形成了完整的血管环。这种主动脉弓畸形出现的血管环是第二常见的类型。最常见的主动脉弓畸形还是左主动脉弓伴食管右后锁骨下动脉异常，约占总人口的 1%。最常见的血管环是双主动脉弓，并且存在几种类型的血管环，如表 16–1 所述。典型的双主动脉弓包括占优势的右主动脉弓和发育不良的左主动脉弓（A）。先天性心脏病患者的主动脉弓畸形多于先天性心脏病患者。主动脉弓畸形的发生率取决于特定的先天性病变，在法洛四联症（34%）和大动脉完全移位（16%）中很常见（C）。配对主动脉弓的胚胎血管的出现和发育存在特定、复杂的顺序。正常的左主动脉弓归因于第七节段间动脉（D）远端的右第六主动脉弓和右背主动脉的消退。不同的主动脉弓畸形会导致血管环，参见表 16–1。形成主动脉弓的成对胚胎血管的外观和分化的不同组合决定了最终的主动脉弓解剖结构（E）。

2. 正确答案：（E）先天畸形性吞咽障碍这一术语最初用于描述左主动脉弓伴食管后右锁骨下动脉异常的患者。

先天畸形性吞咽障碍是由英国外科医师大卫·贝福德（David Bayford）于 1794 年首次创造的，用于描述这种特殊类型的主动脉弓畸形。现在则被用来描述与任何主动脉病变相关的吞咽障碍。带有血管环的最常见的症状是呼吸相关的（紧张，喘息），几乎所有患者（93%）都出现咳嗽或反复呼吸道感染。胃肠道症状仅在一半的血管环病例中出现（A）。当早期出现血管环时，环较“紧”，呼吸症状如喘鸣是最常见的表现（B）。当血管环“松弛”时，典型表现为吞咽障碍，通常在成年后。诸如喘息等非特异的呼吸道症状在松动的血管环中很常见（C）。极少数具有左主动脉弓和食管右后锁骨下动脉异常的患者出现症状（20%）（D）。

3. 正确答案：（C）随着年龄的增长，右锁骨下动脉的动脉壁由于动脉粥样硬化而变得更加僵硬。

在这种特定的主动脉弓畸形中，吞咽障碍最公认的机制是右锁骨下动脉变得更加僵硬。变硬的右锁骨下动脉向前方压迫气管、向后向内压迫食管会产生症状。食管实际上会随着年龄的增长而变得僵硬，这是这种解剖异常中吞咽障碍的可能机制之一（A）。Kommerell 憩室通常与左食管右后锁骨下动脉异常的主动脉弓无关。仅有极少数的案例报告憩室与这种主动脉弓畸形共存，并且它们的存在始终表示存在真正的血管环（B）。主动脉的延长是这种特殊的主动脉弓畸形发生吞咽障碍的可能机制之一（D）。伴发双颈动脉干是这种特殊的主动脉弓畸形发生吞咽障碍的可能机制之一。然而，在所有伴有左侧主动脉弓合并食管后右侧锁骨下动脉异常（E）的吞咽障碍病例中，并不存在双颈动脉干。

4. 正确答案：（E）插管时间少于 7 天。

插管少于 7 天不是心脏手术后儿童吞咽障碍的危险因素。心脏手术后插管 1 周以上的患者吞咽障碍的风险增加。术前插管是需要手术的心脏病患吞咽障碍的危险因素。应尽一切努力避免在先天性心脏病手术之前进行术前插管（A）。在体重不足 12 磅（5.5kg）的婴儿中使用经食管超声心动图检查是患有需要手术的心脏病儿童吞咽障碍的危险因素。手术期间对复杂的心脏手术进行评估有时是必不可少的，因此必须使用经食管超声心动图检查。有新的微型多平面经食管超声心动图探头，可以应用于体重不足 12 磅（5.5kg）的婴儿（B）。患有左侧阻塞性病变的手术是需要手术的心脏病患吞咽障碍的危险因素。特定的操作，例如左侧阻塞性病变（发育不良的左心综合征）或动脉导管未闭结扎，使儿童处于术后吞咽障碍的危险中（C）。操作时间长是需要手术的心脏病患儿吞咽障碍的危险因素。手术时间较长，并发症很多，进食困难是重要的风险。尽一切努力及时进行成功的手术（D）。

5. 正确答案：（B）食管吞钡造影证实她的吞咽障碍症状与主动脉异常有关。但是，将需要进一步检查明确其特定的主动脉弓解剖结构，以计划进一步的治疗。

食管吞钡造影证实她的吞咽障碍症状与主动脉弓畸形有关。但是，具体的主动脉弓解剖结构尚未确定，明确其类型在手术前必不可少。因此应进行 MRA 或 CT 检查。食管造影不能证实血管环的确切类型，这也需要进一步检查。患者的症状相对较重，可能需要手术（A，C）。食管测压不能确定具体的主动脉弓解剖结构，也不能预测其对手术的反应（D）。此答案中描述的特定血管解剖结构是与右主动脉弓相关的最常见的血管环。但是，至少有 3 种不同类型的与右主动脉弓相关的血管环，应进一步的成像以辅助手术（表 16–1）（E）。

6. 正确答案：（D）考虑到他的轻度食管炎和间歇性症状，应尝试采取保守措施。如果没有改善，则需要手术矫正。

左主动脉弓伴食管后右锁骨下动脉异常是最常见的主动脉弓畸形，通常无症状。因此，保守治疗可改善症状，并且可以避免手术。在此特定的主动脉弓解剖结构中未有手术指征，但如果保守措施失败则应考虑手术。即使没有 Kommerell 憩室（A），主动脉弓畸形引起的吞咽障碍也可能需要手术干预。如果保守治疗治疗失败后吞咽障碍，则可能需要手术以修复该解剖结构（B）。食管右后锁骨下动脉异常的左主动脉弓不是血管环（C）。尽管食管受压，但大多数左主动脉弓后段食管右锁骨下动脉异常的患者无症状。保守措施应尝试作为起始治疗方案（E）。

7. 正确答案：（B）通过左胸廓切开术治疗发育不良的左主动脉弓。

这是血管环紧的早期表现，需要尽快手术治疗。如果不改善紧密的血管环，则会导致气管软化。通过左胸切开术的方法可将发育不良的左弓分离以减轻血管环的压迫。这是出现症状的血管环的表现。不能仅采取保守治疗，只有手术干预才能缓解症状（A）。不需要食管吞钡造影，因为 CT 扫描已经诊断出血管环。CT 扫描可以显示食管压迫，是有症状的血管环患者的推荐的检查手段。大多数具有双主动脉弓的患者存在发育不良的左弓，其大部分血流通过右主动脉弓。因此，结扎右侧主动脉弓是不可行的，因为左侧主动脉弓不足以满足全身血供的需要（D）。早期出现的血管环可支持是一个“紧环”，一般是需要手术治疗。保守治疗将延迟合适的治疗：手术分离血管环（E）。

8. 正确答案：（C）脐疝手术应按计划进行。

她的血管环无症状目前不需要干预。应该按计划进行脐疝手术。如果出现症状，则应修复血管环（D）。没有理由取消脐疝手术（A）。脐疝手术与血管环手术的手术区域不同，因此不能同时进行。如果她患有需要手术的先天性心脏病，则将同时结扎血管环（B）。在这种情况下，不需要食管造影，因为 CT 扫描显示了血管环的解剖结构和食管受压。因此，食管吞钡造影在这种情况下不会提供任何额外信息（E）。

9. 正确答案：（C）如果发现他患有声带麻痹，则需要进行气管切开术。

吞咽障碍和声带麻痹的儿童很少需要气管切开术。增加配方奶粉的能量密度是患有心脏病且需要手术的儿童的吞咽障碍的常见干预方法。增加配方奶粉的能量密度可使婴儿达到有限容积（A）的热量目标。言语语言病理学专业人员将确定吞咽障碍的潜在病因（B）。当发现婴儿存在误吸时，口服喂养不再安全，需要其他喂养途径。这可以通过胃肠道或鼻胃管（D）进行。特定的心脏手术可能导致婴儿声带麻痹的风险，因此评估声带功能对于术后吞咽障碍的患者很重要（E）。

第17章 脑瘫儿童的口咽期吞咽障碍

Oropharyngeal Dysphagia in Children with Cerebral Palsy

Georgia A. Malandraki　Jaime Bauer Malandraki　著

谢纯青　译

本章概要

脑性瘫痪（cerebral palsy，CP），又称为脑瘫，是一种由于发育中的胎儿或婴儿发生脑部非进行性损伤而引起的神经系统发育障碍，是儿童期最常见的身体残疾原因。脑瘫常伴有认知、感知、交流、知觉，以及喂养和吞咽方面的障碍。喂养和吞咽障碍在脑瘫儿童中非常常见，可以表现为无法自主进食、口腔运动不协调、口咽部张力异常、力量减弱、频繁咳嗽和呛咳、喂养发育整体落后，增加了营养不良和脱水的风险。因此，最佳的吞咽障碍评估和治疗方法对于脑瘫儿童的治疗至关重要。本章首先对脑瘫一词进行定义并描述这个多层面疾病的流行病学和病理生理学，讨论脑瘫的主要分类以及脑瘫对儿童喂养和吞咽的影响。然后探讨对这一人群的喂养和吞咽功能进行多学科评估和治疗的循证方法，并由一个案例对本章的要点和重要信息进行说明。

关键词

脑性瘫痪，痉挛，运动障碍，早产儿，运动学习，神经可塑性

学习目标

- 描述脑瘫及其主要临床表现、分类和病理生理学特征。
- 确定脑瘫儿童的主要喂养和吞咽障碍类型。
- 描述脑瘫儿童的喂养和吞咽功能评估和治疗策略，以及其背后的研究证据。

一、概述

脑瘫是一种从儿童早期开始并持续一生的神经系统发育障碍。众所周知，这是儿童时期最常见的身体残疾原因[1]。1843年，英国整形外科医师William Little首次全面描述了脑瘫的肌肉骨骼症状，因此脑瘫最初也被称为Little病[2]。此后人们提出了许多关于脑瘫的描述和定义。有趣的是，即使在今天，对于这种公认的神经系统发育状况还没有一个被完全接受的普遍定义。2006年，一个包括国际神经学专家、临床医师和科学家组成的执行委员会，公布了一个新的脑瘫定义，以

确保更全面地包含该疾病表现的许多病因、诊断和活动受限。这一定义似乎是迄今为止被最为广泛接受的，本章予以引用。

根据这一定义，脑瘫是一组在发育中的胎儿或婴儿大脑中发生的非进行性损伤导致的运动和姿势发育异常，以及活动受限的永久性障碍。脑瘫的运动障碍常伴有感觉、知觉、认知、交流和行为障碍、癫痫和继发性肌肉骨骼问题[3]。

病例介绍第一部分：病史

GL 是 2 岁 7 个月大的男孩，被诊断为不明原因的弥漫性脑发育不良引起的混合型脑瘫（痉挛型 / 手足徐动型）。其出生前后病史并无异常，然而，GL 的母亲（一位作业治疗师）注意到他在大约 3 个月大时出现粗大运动发育迟缓。GL 曾有过喂养困难和无法哺乳的病史，导致其在出生后前两个月依赖胃造瘘管摄入营养。关于粗大运动发育，他现在表现为头部和躯干控制不良、肢体不自主运动、无法独立坐和行走［粗大运动功能分级系统（GMFCS）Ⅴ级］。同时他也存在语言和认知发育迟缓。GL 能够发出许多单独的声音，但是不能说出有意义的词语，他似乎能够理解简单的一步指令。关于喂养和进食，他目前能够摄入稀流质（使用吸管杯）和半固体（捣碎的泥状食物），并不是单纯一种食物。还不能进食固体食物。他没有呼吸道感染史，但他的父母报告在他进食的时候经常咳嗽和呕吐。和同龄的脑瘫儿童比起来，他的体重 / 身高处于他这个年龄脑瘫儿童 20% 的水平。

GL 的病例清楚地说明了在介绍部分中的定义所描述的许多关键组成部分。除了由非进行性神经系统发育不良引起的严重运动障碍外，GL 还表现出感觉、认知和交流障碍。此外，根据 WHO 关于功能、残疾和健康（ICF）的国际分类（在制订脑瘫定义时已经考虑到该分类）[4, 5]，GL 的运动障碍对他的日常活动造成了严重的限制，因为他不能坐、不能走以及无法进行有效地沟通。

此外，GL 还表现出喂养和吞咽障碍，这在许多脑瘫儿童中很常见。特别是，30%～99% 的脑瘫儿童被报道出现喂养和吞咽障碍[6–9]。如果没有对吞咽障碍进行有效地治疗，营养不良、发育不良、呼吸系统损害、甚至死亡的风险会大大增加[10–12]。考虑到吞咽和喂养障碍可能对这些数量庞大的脑瘫儿童的生活质量、健康和生长发育造成毁灭性的并发症，对吞咽障碍进行准确评定和有效治疗对脑瘫儿童至关重要。

本章概述了脑瘫的流行病学和病理生理学，随后介绍了用于描述脑瘫临床表现的主要分类，并描述了该人群的主要吞咽症状。然后讨论了脑瘫儿童吞咽障碍评估和治疗的主要步骤，以及广泛使用的诊断和治疗模式及其支持依据。

二、有和无相关障碍的脑瘫流行病学

全世界的流行病学研究报道了脑瘫儿童的患病率为每 1000 个婴儿中有 1.5～4 个脑瘫患儿[13–17]。美国最近公布的一项由美国 4 个州（亚拉巴马州、佐治亚州、密苏里、威斯康星州）关于自闭症和发育障碍检测网的研究显示，每 1000 名儿童中约有 3.1 人患有脑瘫[18]。脑瘫更常见于男性儿童[18, 19]，且与白种人和西班牙儿童相比，黑种人儿童中相对更常见[18]。

此外，脑瘫常伴有一种或多种相关障碍。脑瘫中潜在的运动障碍，尤其是痉挛，常导致肌肉骨骼障碍，如挛缩、髋关节脱位和脊柱侧弯（表 17–1），72%～75% 的四肢瘫儿童同时存在以上问题[20]。据报道，脑瘫儿童中几乎一半存在有智力障碍[21]，更常见于严重残疾儿童[20]。30%～40% 的患儿可能出现癫痫[18, 21]，并且其发病率随着残疾的严重程度而增加[20]。此外，50%～85% 的脑瘫儿童存在沟通和语言运动障

表 17-1　与脑瘫运动功能相关的关键术语与简要定义

关键术语	定　义
肌张力异常	静止时肌肉的活动量
肌张力增高	外加限制活动关节时阻力不正常增高 [25]
痉挛	由于过度牵伸导致不自主、不随意的速度依赖性肌张力增高，通常与上运动神经元受累有关 [26]
僵硬	被动运动时肌张力始终保持增高，与运动的速度和方向无关。活动僵硬的肌肉常常感到沉重，就像活动铅管一样
肌张力降低	肌张力低于正常值（肌肉松弛）
运动困难 • 肌张力障碍 • 手足徐动症 • 舞蹈病	过度、不随意运动 不自主的持续或间歇性的肌肉收缩，引起动作和姿势异常，或两者兼而有之 [27] 一种缓慢、连续、不自主的扭动，阻止稳定姿势的维持 [28] 一种正在进行的随机表现的一种或多种不连续的不随意运动或者运动碎片 [28]，作为一种症状表现在双肩、躯干、头和颈
挛缩	关节被动运动范围的限制 [29]。肌肉、肌腱、皮肤或骨骼和软骨的变化可能导致挛缩
脊柱侧弯	脊柱外侧弯曲 [30]

碍 [1, 22]，而 9.5%～15% 存在视觉障碍 / 皮质盲 [23]，4%～13% 存在听力障碍 [23, 24]。最近发现诊断出孤独症伴有脑瘫的儿童（7%）比孤独症不伴有脑瘫的儿童（1%）多 [18]。这些常见的并发症常常使临床症状复杂化，并强调了综合性和多学科的评估和管理计划对这类人群的重要性。

三、病理生理学和危险因素

根据脑瘫的定义，目前流行的理论是脑瘫是由发育中的中枢神经系统损伤（永久性静态损伤）引起的，这种损伤可发生在胎儿时期，分娩时或 1—2 岁。因此，根据分娩的时间，脑瘫的病因及危险因素可分为出生前、出生时、出生后 [31]。

（一）病理生理学特征

在对脑瘫儿童进行临床脑磁共振成像（MRI）检查时，最常见的表现是脑发育异常，其中脑室周围白质软化症（PVL）（图 17-1A）是最常见的脑发育异常，其次是基底节损伤，皮质 / 皮质下损伤（图 17-1B）、脑畸形和局灶性梗死 [32]。然而，在一些儿童中（约 10%）并没有观察到明显的 MRI 表现。

脑损伤的类型、位置和程度以及由此导致的运动障碍在很大程度上取决于脑发育中断的孕龄。在怀孕的前 6 个月（24 周），当神经系统发育（如细胞的增殖和迁移），基因异常和病毒感染可显著改变大脑发育，导致皮质发育不良，脑裂畸形，脑回畸形，以及其他脑畸形 [31]。在妊娠后几周，当显著的神经元生长（如轴突和树突的生长、髓鞘形成和神经功能的特殊化）发生时，脑瘫的发生就与许多环境因素有关，如病毒感染、缺氧 / 缺血和脑损伤。研究人员认为脑瘫的病因是多因素的，包括多种易感 / 危险因素（表 17-2）的相互作用，这些因素将导致神经系统的缺陷，并将在脑瘫的症状群中表现出来。

表 17-2　脑瘫发病的危险因素 / 病因

出生前	围生期	出生后
早产 低体重 多胎妊娠 病毒和细菌 感染 遗传因素	缺氧性窒息 感染 / 炎症	缺氧 压力和母婴分离 药物 感染

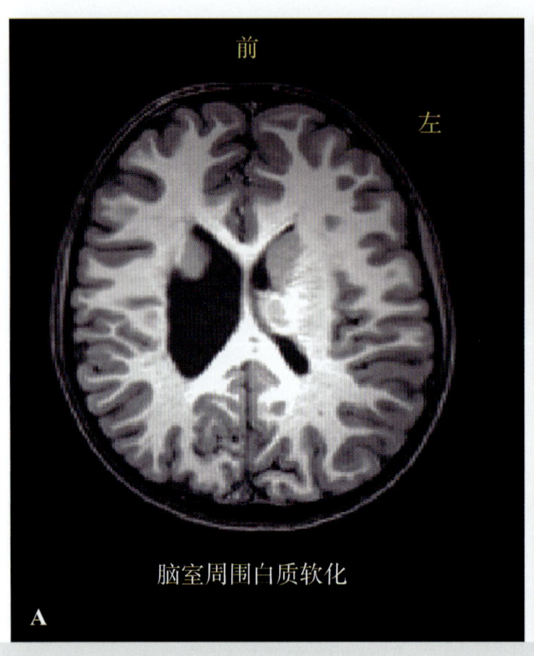

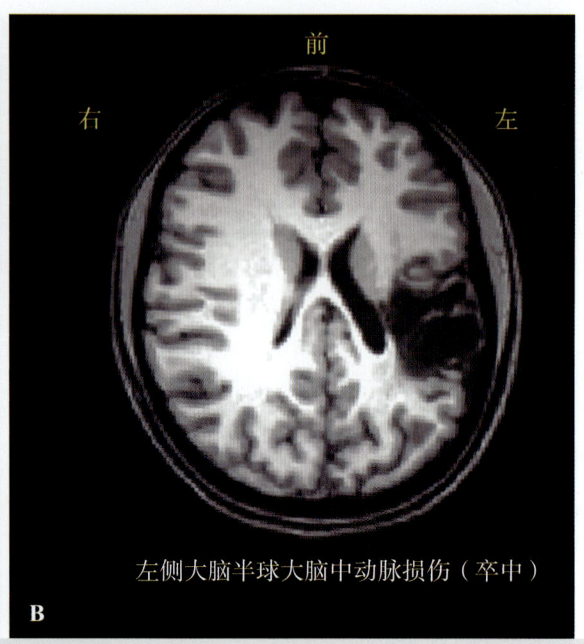

▲ **图 17-1 A. 一个被诊断为脑室周围白质软化症的 13 岁男孩的 MRI 图像；B. 一个在围产期发生大脑中动脉脑血管意外（卒中）的 17 岁女孩的 MRI 图像**

图像由 the Purdue I-EaT Swallowing Research Lab 提供

（二）危险因素

有几个出生前危险因素和脑瘫的发生有关，其中最常见的就是早产。研究报告称，妊娠 28～31 周出生的儿童，每 1000 名成活的胎儿中有脑瘫患儿 35～43.7 个，而足月出生的儿童，每 1000 名胎儿中有脑瘫患儿 1.1～1.4 个 [33]。这可能是因为早产会使胎儿的大脑与子宫内环境分离并且破坏其正常发育 [34]。出生时低体重和多胎妊娠也会显著增加脑瘫的风险 [35]。多胎妊娠的脑瘫诊断风险比正常胎儿增加了 2 倍，体外受精双胞胎的脑瘫诊断风险增加了 4 倍 [35]。这是由于多胎妊娠中早产和双胎死亡的比率很高 [36]。病毒或细菌感染（如弓形虫、巨细胞病毒、爱泼斯坦 - 巴尔病毒、风疹、水痘 - 带状疱疹等）[37, 38] 和酒精或药物引起的毒性也与导致脑瘫的脑畸形风险增加有关 [39]。此外，很多脑瘫儿童出生时有先天性缺陷或先天畸形，如脑积水、脑裂等 [40]。这一发现，加上多胎妊娠合并脑瘫的风险增加，使得研究人员开始探索遗传因素作为脑瘫发生的因素，发现了一些可能与脑瘫诊断相关的基因。随着基因科学的进步，很可能会有更多的病例可以从基因上得到解释，也可能会发现更复杂的基因相互作用 [41]。

与脑瘫发生有关的围生期因素包括出生时窒息或外伤（尽管只有 14.5% 的病例）[42] 和母亲炎症 / 感染（绒毛膜炎或尿路感染），这些都被发现与新生儿脑病有关 [43, 44]。多年来，出生时窒息被报道为脑瘫发生的主要病因，然而，流行病学研究显示，少数病例（约 8%）[45] 与出生时窒息有关。

出生后因素通常见于早产儿，他们的大脑发育必须在宫腔环境之外继续 [31]，包括压力和母婴分离、宫外生长迟缓、医院感染、小肠结肠炎和药物 [46]。这些因素会严重阻碍早期大脑发育（表 17-2）。

四、脑瘫分类 / 症状学

脑瘫临床特征的分类往往涉及选择哪种特定

工具或用于分类疾病的措施的确切界限[3]。对脑瘫儿童进行具体的分类并不容易，这取决于用于分类 CP 的特征，以及诸如涉及的主要运动参数和分类目的。

（一）按运动障碍分类

最流行的脑瘫分类方法可能是基于在儿童中占主导地位的运动障碍或肌张力异常。根据这个分类方法，脑瘫分为痉挛型、运动障碍型或共济失调型[47]。痉挛型脑瘫（也称为锥体型脑瘫）是最常见的类型（在脑瘫患者中占比 70%～80%）[47]，通常与肌张力亢进相关（表 17-1）。理论上，痉挛是损害上运动神经元及其通路的结果[48]。运动障碍型脑瘫与过度不自主运动有关，可表现为张力障碍、手足徐动、舞蹈动作（表 17-1）[49, 50]，理论上与基底节的受累有关[51]。共济失调型脑瘫较上述两种类型少（在脑瘫患者中占比 5%～10%）[52]，主要特征是共济失调（异常姿势控制和运动不协调）[50]。共济失调型脑瘫的主要特征包括肌肉协调性丧失，导致运动时力量、准确性和速率异常、震颤和张力低下。运动障碍型和共济失调型脑瘫被认为是锥体外系脑瘫的亚类，影响间接运动通路。最后，混合型脑瘫包括两种或两种以上上述定义的类型，这个术语在使用时需要进一步具体化[3]。本章介绍的病例 GL，就是一个诊断为混合型脑瘫的儿童。值得注意的是，大多数儿童实际上会有多种的异常肌肉张力或运动障碍（例如痉挛和运动障碍），但通常以一种为主要表现。临床医师鼓励描述儿童出现的所有类型的异常张力，以帮助了解潜在的病理生理学，从而优化治疗[25]。

（二）按解剖分布分类

第二流行的分类方法是基于障碍的解剖分布（主要是指受到影响的身体部位）。根据这一分类，脑瘫可分为偏瘫、双瘫和四肢瘫。偏瘫是指身体一侧的上肢和下肢都受到了影响。双瘫是指两下肢比上肢受到的影响更大，而四肢瘫痪则意味着四肢受到的影响程度相似[53]。尽管这些术语在文献和临床实践中都很普遍，但它们并不能全面描述脑瘫的所有运动症状，包括躯干和延髓受累，因此研究人员建议替换这些术语。

但是，鉴于传统解剖分类使用的历史性和广泛性，本章将对两者都进行介绍[47]。重要的是，在临床实践中，必须对脑瘫累计的所有身体区域及其可能受到的影响进行个体化描述[3]，这也是针对不同身体功能进行功能性分类的原因。

（三）基于功能能力的分类

近年来，世界卫生组织（WHO）国际功能、残疾和健康分类（ICF）强调了评估和治疗各种医疗条件的功能后果的重要性[5]。这促进了脑瘫的上肢和下肢功能、交流和进食的功能子量表的发展。

粗大运动功能分类系统（gross motor function classification system，GMFCS）已设计出来并被广泛应用于脑瘫的下肢功能和移动，它将粗大运动功能及功能性移动能力分为 5 个级别（GMFCS Ⅰ级 – 孩子能够不受明显限制地步行，GMFCS Ⅴ级 – 孩子必须通过轮椅移动或完全辅助）[54]。GMFCS 的应用将脑瘫儿童分为 4 个年龄组（0—2 岁，2—4 岁，4—6 岁，6—12 岁）[55]。手工能力分类系统可用于上肢功能[56]，它也是将孩子的手工能力分为 5 个级别（Ⅰ级 – 儿童能轻松、成功地操作物体；Ⅴ级 – 儿童无法操作物体）[56]。

交流功能分类系统（communication functional classification system，CFCS）也使用类似的 5 级分类法来描述脑瘫儿童和其他发育障碍患者的日常交流表现（Ⅰ级 – 儿童能有效地接受和传达信息；Ⅴ级 – 儿童几乎不能有效地接受和传达信息）[57]。针对脑瘫儿童的吃喝能力分类系统（eating and drinking ability classification system，EDACS）也已发布。EDACS 是一个跟上述类似的功能量表，将脑瘫儿童的饮食功能分为 5 个功能性级别（Ⅰ级 – 安全有效地吃喝；Ⅴ级 – 不能安全地吃或喝—可能考虑管饲提供营养）[58]。

由于这些分类系统使用普遍被接受的术语来

描述儿童的功能限制，因此是评估脑瘫儿童的有用工具。另外，由于大多数已被验证且具有良好的评估者间信度，它们可以作为临床试验和队列治疗研究的结果变量，因此适用于研究。

鉴于脑瘫临床表现的多样性，卫生保健专业人员应综合使用这些分类系统，以及这些分类系统中没有提到的症状描述性说明，以确保对脑瘫儿童的感觉运动和其他特征以及活动限制进行全面的诊断。这种全面的描述在制订治疗计划时确保所有症状都被记录和考虑在内是至关重要的。

五、脑瘫患者的喂养和吞咽障碍

（一）神经控制和适应

现在，我们已经了解了脑瘫的病理生理学和临床表现，可以开始描述这一人群的喂养和吞咽症状，但需谨慎的是这些症状可能因个体和吞咽阶段的不同而大不相同。总的来说，粗大运动功能分级系统（GMFCS）与吞咽障碍的严重程度之间存在着一个正相关关系[59, 60]，表明严重的运动受累与吞咽障碍之间存在着明显的关系。这就是为什么大多数关于脑瘫的吞咽研究都集中在研究中度或重度运动障碍儿童（如 GMFCS 分级为Ⅲ级及以上的儿童）的吞咽和喂养功能[6, 8, 61]。然而，最近的证据支持，吞咽障碍甚至可以在症状较轻的脑瘫儿童中出现（GMFCS Ⅰ～Ⅱ）[59, 62, 63, 64, 65]。

此外，这些年来，我们观察到不同 GMFCS 分级的脑瘫儿童的喂养和吞咽症状有很大差异。例如，对 GMFCS 分级为Ⅴ级的儿童进行评估，观察到其具有中重度的口腔期吞咽障碍，但咽期吞咽功能相对正常的现象并不罕见；同样，在对 GMFCS 分级为Ⅰ级（偏瘫）的儿童的实验中，样本中有 30% 发现了咽期吞咽障碍的迹象(例如，吃饭时频繁咳嗽）[66]。

脑瘫吞咽症状的严重程度和特异性的多样性与脑瘫患者的神经系统受影响的区域有关，也与中枢和外周神经系统适应早期脑损伤的方式有关。在这个领域中，我们了解更多的是健康人的吞咽神经控制的特异性，而不是大脑的适应性，导致了脑瘫这一人群中的吞咽症状看似正常实则深奥。

具体来说，我们已清楚地意识到吞咽不仅仅是一种反射，还涉及复杂的受体、肌肉、神经和大脑之间的协调，并具有自主和随意控制机制[67, 68, 69]。因此，咽期吞咽已经被认为是一种模式化反应（即在脑干触发但受大脑高级中枢调节的反应）[69, 70]。我们进一步确定，这些高级中枢具有相对特异性，大脑皮质对吞咽的口腔期影响更大，皮质下中枢在吞咽时序方面（如喉闭合）更为重要[71]。换句话说，在主要影响皮质下和脑干吞咽区的病变中，咽期受累更为常见，而在更上运动神经元病变中，更多为吞咽的口腔期受累。

除了病损的面积外，病损的类型和范围，以及对病损做出反应而形成的神经可塑性适应也同样重要。不幸的是，到目前为止，这些影响脑瘫吞咽 / 喂养发育的额外因素还没有进行广泛的研究。为了开始探索这一课题，我们的研究团队最近对 19 名单侧痉挛性脑瘫儿童的吞咽相关脑区的容量测定（即脑容量）和静息状态神经活动（即静息时脑区之间的功能联系进行了研究）。我们发现，有吞咽障碍临床症状的单侧脑瘫儿童更多表现出在对侧半球的相关区域之间的功能交流（静息状态功能连接）减少，尽管他们的脑容量与没有吞咽障碍症状的单侧脑瘫儿童相似[72, 73]。这些发现表明，即使在脑容量不变的情况下，如果相关区域之间的功能通讯中断，也可能会观察到不同程度的吞咽障碍。这些初步发现为脑瘫儿童和单侧脑损伤儿童的吞咽相关神经适应提供了第一个证据。这一系列研究的继续是至关重要的，因为它将使我们更好地了解大脑如何适应吞咽功能，并且它有可能为这一吞咽障碍人群开发新的或更好的神经康复治疗靶点。

（二）不同阶段的喂养和吞咽症状

虽然局灶性脑损伤可能影响特定的吞咽器官

或阶段，但在大多数脑瘫病例中，脑损伤影响了多个脑区和脑通路，儿童在一个或多个吞咽阶段（包括口腔前期、口腔期、咽期和食管期）出现吞咽障碍的情况并不少见[61, 62, 74, 75]。在此我们详细描述了每个阶段的吞咽症状，并在表 17–3 中进行了简要的总结。

表 17–3 脑瘫儿童常见吞咽症状

喂养 / 吞咽阶段	症 状
口腔前期	• 体位不良 • 头部控制不良（经常过度伸展） • 无法自行进食或难以自行进食 • 流口水 / 流涎和唾液吞咽频率降低
口腔期	• 吐舌 • 每口进食量减少和食物流出 • 口唇无法闭合 • 口腔感觉过敏 • 呕吐反射亢进 • 流口水 / 流涎 • 强直性咬合反射 • 不成熟的咬和嚼的动作
咽期	• 吞咽启动延迟 • 咽部运动障碍 / 不协调 • 咽部残留 / 多次吞咽 • 隐性误吸 • 环咽肌开放减少
食管期和下消化道症状	• 胃食管反流病 • 食管运动功能障碍 • 胃倾倒综合征 • 便秘 • 其他

1. 口腔前期和症状学

口腔前期是文献中相对较新的一个术语，涉及预期事件，如进食的动机和准备，姿势和体位，以及食物的口中接收，还涉及许多与进食相关的行为[76, 77]。此阶段的吞咽障碍与粗大运动功能发育异常、口咽感觉运动控制发育异常和缺失有关。患有脑瘫的儿童常出现头部和躯干控制能力差和手臂肌肉张力异常[78]，导致经口喂养的体位不理想，难以定位食物位置[79]，部分或完全无法自行进食[6]。此外，口面部的感觉过敏也可能导致口腔接收困难[74]。众所周知，10%～58% 的脑瘫儿童会出现流口水或流涎[80, 81]，这通常是口腔感觉运动功能受损或唾液吞咽不频繁的结果。流口水会使孩子很难在口腔中充分接受食物，并可能影响随后的口咽期吞咽。此外，过度的流口水会增加口腔周围感染的风险，并且聚集的细菌可能发生潜在的误吸风险[75]。这些口腔前期的困难可能会随着脑瘫儿童认知和知觉障碍的出现变得更复杂和具有挑战性[1]。

2. 口腔期和症状学

在口腔期，食物和液体被接受、包含、加工，然后运送到口腔后部。据报道，93.8% 的学龄前儿童有口腔期的吞咽障碍[62]，并被广泛描述，主要是因为在临床上他们很容易被观察到。典型症状，包括口唇无法闭合[82]、每口进食量减少[60]、口腔感知困难[82]、难以从杯子或吸管中喝水[62–83]、吐舌、口腔感觉过敏和超敏反应（如呕吐反射和强直性咬合反射）[74]、不成熟或异常的咬和嚼的动作，可能影响脑瘫儿童的口腔期吞咽功能[62, 84, 85]。这些症状可能导致口腔对食物的接收和控制、舌推送及食物从口腔前部到口腔后部的有效运送等方面出现困难。

3. 咽期和症状学

咽期包括将食物高效协调地从口咽运输到食管的过程，与此同时和食管相邻的气道被良好保护。在脑瘫儿童中，最常见的与咽期有关的症状可能是咽部启动延迟[86]，从而增加了误吸和呼吸道损害的风险[87–91]。弥漫性咽部无力或运动障碍也常有报道，这与咽部残留的增加以及吞咽后误吸风险的增加有关[61, 74]。声音湿润、多次吞咽、呕吐和进食过程中咳嗽也是咽期吞咽障碍的常见症状[66, 75]。有时咽部和食管上括约肌（UES）痉挛增加可能导致 UES 开放减小，进一步降低咽部清除能力。据了解，高达 70% 的重症脑瘫儿童会发生误吸[87, 88]。当误吸发生时，通常是隐性误吸，没有咳嗽或任何其他明显的反应，但可能提示存在感觉、运动或神经受累[61, 91]。

4. 食管期与下消化道症状学（简要）

食管期是吞咽的最后一个阶段，即食物通过食管进入胃的运输过程。胃食管反流病（GERD）

在约 50% 的儿童中报道[92]，可能是脑瘫中最常见的食管紊乱。食管运动功能障碍也经常被报道，可能导致食管反流及进食时和进食后的严重不适[93]。下消化道（GI）的症状也可能对脑瘫儿童经口进食摄取足够营养的动机和能力产生负面作用。

在许多与脑瘫有关的下消化道疾病中，最常见的包括便秘和胃倾倒综合征。便秘与肌肉骨骼异常、下消化道系统神经控制异常和长期制动有关[94]，其常见于重症脑瘫儿童。倾倒综合征是描述食物或液体迅速进入小肠的一系列症状[95]。这种综合征可能导致不适、恶心、反胃、腹泻和嗜睡，也可能影响儿童进食的能力。

六、脑瘫患者的喂食和吞咽评估

（一）跨学科方法

鉴于脑瘫所致吞咽障碍的症状和病理生理学非常复杂，并具有潜在的破坏性后果，对儿童的进食和吞咽功能进行全面彻底的评估至关重要。除了需要注意和量化的特定喂养 / 吞咽缺损，我们还必须考虑个体的总体运动发育、体位、神经发育、沟通能力、其他医学诊断和并发症，以及药物使用，因为这些情况对喂养、吞咽和营养状态都有影响[11, 64, 74]。需要对所有列出的领域进行全面的多学科评估。根据不同的机构，团队成员可能有所不同，但可能的合作者包括神经学家、肺病学家、儿童发育专科医师、胃肠病学家、心理学家、整形外科医师、耳鼻喉科医师、营养师、物理治疗师、职业治疗师、语言病理学家，最重要的是，脑瘫儿童及其家人。患者和家人是重要的团队成员，他们在团队中的重要性不容忽视；他们可以提供关于日常喂养和吞咽挑战的重要见解，以及各种调整策略或建议的治疗方法（喂养策略、定位等）在家中应用的可行性。

（二）评估目的

Strudwick 对神经发育障碍儿童的喂养和吞咽评估的目的进行了描述，在这些目的中，我们认为有两个是主要目的，其余是次要目的[96]。评估的主要目的是评估吞咽的安全性和营养摄入的有效性，并确定呼吸系统受损和生长减慢的潜在危险因素。次要目标（尽管同样重要）包括增加个人的饮食潜力；减少饮食过程中的焦虑和压力；在经口进食不足的情况下，帮助儿童和家人做出明智的喂养选择；制订管理和康复 / 适应计划；对家庭或照顾者宣教有关喂养和吞咽的知识，以及解决脑瘫儿童的家庭成员将面临的困难[96]。通过这些主要目的和次要目的，可以看到全面评估是对“整个患者”进行的吞咽评估。需要注意的是，没有全面的营养评估就不能完成对喂养和吞咽的评估。这些评估的结合将充分反映出脑瘫儿童的健康、生长和发育的各个方面。本章重点介绍与评估喂养和吞咽功能有关的策略，然而，营养评估（由营养师进行）的重要性也不容忽视。

（三）进食和吞咽评估类型

脑瘫的吞咽障碍诊断需要结合临床和仪器评估，以全面评估喂养和吞咽过程，确定功能障碍的部位和治疗目标。

1. 吞咽障碍的临床评估

在吞咽障碍的临床评估中，临床医师会初步确定吞咽障碍的诊断和潜在原因，并决定是否需要通过进一步的仪器评估或转诊获取可充分描述吞咽和喂养障碍的参数[66]。临床评估通常包括病史，吞咽的口咽感觉运动评估，以及临床功能性进食评估（如吞咽唾液、食物和液体时的临床观察）。

2. 病史

对于脑瘫儿童，病史应包括与家庭、医学诊疗（尤其是神经病学）、营养和发育史，以及喂养 / 吞咽和沟通等相关的详细问题[74]。对总体运动技能和坐姿 / 姿势相关的评估（或转介给物理和作业治疗师评估）也是必要的，这些问题可能影响吞咽临床评估执行方式的决策以及未来的治疗计划的制订。

3. 吞咽的口咽感觉运动评估

吞咽的口咽感觉运动评估本质上是详细的脑神经检查，包括口腔、咽、面部和胸部解剖结构检查；检查口咽的运动和感觉神经支配（脑神经）和口咽部相关反射的检查[66]。喂养和吞咽涉及 6 对脑神经[69]。这项检查会引起神经的反应（自发地，通过口头命令或模仿），以洞悉周围神经系统的完整性和中枢神经系统的参与程度。在评估过程中，临床医师还将评估身体姿势控制和调整，呼吸支持，以及吞咽 – 呼吸协调的适当性[66]。对脑瘫患者进行全面的口咽感觉运动评估还应包括婴儿反射检查[74, 96]。超过预期消失时间仍存在的原始反射可以为神经发育延迟或障碍的存在提供有价值的见解。

4. 临床功能性进食评估

临床功能性进食评估包括各种食物和液体的吞咽试验，通常在口咽感觉运动评估后完成，以便临床医师可以注意到某些记录观察到或未观察到的技能，从而评估它们如何延续到实际的进食和吞咽功能。临床功能评估的困难在于，临床医师或机构之间在进食评估方案或数据解释方面均未实现标准化。为了解决这一差异，许多团队寻求标准化儿科临床喂养 / 吞咽评估。这些评估可以减少临床医师的偏见，因此在使相当主观的临床评估标准化方面可能很有价值[66]。换言之，这些评估工具并非没有心理测量的限制[79, 97]。

Benfer 及其同事发表了一篇关于脑瘫儿童喂养和吞咽的标准化评估的综述，介绍了 3 种具有最高的临床效用和相对较好的心理测量特性的标准化临床功能性喂养 / 吞咽评估工具[97]。这 3 种评估工具分别是吞咽障碍问卷调查（dysphagia disorder survey，DDS）[79]，口腔运动评估表（schedule for oral motor assessment，SOMA）[98]，以及语前评估量表（pre-speech assessment scale，PSAS）[99]。表 17–4 列出了每种评估工具的主要特征及其心理测量特性的定性总结。

5. 仪器评估

临床评估提供了有关喂养和吞咽行为的有用信息，但仅限于临床上可以观察到的信息，因此不能提供有关咽期和食管期的足够信息[66]。当口咽期吞咽障碍尚未通过临床评估充分识别，且无法做出治疗决定时，此时有必要进行仪器评估。

Arvedson 提出[74]，可以使用以下 4 个标准来确定是否需要对脑瘫儿童进行仪器评估：①误吸的风险（通过病史或临床评估获得）；②吸入性肺炎的既往病史；③可疑的咽部或喉部问题；④声音质量湿润 / 汩汩声。除了以上标准，还应

表 17–4 3 种适用脑瘫儿童的标准化临床喂养和吞咽评估工具的对比摘要

评估工具	目标人群	目的：评价型 a 或识别型 b	可靠性	敏感性 / 特异性	有效性	是否需要培训
吞咽障碍问卷调查（DDS）[79]	有发育障碍的儿童和成人	评价型[97]	评估者内：良好 评估者间：中等好[63, 79, 100]	灵敏度：高 特异性：低至中等[63, 79, 97]	内容丰富，一致性强，识别性强[79, 97]	需要培训和认证
口腔运动评估表（SOMA）[98]	NOFT 和 CP（10—42 月龄）[97]	识别型[97]	评估者内：高 评估者间：高[97]	敏感性：低至中等 特异性：高[63, 97]	内容丰富，一致性有限，识别性有限[97]	需要培训和认证
语前评估量表（PSAS）[99]	CP 和神经功能障碍（3—13 岁）[97]	评价型[97]	评估者内：中度 评估者间：中度[63, 97]	敏感性：高 特异性：中等[63, 97]	内容适中，没有针对一致性或识别性的研究[97]	不需要培训，仅自学

CP. 脑瘫；NOFT. 非器质性发育停滞。a. 评价型评估：旨在识别特定的口腔感觉运动技能方面的偏差。b. 识别型评估：旨在将口咽性吞咽障碍的婴儿与具有典型口腔感觉运动技能的婴儿区分

重点关注以下情况，包括发育不良（体重增加和生长）、反复呼吸道感染史、其他误吸的临床症状（如频繁清嗓、咳嗽或呕吐），以及儿童对仪器评估的耐受能力，以便获得准确的信息。

吞咽功能的仪器评估有数种，但在儿童吞咽障碍中，最被广泛接受的两种仪器评估是吞咽造影检查（VFSS）和喉镜吞咽检查（FEES）。VFSS 是一种实时动态放射学评估，被认为是评估吞咽生物力学和气道安全性的金标准 [66]，它经常被用于评估脑瘫儿童。这种方法的主要优点是可以观察到吞咽的各个阶段，评估各阶段的时序性、生物力学、食团的流动与清除、描述病理发现（例如误吸和渗透）的发生，以及发生的可能生理原因 [101]。VFSS 的主要局限性在于受辐射暴露、检查持续时间短、使用钡剂，以及检查环境对儿童不友好。FEES 使用可弯曲的鼻咽镜通过鼻子插入口咽，以查看咽和喉的解剖结构，选择性检查咽部吞咽情况 [102]。与 VFSS 相比，FEES 具有多个优点，它是无辐射的，可以在更长的时间内完成，并且使用真正的食物（不是钡剂）[102]。但是，它具有微创性，因此对于患有严重运动障碍的患者（如某些脑瘫儿童的情况）可能具有挑战性。此外，在吞咽的咽期，会出现完全的白屏，会阻碍对口咽局部的观察，从而限制了所提供的信息。使用 FEES 时，口腔期和食管期也不可被观察到。总体而言，这两种仪器对脑瘫儿童吞咽功能评估都是有价值的。首选哪种仪器评估取决于孩子当前的饮食 / 喂养状况、呼吸情况、运动障碍状况和症状，以及先前在非仪器的临床评估中所发现的临床问题。

值得注意的是，一些侵入性较小的仪器评估也可用于吞咽障碍儿童的吞咽功能评估，但是相关的使用和临床应用证据有限。这些仪器评估包括表面肌电图、超声检查和颈部听诊。表面肌电图可提供（吞咽）任务期间各组肌肉的电活动信息，因此可提供有关咀嚼和吞咽的周围神经生理学的信息；但是，它在脑瘫中的应用仅限于研究工作 [103, 104]。同样，超声检查主要用于评估胎儿和婴儿的吮吸情况 [105, 106]，并为口腔和发音活动提供反馈 [107]。颈部听诊是将听诊器放置在甲状软骨切迹（喉结）的侧面，临床医师可听取吞咽前、吞咽中及吞咽后的吞咽声和呼吸声 [96]。尽管这种工具易于使用且经济实惠，但它在咽期吞咽生理的评估一直受到质疑 [108]。最近的一项随机对照试验对使用颈部听诊作为提高预测儿童误吸可靠性的临床吞咽评估的辅助手段进行研究 [109]，结果显示，与仅进行临床评估相比，使用颈部听诊作为临床评估的辅助手段将预测误吸的灵敏度提高约 20%，但仅使用颈部听诊不足以预测误吸 [109]。

6. 父母报告量表

最近，人们越来越认识到，患者和父母的报告量表可以提供与患者营养、喂养能力及功能相关的有用信息。尽管父母可能不具备与临床医师相同的技术专长，但他们是自己孩子的专家，他们的意见对全面评估至关重要。一些父母报告量表已经出现。虽然没有专门为患有脑瘫儿童设计的量表，但其中一些量表可用于这一人群（表 17–5）。

表 17–5　关于喂养 / 吞咽的父母报告量表

父母报告评估	目标人群	评估目的
儿科重度喂养问题评估量表（pediatric assessment scale for severe feeding problems，PASSFP）[110]	伴有多种临床情况的管饲儿童	评估管饲儿童的经口喂养技能发育情况
喂养 / 吞咽影响调查（feeding/swallowing impact survey，FS–IS）[111]	基于医学的喂养 / 吞咽障碍儿童	评估喂养 / 吞咽问题对照顾者的影响
流涎影响量表（drooling impact scale，DIS）[112]	存在发育性残疾的儿童	评估基于流涎对儿童、父母及照顾者影响，评估唾液控制干预的结果

病例介绍第二部分：吞咽评估

如前报道，GL 是一名 2 岁 7 个月大的男孩，被诊断患有严重的混合痉挛型 / 手足徐动型脑瘫（GMFCS Ⅴ级），他不能独立行走和坐，头部和躯干控制不良和肢体不自主运动。尽管他的语言发展严重滞后，但他能够理解简单的命令。关于喂食和吞咽，他目前使用稀流质（使用吸管杯）和半固体（捣碎的泥状食物），不能独立进食。尚未进食固体食物，他没有呼吸道感染的病史，但是他的父母报告表明在喂养期间经常咳嗽和呕吐。和同龄的脑瘫儿童比起来，他的体重 / 身高处于他这个年龄脑瘫儿童 20% 的水平。

接下来要考虑的合理步骤是我们评估他的喂养和吞咽技能。请思考本章最后提出的问题，应用从本节获得的知识。

七、脑瘫患者的进食与吞咽管理

多年来流行的观点是，与脑瘫相关的喂养和吞咽障碍通常是慢性的，且对治疗干预反应相对较慢。因此，喂养和吞咽在这一人群中并没有得到太多的关注，大约 2/3 的父母说，他们的孩子从来没有进行过吞咽或饮食评估 [113]。但值得庆幸的是，时代在改变。神经科学和发育的研究正在进步，我们开始发现，我们曾经认为是长期受损和一成不变的大脑，可能比我们想象的更活跃、更能适应环境 [73, 100, 114, 115]。

考虑到这一点，脑瘫儿童的主要喂养 / 吞咽管理目标是优化儿童及其家庭成员的健康状态和生活质量。健康和安全再次被优先考虑，其主要目的是尽量减少或消除误吸、呛咳和呼吸道感染，并优化营养和水合作用。其次，临床医师还应该通过改善吞咽技能和利用发育神经可塑性来最大限度地提高儿童的饮食技能 [66]。再次强调，在吞咽障碍评估中，要完全达成这些管理目标需要团队合作，不同程度的研究证据认为代偿和康复相结合的策略有利于这些目标的达成。

（一）代偿性策略

代偿性策略是对吞咽症状进行代偿的一种干预措施，不涉及潜在的生理学问题，而且只有暂时的效果 [116]。此外，为了提高饮食技能，儿童和成人在进行新的或具有挑战性的饮食任务时，也可采用补偿性干预措施 [66, 117]。对于患有 CP 伴吞咽障碍的儿童，最常见的代偿策略，包括坐姿和体位的推荐、饮食的调整、环境和喂养的适应、适应性的经口进食、喂养设备及管饲。接下来将讨论这些策略和现有的证据。

1. 坐姿和体位

合适的坐姿和体位对于所有儿童尤其是脑瘫儿童的饮食发展都是至关重要的 [118, 119]。有几种体位策略，如头部、颈部、躯干的稳定和颈部的屈曲，可以提高这些儿童的饮食技能 [78]。这方面的证据很少，主要来自小规模的队列研究或病例报道。具体地说，在一项对 5 名四肢瘫脑瘫儿童的研究中，我们发现 30° 仰卧位并保持颈部屈曲可以降低 5 名患者的误吸发生率 [118]。此外，一项对 14 名脑瘫儿童行造影检查的研究显示，半卧位对口腔期吞咽障碍儿童更有帮助，而直立（直立位）对咽期吞咽障碍儿童更有帮助 [120]。最后，另一项小范围研究包括 15 名伴有喂养困难的脑瘫儿童，他们被安装了一种特殊的可调式胸腰骶矫形器，为期数月到数年。这些儿童的父母在基线和矫正器应用结束时（每个受试者都有不同的情况），完成了一份关于几种喂养 / 吞咽行为的调查问卷。家长的报告结果显示，15 名儿童中有 14 名儿童在饮食技能上有所提高，13 名儿童在接受不同质地食物的能力上有所提高，11 名儿童在进食速度上有所提高 [121]。尽管本研究报告了积极的结果，但由于方法的局限性，包括使用家长报告的测评方法而不是直接的评估方法，限制了我们使用这一特定装置对喂养结果的影响得出结论。

上述的研究尽管代表较低水平的研究证据，强调体位适应性可能影响脑瘫儿童喂养和吞咽行为。值得注意的是，已经发现功能性坐姿能够减少脑瘫儿童的异常运动[122, 123]，增加手和手臂的协调，同样也推荐在喂养过程中应用。这个体位包括坐在一个前倾且有靠背的座位上，这可以很好地支撑骨盆和身体，前臂支撑在前表面，脚稳定在支撑表面[122]。

2. 食物的调整

在儿童吞咽障碍中，食物和液体黏度、口味、温度和质地的调整，如将液体增稠、将固体磨碎，可作为一种功能缺陷的代偿策略，也是改善感觉运动耐受性和发展技能的干预措施[66]。对于儿童，这些调整通常是依靠使用食品添加剂（更常见）或商用增稠剂来完成的[124]。

食物调整对脑瘫儿童吞咽安全性和吞咽行为影响的证据也很有限。在一个对 67 名脑瘫儿童和 64 名健康对照者的研究中[124]，调查人员（通过视频录像）观察这些孩子的行为，发现伴有严重吞咽障碍的脑瘫儿童进食煮软的土豆与进食土豆泥相比，表现出更长的进食时间和更多的误吸迹象（如咳嗽），土豆泥可能对这些患者更安全。在另一项研究中，研究人员对 8 名四肢瘫痪的年轻脑瘫患者和 13 名健康对照者进行了呼吸 - 吞咽模式的检测，通过呼吸描记法和声学方法，同时让他们摄入不同黏度的液体和布丁[125]。结果显示，与对照组相比，进食较稀液体后，脑瘫患者组更容易出现不安全的吞咽后呼吸模式（即吞咽后呼吸）[125]，但这种情况在进食较稠液体或布丁时并不明显[125]。作者认为，较稠液体可能诱发脑瘫患者更安全的呼吸 - 吞咽协调；然而，他们强调他们的发现还只是初步的。

在回顾这两项研究时可以看到，用于评估吞咽行为的有限样本量和用于吞咽行为评估的仪器程序明显不足限制了科学结论或临床结论的产生，这就强调了在这一领域进行更多和更严格研究的必要性。然而，饮食调整是脑瘫患者经常使用的一种代偿策略，由于缺乏高水平的研究证据，临床医师被提醒要批判性地运用他们的临床判断，并在决定是否需要使用这些干预措施之前考虑各种因素。具体地说，我们鼓励临床医师考虑改变文中的多学科团队（与营养师和医师）密切合作，然后仔细检查这些因素，如口腔前期和口腔准备期的耐受性、口咽部的技能和其他能力，包括在吞咽过程的气道保护能力、食管蠕动的问题，以及对营养和水分的要求。

3. 环境与喂养适应

根据一些临床报道，环境和喂养的适应在促进儿童和成人神经性吞咽障碍的功能性进食和吞咽方面是有用的。常见的环境适应包括监控和协助喂食过程，鼓励 / 允许独立进食，调节环境的声音和视觉复杂性（如关掉电视），保持熟悉感，建立最佳进食时间，保持环境温和[126]。常见的进食适应包括改变每口量的大小、进食的速度、鼓励多次吞咽，以及固体与液体的交替食用。据我们所知，目前还没有系统的研究来证明这些适应性变化对脑瘫儿童的喂养和吞咽表现的影响。

4. 适应口腔和喂养的设备

目前，已有口腔器具和喂养专用设备可在脑瘫儿童身上应用，其中，最被熟识的可能是 Innsbruck 感觉运动激活调节器（Innsbruck sensorimotor activator and regulator，ISMAR）[127]。ISMAR 装置是一种促进感觉运动刺激和练习的口腔内装置。使用 ISMAR 进行了两项临床试验；一项试验由 20 名脑瘫儿童使用这一装置 6 个月与使用 12 个月进行比较[128]。另外一个试验同样是纳入 20 名脑瘫儿童，使用 ISMAR 12 个月与使用标准的康复治疗 6 个月后再使用 ISMAR 装置 6 个月进行比较[129]。两项研究报告均表示，使用这一设备（特别是 12 个月的那项研究）使得口腔运动技能、下颌稳定性和口腔运动控制得到了改善，且作者发现这进一步改善了坐位时的姿势控制[129]。一些病例系列也报道了 ISMAR 应用于脑瘫儿童后积极的口腔运动结果[127, 130]。然而，在一项更早的观察性队列研究中，对 71 名使用类似口腔器具的脑瘫儿童进行了研究，结果显示其口腔运动功能没有显著改善[131]。

除了口腔器具外，支持吞咽的专门喂养装置和设备可能还包括专用的勺子、杯子和吸管，以及可用于提高食物的口腔接受度和调节 / 标准化食团大小和呈现率的电动喂食器。关于此类装置和设备，对脑瘫儿童喂养和吞咽的影响的研究同样有限。一项小规模的队列研究显示，对患有严重脑瘫和吞咽障碍的儿童，使用电动喂食器与由护理人员喂食的对比表明，使用电动喂食器更有利于维持体重，但会降低进食效率[132]。

5. 经管喂食

Arvedson 指出，“对所有脑瘫儿童来说，完全经口喂养不是一个现实的目标，我们的喂养目标应该是在生理上可行且符合儿童及其家庭的社会状况”[74]。如果无法选择完全经口喂养（如伴有严重吞咽障碍的脑瘫儿童），可以采用胃造瘘或空肠造瘘管喂养[6, 133]。大多数关于管饲影响的证据也来自于观察性队列研究，但有几个方法上的局限性。从这些研究中我们知道，在伴有营养不良的严重脑瘫儿童中，管饲常见的一个积极性结果是体重增加[133, 134]。同样，也有报道指出，与经口进食相比，管饲可减少脑瘫儿童肺部感染[135]。然而，儿童及其家庭成员在生活质量和健康相关方面的结果各不相同[11, 136-138]。与之前讨论的许多干预措施一样，迄今为止还没有进行过关于管饲与经口进食对脑瘫儿童影响的随机对照试验[139]，现有的有限证据显示，管饲对某些结果有潜在的积极影响，但对其他结果没有定论。鉴于医疗复杂性、医疗保健和与管饲相关的个人成本，迫切需要对这一主题进行精心设计的大规模随机对照试验。

在管饲作为一种治疗选择的情况下，对吞咽障碍的治疗需要做出一些特殊的考虑。具体来说，决定管饲和从管饲到经口喂养的转变过程将由团队确定，这个团队包括营养师、语言执业医师和发育儿科医师[140]。此外，需要考虑的事项包括管饲时间表和类型，包括儿童的家庭和课堂膳食，以及如果完全经口喂养不安全，至少可通过治疗性喂养为儿童提供品尝美味和体验进食愉悦感的可能性[140, 141]。

（二）脑瘫吞咽障碍的康复治疗

康复策略包括旨在改善或帮助儿童获得潜在的神经肌肉和神经生理学要素，以及功能性吞咽所必需的技能。类似于代偿性策略，对这一人群使用康复干预措施的证据是有限的。接下来，我们将讨论用于治疗有喂养和吞咽障碍的脑瘫儿童的主要干预措施及其背后的证据。

1. 口腔感觉运动治疗

口腔感觉运动治疗包括各种各样的感觉刺激和口腔运动策略，用于抑制或兴奋神经肌肉功能。根据 Clark 的说法[142]，这些治疗方法可以分为主动训练、被动训练和感觉应用技术。主动训练包括以力量、伸展和肌肉运动范围为目标的运动；被动训练包括按摩、振动、刺激、刷拭、抚摸、轻拍或被动活动范围；感觉应用技术包括对肌肉组织使用热、冷、电刺激或其他因素[142]。这些技术广泛应用于脑瘫儿童吞咽障碍的管理。一个近期的关于这些技术在儿童吞咽障碍管理中的治疗作用的系统性回顾选取了 16 项使用各种口腔感觉运动疗法治疗吞咽障碍儿童（患有脑瘫或其他诊断疾病）的研究[143]，这篇综述揭示了这些研究中大部分都存在一些方法学上的挑战，或小或充其量是中等影响（许多是案例系列或案例研究），且结果往往相互矛盾。作者的结论是，目前还没有足够的证据支持这些口腔感觉运动干预措施对儿童吞咽障碍的治疗效果，还需要更多的研究[143]。

2. 神经肌肉电刺激

在过去的 15 年，神经肌肉电刺激（NMES）成为一种受欢迎的吞咽障碍治疗方法。颏下和（或）舌骨上肌的神经肌肉电刺激通过表面电极对神经进行低电流刺激，从而使颈部区域产生感觉反应或肌肉收缩。关于神经肌肉电刺激对儿童吞咽和喂养行为影响的研究非常有限。在对 93 名（不同病因的）吞咽障碍儿童的 VFSS 研究的回顾性分析中，其中一半接受了神经肌肉电刺激治疗方案，另一半接受了传统的口腔感觉运动治疗和食物调整，结果显示2组患者均从各自的治疗中获益[144]。尽管这些发现是有限的且很大程度上是中立的，但在一些临床医师用于儿童和成人的治疗中，神经肌肉电刺激仍然是一种受欢迎的物理疗法。目前的研究旨在帮助我们更好地了解最佳的情况，诊断和通过这一物理疗法受益的患者群体，并获取更多关于在不久的将来脑瘫儿童对这种物理疗法可能产生的康复潜力的信息。

3. 运动学习策略和神经可塑性原则

近年来，运用运动学习策略[145]和经验依赖的脑可塑性原理[146]进行的技能训练被引入吞咽障碍的实践和研究中[11, 147–150]。事实上，对于脑瘫儿童来说，技能训练可能是一个更好的治疗目标，因为他们的力量可能是足够的（甚至是增加的，如高张力型），但他们的技能、协调和准确性往往降低或不正常。Sheppard报告说，当运动学习的原则（例如，系统的运动学习使用阻塞练习还是随机练习，内部和外部反馈，学习的特殊性，最大限度的练习机会等）持续应用时，口咽吞咽的技能习得会更有效[149, 151]。也有理论认为，经验依赖的大脑可塑性原则在康复治疗中的应用（例如"用进废退"原则，特异性、强度和重复性原则，显著性原则等）[146]可提高神经源性患者的康复潜能。结合运动学习策略和神经可塑性原则（有些本质上是相互关联的）能够最大限度地发挥训练的效果，以获得或提高特定的运动技能和能力，并鼓励性能的保持[146, 149, 152]。

在吞咽方面，最近的一项病例报道研究表明，在使用神经可塑性原则的同时，系统的应用强化和系统的运动学习方法，可以显著改善成人神经性吞咽障碍患者的功能性吞咽结果[117]。其他针对成人吞咽障碍使用运动学习层次的治疗方案也开始出现[148, 150]。虽然使用该方法处理脑瘫吞咽障碍的具体方案尚未制订，但该方法的临床应用有可能影响运动学习结果和吞咽技能。然而，对于患有CP的儿童，在训练进食技能时应特别注意，因为他们的营养、生长和呼吸损害的风险可能很高[74]。

病例介绍第三部分：处理

GL进行了全面的吞咽评估，包括口咽感觉运动评估和VFSS检查。喂食时，母亲将婴儿放在腿上（与在家时一样），并将婴儿的头部稍稍向后伸展。在所有喂养尝试中使用的器具包括在家里使用的器具（吸管杯，奶嘴勺子），和一个广口的杯子。评估包括稀流质、花蜜样浓流质和半固体（布丁）稠度。临床评估为需要通过母亲最大的帮助以减少头和躯干的姿势控制，口面肌张力普遍低下，在休息时张嘴，没有了原始反射（除了呕吐），舌的活动度减少。此外通过吞咽造影可观察到由于唇闭合减少、口腔控制减少而导致食物频繁从口腔前部（各种黏稠度）流出，吐舌，无咀嚼能力，使用广口的杯子可引出杯饮技巧，进食稀流质时咽期吞咽轻微延迟，进食较稠的液体和半固体会厌谷有轻度的残留，舌骨喉复合体位移充分，并在检查的全过程中没有出现任何的渗漏或者误吸。

根据这些信息以及您从上述描述中对GL的了解，请思考本章最后提出的问题，并应用从本节获得的知识。

八、结语

进食和吞咽障碍在脑瘫儿童中很常见，在吞咽的任何阶段都可能表现为感觉运动障碍。对喂养和吞咽障碍的最佳评估和治疗需要多学科团队的协调努力，以最大限度地发挥这些儿童充分生长和发育的潜力。对口咽吞咽障碍的干预措施包括几种代偿性和康复性策略，但遗憾的是，目前的研究证据有限。虽然还需要更多的研究，但代偿策略应作为获得和改善口咽吞咽技能的基石。

虽然脑瘫曾被认为是具有很少康复潜能的稳定状态，但我们现在知道，脑瘫儿童的大脑比此前认为的更具备可塑性，我们应该为这些孩子探索新的吞咽困难吞咽障碍康复方法，给他们改善生活质量的机会。为了进一步提高治疗效果和学习效果，使用由运动学习和神经可塑性驱动的方法作为治疗策略似乎是一项有前途的临床和研究工作，未来值得在这一人群中进行研究。

习　题

1. 根据本章所提供的资料，并考虑到您有进行吞咽的标准化功能临床评估的专业知识和培训，要描述 / 定义该儿童的口腔感觉运动功能，使用以下哪项评估最合适？

A. 口腔运动评估时间表（SOMA）

B. 吞咽障碍问卷调查（DDS）

C. 语前评估量表（PSAS）

D. 以上皆不是；没有标准化的评估用于脑瘫儿童的吞咽功能临床评估

2. 根据本章提供的信息，你是否会继续为这个孩子完成一个仪器评估？

A. 是，我将继续完成 FEES

B. 不是，因为孩子没有肺炎病史，所以我的建议仅以临床评估为基础

C. 是，我会继续完成 VFSS

D. 是，我会继续使用超声波，以减少辐射暴露，提高安全性，因为患者可能会出现不可预知的活动

3. 在下列代偿策略中，下列哪一种方法可能最适合（并且是基于证据的）解决 GL 的口咽吞咽障碍？

A. 增稠液体

B. 在喂养期间使用 Myhr 和 von Wendt（1991）提出的姿势建议改进进食姿势

C. 管饲替代经口喂养（考虑到他的低百分位数）

D. 使用吸管杯（仅）饮用

4. 如果你决定让 GL 参加一个基于运动学习方法的运动吞咽训练项目，根据他目前的技能水平，你会首选以下哪一种功能性吞咽技能来提高或帮助他？

A. 杯饮技巧

B. 咀嚼

C. 闭唇

D. 减少吐舌 / 舌外推力

答案和解释

1. 正确答案：（B）吞咽障碍问卷调查（DDS）。

DDS 是一种评价性评估，旨在识别特定的口腔感觉运动功能偏差。（A）错误，因为 SOMA 是一种有区别的评估工具，这意味着它的目的是识别有吞咽障碍的儿童和没有吞咽障碍的儿童，而不是描述具体的偏差。（C）错误，因为 PSAS 是为 3—13 岁儿童设计的；GL 不到 3 岁。（D）错误，因为有一些（少数）标准化的吞咽功能临床评估。

2. 正确答案：（C）是，我会继续完成 VFSS。

该儿童出现咽部吞咽障碍和误吸的临床症状（呕吐、频繁咳嗽），其年龄为 CP 的儿童体重 / 身高的百分位比较低；因此应保证进行全面的仪器性吞咽评估。VFSS 将提供所有吞咽阶段的生物力学和生理学方面的信息，并将帮助全面指导治疗决策。（A）错误，因为这名儿童表现为头部和躯干控制能力减弱和手足运动迟缓；因此，FEES 的使用可能增加不可预测的运动所带来的损害风险。（B）错误，因为没有诊断为肺炎并不意味着该儿童没有吞咽障碍，而吞咽障碍如果存在，将来可能会增加呼吸道感染的可能性。该儿童在吃饭时咳嗽和呕吐，其体重 / 身高的百分位比较低；因此，仪器评估是必要的。（D）错误，因为超声还不是评价口咽吞咽障碍的可靠或全面的手段。

3. 正确答案：（B）在喂养期间使用 Myhr 和 Von Wendt（1991）提出的姿势建议改进进食姿势。

孩子表现出躯干和头部的稳定性问题，这可能是导致他进食和吞咽困难的原因。改善的姿势

将稳定孩子的身体，并可能改善他的喂养行为。（A）错误，因为这个孩子没有出现渗漏或吸入稀液体。他表现出轻微的咽部延迟，但尽管在研究期间定位不良，他没有渗漏或误吸。因此，没有吞咽造影的证据表明我们需要改变他的液体摄入量。（C）错误，因为这个孩子有一个相对安全的咽期吞咽，可以安全地通过口腔进食液体和半固体。虽然他的体重 / 身高百分位数相对较低，但在考虑管饲之前，应先考虑其他策略（如改善体位和在饮食中添加营养补充）和管理方案。（D）错误，因为 GL 使用广口杯可引出杯饮技能；因此，需要引进和加强使用开口杯，尽管可能需要继续使用吸管杯进行常规补水，要直到杯子的饮用技能完全发展。

4. 正确答案：（A）杯饮技巧。

GL 已经呈现出从开口杯中喝水的新技能；因此，提高这些技能将是合乎逻辑的下一步。（B）不正确，因为他当时没有任何咀嚼技巧；在发展和练习咀嚼技能之前，可能需要一些前兆策略（例如，舌侧化、口腔刺激技术和口腔清除技能）。（C）不正确，因为他的低张力可能导致唇闭合问题；考虑到这种神经学特征，使用运动学习层次来训练唇部闭合可能会很有挑战性，而且需要更多的时间。（D）不正确，因为舌外推力也是一种神经体征，在进食的环境之外，不容易通过运动学习层次来控制食物。

第 18 章　基于行为的喂养问题

Behaviorally Based Feeding Problems

Kay A. Toomey　Erin Sundseth Ross　著

罗子芮　译

本章概要

行为喂养障碍是典型的喂养问题，似乎没有直接的医学病因。然而，研究表明 80%～98% 喂养障碍儿童的进食困难与其身体和行为因素有关。治疗方法因作为喂养方案基础的理论方法不同而各异。本章将“行为喂养障碍”定义为一种习得性回避行为，通常是由于疾病或功能缺陷产生的厌恶性体验。这种厌恶性体验不一定是持续性的，也可能是既往发生的。已明确 7 个功能领域是发展恰当喂养技能的基础。餐时的适应不良行为被重新解释为儿童能力缺乏导致的习得性回避行为。经典和操作性条件反射的学习理论是所有治疗方法包括喂养治疗的基础，此外，正性（应用）和负性（移除）行为治疗，以及强化（增加）或惩罚（减少）技术也常用于喂养治疗。尽管这些治疗方法有效，但对每个儿童采用个体化的治疗方案疗效更佳。我们将阐述各种治疗方法的优缺点，以利于治疗师在治疗每个患儿时进行最佳的选择。

关键词

障碍，发育，吃，营养，习得性回避，行为，感觉，口腔运动

学习目标

- 列出与进食过程有关的 7 个功能领域。
- 描述形成联想学习的经典条件反射原理，以及它对进食的作用。
- 掌握正性强化、负性强化与惩罚操作性条件反射的定义。
- 讨论改变喂养行为的主要操作性条件反射（正性强化和负性强化）的优缺点。
- 描述经典条件反射策略系统脱敏疗法和冲击疗法在喂养治疗方面的差异。

一、概述

行为性喂养障碍通常是指医学病因尚未明确的儿童喂养困难。过去，它常被称为非器质性发育停滞（failure to thrive）。但是“发育停滞”不能完全解释患儿的喂养障碍。原因之一是部分儿童从体重的角度看生长或发育没问题，但他们吃的食物种类不全面（如食物受限）。此外，有些

患儿完全不能经口进食，而需通过管饲摄取营养（如非经口进食）。尽管从体重的角度来看，这些患儿发育正常，但他们不能坐下来和家人一起用餐。另一方面，还有些患儿体重增加困难，但他们在其他领域（如社交技能、认知、学术、情绪控制）发展正常。“发育停滞”一词常被患儿的照顾者认为是带有惩罚性和批判性色彩，因此，该定义而后被取消。2001 年，Crist 和 Napier-Phillips 提出了一个新的概念，即生物 – 心理 – 社会模型，是指生理、行为和社会因素均可能导致喂养困难 [1]。

喂养障碍的病因复杂且是多因素的，包括医疗、发育 / 技能、环境、营养和学习因素。除了解决技能缺陷外，喂养治疗计划还采用学习理论和行为改变策略的原则，成功地使患儿的热量摄入增加、食谱扩大。经典和操作性条件反射原理都被用来改善进食行为和能量消耗。治疗成功的关键是充分掌握这些原理，根据患儿的需求选择最佳的治疗方案，方能达到治疗目的。

虽然部分患儿可能因器官系统或疾病问题（器质性）导致发育迟缓，但是还有很多患儿因发育问题导致发育迟缓或不能进食适龄的食物。这些发育问题更常是拒食的病因。医学、生理、行为综合因素引起拒食的患病率为 78%～97.5% [2-4]。当进食任务太难，或缺乏必需的功能时，患儿常会逐渐形成拒食的行为。患有轻度器质性疾病的儿童可能会出现发育不良，这并非因为疾病影响了新陈代谢，而是患儿因此变得难以喂养 [5]。此外，患某些疾病（如胃食管反流病）的患儿进食受影响，是因为进食产生疼痛或不适，导致其逐渐停止进食。这反过来给患儿的照顾者带来很大的压力，因为他们对疾病缺乏了解，也不明白患儿为何拒绝进食。甚至，当医学因素被解决之后，患儿仍可能保留这种习得性回避行为。有时，因为患儿还不明白进食不再疼痛或困难时，仍会拒绝进食。还有些情况是，医学问题可能直接影响患儿达到学习进食各种适龄食品的重要发育阶段。喂养问题常由多种因素导致，器质性和非器质性这种二分法的障碍分类不能提供一个体系，来完整地表示与喂养困难有关的医学问题、家庭系统和行为困难之间的复杂关系 [6]。本章主要针对如下患儿：①已经认识到进食困难或疼痛，现在需要打消这种念头；②从流质到有质地的食物的进食技能发育迟缓，从而使用不良适应行为拒绝进食。

二、病例介绍（第一部分）

Jonathan 在孕 27 周时出生，在产房里即留置胃管。在母乳喂养开始阶段就表现出吸吮 – 吞咽 – 呼吸协调障碍，因此从未能够进行母乳喂养。Jonathan 的颅脑超声未见异常，但在新生儿重症监护室（NICU）被诊断出胃食管反流。在出院前 Jonathan 都未能摄入足够量的母乳，因此只能留置鼻胃管（nasogastric，NG）出院。出院时，他只能喝一瓶奶，仅能满足 20% 的营养需求。出院后，对 Jonathan 进行了口腔刺激以促进他对奶瓶的接受度，但他变得越来越抗拒，最终拒绝尝试任何口味、气味和安抚奶嘴。Jonathan 在 2 月龄时被转介给一位喂养治疗师，以期解决他的拒食问题。3 月龄时，医师为 Jonathan 进行了经皮胃造瘘术（percutaneous endoscopic gastrostomy，PEG）。他有规律地接受了 16 个月的喂养康复治疗，但营养摄入仍 100% 依赖于管饲。此时，他的医学问题已被解决，不需要吸氧，也有了正常的吞咽技能。尽管 Jonathan 被诊断为患有胃食管反流病（GERD），但他不再有胃食管反流症状，也不再经常呕吐，不需要进行医疗干预。Jonathan 的拒食考虑是行为障碍，因为尽管他能够安全地吞咽，但不会将食物送入嘴里。在 18 月龄时，他被转介到一家多学科的喂养诊所，以解决他的行为喂养问题，并计划拔除胃造瘘管。

三、患病率

儿童喂养障碍是指包括摄食量不足、生长缓

慢和饮食品种不足等在内的一系列障碍。很多患有严重医学并发症的儿童需要管饲代偿以获得充足的营养来保证生长。在一项关于 1997—2009 年美国儿童住院患者的研究中，2009 年 1 岁以内的婴儿胃造瘘管（不论是外科手术或经皮造瘘）放置率达 173/100 000 [7]，而儿童的放置率为 18.5/100 000。然而，很多学步幼儿和幼童的家长认为孩子挑食，饮食缺乏多样性。在一项对 4000 多名儿童进行的纵向研究中，挑食的患病率因年龄而异，18 月龄的儿童中有 26.5% 报告挑食，3 岁时上升到 27.6%，6 岁时下降到 13.2% [8]。然而，在同一项研究中，4% 的儿童在 3 个年龄段都存在挑食，55% 的儿童从未被父母认为挑食。在存在发育障碍的儿童中，挑食的患病率更高。2/3 自闭症（autism spectrum disorders，ASDs）患儿的家长抱怨孩子的饮食种类太少，就餐行为困难 [9]。在 349 名接受喂养评估的儿童中，自闭症儿童中有 93% 食物范围有限；唐氏综合征儿童中有 45% 拒绝某些质地的食物 [2]。很多后来就诊于喂养诊所的患儿，通常表现为第一年不能顺利地适应食物种类（如流质、果泥、可溶性食物、餐桌食物、软质需要咀嚼的食物等）的变化 [10]。食物种类不足可能由于吞咽力学障碍、对食物的质地或口味反应过度，或由于其他原因而养成的偏好。患儿如果没有现存的，或某种明显的医学问题，常被认为是行为喂养障碍。会说话的孩子，或者看起来发育正常的孩子，可能会有潜在的功能缺陷影响他们的进食。例如，进食需要舌和（或）下颌的横向运动，而说话只需要舌和（或）下颌的垂直运动。一项对 47 名诊断为“非器质性发育停滞”患儿的研究表明，1/3 以上存在口腔运动障碍的患儿未能被明确诊断 [11]。无论是对需要管饲还是饮食受限的患儿，选择治疗方案的关键都在于对喂养障碍的根本原因进行全面评估。

四、喂养评估模型

为了更好地理解喂养障碍的复杂性，需要一个考虑到整个儿童（包括家庭系统）的模型。每次遇到喂养困难的患儿，我们需要对 7 个功能领域进行评估并解决它们。

1. 器官系统 / 医学诊断
2. 运动 / 肌肉系统（包括口腔运动功能）
3. 感觉系统
4. 学习（他们过去学到了什么，学习方式和学习能力）
5. 发展 / 认知阶段
6. 营养状态
7. 环境

儿童正常进食需要上述 7 个领域发挥功能，且各领域间相互协调。因此，当患儿不能进食时，最有效地是将进食困难概念化，这种困难是生理和发育异常的表现，即“冰山一角”（图 18–1）。只有当生理或技能缺陷得到解决，患儿拒绝进食的行为才能完全获得纠正。

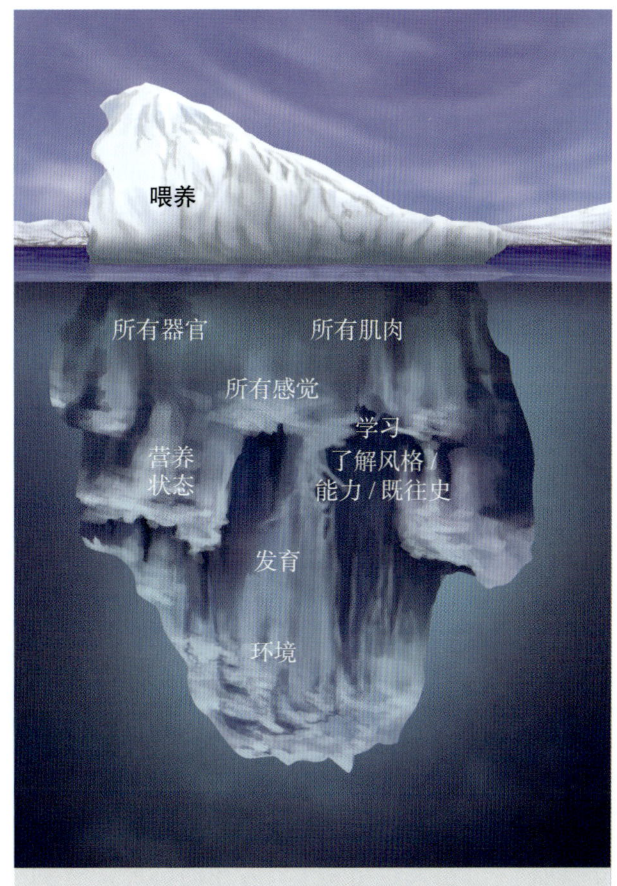

▲ 图 18–1　喂养障碍评估模型

对许多儿童来说，由于他们各项技能独立表现似乎正常，其拒食可能被认为是行为性的。然而，如果患儿缺乏技巧和能力时，仅关注进餐时的行为是无用的，问题的概念化方式将影响治疗的决策过程。Dunn-Klein 曾发表观点："如果我们认为孩子存在情绪或行为问题，就会设法控制和'解决'孩子；如果我们认为孩子因为无法完成任务而感到压力，我们就将以一种尊重孩子意愿的方式教给他们技能"[12]。本章着重阐述治疗模型，这 7 个领域的详细内容将不在此赘述，不过下文将对上述 7 个功能领域进行简单介绍。

五、器官系统 / 医学诊断

在一个简短的在线搜索中，超过 204 个医学诊断将"喂养困难"列为临床症状[12]。一个针对 349 名婴幼儿的多学科喂养团队指出，GERD、神经、心脏、呼吸、食物过敏或不耐受是最为常见的医学问题，其中 69% 的 GERD 患儿有拒食表现[2]。在一项 40 例留置胃造瘘管的患儿研究中，其中 50% 存在先天异常，另外 25% 的患儿 GERD 是他们存在的唯一已知的医学问题，剩下的 25% 存在肺或其他医学问题[13]。GERD 患儿典型的表现为拒绝所有质地的食物，甚至在胃食管反流问题解决后，仍需依赖管饲进食[4]。

六、运动 / 肌肉系统

肌肉系统（粗大和精细运动、口腔运动和内部肌肉如胃肠道）不断发育成长，并支持从完全流质食物向有一定硬度的餐桌食物过渡。肌张力和肌力不断发展，为更精细的运动提供基础。以往诊断为非器质性发育停滞的患儿中超过半数是由肌张力低下所致[14]。5—7 月龄时，婴儿出现姿势稳定性，为坐起提供保障[15]。这种稳定性和头部控制的改善，也为手和口更精细的活动提供了保证[15]。粗大运动先于口腔运动出现，早在 5 月龄时已开始[15]。例如，手的中线抓握和取物早于咀嚼时舌的中线运动出现[15]。姿势控制也是下颌稳定的基础，这无论对从杯子里喝水还是吃饭都是必要的。12 月龄的婴儿咀嚼和从杯中饮水时，躯干、头部和颈部均需后倾[16]。

6—12 月龄婴儿的饮食种类和质地不断增加。舌开始出现独立于下颌的分离运动。准确处理食物质地变化的能力要求婴幼儿能够用舌将食物横向运送至两颊，并以用力咀嚼或旋转咀嚼的方式将下腭和牙齿之间的食物磨碎。6—48 月龄时，咀嚼变得更有效[17-20]。当患儿运送和咀嚼有一定硬度食物的能力不足时，将难以进食肉类、带皮的苹果和坚硬的蔬菜，而喜欢吃容易嚼但不健康的零食，这些商业零食在口中容易融化（如奶酪）或咀嚼（如薯条）。婴幼儿在口腔咀嚼运动形成前就过渡至进食有质地的食物存在营养不良的风险[21, 22]。由于口腔准备技能差，他们还可能面临更大的呛咳和误吸风险。

七、感觉系统

进食是一项多感觉的任务。它不仅涉及食物的视觉、嗅觉、味觉和质地，还涉及食物在嘴里咀嚼时发出的声音。有质地的食物在不断挑战着感觉系统。各种各样的食物不仅有独特的感觉输入，而且这些感觉输入会随着食物的咀嚼而改变。例如，在吃苏打饼的时候，饼干的外形（吃剩的那一块）和含在嘴里的形状都发生了改变。开始的时候食物被咬开一块或几小块，随着舌的运送被牙齿咬成多个小块，接着这些小块被搅拌成食团。进食是一项触觉工作，也是一项机械工作。此外，食物的气味或味道从咸味变成清淡，质地也从硬块变成松软的食团。

感觉系统和运动系统一直相互影响，以控制食物和保证吞咽安全。进食的吞咽和消化过程（包括咀嚼和吞咽的协调转换，食管的推送，胃部的舒张和食物在肠内的蠕动）可以刺激内在感觉。许多就诊于喂养诊所的患儿都有感觉处理障碍。感觉异常通常会降低他们对不同质地食物产生的各种感觉输入的耐受性。有两项临床研究分别发现 68%（n=65）和 100%（n=16）的喂养障碍儿童感觉评分异常[23, 24]。

八、学习

无论儿童进行任何活动，哪怕只是坐着发挥想象，或者爬山、阅读、写作和进食，他们都在不断学习。根据世界卫生组织的一项研究，幼儿每天进餐 5～11 次[25]。由于基础疾病和喂养困难密切相关，一个患儿每周进食时可能会有多次负面体验和数百次令人厌恶的条件反射事件。这些负面经历让有基础疾病的儿童意识到应该避免进食（例如，进食会带来疼痛，或干扰呼吸）。感觉或口腔运动技能差的儿童知道吃东西可能会使他们发抖或噎住，因此应避免这种行为。在医学问题得到解决或技能习得之后，这些不好的认知会得到良好的改善。在确定最佳治疗方法时，应考虑儿童学习的内容和方式以及儿童的学习能力。

九、发展 / 认知阶段

进食是儿童最具挑战性的事情，因为它需要多种运动的协调统一、口腔运动、身体状况、感觉、认知和互动技能[26]。在 38 项关于儿童“拒食”研究（n = 218）的回顾分析中，有 34 项研究与发展技能相关。78% 的儿童被诊断患有不种程度的发育迟缓[4]。由于儿童的发育状况会影响技能发展，因此可以预计，他们的进食能力受到最高发育功能水平的限制。然而，由于发育迟缓，许多护理人员及治疗师向儿童提供的食物超出了他们的进食能力。儿童思考和与他人相处的方式，以及他们所处的环境也会影响他们对新奇食物的接受程度[26]。在制订喂养治疗计划时，需要考虑发育和认知阶段。例如，角色扮演吃目标食物可能会提高一部分儿童的摄食量，而谈论食物可能会提高年长儿童的接受度[27, 28]。

十、营养状态

某些营养缺陷不仅影响热量的摄入，还会影响儿童的进食能力。很多儿童能够摄入足够的热量并健康成长，但饮食种类却有限。一项婴幼儿喂养研究发现，19—24 月龄婴儿的父母有半数都认为自己的孩子非常挑食[29]。在两项针对 2—6 岁学龄前儿童的研究中，30% 的父母认为他们的孩子挑食[30, 31]。挑食可能是一个长期问题。在一项针对 120 名 2—11 岁儿童的纵向研究中，40% 儿童挑食的时间超过 2 年[32]。对于那些挑食的孩子，他们的饮食和生长可能会受到影响[33]。严重受限的饮食会导致维生素和矿物质缺乏，进而影响耐力、能量和注意力。例如，缺锌会引起食欲减退，缺铁会降低耐力、精力和注意力。虽然有专门的流质或糊状食物可以满足儿童的营养需求，但这些食物不能提供典型质地食物所含的多样性。饮食质量是许多照顾者特别是自闭症儿童或早产儿童照顾者最关心的问题[34–36]。

对食物不耐受或敏感、过敏是另一个必须考虑的重要营养因素。虽然这些也被认为是医学因素，但是饮食的限制可能会影响饮食的质量[37]。照顾者可能会因为害怕或担心食物不耐受而限制饮食[38]。这是一个广泛的领域，不是本章的重点。有关于此的完整讨论，请读者参阅 Brostoff 和 Gamlin 的文献[39]。

十一、环境

环境历来被认为是喂养障碍的主要原因，但本章不会对其原因作详细讨论。然而，尽管环境（和照顾者的行为）经常引起适应不良行为，但它不只是喂养障碍的唯一原因[40]。实际上，目前理论认为，孩子的喂养困难是导致用餐时亲子互动方式变化的根源[41]。营养研究通常将照顾者的行为归类为育儿的“方式”，最近的研究表明，父母对不同的孩子采用不同的育儿方式。当他们的孩子被诊断为体重不足时，他们往往变得更加宽容（允许孩子随时吃他们想吃的东西）或专制（要求孩子吃特定数量和类型的食物）[42]。

十二、病例介绍（第二部分）

虽然 Jonathan 在 18 月龄的时候就能吃少量食物了（他可以吞咽并且不再吸氧），但仍有许多发育问题影响他的进食。器官系统 / 医学诊断只是 Jonathan 必须协调的 7 个领域之一，他必须学会吃足够量的、各种与年龄相符的食物以维持生长。要了解所有干扰 Jonathan 学习进食的因素，必须全面评估他目前的医疗问题，以及他的发育水平和功能缺陷。

病例评估

Jonathan 多学科团队的评估内容如下。

1. Jonathan 的整体发展技能水平处于 8 月龄阶段。他不会爬，只会挪动屁股；可以发出几个元音和双元音（m、b），但不会咿呀学语。

2. 考虑到他缺乏经口进食的经验，即使 Jonathan 对手部感觉输入没有表现出过度反应或明显的触觉问题，但他可能对口中食物或流质感觉过敏。因为他拒绝将大多数东西放在嘴里（物品或食物），我们需要对此进行进一步评估。

3. Jonathan 偶尔会用勺子吃一点果泥，从吸管杯里喝一点流质，但这种情况很少见。

4. 对于他的习得性回避行为需要了解历史背景，特别是考虑到他每天呕吐 1～2 次。他通常早上第一件事就是呕吐，而当他不开心的时候也会呕吐。Jonathan 的医师认为他的呕吐是一种行为反应。他拒绝将食物、大部分玩具和物品放入嘴里，因为他知道它们会使他不舒服（这是一种笼统、习得性的回避反应）。

5. Jonathan 的母亲非常关心他，想把他从管饲喂养过渡到任何形式的经口喂养。然而，Jonathan 是否能从胃造瘘管过渡到正常饮食，需要根据他的发育年龄和营养状况来确定。

从 2 月龄起，Jonathan 每周都要参加物理治疗、作业治疗和言语治疗，以锻炼粗大运动、精细运动、口腔运动技能，以及沟通能力。同时他也是从那时候接受摄食治疗的。

十三、喂养障碍儿童的行为治疗策略

喂养行为疗法的一个难点是治疗师需要每天对患儿进行行为矫正。每个喂食计划都是一个行为改变过程。因此，在为不肯进食的患儿制订行为喂养计划之前，我们需要清楚用于治疗患儿各种障碍类型的行为疗法有何作用。行为疗法要求治疗师使用行为矫正策略来改变目标行为。美国心理学协会（American psychological association）将行为矫正定义为“系统地运用学习原理来增加期望行为的频率，减少问题行为的频率”[43]。

行为矫正包括使用经典条件反射和操作性条件反射，也可能包括社会学习理论的原则。因此，任何使用操作性和（或）经典条件反射，和（或）社会学习理论原则的喂养治疗方法都属于行为喂养疗法。虽然大多数行为喂养疗法被广泛使用，但是只有操作性条件反射策略被提及。虽然治疗方案主要是使用操作性条件反射，但在操作性策略中也总是有涉及环境线索的经典条件反射，这些线索会成为条件作用线索复合体的一部分（下一节将对此进行详细介绍）。了解经典条件反射，有利于患儿学会在不同环境（家庭、学校、诊所、医院等）中进食。

所使用的术语需要准确和具体。它过于宽泛的分类，以及对行为矫正（behavior modification）定义的不正确使用，会导致只将主要使用或讨论操作性条件反射的方案称为行为治疗，而将那些更依赖经典条件反射的方案排除在外。因此，为了正确而准确地讨论喂养行为治疗方案，必须根据操作和经典条件反射维度，以及该方案的重点（目标）来制定策略。

对存在喂养问题的患儿进行的行为疗法主要采用两种策略：①系统脱敏法或冲击疗法（即经

典条件反射的技巧）；②正性强化、负性强化与惩罚策略（方法来自操作性条件反射）。虽然所有喂养计划的最终目标都是帮助患儿学会吃各种各样适量的食物，但每种计划采取的措施各异。第一种喂养策略的短期目标是首先着重技能发展，然后逐渐达到足够的食量。第二种策略的短期目标则是先通过进食不同的食物来增加食量以增加能量摄入。而这些方法的长期目标都是教会孩子吃各种适龄的餐桌食物。每种方法都将在不同程度上处理发育技能问题，以实现其目标。每种治疗方法的原理都伴随着对哪种类型的计划属于何种学习策略的讨论。下文将讨论各种行为疗法的优缺点。

十四、经典条件反射

经典条件反射又称为联想学习。许多经典条件反射也被称为基于身体的学习。这是因为在经典条件反射中，学习是从自然产生的刺激开始的，这种刺激能使机体产生生理反应。在经典条件反射中，外界产生的刺激可以是一个物体、事物或活动，被称为非条件刺激（unconditioned stimulus，UCS）。身体对外界刺激所产生的与生俱来的生理反应称为非条件反射（unconditioned response，UCR）。例如，如果给狗喂食，狗就会流涎（Ivan Pavlov 的经典实验）。如果将另一个理想的无关刺激（例如铃声）与非条件刺激（即肉）配对使用，则人或动物将对非条件刺激产生生理反应（即唾液分泌）。许多试验将非条件刺激（食物）与其他刺激（铃声）进行配对，并在大脑建立联系（即学习），这样的话，先前的无关刺激单独呈现时，狗只需听到铃声就会分泌唾液。铃声变成了条件刺激（conditioned stimulus，CS）产生条件反射（conditioned response，CR）如唾液分泌。产生唾液分泌的条件反射是一种较小的身体反应，现在可因先前的无关刺激而出现。铃声是条件刺激，因为狗一般不会因为铃声而分泌唾液。动物已经学会了将非条件刺激与条件刺激联系起来（图 18–2）。

经典条件反射如何影响喂养？有一些自然存在的刺激直接影响孩子的进食。当生病或感到恶心时，肠道中神经化学物质的改变会向大脑发送信号，从而抑制食欲。如果进食会引起恶心，随着时间的推移，当看到食物就会产生抑制食欲的条件反射（图 18–3）。如果孩子每次用奶瓶喂食都会出现胃食管反流，那他可能会拒绝使用奶瓶，因为奶瓶与反流引起痛苦有关，成为条件刺激。同样地，在喂食过程中，如果孩子厌恶这种食物的感觉或味道，就会试图远离它。

成年人常常忘记，身体的自然反应是远离或逃避痛苦或不舒服的刺激。这是因为成年人在学习过程中加入了一个认知过程，他们告诉自己，“我可以这样做，因为这对我有好处。”然而，小

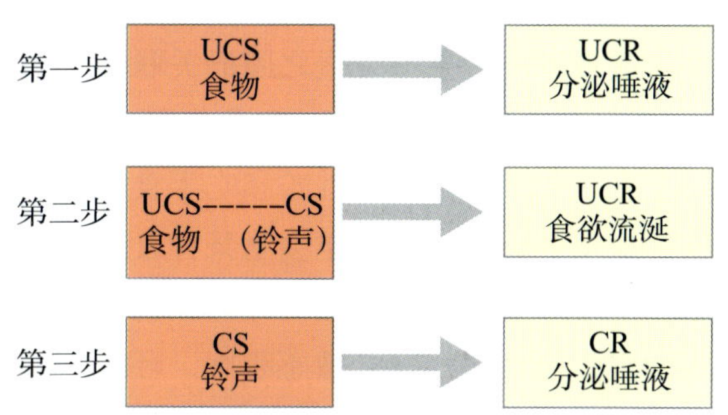

▲ 图 18–2　经典条件反射

UCS. 非条件刺激；UCR. 非条件反射；CS. 条件刺激；CR. 条件反射

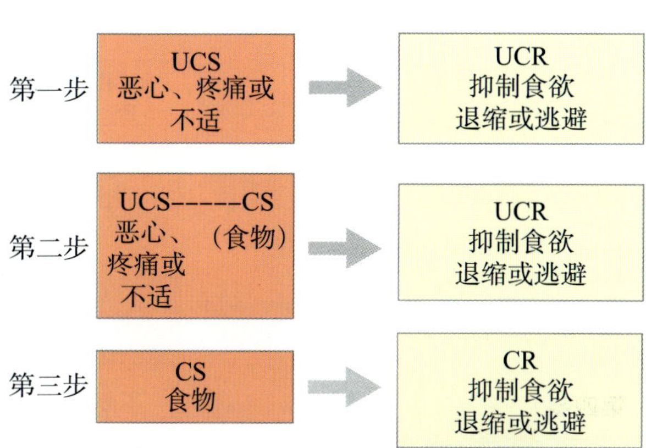

▲ 图 18–3　经典条件反射应用于进食

UCS. 非条件刺激；UCR. 非条件反射；CS. 条件刺激；CR. 条件反射

孩直到 5 岁左右才会做一些对他们有益的事情，因为那时他们的认知方式才会从前逻辑思维转变为逻辑思维。对孩子来说，如果疼，他就哭。如果他生气，就会把东西扔在地上或者尖叫。如果某件事很困难，小孩子要么逃跑，要么作弊。在喂食过程中作弊的一种方法是只吃最容易的食物。另一种作弊的方法是大吵大闹，直到照顾者把食物变得更容易吃。对于有感觉问题的患儿来说，进食同种方法制作的同一种食物，可以让他们有一个更可预测的体验，以减少感官刺激。大多数预包装食品的制作方法尽可能地保持一致，以确保消费者有相似的感官体验。另一方面，自制食品则因食物和准备方法的不同而有所不同。与自制食品相比，预包装食品在感官特性上的一致性更容易被感觉处理障碍的儿童识别和接受。

经典条件反射影响进食的另一种方式是通过进食与进食环境中条件线索之间的关联学习。没有人能孤立地学会做事情。在我们的生活环境中，总有一些线索在我们进餐和吃零食时成为经典条件反射。孩子在学校学会吃某种食物，并不一定保证孩子在家里也会吃同样的食物。根据儿童的微观学习情况或视觉敏感程度，环境中的每个视觉线索都可能成为条件作用线索复合体的一部分。例如（图 18–4），孩子会注意环境中的每一个线索，学校提供的鸡块可能是一块小的、圆的、棕色的、温暖的、有面包屑的、预先切好的，放在红色塑料托盘上的白色塑料盘中，托盘放在灰色桌子上，而孩子则坐在一个大的、嘈杂的房间的长凳上，地板上贴着瓷砖。食物不仅仅指鸡块，更包含鸡块所在环境中的视觉线索。如果看护者把同样的鸡块从学校带到家里的厨房，孩子可能不会吃那块鸡块。为什么不吃呢？因为现在这些食物被放在一个漂亮的陶器盘子里，盘子放在桌子上的布垫子上，而孩子则坐在一个小而安静的房间里的一张普通椅子上，地板上有地毯。孩子进食时太多的条件作用线索已经改变，孩子不再认识或吃那个食物。自闭症谱系中的儿童可能无法将重要的细节（鸡块）从其他条件作用线索中分离出来。

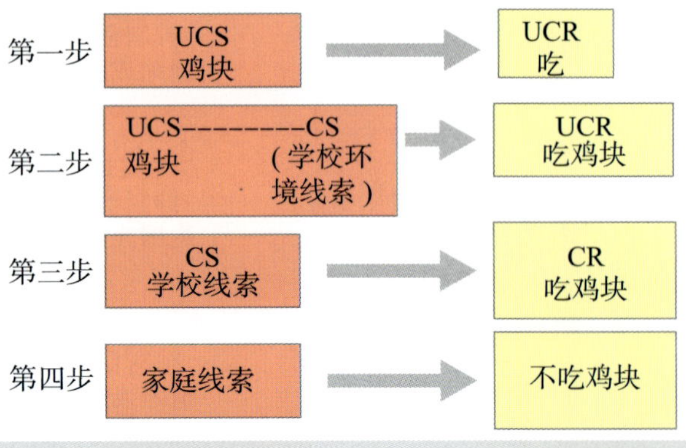

▲ 图 18–4　经典条件反射应用于进食

UCS. 非条件刺激；UCR. 非条件反射；CS. 条件刺激；CR. 条件反射

十五、操作性条件反射

操作性条件反射是在结果学习中产生的。社会学习论认为人们也通过观察别人的行为来进行学习 [44]。操作性条件反射的理论由 B. F. Skinner 提出。他用“正性”和“负性”这两个词来描述该理论。遗憾的是，大多数人在这两个词上附加了价值判断，常常认为“正性”就是好的，而“负性”则是坏的。但在操作性条件反射的概念中，学习这一行为本身是不被赋予价值判断的。操作性条件反射并没有给行为贴上好或坏的标签，它是儿童在某种环境或特定的条件线索产生的，只有适应性和非适应性的区别。同时，结果也没有好坏之分，只有理想的和不理想的区别，且同样是针对在特定情境下儿童的行为而言。在操作性条件反射中，正性指的是接纳刺激源，负性则指排斥刺激源。强化导致行为增加，而惩罚导致行为减少，在这过程中并没有任何价值判断。

操作性条件反射的理论认为，若某行为（适应性行为或非适应性行为）带来了理想的结果，则该行为会增加。反之，若某行为（适应性行为或非适应性行为）导致了不理想的结果，则该行为会减少（图 18–5）。

操作性条件反射在儿童进食和喂养的环境中

时起着巨大作用。对于 5—6 月龄后的儿童，操作性条件反射对其学习如何进食影响尤其突出。操作性条件反射的理论同样解释了非适应性的进食行为（如习得性回避）是如何被意外保留下来的，而适应性的进食行为也可能被意外去除。假设某儿童正在进食，此时照顾者对其进行表扬，则该儿童会吃得更多（图 18–6）。但是如果该儿童听觉过敏，对于很大的噪音会产生生理上的过度反应，则当其正进食的时候，照顾者大声地欢呼声又会造成什么结果呢（图 18–7）？

在上述第一个假设中，照顾者的表扬得到的是良性结果，出现适应性的进食行为增加，也可以称作为被强化（强化等同于行为增加）。在第二个假设中，大声地欢呼对于那个听力过敏的儿童来说得到的是不良结果，从而出现适应性的进食行为减少，也可以称作被惩罚（惩罚等同于行为减少）。一些感知觉障碍的儿童进食时可能在无意中受到惩罚，因为他们无法处理进餐时或来自食物的刺激。

儿童在进食中时常会遇到的另一种情况，比如突然噎住、呛到，咬到了舌，又或者被照顾者训斥（例如照顾者说："好好吃饭，不要抱怨。"）等不愉快的经历时，将导致儿童厌食（图 18–8）。这些不悦的操作性条件反射不仅导致孩子吃得更少了，而且在这过程中也会产生经典条件反射，进一步影响儿童的进食。当儿童情绪低落时，体内的肾上腺素系统被激活，导致食欲不振（图 18–9）。

许多成人所认为的儿童在进食方面的不良行为，实际上都是因为儿童在某种食物上有不悦的体验，从而产生的习得性回避行为，导致食欲不振。在要求儿童完成一项任务时（如进食），有一点非常重要，我们必须要明白，如果儿童不具备完成进食的能力（如存在口腔运动及感觉过敏

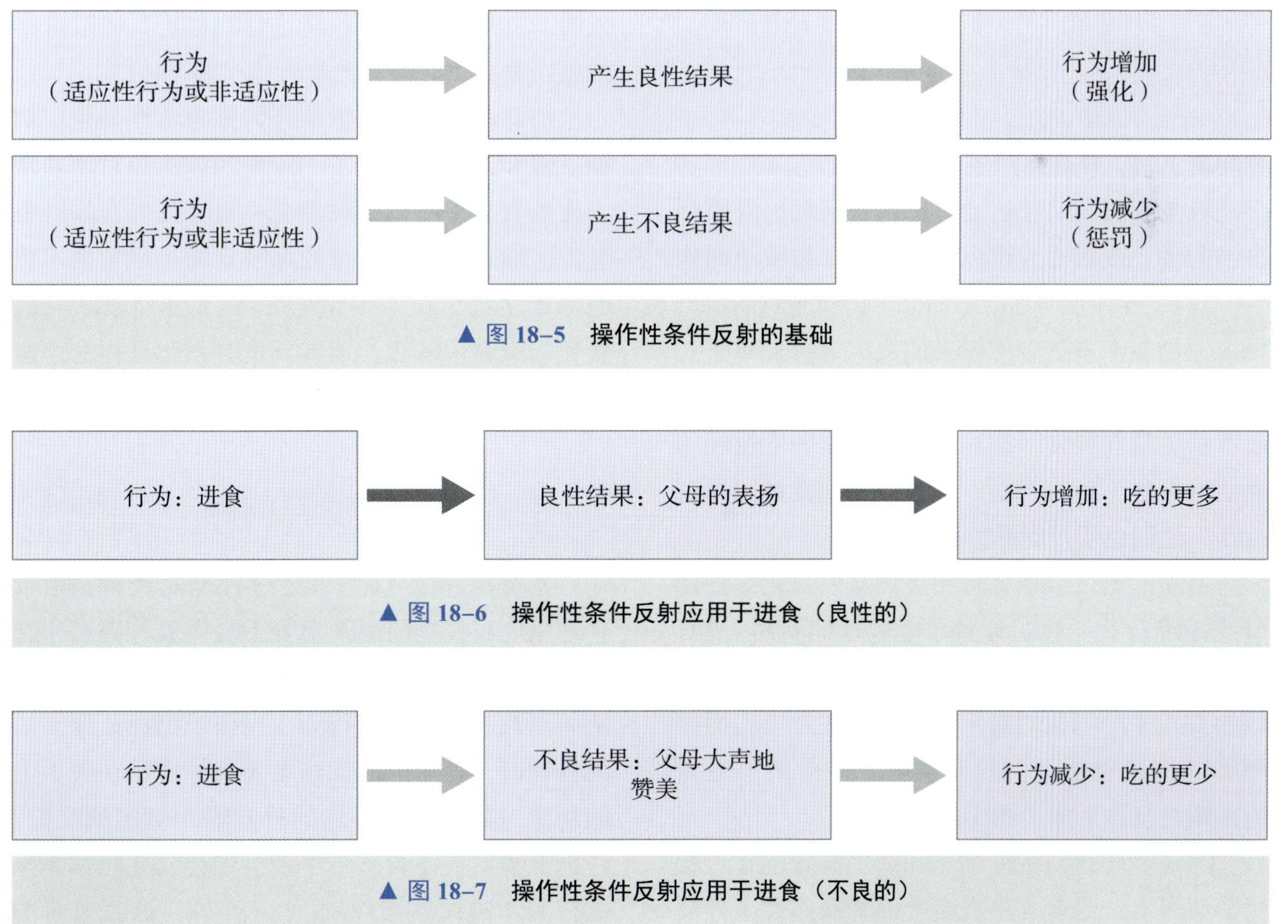

▲ 图 18–5 操作性条件反射的基础

▲ 图 18–6 操作性条件反射应用于进食（良性的）

▲ 图 18–7 操作性条件反射应用于进食（不良的）

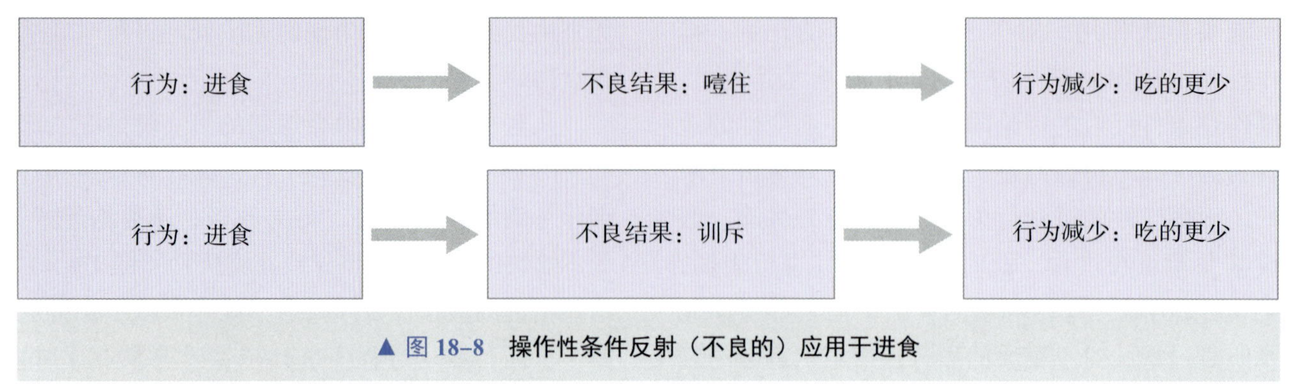

▲ 图 18-8 操作性条件反射（不良的）应用于进食

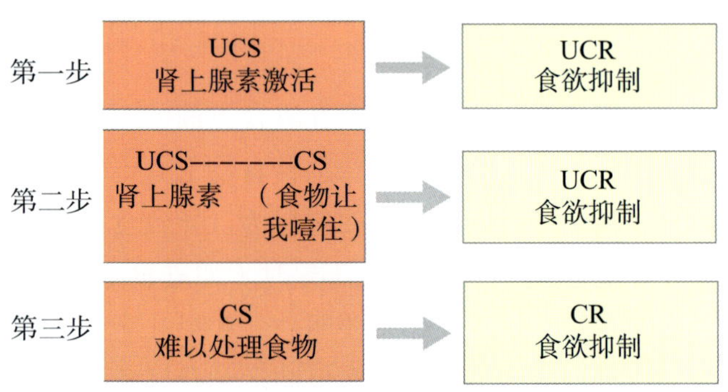

▲ 图 18-9 操作性条件反射中加入经典条件反射

UCS. 非条件刺激；UCR. 非条件反射；CS. 条件刺激；CR. 条件反射

等问题）时，往往会产生不悦的体验。

若儿童因为口腔运动不协调的问题反复咬到自己的舌，或者因为难以忍受某种食物质感而作呕，这些条件性体验（conditioning experiences）导致他们在未来进食中学会回避该食物。对于一些存在能力缺陷的儿童，比如有姿势、口腔运动或者感觉功能异常，往往会因为持续的不悦经历而变得厌食（图 18-10）。即使那些功能缺陷得到改善，他们也很可能继续拒食。

不幸的是，照顾者可能会无意中强化这种回避或拒绝行为。为了让孩子吃，他们费尽心思，换孩子更爱吃的，或者通过哄骗，又或者用玩游戏的方式来分散他们对不悦体验的注意力。而照顾者的这些做法，引起儿童拒绝进食的不适行为，则是良性后果（图 18-11）。

当正性强化与负性强化和惩罚概念混在一起时，照顾者及专业人员有时会因为操作性条件反射在进食中的作用而感到困惑。适应性行为的正性强化及非适应性行为的正性惩罚是比较容易理解。正性强化对应的是想要的结果，而带来进食行为的增加。正性惩罚则对应不被想要的结果，带来的是厌食或习得性回避行为的减少。相比之下，理解负性强化和负性惩罚就更困难一些（图 18-12）。

当消除某理想刺激导致儿童的行为减少，称为负性惩罚。例如，某儿童将喜欢的食物吐向别人时，其照顾者可能就将这食物移走，通过这样的惩罚来减少儿童吐食物行为（图 18-13）。

消除不良刺激产生的行为称为负性强化。例如，除非某儿童吃掉了一定量的被认为对其非常必要的食物，不然照顾者会一直将其绑在高脚餐凳上。通过吃掉一定量的那种食物（尽管他不想吃那么多甚至根本不想吃），该儿童得以从高脚餐凳的束缚中解脱。通常，负性强化被称为逃避条件反射（图 18-14）。

十六、行为喂养问题

儿童在进食过程中的很多不良行为都是由于生理反应、技能缺陷及重复不悦体验等因素相互作用产生的经典性条件作用和操作性条件反射，从而出现习得性回避行为。当孩子扔掉让他害怕的食物时，是因为他无法忍受这种食物在他手上的触感，是对这种不良的感觉输入做出的反应。任由食物留在地板上不予理会将会强化儿童的投掷行为（操作性条件反射）。此外，该儿童对湿

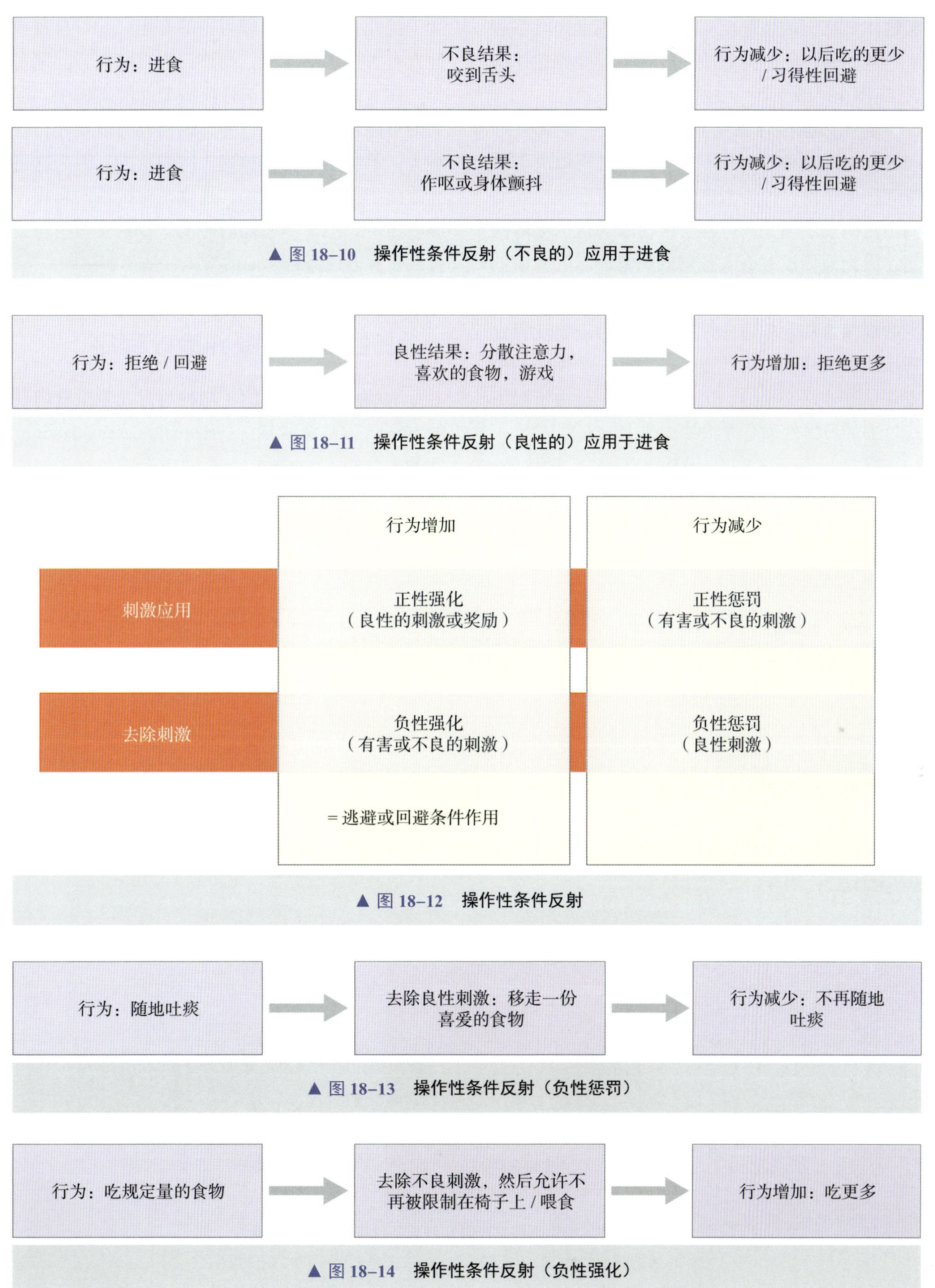

▲ 图 18–10　操作性条件反射（不良的）应用于进食

▲ 图 18–11　操作性条件反射（良性的）应用于进食

▲ 图 18–12　操作性条件反射

▲ 图 18–13　操作性条件反射（负性惩罚）

▲ 图 18–14　操作性条件反射（负性强化）

润物体感官上的生理反应，让他和该食物联系起来，从此他将回避类似质地的食物（经典条件反射）（图 18–15）。

是什么原因导致某种行为成为一个真正的问题？也许这种行为并不是问题，这得取决于看待问题的角度。因为未察觉的胃食管反流性疾病而拒绝喝奶的婴儿，可能会被诊断为行为喂养问题，因为他们没有摄入足够的热量。尽管专家们认为此种情境下进食是适应性行为，但从婴儿自身的视角看却是非适应性行为，因为进食让胃食管反流性疾病变得更严重了。因此一个彻底的检查评估是非常必要的。厌食行为往往是由于眼下或过去的习得性回避导致的（图 18–16）。

当某行为具有：①干扰儿童学习新技能；②干扰儿童展示其已经习得的技能；③对自身或他人有害或引起混乱。则该行为被归类为问题行为。在上述胃食管反流性疾病婴儿的案例中，喝奶则可能被列入问题行为，因为其对该婴儿自身有害；不喝奶也可能被列入问题行为，因为这将导致孩子体重无法增加。进食是对饥饿的合理反应。当一个孩子不愿吃的时候，专家应该明白为什么，并通过进行全面的检查评估了解病因。

十七、行为喂养治疗程序

本章前文主要介绍了两种治疗儿童进食问题的方法：①系统脱敏（systematic desensitization）和冲击疗法（flooding），是利用经典条件反射的

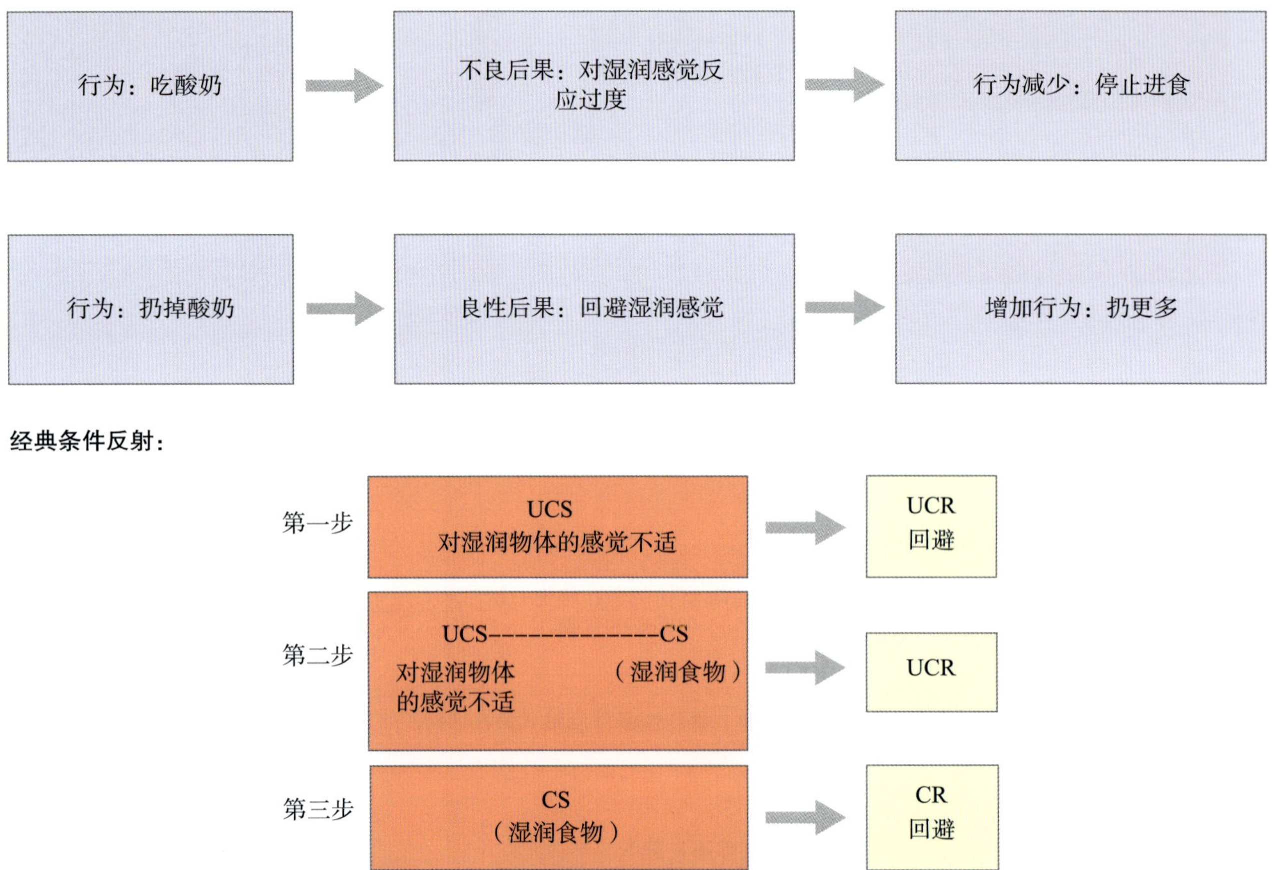

▲ **图 18–15　操作性条件反射和经典条件反射应用于进食**
UCS. 非条件刺激；UCR. 非条件反射；CS. 条件刺激；CR. 条件反应

操作性条件反射：

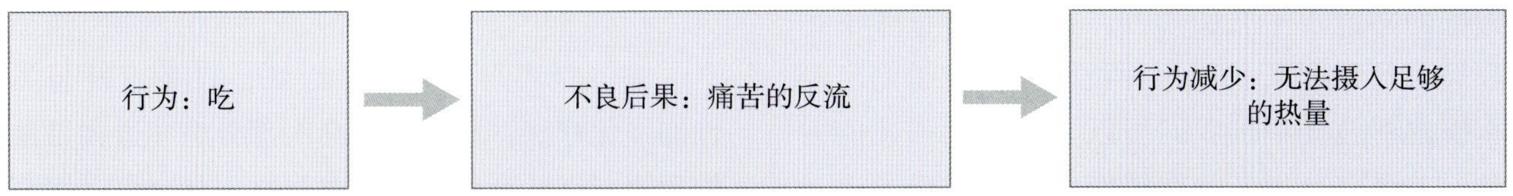

经典条件反射：

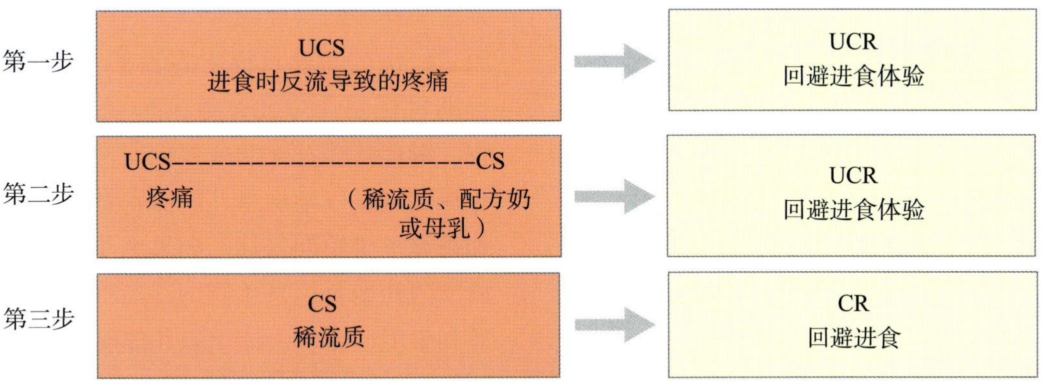

▲ **图 18-16　操作性条件反射和经典条件反射应用于进食**

UCS. 非条件刺激；UCR. 非条件反射；CS. 条件刺激；CR. 条件反射

原理；②正性强化和负性强化，是利用操作性条件反射的原理。这两种方法具有完全不同的短期治疗目标，包括技能发展和增加摄食量（见表 18-1）。

系统脱敏疗法是基于经典条件反射理论的治疗方法。孩子们不肯进食的原因，是因为进食过程中的疼痛或者其他不适感，产生了厌恶性的条件反射。很多时候，这种疼痛或者不适感是由进食食物所引起的，患儿对所提供的食物感觉过敏，或者口腔运动障碍导致进食困难（如发育问题）。如前文所述，疼痛或不适感也可继发于某种疾病或者营养障碍（图 18-17）。

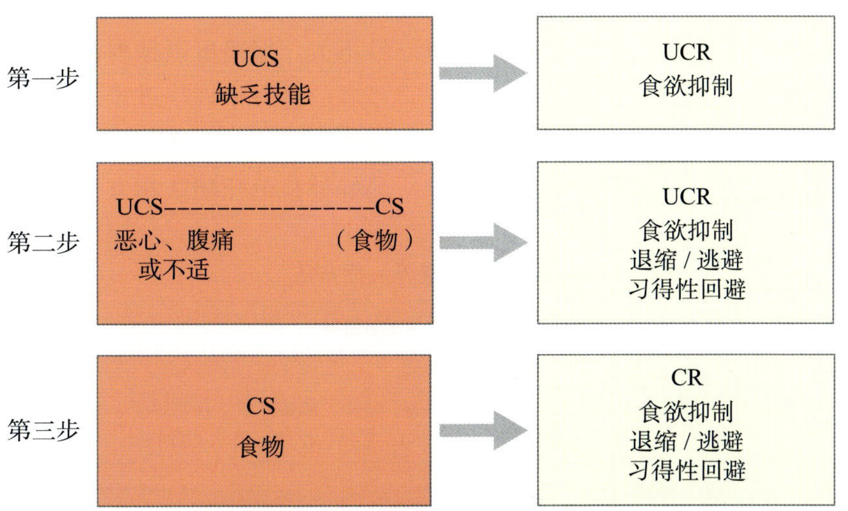

▲ **图 18-17　经典条件反射应用于进食**

UCS. 非条件刺激；UCR. 非条件反射；CS. 条件刺激；CR. 条件反射

采用系统脱敏疗法学会进食，患儿需要从最低的功能水平开始学习，并在没有身体不适和痛苦的情况下获得这种技能。当孩子们已经掌握这些技能后，我们可以采用正性强化的方法：①可以是患儿掌握技能后自然形成或通过社交行为强化（如微笑、赞扬和模仿等）；②或者当患儿完成任务时，通过实物强化（例如玩具、贴纸）。然后，患儿按照进食所需的动作顺序（即进食步骤顺序），继续学习下一个技能步骤。顺序－口腔－感觉（sequential-oral-sensory，SOS）疗法一书中有提到采用进食步骤顺序训练的例子[45]（Toomey 出版社，1990—2015）。他们治疗的小窍门是，首先让孩子观察食物，然后让孩子通过闻、摸、舔等方式接触食物，让他们对该食物产生嗅觉、触觉、味觉上的感官感觉，最后才是让孩子进食食物。系统脱敏疗法建立在逐步教会患儿进食的渐进技能获得的基础上。

如果患儿在咽下一口食物后（进食所需的最高级功能），就会获得相应的强化（如获准使用平板电脑、允许看电视、金钱奖励等），这是同时联合了正性强化和冲击疗法的治疗方法。此外，任何要求患儿必须坐在餐凳上直至进食完一定数量食物的治疗方法，是同时采用了冲击疗法和负性强化的原理。这种方法通过负性强化，让患儿学会只有在进食完规定数量的食物后才能避免或免除被困在餐凳或强迫进食的不良体验。

十八、喂养治疗项目的关注点

冲击疗法与系统脱敏疗法，以及正性与负性的强化疗法，都可以教会大部分患儿进食足量的食物，以达到他们的营养目标，甚至可以逐渐取代营养补充剂和管饲。然而，这些不同类型的方法和程序的目标经常以不同的顺序出现。系统脱敏疗法的短期目标主要侧重于提高技能发展，远期目标是让患儿过渡到可以经口进食适龄食物，取代营养补充剂或管饲。冲击疗法和负性强化疗法则是以增加患儿的摄食量（包括进食流质和果泥）为短期目标。如果患儿需管饲进食，其典型的初始目标是从管饲逐渐过渡至经口进食流质和果泥等食物。该当患儿能够进食规定量的食物后，治疗的重点转移到训练患儿进食适龄食物（如流质、果泥、可溶的餐桌食物、软立方体、软手工食品及硬手工食品）的其他技能上。当患儿已经学会吃，并且摄食量增加，治疗的重点则变成教会患儿进食难度更高的食物。

这两类方法的最终目标都是让患儿进食足量的适龄食物，但他们的训练方法非常不同。因此，在比较这两种基本喂养方案时，必须考虑不同的短期目标。两种方法之间的任何比较研究，结果都应该相似。如果患儿采用了正性强化的系统脱敏疗法，那么短期内摄食量大幅增加的可能性不大。但是可以预料的是，患儿在一系列进食步骤的进程中表现进步。系统脱敏疗法重点关注技能发展，并非在短期内增加摄食量。这种方法的好处是治疗团队在开始训练患儿进食时，是否

表 18-1　喂养治疗方法

经典条件反射策略	操作性条件反射策略	主要喂养目标
系统脱敏疗法	正性强化 • 采用自然强化剂的方案（如表扬、微笑、玩耍、享受食物感觉） • 采用实物强化剂的方案（如 iPad、玩具、贴纸、喜欢的食物）	技能发展
冲击疗法	负性强化 • 匹配实物强化 • 匹配照顾者强化	增加进食量
冲击疗法	利用实物强化剂达到正性强化	增加进食量

还能发现潜在的疾病和技能问题。

当患儿尝试脱离管饲时，两种方法的训练顺序可能不同，但最终目标一致。系统脱敏疗法开始时通过训练逐渐改善技能发展水平，此时患儿仍需经胃造瘘摄食以保证充足的营养。当患儿获得技能后，则可脱离管饲经口进食适龄食物。冲击疗法则侧重于从增加流质或果泥食物的摄入量开始，逐渐脱离管饲，经口进食流质和果泥。一旦患儿能够进食足量简单质地的食物，训练的重点则转移至进食更多适龄的食物。照顾者和治疗专家在面对不同的患儿时，需考虑这些差别以选择正确的治疗方法。

当患儿的技能得到提高时，大多数的治疗方案会结合上述两种疗法，以增加摄食量。在一篇综述中，对 38 个行为喂养方案的结果进行分析显示，其中 97% 采用了正性强化策略，强化剂包括食物 / 饮料和（或）实物 / 游戏 / 活动 [4]。该综述同时提到，其中 60% 的方案使用了逃避预防策略。另外一篇对 13 项关于对厌食儿童进行心理干预的综述中提到，其中 82% 进行了行为治疗，54% 进行营养操作（如减少管饲量），73% 进行了照顾者培训，46% 进行了口腔运动训练 [46]。

研究表明，当进食量作为初始目标时（尤其是冲击疗法），40%～90% 的患儿可在一段时间内拔管，一般为 1 个月至 2 年。拔管的时间窗很大程度上受患儿治疗前经口摄食量的影响。该研究同时使用了负性和正性强化技术，出院 4 个月后复发率高达 33%[4, 13, 46, 47]。有医学并发症的患儿和较小的幼儿治疗容易失败 [47, 48]，这可能是因为幼儿的疾病持续或存在显著的技能缺陷。

将增加进食种类作为主要目标（反映技能发展水平通常作为系统性脱敏疗法的首要目标）的研究较少。许多已发表的研究缺乏食物种类的信息。Boyd 对采用 SOS 疗法患儿的食谱增加情况进行了分析 [49]。该方案采用了严谨的系统脱敏疗法，利用自然的正性强化剂，教会患儿进食丰富的适龄食物。训练者先教会患儿进食适龄食物所必需的感觉和口腔运动技能，然后治疗的重点转移至增加食物或流质摄入量，逐渐尽可能脱离管饲和营养代偿。使用 SOS 方法喂养，半数患有喂养障碍的儿童（n=37）在 12 周内将 3 天饮食记录（3-day diet history）中的食物数量增加了 41%[49]。100% 依赖管饲的患儿（n=3）经过 60—72 周的训练后，成功拔除胃管。然而，研究显示，依赖管饲的患儿通过治疗后，平均能够进食 102 种不同的食物，并在拔除胃管完全经口进食后至少能吃 10 种不同的蛋白、淀粉、水果和(或）蔬菜。一项未发表的研究对 30 例采用系统脱敏疗法的患儿进行分析发现，那些在训练前能够进食某种食物类型或流质的患儿，经过 1 年的治疗后，能够成功脱离管饲，经口进食适龄食物；而那些训练前完全依赖管饲（0% 经口进食）的患儿经过 2 年的治疗，也能拔除胃管，经口进食适龄食物。经过 1 年的非正式随访，没有发现有患儿需要重新置管。

所有的行为喂养方法既有优点，也有缺点。家长和治疗师必须明白这点，并做出明智的最佳选择，以达到理想目标（表 18–2）。

十九、病例介绍（第三部分）

回到 Jonathan 的病例上，在确定何种治疗方案可以成功结束管饲营养之前，有几个问题需要探讨。首先，选择什么样的方式让其向适龄饮食过渡？要回答这个问题，我们必须要明白，目前 Jonathan 已经 18 月龄，他已经接受了包括 16 个月的喂养在内的特殊教育，目前他的高级神经状态相当于正常 8 月龄婴幼儿的发育水平。因此，下一步，他的适龄饮食营养来源主要是流质和果泥，也会进一步尝试进食软食。此时的 Jonathan 偶尔也会进食非常少量的流质和果泥。据报道，他每天 2 次，每次喝几口水，也会用勺子吃一小口婴儿食品。此时的 Jonathan 因为缺乏用舌将食物从口腔中央转移到磨牙的能力，因此不能咀嚼易消化的食物。从这个角度来看，他目前的食物来源适合选择负性强化的治疗方案，并侧重于增

表 18–2　喂养治疗方案的优缺点

正性强化 + 系统脱敏疗法		负性强化 + 泛洪疗法	
优　点	缺　点	优　点	缺　点
当患儿获得技能学会吃时，能够产生持续的行为改变	学习全部新技能耗时较长	快速教会吞咽流质和果泥	为了逃避被迫进食或强制坐在餐凳上而学习进食
类似于典型发育中的儿童如何学会吃东西	最初可能不需要增加摄食量	短期内增加经口摄食量、减少管饲量	患儿可能复发或失去已获得的摄食量
建立了内在动力	患儿可能只在给予实物奖励时才学习进食		产生外部动力
儿童和成人都喜欢			可能是厌恶性的体验，并增加肾上腺素的生成，破坏食欲
能够积极参与			不能使用有质地的餐桌食物，因此只能以果泥和流质食物替代

加摄食量。

第二个问题需要探讨的是“目前 Jonathan 成功结束管饲营养的概率有多大呢？”。其父母认为，他并没有进食足够量的食物，一是他不觉得饥饿，其次是因为管饲营养。他们认为一旦管饲营养减少，Jonathan 可能会吃的更多。然而，考虑到 Jonathan 的进食功能障碍，即使他饿了，也不可能增加他的经口摄入量。而且，即使增加了他的经口摄入量，他也不可能充分增加到与平时鼻饲量持平的水平，因此，他的生长发育可能会受到影响。

第三个问题需要探讨的是“Jonathan 需要经口进食多大量的流质和果泥，才能完全脱离胃管”。对于一般 16—18 月龄的儿童来说，60% 的能量通常是在餐桌上进食的，剩余 40% 是在流质中摄取 [50]。在与 Jonathan 相当年龄的婴幼儿，通常已经从婴儿食品果泥转变为有质地的更高热量的餐桌食品，他们通常也喝普通牛奶而不是进食营养制剂。然而，尽管 Jonathan 目前已经是一个生理年龄为 16—18 月龄的婴幼儿，但是他实际生理发育仅是 8 月龄的婴幼儿水平，这可能会给决定用什么食物和流质来过渡他的鼻饲喂养带来挑战。当然，这个问题最好是交由 Jonathan 的医疗团队和营养师来解决。最后，Jonathan 的作业治疗师和言语语言病理学专业人员，都能帮助改善其功能缺陷，与之密切合作将是非常必要的。

什么样的治疗方案最合适这个病例？

鉴于 Jonathan 目前的进食年龄，有望通过从流质和果泥食物中增加摄入量，脱离对管饲完全依赖。他现阶段正在服用配方奶粉，而配方奶粉通常是 8 月龄的婴幼儿主要的营养来源。因此，就 Jonathan 的情况而言，他既可以选择系统脱敏疗法和正性强化作为过渡时的治疗方法，也可以选择冲击疗法和负性强化作为治疗方法。

然而，需要注意的是，婴儿时期的 Jonathan 对口腔刺激已产生非常厌恶的反应，并且导致他在 2 月龄时已不再经口进食。因此，采用冲击疗法可能疗效不佳。此外，考虑到 Jonathan 还存在一些尚未治疗的疾病（他会持续呕吐，尽管当时尚未被诊断为胃食管反流病），如果继续使用以冲击疗法为基础的治疗方案，很可能导致难以脱离管饲。实际上，冲击疗法对早产儿、发育迟缓、咀嚼功能障碍和（或）食物在口腔内推送功能障碍的患儿，以及存在胃食管反流病、肺部疾病的患儿，治疗成功的案例很少 [47, 48]。而 Jonathan 的病情，恰恰符合多个上面提及的冲击疗法治疗效果欠佳的情形（如缺氧儿、有胃食管反流病史、早产和进食功能缺陷等）。

在 Jonathan 这个案例中，治疗师和他的家人决定采用一个治疗周期较长的脱管方案。首先，为缓解 Jonathan 的呕吐症状，他将被再一次转诊到消化科医师处，诊断出食物不耐受，并接受特殊治疗方案来改善其呕吐频率。其次，为了克服 Jonathan 的习得性回避行为，治疗师制订了一套系统脱敏疗法，方法是将食物与玩耍重复配对。另外，考虑到 Jonathan 发育迟缓，以及既往有接受强化治疗但疗效欠佳的治疗史，认为 Jonathan 经短期治疗就能过渡到进食有质地的餐桌食物的可能性不大。如果 Jonathan 不但能吃果泥，还能进食有质地的餐桌食物，那在逐渐脱离管饲的过程中，他的能量需求更容易得到满足。然而，这个过渡过程中，Jonathan 可能会慢慢学会摄入足够量的流质和果泥，当他掌握了进食有质地食物的技能时，就可以考虑拔除胃管。他需要巩固目前已经习得的技能，以全面提高进食技能。最终，随着进食技能的提升，Jonathan 有望获得过渡到更高级饮食所需的喂养技巧。

习　题

1. 正性强化是一种改变行为的策略，应用在许多喂养计划中。正性强化的定义是？

A. 当孩子做你想他做的事情时，对他好一点

B. 应用期望孩子达到的结果，以增加期望的行为

C. 孩子每吃一口新食物就给他糖果

D. 在教室里贴上图表来改善孩子们的行为

E. 让孩子坐在椅子上，直到他吃一口食物才让他下来玩

2. 许多喂养计划都使用行为技术。当使用行为技术时，重要的是？

A. 对同一方案中的所有孩子使用一致的、单一的方法

B. 确保没有需要解决的技能缺陷

C. 针对既定目标选择正确的方法或一系列方法

D. 专门使用训练有素的治疗师；护理人员并不重要，因为一旦行为发生改变，它将保持不变

E. 把孩子留在医院，直到她能经口吃下所有东西

3. 喂养问题通常是多因素的。一个孩子可能在游戏中表现正常，但在饮食方面却存在困难，是因为？

A. 多系统的协调比任何单一技能的使用都更为复杂

B. 孩子们通过不吃东西引起注意

C. 这孩子不够饿

D. 感官技能仅仅局限于食物的味道和质地，忽略了最重要的饮食技能

E. 不发育的孩子是不会真正茁壮成长的

4. 以操作性条件反射为中心的行为喂养计划非常成功。在这些项目中表现最差的儿童群体是？

A. 4 岁以上孩子

B. 有心理健康问题的孩子

C. 挑食的孩子

D. 有感觉问题的孩子

E. 有并发症或早产的孩子

5. 不同的行为喂养方法可能对特定人群有效。在制订合适的治疗方案时，以下哪一点是关键？

A. 孩子目前吃的食物量

B. 家庭优先考虑数量或种类

C. 进餐时脾气暴躁的严重程度

D. 保险为计划支付的金额

E. 孩子的年龄

答案与解析

1. 正确答案：(B) 应用期望孩子达到的结果，以增加期望的行为。

正性意味着给予，强化表示增加期望行为，但强化的关键在于必须是具体针对某个儿童。因此，(A、C、D) 不正确，因为它们没有考虑孩子具体想要的结果是什么。(E) 不正确，因为这是一个负性强化的例子。

2. 正确答案：（C）针对既定目标选择正确的方法或者一系列方法。

大部分行为项目使用多种多样的方法，特定患儿有最适合他的特定方法。（A）不正确是因为不同的儿童需要不同的策略，多数项目使用多样化策略。（B）不正确是因为技能缺陷是可以被行为策略解决的。（D）不正确是因为很多研究发现回家后会出现反复。（E）不正确是因为行为项目既可以在医院做，也可以在家做。

3. 正确答案：（A）多系统的协调比任何单项技能的使用都更为复杂。

进食成功需要协调 7 个不同方面。（B、C、D、E）不正确是因为它们都没考虑 7 个方面的协调同步。

4. 正确答案：（E）有并发症或早产的孩子。

（A、B、C、D）不正确是这些因素并不是可能会导致行为喂养计划失败的风险因素。

5. 正确答案：（B）家庭优先考虑数量和种类。

针对这种疾病，行为喂养计划首先关注增加儿童食量从而减少对插管进食的依赖，或者首先关注减少进餐时间的痛苦，并教会各种适龄食物的进食技巧。（A、C、D、E）是可以考虑的因素，它们可能帮助治疗团队知晓疗程将持续多长时间，但它们并非不同治疗方法之间的关键区别。

第 19 章　神经退行性疾病

Neurodegenerative Disease

Lauren Tabor Gray　Emily K. Plowman　著

刘　艳　译

本章概要

本章讨论的 3 种神经退行性疾病的患者是吞咽障碍的高危人群。多学科方法可能会为这些具有康复潜力的特殊患者群体提供最佳管理和护理。有必要让临床医师对疾病的病理生理学，预期的病情发展，以及可用的循证治疗方案有所了解。此外，主动地对患者和护理人员进行认知宣教有助于预防肺部后遗症、营养不良和脱水。

关键词

吞咽，吞咽障碍，构音障碍，神经退行性疾病，管理，评估

学习目标

- 了解 3 种常见的神经退行性疾病的病理生理学：
  - 肌萎缩侧索硬化（amyotrophic lateral sclerosis，ALS）
  - 帕金森病（parkinson's disease，PD）
  - 多发性硬化（multiple sclerosis，MS）
- 对在 ALS，PD 和 MS 中观察到的明显吞咽障碍进行定义，并描述引起这些障碍的潜在神经病理生理学网络。
- 叙述神经退行性疾病患者吞咽困难的循证治疗和管理策略。

一、概述

本章重点讨论肌萎缩侧索硬化（ALS），帕金森病（PD）和多发性硬化（MS）这 3 种神经退行性疾病中的吞咽障碍。表 19–1 对每种疾病进行了介绍，并针对潜在的神经病理生理学机制和相关的吞咽障碍情况提供了详细的信息。随后，本章总结了当前的循证治疗策略，并为这些患者的护理提供了建议。

通常，神经退行性疾病会影响吞咽的中枢和外周神经成分，包括皮质、基底神经节、脑干、脑神经、皮质延髓束，以及外周受延髓控制的肌肉。吞咽相关的神经控制和功能受损程度取决于疾病的类型、进展的速度，以及所采用的循

证治疗方案。了解每种疾病的基本神经解剖学和病理学框架，以及它们与吞咽功能的关系，将有助于对这些特殊患者的吞咽障碍进行最优化管理并改善预后。对神经退行性疾病需要进行仔细的监测、多次的再评估并积极对患者和护理人员进行早期宣教。针对神经退行性患者的治疗策略有别于其他人群，通常更侧重于维持当前吞咽功能而并非改善或提升。此类人群的吞咽障碍管理复杂并涉及多学科内容，且需根据多个随时间变化的变量（取决于疾病类型）进行调整。因此，医疗保健提供者、患者和照顾者必须了解疾病的性质、典型病程，以及疾病有关的吞咽障碍风险，以促进相关知识的学习和获得最佳功能结局 [1]。本章将通过病例展示对关键概念进行举例阐述以促进学习和理解。

二、肌萎缩侧索硬化

（一）病例介绍：患者病史

BH 是一位 64 岁的女性，过去的 17 年中一直在行政管理部门工作。她的全天工作职责包括打电话，打字和写作。在过去的一年中，她注意到自己的声音性质发生了变化，以声音嘶哑，发音不精确，发紧和音量减小为特征。BH 还发现自己出现间歇性吞咽困难，其特征是饮用稀液体时呛咳和难以吞服药物，并发觉食物（韧性的固体食物，例如肉和面包）粘在咽喉部位。由于这些不适，BH 很难履行她作为行政人员的职责。随着虚弱和疲劳感的加剧，BH 开始提高对以上症状的关注，并因此安排了与初级保健医师的约诊。

（二）肌萎缩侧索硬化概述

肌萎缩侧索硬化（ALS），又名 lou gehrig 病，是一种进行性破坏上下运动神经元并迅速恶化的退行性疾病，肌萎缩（amyotrophic）一词源于希腊语，其中“a”意为缺乏，myo 意为肌肉，而 trophic 意为营养。故字面意思是，肌肉缺乏营养。“lateral”则表示受损神经细胞在脊髓中的侧索位置。该疾病损伤包括大脑和脊髓中的上运动神经元（皮质、脑干）和下运动神经元（皮质延髓 / 脊髓束、神经肌肉接头、肌纤维）。“sclerosis”意为硬化，其伴随运动神经元细胞的退化而发生。ALS 是最常见的运动神经元疾病，是一种病因不明的导致控制肌肉运动、节律和收缩的运动神经元进行性退化的疾病。其他运动神经元疾病包括进行性延髓性麻痹、原发性进行性肌萎缩、原发性侧索硬化和肯尼迪病（脊髓性肌萎缩）。

表 19–1　3 种典型的神经退行性疾病的病理生理学机制、发病、症状和预后总结

	病理生理学	起病特点	标志性症状	预　后
肌萎缩侧索硬化	皮质、脑干、脊髓、皮质脊髓束、皮质延髓束、NMJ、肌肉中都有 UMN 和 LMN 变性	65 岁 [1] 男女比例：1.5∶1 [1]	• 痉挛 • 肌无力 • 肌束震颤 • 虚弱 • 疲劳	最终主要死亡原因是呼吸功能不全 进展迅速，典型生存期为 2—5 年（取决于发病类型）
帕金森病	黑质和基底神经节多巴胺能神经元丢失	62 岁 [2] 男女比例：1.49∶1 [3]	• 运动迟缓 • 震颤 • 齿轮样僵硬 • 姿势不稳	通常死于疾病导致的并发症，如跌倒和吸入性肺炎（死亡的主要原因），而不是疾病本身，根据诊断年龄，预期寿命比一般人群少 5—10 年 [6]
多发性硬化	中枢神经系统、脑和脊髓神经纤维脱髓鞘	20—40 岁 [5] 男女比例：1∶2.3 [5]	• 虚弱 • 痉挛 • 感觉障碍	预期寿命比一般人群少 10 年；因疾病类型个体差异很大

LMN. 下运动神经元；NMJ. 神经肌肉接头；UMN. 上运动神经元。
来源：Mehta, 2014 [1], Factor & Weiner, 2008 [2]; Wirdefeldt et al, 2011 [3], Oosterveld et al, 2014 [4], Miller & Britton, 2011 [5].

这些其他类型运动神经元疾病中的一部分最终可能会发展为 ALS，即运动神经元疾病最严重的类型[2]。

ALS 的诊断依据为 El–Escorial 世界神经病学联合会标准[3]，需要确认同时累及上运动神经元（upper motor neuron，UMN）和下运动神经元（lower motor neuron，LMN）并逐渐损害身体其他区域的临床体征，结合肌电图检查和（或）神经病理学检查[3]。在美国，ALS 的患病率为每 10 万人中 3.9 人，男性患病比女性更常见（男：女比例为 1.5：1），通常在 55—65 岁发病[4]。平均生存率很大程度上取决于疾病类型，通常为 2—5 年[5]。大部分为散发（病因不明）病例，10% 的病例具有家族性，为常染色体显性、隐性或 X 连锁遗传[6]。

UMN 和 LMN 病变引起的损伤可引起全身虚弱，是 ALS 的主要症状。虽然最近有研究强调在 30%～50% 的 ALS 患者中可发生执行功能障碍，临床症状与额颞叶痴呆（frontotemporal dementia，FTD）类似，但通常认为 ALS 患者的认知能力在起病和疾病发展过程中不受影响[7]。FTD 患者额叶和颞叶组织中纺锤体纤维发生变性，导致语言障碍、行为障碍等与痴呆症相关的症状，如人格改变，思维僵化和个人行为调节能力受损[8]。

ALS 的起病通常可根据脊髓或延髓（颅）神经的病变，以及上和（或）下运动神经元是否受累进行分类。脊髓神经受累会导致上肢和下肢功能受损，延髓神经受累会导致语言和吞咽肌肉受损。病变通常始于脊髓或延髓，然而随着疾病进展，最终将会同时出现脊髓和延髓相关症状。ALS 起病时最常累及肢体运动功能，见于 70% 的病例，而延髓起病者则占 30%[5]。

ALS 的神经基础涉及中枢和周围神经系统。锥体神经元控制肌肉的随意运动，ALS 中构成皮质脊髓运动束下行通路的锥体神经元丢失，导致中枢神经系统中的大脑皮质、脑干，以及颈椎和腰椎脊髓均受到影响。中枢神经系统病变导致神经肌肉状态的改变，从而影响肌肉的抑制性和刺激性活动。因此，随着疾病的进展，可观察到高张力（抑制性障碍）和低张力（刺激性障碍）改变。

周围神经系统包括脑神经和神经肌肉接头，以及肌肉和感觉器官内的神经末梢。神经元变性可引起第Ⅴ、Ⅶ、Ⅸ、Ⅹ和Ⅻ对脑神经功能受损，导致吞咽障碍和构音困难的常见症状[9]。由于第Ⅲ，Ⅳ和Ⅵ对脑神经未受累，动眼功能通常不受影响。

UMN 变性引起的痉挛会导致肌肉僵硬、肌肉动作缓慢、反射亢进（反射活跃，如呕吐反射）和高张力（肌张力增高）[9]。LMN 退变引起肌肉萎缩或虚弱，导致肌肉力量下降、强度下降、肌颤动（肌肉不自主抽搐和收缩）和肌无力（肌肉自发性运动减少或丧失）等功能性改变[10]。UMN 和 LMN 变性均会导致 ALS 患者出现具有特征性的语言和吞咽障碍征象（图 19–1）。此外，UMN 和 LMN 变性会引起横膈肌无力和僵硬，导致呼吸道症状和呼吸系统并发症，这会进一步削弱吞咽过程中的气道防御机制（如咳嗽）。

（三）病例介绍：BH 的诊断

BH 在经历了 1 年逐渐恶化的构音障碍、吞咽障碍和全身无力后，其初级保健医师对她进行了全面的身体评估。BH 描述她的症状后，她的初级保健医师推荐由神经科医师和言语语言病理学专业人员进一步评估。BH 于神经内科就诊并描述了她的不适。神经科医师总结了 BH 当前的表现。

患者 BH 是一名 64 岁的女性，因进行性全身虚弱、吞咽障碍，以及言语和嗓音质量恶化由初级保健医师转诊而来。其临床表现如下。

1. 混合性弛缓 – 痉挛型构音障碍，表现为语速减慢、鼻音亢进、辅音发音不准确、呼吸急促、易疲劳和音量小。

2. 吞咽障碍，表现为咀嚼时间延长，在饮用稀流质时间段咳嗽，难以吞服药物以及喉部有食物粘连的异物感。

3. 假性延髓麻痹，表现为情绪不稳定、强哭

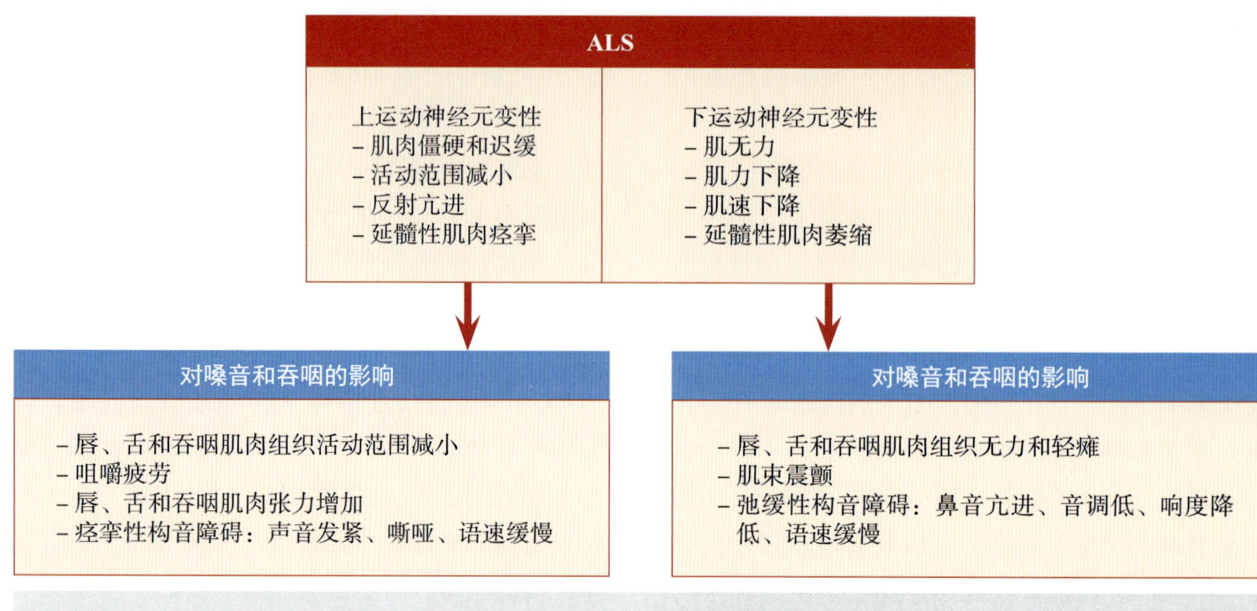

▲ 图 19–1　多发性硬化

肌萎缩侧索硬化的神经病理学机制与相关的嗓音和吞咽症状

和强笑。

4. 上肢精细运动困难，进餐时难以握紧刀叉和切割食物。在过去 4 个月中体重减轻了 30 磅。

尽管进行了许多检查，如影像学检查［大脑的磁共振成像（magnetic resonance imaging，MRI）和颈椎的计算机断层（computed tomographic，CT）扫描］、血液检验、家族史的回顾，以及针对重症肌无力和莱姆病的药理试验，BH 以上进展迅速的症状仍难以确诊。在被转诊给第二位神经科医师后，通过肌电图检查 BH 被确诊为 ALS。BH 的神经科医师解释说，ALS 是一种进行性神经疾病，无法治愈，缺乏药物、手术或行为疗法。他建议她开始服用力如太（Rilutek），这是美国食品药品管理局批准的唯一可延长 ALS 生存时间（2～3 个月）的药物，并参加大学的多学科 ALS 诊所会诊，她将在这里见到多位医疗保健专家，以协助管理她的症状 [7]。

（四）肌萎缩侧索硬化的吞咽障碍和营养不良

考虑到该疾病的进行性恶化和终末期的性质，ALS 治疗通常侧重于采取多学科方法进行积极的症状管理、患者和照顾者教育、代偿和环境支持。尽管呼吸功能不全是 ALS 患者的主要死亡原因，但吞咽障碍相关并发症导致营养不良和吸入性肺炎约占发病率的 1/4 [11]。据报道，无论何种类型的 ALS 患者，85% 的人会在疾病过程中的某些阶段发生吞咽障碍 [12, 13]。吞咽障碍通常发生在疾病进展的后期，然而，延髓病变的患者会在疾病早期即出现吞咽障碍症状。值得注意的是，吞咽障碍会增加营养不良的风险。这是由于进食量减少，进餐期间疲倦以及慢性误吸所致 [11, 14–16]，这反过来又增加了该类患者人群的死亡风险 [11, 17]。有两大原因导致 ALS 患者更易发生营养不良。首先，他们处于高代谢状态，因此具有较高的静息代谢率 [11, 18]；其次，此类患者因四肢受累，进食疲倦、吞咽困难或食欲下降导致主动进食困难，通常摄入的能量较少 [11, 16]。此临床阶段可导致营养不良、功能储备减少和肌肉消耗的进一步恶化 [14]。发生营养不良的 ALS 患者死亡率增加了 7 倍 [11, 17]，故保障此类患者的充足营养非常重要。研究还表明，吞咽障碍会引起进餐时间延长和进食的愉悦性降低，所有这些将引起厌食行为和体重进一步减轻 [19, 20]。为了保持体重并防止营养不良、脱水和呼吸系统并发症，可能需要尽早在此类患者中采用其他进食方法。经皮内镜下胃造口术（PEG）置管通常耐受性良好，因而被美国神经病学会推荐应用于 ALS 患者[14]。最近一项针对美国 2172 例 ALS 患者的回顾性研究显示，PEG 置管可以增加 104 天的生存时间[21]。而一项对 150 名意大利 ALS 患者的类似回顾性研究则显示，PEG 置管可增加 120 天的生存时间[22]。预防营养不良对于 ALS 患者至关重要，医疗保健专业人员需要积极地对患者宣教相关的营养风险和营养摄入的重要性，尤其要重点关注那些在确诊时体质指数等于或低于平均水平的患者。

ALS 患者在病程的任何阶段都有可能会发生吞咽困难（表 19–2）。ALS 中最常见的损害主要由肌肉无力、弛缓和僵硬所导致。UMN 和 LMN 变性是 ALS 的标志性病变，会导致口咽肌的肌肉无力，以及上呼吸道和横膈肌的肌肉无力和僵硬，这会进一步削弱吞咽过程中的气道防御机制。由于这些损害，ALS 患者无法产生足够的声门下气压来产生有效地咳嗽。在吞咽的口腔阶段，患者可能会诉“舌沉重”感，导致在口腔内难以控制和咀嚼食团，而在吞咽启动时难以向后推动食团。由于口轮匝肌和舌肌的无力，食物或液体在吞咽过程中可能无法控制地向前或向后溢出。咽期吞咽障碍包括广泛的咽部固体和液体食物残留，导致进餐时咳嗽加剧，或由于肌无力引起腭咽关闭不全导致鼻腔反流。餐中或餐后食物或液体反流可能提示环咽肌或食管相关损害。

（五）肌萎缩侧索硬化吞咽障碍的评估和管理

ALS 患者的吞咽障碍最好由言语语言病理学专业人员、营养师、呼吸治疗师和神经科医师组成的跨学科团队合作来管理。由于 ALS 症状发展迅速且有误吸危险，需要常规监测患者的吞咽障碍和咳嗽功能。我们实验室的研究表明，在专科 ALS 多学科诊所就诊的 ALS 患者中，约 30% 发生了误吸（经吞咽造影评估确认）[23]。在发生误吸的 ALS 患者中，58% 的患者没有咳嗽反射，42% 的患者为无效咳嗽反射，无法清除误吸物[23]。因此，这部分发生误吸的 ALS 患者无法在误吸发生时有效地保护气道[23]。由于该类患者发生隐性误吸的概率很高，故推荐采用调整吞钡造影（modified barium swallow study，MBSS）对吞咽障碍进行评估和处理（图 19–2），是诊断的金标准。

目前 ALS 患者的吞咽管理建议为饮食调整、体位改变、代偿和 PEG 置管[10]。根据患者出现的具体症状，在液体中添加增稠剂以进行饮食调整，将食物加工为更柔软、更易于食用的质地。此外也建议避免食用颗粒状食物，因为这类食品可对 ALS 患者造成呛咳危险。尽管有关姿势调整和手法的研究尚不深入，Solazzo 及其同事指出，喉部清洁、点头吞咽、头部转向和头部倾斜可有效减少 79%ALS 患者的渗漏和（或）误吸[24]。其他代偿方式包括用力吞咽和使用液体冲洗或“干”吞（双吞咽）。表 19–3 总结了针对 ALS 患者特定吞咽障碍类型常用的辅助和体位调整。

表 19–2　肌萎缩侧索硬化患者的典型吞咽障碍

口腔准备 / 口腔期	咽期	食管期
• 唾液管理困难 • 咀嚼疲劳 • 唇漏 • 溢出过早 • 流涎 • 食团前后移动减少 • 口腔残留 / 囊袋	• 会厌 / 梨状窝残留 • 鼻腔反流 • 喉前庭闭合不全 • 渗漏 / 误吸 • 进餐时呼吸短促和疲劳 • 咳嗽力度和有效性降低	• 食物 / 液体反流或后退进入咽部和口腔 • 咽喉 / 颈根部有咽部残留物

来源：Chen & Garrett，2005[13]；Britton & Miller，20115[5]；Greenwood，1999[16].

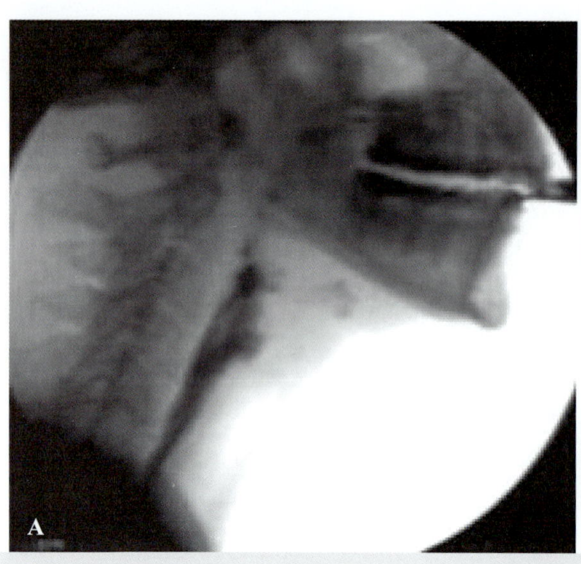

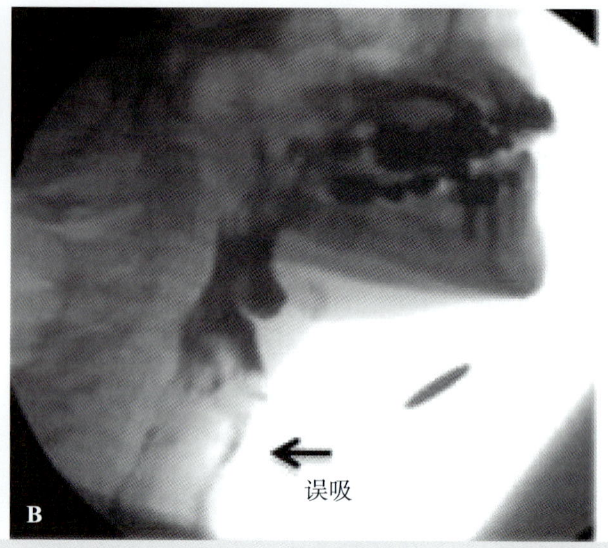

▲ **图 19–2 两例肌萎缩侧索硬化患者的吞咽造影检查图像展示了这类患者不同程度的吞咽功能改变**

A. 患者患有脊髓源性肌萎缩侧索硬化，并在吞咽过程中表现出了具有良好气道保护的功能性吞咽能力；B. 患者患有延髓源性肌萎缩侧索硬化，检测发现吞咽过程中气管深部误吸；由于舌根和咽收缩运动减少，会厌谷和梨状窦中有残留，患者颈部被放置了一个圆形测量环

表 19–3 肌萎缩侧索硬化患者吞咽障碍管理的一般推荐

吞咽障碍	咽　期
用餐时间延长	• 全天采取更小量、更频繁的进餐 • 添加高热量零食
咀嚼困难	• 用肉汁和（或）酱汁润湿食物 • 更小的每口进食量 • 降级为更软的稠度
体重减轻	• 摄入高热量、高脂肪的食物 • 摄入冰沙和奶油奶昔，以及添加花生酱、巧克力或其他热量密集的食物 • 服用市售 Boost（澳洲）品牌功能型饮料、Ensure（美国）品牌奶昔蛋白质饮料，添加 Resource Benecalorie 品牌蛋白质补充剂补充营养 • 用经皮内镜胃造瘘管饲补充进食 • 服用刺激食欲的辅助药物
疲劳 呼吸短促	• 全天采取更小量、更频繁的进餐 • 饮用高热量的冰沙，以减少经口摄入所需的能力 • 尽量减少进餐期间的劳累（即进餐时交谈和分散注意力） • 在餐前和餐后使用呼吸辅助设备

来源：Britton & Miller, 2011 [5]；Yorkston, Miller & Strand, 2004 [2].

PEG 置管是少数几种可显著提高患者生存率的治疗之一，故被强烈推荐用于 ALS 患者。如本章之前所述，通常建议预防性行 PEG 置管以避免营养不良，确保在发生严重呼吸功能受损之前摄入足够的营养。美国神经病学实践学会的参数显示，PEG 置管应在用力肺活量低于预测值的 50% 或基线体重下降超过 10% 之前进行 [7, 16]。

尽管强烈推荐采用仪器对 ALS 患者的吞咽功能进行评估，但是患者通常会由多学科诊所中的言语语言病理学专业人员接诊，临床医师通常需要用很短的时间来筛查吞咽功能和误吸风险。我们最近研究了主动咳嗽和患者自我报告筛查测试对 ALS 患者误吸情况的判别能力。进食评估问卷调查工具 –10（eating assessment tool–10，EAT–10）[25] 是一个有效、简单、包含 10 项吞咽障碍患者自评问题的量表。我们采用该量表对 70 例 ALS 患者进行了调查，发现 EAT–10 得分 ≥ 8 的 ALS 患者发生误吸的风险升高 3 倍（根据吞咽造影评估确定），该临界值的灵敏度为 88%，特异性为 56.7%，阴性预测值为 95.5% [10]。我们还研究了主动咳嗽在 ALS 患者中的效用，发现与具有充分气道保护的 ALS 患者相比，吞咽不安全的患者的咳嗽容积加速度低 3 倍（Plowman，

Chest，已投稿）。其他常用于追踪吞咽障碍随时间的进展并有助于识别可能的吞咽障碍的工具包括吞咽相关生活质量（SWAL–QOL）调查[26]、耶鲁吞咽方案[27]，以及吞咽障碍结局和严重程度量表[28]。

（六）病例介绍：BH 的病情管理和推荐

1. 临床评估

BH 于当地大学开设的第一家多学科 ALS 诊所就诊，并得到了一组医疗保健专业人员的接待，这些人员包括神经科医师、言语语言病理学专业人员、营养师、职业治疗师、物理治疗师、社会工作者和呼吸治疗师。每位专家均提出了建议，并对 BH 进行了安全性、病情预期、预防性治疗方案和疾病管理方面的教育。在言语语言病理学专业人员评估期间，BH 完成了经过验证的 EAT–10 评估，得分为 14 分，表示存在自我评价的吞咽障碍。我们最近的研究表明，该评分患者发生误吸的风险升高了 3 倍。在口腔运动检查中，她表现出明显的舌和唇无力，以及咽反射亢进，她未能通过 3 盎司水吞咽筛查（在筛查中出现咳嗽）。考虑到这些症状，言语语言病理学专业人员要求患者的神经科医师转诊进行吞咽造影检查，确定特定的生理障碍和气道安全程度，以便优化治疗推荐和管理策略。吞咽造影检查的结果表明存在以下吞咽问题：咀嚼时间延长，舌无力导致在舌根部的口腔残留，口腔囊袋样和咽部收缩减少导致梨状窝残留，检验结果稳定一致。她在进行 5 次单杯吞咽稀流质时均未发生误吸，但在连续吞咽稀流质的过程中发生误吸。固体食团（涂有钡糊的格拉汉姆饼干）试验中的咽部残留物可通过单次口服稀液体完全清除。尽管进行了多次液体清洗，但 13mm 钡剂药片仍无法从舌前部进入舌后部。图 19–3 为 BH 的吞咽造影检查的两幅图像。

2. 治疗推荐

根据患者描述的症状及临床评估和仪器检查结果，言语语言病理学专业人员推荐 BH 改为进食机器加工后的软稠食物，并通过减少一口进食量，以及液体和固体交替进食来进行代偿。言语语言病理学专业人员还建议 BH 增加每日用餐次数，同时减少单餐进食量，并根据需要服用 boost 和 ensure 等补充营养。通过与患者一起回顾吞咽评估视频，临床医师向患者讲解他所推荐的代偿

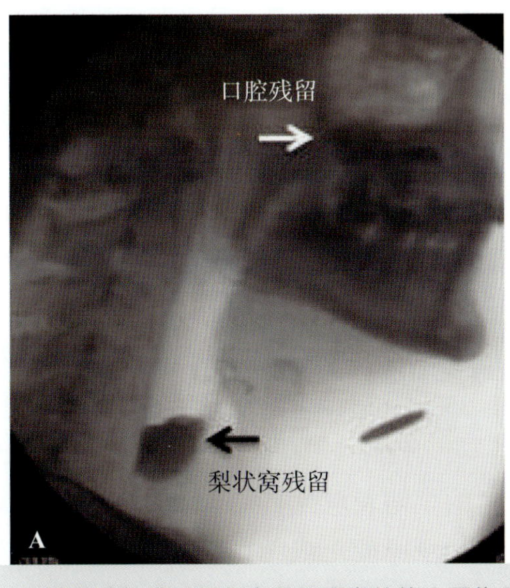

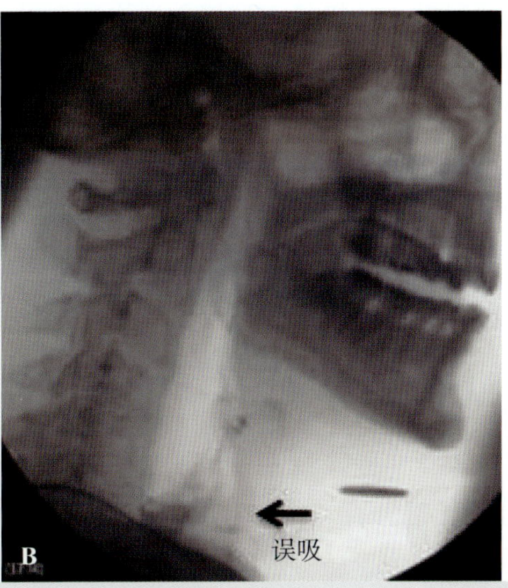

▲ **图 19–3 对病例 BH 进行的改良吞钡研究的静止图像显示：（A）固体食团试验（钡涂层饼干）后梨状窝中有显著残留，口腔中有中度残留（B）稀液体试验中的误吸**

校准工具被放置在患者下颌上

方式是如何确保吞咽安全。患者教育包括如何识别误吸和吞咽功能恶化，强调坚持饮食调整方案和代偿方式的重要性，以及保障营养供应和保持体重稳定的策略。

三、帕金森病

（一）病例介绍：患者 CD 的病史

CD 是一名 66 岁的男性，主诉为单侧手部震颤和行走困难。他 4 年前开始出现症状，并随时间推移逐渐加重，之前未因这些症状就诊。患者既往体健，没有出现记忆或认知改变。患者是一名新近退休的大学心理学教授，其退休与当前症状相关的障碍无关。他的妻子陪同他进行评估，提到她发现患者在进餐时会频繁咳嗽。她还注意到由于音质的变化，患者说话的声音变得更难听懂（尤其是存在背景噪声时）和“更柔和”。患者由初级保健医师转诊后就诊于神经科。

1817 年 James Parkinson 首次将 PD 描述为一种神经系统疾病，其可引起“躯干前倾导致步态由步行转至跑步的倾向，而感觉功能和智力不受影响”[29]。尽管 PD 的病因尚不清楚，但现有的基因和分子流行病学理论认为环境和遗传均为危险因素[30]。PD 是仅次于阿尔茨海默病的第二常见神经退行性疾病，其终生发病风险随年龄增长而增加[30]。PD 与帕金森叠加综合征或非典型帕金森综合征相关，后者细分为多系统萎缩、进行性核上性麻痹、路易体痴呆、药物性帕金森综合征、皮质基底变性和血管性帕金森综合征。帕金森综合征和帕金森叠加综合征临床表现与 PD 非常相似，但通常对传统药物治疗不敏感，进展比特发性 PD 更快[2]。特发性 PD 最常见，医疗措施和药物治疗通常可有效缓解其症状。PD 起病相对缓慢，其特征为黑质多巴胺生成细胞逐渐死亡和脑内出现 Lewy 小体[31]。脑干中的黑质在运动和协调中起着不可或缺的作用。由于基底神经节黑质致密部内的多巴胺能神经元死亡，PD 主要影响步态、运动和协调等运动功能，故被归类为运动障碍[31]。多巴胺能神经元在自主运动、运动计划、排序、认知、情绪、成瘾和应激中起重要作用。多巴胺耗竭可导致由 α－突触核蛋白组成的细胞质包涵体（Lewy 小体）蓄积[31]。由于丘脑和皮质运动区（包括初级运动区、辅助运动区和运动前区）的激活不足（抑制），在 PD 中可观察到上述运动功能减退（减少和缓慢）症状。除多巴胺能退变外，神经化学物质如去甲肾上腺素、5-羟色胺和乙酰胆碱在 PD 中也受到影响[31]。目前尚无治愈 PD 的方法[32]，只能通过对症治疗以保留患者的功能和提高生活质量。

（二）帕金森病的诊断和患病率

与 ALS 相似，PD 的诊断需要广泛的临床和仪器评估，因为单一实验室检查无法明确诊断疾病。多达 80% 的多巴胺能神经元在临床症状出现前已经发生退化[31]，PD 的整体病程进展因患者而异。PD 的诊断需要结合临床症状观察、诊断性成像（例如多巴胺转运蛋白扫描或正电子发射断层显像）和运动障碍学会帕金森病分级量表（movement disorder society united parkinson’s disease rating scale，MDS-UPDRS）记录的症状[29]。MDS-UPDRS 是一种经验证的综合性量表，可用于记录疾病严重程度和随时间的进展。

PD 常见于老年人，发病率由 60 岁时的 1% 升至 80 岁时的 4%，终身风险表明每 100 人就有 1 人患上 PD[33]。85%～90% 的 PD 为散发性（无遗传联系），其余病例为遗传性[34]。尽管 PD 相关的并发症（包括深静脉血栓形成、肺栓塞、肺炎和跌倒）导致该病患者的死亡率升高 35%～65%，但 PD 并不被认为是致死性疾病[35]。吸入性肺炎是 PD 患者主要的死亡原因[33, 35]。PD 的早期表现为非特异性的神经退行性疾病体征，如全身疲乏或无力、肌肉痉挛和步态不稳。PD 的标志性临床症状包括非对称性静止性震颤、强直和运动迟缓[36]。姿势不稳引起的步态异常也是突出的临床表现。首次确诊的 PD 患者中约 25%

有轻度认知功能下降[37]，而 80% 的 PD 病例在疾病进展过程中的某个阶段会发生痴呆[38]，其概率会随确诊年龄的增加而上升[39]。PD 患者的记忆、执行功能和视空间能力这些认知领域通常受累。面具化的面部表情、构音障碍、吞咽障碍和失眠则更常见于疾病后期[36]。

表 19–4　帕金森病的典型吞咽障碍

运动功能障碍	导致的吞咽问题
• 舌震颤 • 舌抽动 • 咀嚼受损 • 下颌僵硬	• 食团控制不佳 • 口腔转运时间增加 • 口腔残留 • 过早溢出至咽部
• 咽部收缩减少 • 舌喉上抬减少 • 喉前庭闭合受损	• 弥漫性咽部残留 • 喉部渗漏 • 气管吸入
• 食管上括约肌开放减少 • 食管动力障碍	• 梨状窝残留 • 反流进入咽部

来源：Groher & Crary, 2010[48]; Rosenbek & Jones, 2009[40]; Sung et al, 2010[42].

（三）帕金森病的吞咽障碍和相关并发症

PD 患者中吞咽障碍的患病率差异很大，波动在 40%～95%，具体取决于疾病严重程度和患者是否意识到吞咽障碍及痴呆的存在[36]。研究还表明，所有 PD 患者都会在病程的某个阶段出现吞咽障碍[2, 36]。通常认为随着病情发展到较严重阶段，吞咽障碍会更为常见和严重。在某些个体中，语言和吞咽障碍也可能是该病的临床症状[41, 42]。为此，建议对吞咽功能进行基线评价并在整个疾病过程中持续监测。由于 PD 病程进展缓慢且患者会下意识采取饮食调整和代偿方式，即使出现吞咽困难、体重减轻、脱水和营养不良的体征，PD 患者可能仍不能意识到自己有吞咽障碍。此外，报告显示 PD 患者对吞咽困难的自我感知较差，因而会低估自身的吞咽障碍[43]。PD 吞咽障碍会造成严重后果，吸入性肺炎是该类患者的主要死亡原因[35]。PD 吞咽障碍除了引起并发症外，还可导致患者生活质量和心理健康的显著下降[40, 44]。具体来说，PD 患者由于流涎、进食速度缓慢和害怕呛咳导致外出就餐的幸福感降低，以及社会、职业和休闲活动的参与能力降低[40, 44]。

运动功能障碍是 PD 的标志性特征，在功能上导致吞咽肌肉运动减弱和减慢（表 19–4）。吞咽困难可发生在吞咽的任何阶段。口腔期运动功能障碍包括舌震颤、舌抽动、咀嚼受损和下颌强直[45]。因此，口腔期吞咽障碍可表现为食团控制不佳、口腔通过时间增加、口腔残留和提前溢出至会厌谷。食物提前溢出和通过时间增加可导致吞咽启动延迟和咀嚼延长[46, 47]。咽部收缩、舌 – 喉上抬的减少，以及咽期喉前庭闭合不全导致咽部残留、喉部渗漏和气管误吸[47]。损害也可发生在食管上括约肌（UES）水平和吞咽的食管期[48]。当 UES 开口缩小时可导致梨状窝残留增加，此外，也可能发生食管动力障碍、食团清除不佳或食物反流[42]。

除了在吞咽的口咽期和食管期发现的损害外，在 PD 患者中通常还可观察到肺和呼吸肌功能受损[49]。吞咽系统和呼吸系统需要协同工作以在吞咽过程中保护气道，并在发生渗漏或误吸时产生有效和及时的咳嗽反应。在 PD 患者中，呼吸功能障碍可影响咳嗽、吞咽和语言功能[50]。与其他神经系统疾病患者类似，在 PD 患者中也观察到了肌张力障碍和吞咽障碍，而安全和不安全的吞咽中自发咳嗽[51, 52, 53]和呛咳[54]存在显著差异。考虑到肺部并发症、吸入性肺炎的高发生率和吞咽障碍自我感知差，持续监测和评价咳嗽和吞咽功能对于保留 PD 患者功能和预防肺部后遗症至关重要。

（四）帕金森病的评估和吞咽障碍管理

尽管 PD 进展速度通常相对较慢，但应在病程早期进行患者和照顾者教育、饮食调整和餐时补偿，以维持足够的营养并避免非意愿的体重减轻。调整可能简单到仅需减少每餐进食量以避免用餐期间疲劳，或添加营养补充剂如 Boost、Ensure 或自制冰沙等。

干预策略本质上是代偿或康复。代偿策略包括实施体位调整、吞咽手法和饮食调整。建议采用这些策略以对吞咽功能进行短期调整，但以上策略不会改变吞咽生理学或延缓病程。康复干预则是针对和改善与吞咽生理学损伤相关的吞咽机制，以期可延缓病程的长期改变（表 19–5）[48]。

表 19–5　帕金森病的干预措施和预期结果

干　预	结　果
代偿	
用力吞咽	• 舌根收缩增加 [1] • 咽残留减少 [1, 3]
点头吞咽	• 改善气道保护 [2, 3] • 减少渗漏 / 误吸 [2, 3]
康复	
呼气肌力量训练（EMST）	• 改善气道保护 [4] • 改善咳嗽功能 [5] • 改善生活质量 [6]
视频辅助吞咽治疗（VAST）	• 咽残留减少 [7, 8] • 吞咽损害减少 [7, 8]
吞咽技能训练中的生物反馈（BiSSkiT）	• 改善时间 / 持续时间长度（即每次吞咽的时间、预吞咽时间）[9] • 改善生活质量 [9]

来源：Logemann，1998 [1]；Groher & Crary，2010 [2]；Ramig et al，2011 [3]；Troche et al，2010 [4]；Pitts et al，2009 [5]；Sapienza et al，2014 [6]；van Hooren et al，2014 [7]，Manor et al，2013 [8]，Huckabee et al，2014 [9].

通常推荐的代偿策略包括体位调整和吞咽动作调整，如点头吞咽、用力吞咽和声门上吞咽 [47, 55–57]。代偿措施的实施取决于所观察到的吞咽受损情况和病理生理学改变，以及患者坚持应用所推荐的措施的能力。干预措施的获益（如消除误吸和减少咽部残留）在神经源性吞咽障碍患者中有个体差异。因此，需要通过尝试不同的代偿策略来选取合适的措施。还需要考虑认知、运动和移动范围的限制对代偿措施的正确应用可能有干预。除此之外，可以对餐具进行适配性改造以改善用餐环境，如使用增重的餐具以减少手部颤抖对进餐的影响。

有研究比较了两种康复策略对 PD 的影响，即呼气肌肉力量训练（expiratory muscle strength training，EMST）和 Lee Silverman 嗓音治疗（Lee Silverman voice treatment，LSVT）。EMST 需用力呼气到一个小型便携式手持设备中，该设备的压力加载弹簧阀被设置为特定的阻力水平 [58]。患者快速用力呼气，以冲破弹簧阀的密封，此过程即为一次完整的训练周期。Silverman 及其同事 [49] 进行的有关 EMST 和 PD 的初步研究确定了呼吸强度训练对最大呼气压力和功能相关任务（如咳嗽、吞咽和言语）的潜在益处。Pitts 及其同事 [50] 研究了 EMST 对 PD 吞咽过程中自主咳嗽气流和气道保护的影响，结果发现 EMST 增加了吞咽过程中咳嗽容积加速度并改善了气道保护功能（渗漏 – 误吸量表评分降低）[50]。一项在 60 例 PD 患者中进行的随机假对照试验的结果显示，EMST 改善了气道保护、咳嗽功能和患者自评的生活质量 [59]。此外，在为期 4 周的 EMST 训练期后，舌喉上抬和移动幅度增加 [59]。尽管 LSVT 项目最初设计是为改善 PD 中的嗓音损伤，后来发现其对吞咽功能也有改善作用，可显著改善 PD 患者口咽期的食物运送时间并减少咽部残留 [60]。EMST 和 LSVT 都包含了许多关键的可塑性原则，包括重复、负荷、转移和“用进废退”等概念 [61]。

生物反馈是一种已被证实可促进学习新运动任务或损伤后再学习运动任务的治疗措施。作为辅助治疗手段，生物反馈技术通过利用其他形式来演示、教授和监测，从而增强功能和能力 [1]。视觉生物反馈中采用颏下肌激活的表面肌电图和吞咽技能训练中的生物反馈（biofeedback in swallowing skill training，BiSSkiT）项目已被证明可改善即时的动态吞咽测量结果，以及患者报告的吞咽相关生活质量 [62]。视频辅助吞咽治疗（video–assisted swallowing therapy，VAST）在采用软管喉镜吞咽评估（FEES）观察患者吞咽的情况下，利用视觉线索同步结合代偿措施和吞咽练习改善吞咽中的运动和协调能力 [63]。一项纳入 42 例 PD 患者的随机对照试验显示，根据

SWAL-QOL 量表，完成 VAST 项目的患者 FEES 检查的咽部残留物显著减少，患者报告的吞咽生活质量也得到改善 [63, 64]。生物反馈可提高本体感觉，对因延髓损伤导致感觉障碍的 PD 患者特别有效。

PD 的医学处理包括左旋多巴替代多巴胺治疗和深部脑刺激（deep brain stimulation，DBS）。DBS 通过手术植入一个小装置以向大脑的目标部位发送高频电刺激。尽管药物和手术干预对肢体运动功能有效，但这些干预对 PD 患者的言语和吞咽的疗效通常较差 [65-67]。Ciucci 等比较 PD 患者 DBS 开启与关闭时发现，DBS 开启时可稳定的观察到咽部通过时间和咽部清除显著改善，但未观察到口腔期损害或最大舌骨位移的改善。不幸的是，医疗措施对延髓功能疗效更有限，而 DBS 似乎对言语和吞咽生理的积极影响相对较小 [68, 69]。通常，对 PD 吞咽障碍的治疗包括行为调整和康复性训练项目 [46]。

建议患者根据服食的药物调整进餐时间，因为药物可改善对进食和进餐持续时间有影响的运动功能障碍（包括运动障碍、震颤和运动迟缓）[70, 71]。对于某些患者，药物可在服药时或服药后短期内发挥作用。

（五）病例介绍：CD 的管理和建议

在与神经科医师约诊后，CD 开始左旋多巴治疗方案，并被建议完成嗓音和吞咽基线水平评估，包括视频透视和吞咽造影检查。尽管他最初认为没有评估的必要故不予配合，患者的妻子和热心的支持者还是说服他完成了评估。嗓音评估（包括视频胸腔镜检查）结果显示以小的纺锤形间隙为特征的真声带内收不完全。在功能上，这一发现支持患者的音量减小，并且在说话时难以伸展开。吞咽造影检查结果显示咀嚼延长、舌抽动、口腔舌根残留、会厌谷固体残留和多次饮稀液体时向深部渗漏（触发咳嗽）。单次小口稀薄液体可消除深部渗漏，减少每口进食量和使用液体清洗则可减少会厌谷残留。评价结果为以音量小和说话速度缓慢为特征的轻度运动减少性构音障碍，以上述言语和吞咽功能损害为特征的轻 – 中度口咽吞咽障碍（图 19–4）。治疗建议为在实施安全吞咽策略宣教的基础上，使用 LSVT 法进行强化嗓音治疗。其中安全吞咽策略指在进餐过程中交替食用稀流质和小口食物。使用吞咽造影检查的视觉反馈功能向患者和照顾者解释正常吞咽功能、误吸危险信号和吞咽功能恶化的表

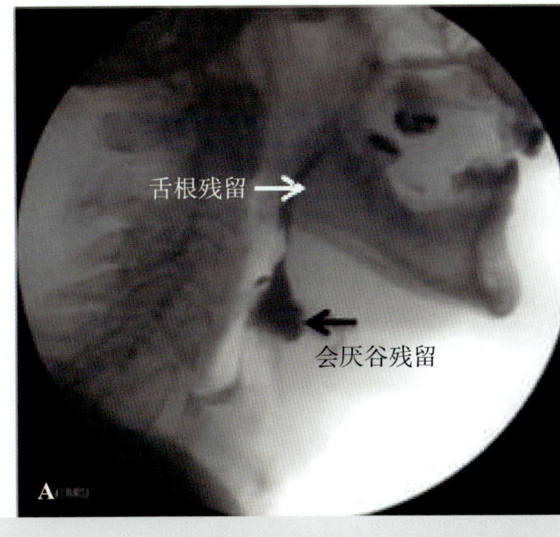

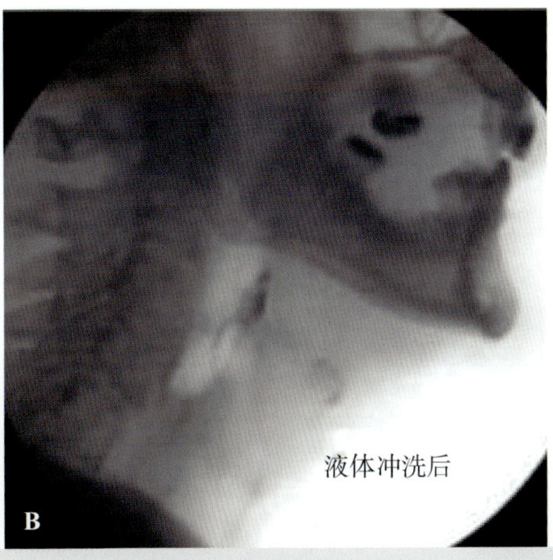

▲ 图 19–4 CD 的帕金森病病例研究：吞咽造影检查（MBSS）

A. MBSS 图像显示，在吞咽固体食团试验（涂有钡剂的全麦饼干）后，舌根（base of the tongue，BOT）和会厌谷存在残留物；B. MBSS 图像显示，使用推荐的代偿方式（液体清洗、液体 / 固体交替、调整食团容积后）残留被清除

现，以及坚持膳食补偿的重要性。大家对 LSVT 方案的强度和项目成功所需的条件进行了分析和讨论。患者和妻子同意评价结果中给出的推荐，他决定在言语语言病理学专业人员的指导下开始治疗。

四、多发性硬化症

MS 是引起髓鞘逐渐变性的中枢神经系统炎症性疾病。髓鞘是一种沿着大脑和脊髓中大多数神经元轴突表面分布的白质绝缘覆盖物，使这些神经元能够快速传递信号[72]。因此，中枢神经系统内神经元的脱髓鞘病变可引起信号传导减慢并最终导致神经元死亡[73]。众所周知，MS 是最常见的脱髓鞘疾病[72]，其他脱髓鞘疾病包括吉兰－巴雷综合征和夏科－马里－图思病。与本章讨论的前两种神经退行性疾病不同，MS 症状通常突然出现。常见的 MS 症状包括突然发作的感觉异常，或肢体刺痛、运动无力、视力障碍、共济失调、头晕和疲乏[74]。在认知和自主、感觉和运动系统中也可观察到损害。常见的感觉症状包括暴露于高温后症状加重（如热水澡后、炎热的天气或运动后）和 Uhthoff 现象（一过性疼痛、麻木加重）。疼痛症状常见于神经痛、痉挛、炎症和关节僵硬等情况[72]。运动系统受累可导致痉挛、无力、构音障碍和吞咽障碍[75]。此外，由于脑内病灶具有散发特点，MS 患者的症状具有个体差异性。因损害和严重程度的变化范围较广，MS 的预后难以确定，取决于 MS 类型和个体症状治疗的成功率[76]。此外，治疗一种症状可能对同时存在的其他症状产生不利影响。例如，缓解痉挛的药物可导致嗜睡、虚弱和不协调等不良反应，由此加剧疲乏和虚弱症状[72]。

MS 根据发作类型有 4 种临床表现（表 19–6）。缓解－复发型 MS（remitting–relapsing，RRMS）占 85%～90%，通常预后最好，以持续轻度症状、对药物治疗敏感和缓慢进展为特征。原发进展型 MS（primary—progressive MS，PPMS）约占 MS 病例的 10%，进展更快且症状更严重[72, 73, 76]，其预后和对治疗的反应也最差[77]。90% RRMS 病例在 25 年内进入继发进展型（secondary–progressive disease course，SPMS）[76]。进展－复发型（progressive–relapsing，PRMS）罕见，仅占 MS 确诊患者的 5%[73, 76]。PRMS 的特征是进行性神经功能下降伴急性加重期，伴或不伴后期缓解（表 19–6）[76]。MS 的进行性退化和复发－缓解特征最终导致永久性神经损伤和残疾，损伤和残疾可因发病类型和治疗成效而有所不同。

（一）诊断和患病率

MS 是美国年轻人最常见的神经系统残疾，影响超过 40 万人[76]。MS 通常在 20—40 岁发病，60 岁后罕见[72]。本病多见于女性（女：男比例为 2.3：1）[72]。与本章介绍的其他疾病相似，目前 MS 尚无治愈方法，干预措施主要是针对个体的症状进行治疗。在已知的预后指标中，老龄和男性预示着较差的结局[78]。尽管本病的病因学尚不清楚，但研究提示环境因素、免疫系统受损和遗传特性可能参与 MS 的发生[73]。在匹配年龄和性别后发现，MS 患者的寿命较一般人群平均预期寿命减少 7～10 年。一项流行病学研究指出，MS 患者的死因为感染、心血管疾病和肺部问题[79]。其中由肺部问题导致的死亡中有 58.7% 由误吸引起[79]。

MS 的诊断通常需要全面的评估、仪器和影像学检查。除病史和体格检查外，MRI 是标准诊断工具，因为它可以确定脑和脊髓白质内是否存在局灶性病变和弥漫性变性。MRI 可在整个病程中重复进行[74, 80]，以监测 MS 的进展、治疗影响和（或）复发－缓解性质。单独使用 MRI 通常无法区分疾病发作类型[80]。脑脊液分析和视觉诱发电位检测可以辅助明确诊断。在某些情况下，全面的体格检查和临床评估可以获得进行可靠诊断所需的必要信息。修订后的 McDonald 诊断标准描述了诊断所需 MS 的典型临床表现和其他数据，并包括影像学评价[80]。扩展的残疾状态量表

（expanded disability status scale，EDSS）是最常用的监测 MS 疾病进展的量表，该表将疾病严重程度分为 0（神经学检查正常）到 10（MS 导致死亡）级[81]。该量表的每个亚类均广泛考虑到以下功能系统的损害水平，包括锥体、小脑、脑干、感觉、肠和膀胱、视觉、脑 / 精神和其他。

表 19-6 按发作类型描述的多发性硬化的特征和患病率

多发性硬化发作类型	特 征	患病率
缓解－复发型（RRMS）	• 持续轻度症状 • 抗感染治疗有效 • 进展缓慢	85%～90%（最终进展为 SPMS） 10%～15% 为良性
原发进展型（PPMS）	• 进展迅速 • 症状更严重 • 无加重 / 缓解	10%
进展－复发型（PRMS）	• 进展缓慢 • 加重期无缓解	5%
继发进展型（SPMS）	• 发生在 RRMS 10～25 年后 • 进行性退化 • 加重 / 缓解期	85%～90%（从 RRMS 进展为 SPMS）

来源：Chen & Garrett，2005 [13]；Britton & Miller，2011 [5]；Greenwood，1999 [16].

（二）病理生理学

MS 的特征性神经病理学改变为分布在整个中枢神经系统中的大量小病变或斑块，其可作为该疾病的标志性诊断特征[73]。小病灶、逐渐脱髓鞘和进行性轴突缺失共同导致 MS 患者的神经功能受损和残疾。由于病灶的大小和位置各不相同，患者的临床表现也各不相同[82]。然而，与 PD 患者多巴胺能神经元退化相似，在出现重度和慢性脱髓鞘之前，障碍可能在临床上并不明显。根据发病类型的特征，轴突变性的可能机制包括神经递质谷氨酸水平升高，导致谷氨酸介导的兴奋性毒性，以及由于轴突内能量需求和供应的不平衡而导致轴突更易发生变性[73]。这些机制各自演变的确切方式部分取决于疾病发作类型。在缓解－复发型的缓解期，脱髓鞘轴突恢复部分功能，可以较低速度传导动作电位。随着水肿和炎症消退，轴突再髓鞘化，轴突功能恢复。一旦代偿机制（轴突髓鞘再生）耗尽，轴突不能够再恢复，就会发生从 RRMS 向 SPMS 的转变。这引起神经元的慢性不可逆损伤，并最终导致神经元死亡。

（三）多发性硬化的吞咽障碍

MS 中吞咽障碍的患病率为 36% ～ 81% 。如果没有随着疾病的进展对吞咽障碍的症状进行密切监测，可能会出现吞咽障碍导致的并发症，如肺部后遗症。MS 累及皮质延髓束、小脑和脑干时可导致吞咽障碍的症状，在神经系统受累更广泛的 MS 患者中吞咽障碍更常见且更严重。正如 MS 的症状个体之间有差异一样，吞咽障碍可能因病变部位和受累情况而不同[47]。在不同疾病严重程度的 MS 患者中均发现小脑和脑干病变可能影响口腔期和咽期中吞咽发生的时机和顺序[32]。

MS 患者的吞咽障碍可发生在口腔期、咽期和食管期。一项纳入 525 例不同类型 MS 患者的研究显示，患者的吞咽障碍症状包括进餐时咳嗽（26%）、呛咳（19%）、与吞咽相关的焦虑（19%）和患者报告的吞咽功能变化（11%）[83]。DePauw 及其同事通过 EDSS 确定了与 MS 严重程度相关的特殊吞咽障碍。这些作者指出，轻度 MS 患者（EDSS ≤ 7.5）在仪器评估后表现出食团形成和吞咽启动困难，以及轻度会厌谷残留[84]。重度 MS（EDSS ≥ 8）患者表现出以下损害，如食团形成和吞咽启动困难、弥漫性咽腔残留、每口进食多次吞咽，以及渗漏和误吸[85]。因此，吞咽障碍症状在晚期 MS 患者中更常见，症状也更严重[77]。食管上括约肌（UES）中的环咽肌张力过高也是 MS 的常见损害。

（四）多发性硬化患者吞咽障碍的评价和管理

通常推荐 MS 吞咽障碍的评价应包括吞咽的仪器评估，以确定吞咽障碍相应的病理生理学改变，并实施适当的干预措施。除吞咽障碍外，与 MS 相关的活动受限、疲劳、震颤、认知障碍和抑郁均可能影响经口进食。因此，理想情况下应由言语语言病理学专业人员、营养师和神经科医师从多学科角度制订治疗计划[87]。由于MS吞咽障碍的体征多变，关于MS吞咽障碍治疗的研究相对有限[72]。应根据临床和仪器吞咽评估观察到的损害制订治疗计划[72]。制订合理的代偿和康复策略需重视受损的生理功能和患者对治疗策略的执行力。

Chiara等研究了EMST对MS患者呼气压产生能力、肺功能和最大自主咳嗽的影响。结果表明，整个队列中自主咳嗽量和呼气压产生能力均显著改善[88]。一项纳入17例多发性硬化患者的初步研究探讨了神经肌肉电刺激（neuromuscular electrostimulation，NMES）对多发性硬化患者吞咽障碍的影响[89]。在该研究中，多发性硬化患者接受了为期3周，每周2次的NMES治疗，并在每次持续20min的治疗期间完成12次唾液、24次水和24次酸奶的吞咽。研究结果发现17例患者中的9例（53%）梨状窝唾液积聚减少，且渗漏–误吸量表评分改善。然而，由于缺乏对照组来确定未进行NMES时主动吞咽练习的影响，这些结果的意义有限，需要进一步研究以确定这两种治疗方式对MS的潜在益处。

A型肉毒神经毒素（botulinum neurotoxin type A，BoNT/A）注射是一种针对MS患者的医疗干预措施。BoNT/A已被用于经吞咽造影评估为重度口咽吞咽障碍和UES张力过高的MS患者。将BoNT/A注射到24例UES高张力的MS患者的环咽肌可改善吞咽指标，如渗漏–误吸量表评分降低和咽部残留物减少[86]。

在MS个体发生严重口咽吞咽障碍的情况下，必须考虑吸入性肺炎、呼吸系统并发症、营养不良、脱水和体重减轻的风险。可能需要采用替代喂养形式（包括置入PEG管）来补充或代替经口进食。MS营养不良的发生进一步加剧了免疫功能不全和呼吸肌无力，进而加重了疲乏、无力和肌肉痉挛的症状[87]。这进一步支持了在该患者人群中进行多学科干预的必要性。

习　题

（一）肌萎缩侧索硬化（ALS）病理生理学

1. ALS涉及下列哪些的退化？

A. 上运动神经元

B. 下运动神经元

C. 上下运动神经元均有

D. 基底节

E. 初级运动皮质

2. 累及延髓的ALS将导致下列哪种情况？

A. 下肢肌肉组织功能退化

B. 认知障碍

C. 言语和吞咽相关肌肉的退化

D. 精细动作运动困难

E. 感觉障碍

3. 在未累及下运动神经元的情况下，您可能不会观察到下列哪种情况？

A. 痉挛

B. 高张性

C. 肌束震颤

D. 肌肉运动减缓

E. 反射亢进

（二）ALS吞咽障碍的管理

4. 为了避免ALS营养不良的风险，重要的是？

A. 监测体重和食欲情况

B. 反复评价吞咽功能和吞咽策略的应用

C. 考虑使用替代进食方法，如经皮内镜下胃造瘘（PEG）管置入

D. 对患者宣教营养的重要性

E. 以上都是

5. 为了处理吞咽障碍的症状，有用的代偿方式可能包括下列哪种情况？

A. 避免高热量补充剂和添加剂，避免体重增加

B. 减少每餐进食量，增加进餐频率，在两餐之间摄入高热量零食

C. 增加每口进食量以快速完成进食，避免疲劳

D. 选择需要彻底咀嚼的食物以充分使用肌肉

E. 每天吃一顿丰富大餐，以确保摄入足够的热量

6. 进食评估工具 -10（EAT-10）是辅助评估 ALS 患者吞咽功能的良好工具，因为？

A. 这是一种快速、易于管理的患者调查问卷

B. 其预测误吸的准确率为 95%

C. 评分≥ 8 分的 ALS 患者发生误吸的风险升高了 3 倍

D. 其可准确识别隐性误吸

E. 仅 A 和 C

7. 判断题：隐性误吸在 ALS 患者中罕见，通常不会发生。

（三）患者 CD 的诊断

患者 CD 进行了神经方面的评价，并完成了一系列临床检查。尽管患者关心的主要问题是步态变化和手部震颤，但其妻子也表达了对患者发声质量变化和呛咳的担忧。神经科医师完成了评价并做出了帕金森病和并发症的初步诊断，具体报告如下。

患者 CD 是一名 66 岁男性，主要表现为进行性恶化的手部震颤和步态受损症状。患者由妻子陪同，她描述了他在过去一年中发现的其他变化，包括进餐时咳嗽和发音质量变化。检查时，患者 CD 表现出吞咽障碍和构音障碍的临床体征，特征如下。

- 轻度运动功能减退性构音障碍：以低音调、呼吸急促和韵律减少为特征的声音和言语改变。
- 患者妻子观察到患者有吞咽障碍，特征为餐后咳嗽和呛咳增加，在今日的 3 盎司水吞咽筛查中也观察到这些症状，需要通过仪器评估进一步检查和转诊至言语语言病理学专业人员。
- 运动症状：左手不对称静止性震颤、慌张步态和姿势不稳。
- 认知在正常范围：无记忆、认知或语言损害。

（四）PD 概述

8. 帕金森病的标志性特征包括？

A. 静止性震颤

B. 肌强直

C. 运动迟缓

D. 姿势不稳

E. 以上都是

9. 以下哪项被认为是 PD 患者死亡的主要原因？

A. 跌倒

B. 吸入性肺炎

C. 痴呆

D. 深静脉血栓形成

E. 卒中

10. 帕金森病是一种运动障碍，导致其步态、运动和协调异常的原因是？

A. 丘脑和皮质运动区内神经元激活不足

B. 下运动神经元受累

C. 基底节致密部黑质内多巴胺能神经元的死亡

D. 5- 羟色胺耗竭导致初级和感觉运动皮质过度激活

E. A 和 C

（五）PD 患者吞咽障碍的管理

11. PD 患者中常见的口腔期问题包括下列哪种情况？

A. 舌抽动

B. 喉前庭闭合不全

C. 咀嚼延长

D. UES 松弛受损

E. A 和 C

12. PD 患者使用呼气肌力量训练（EMST）的结果表明？

A. 改善咳嗽功能和气道保护

B. 咽部残留物减少

C. 改善唇侧密封，减少唇侧渗漏
D. 改善舌根回缩
E. 改善腭咽闭合

13. 判断题：对患者和照顾者进行有关安全吞咽策略、生物反馈和吞咽功能恶化迹象的知识宣教并不重要。

14. Lee Silverman 嗓音治疗（LSVT）和 EMST 纳入了以下哪项可塑性原则来管理吞咽障碍?
A. 特异性
B. 重复
C. 用进废退
D. 干预
E. B 和 C

（六）多发性硬化

15. 多发性硬化被认为是?
A. 进行性周围神经系统疾病
B. 如果在发作后 10 年内确诊则可治愈
C. 主要由基因突变导致
D. 由脑外伤所致
E. 中枢神经系统进行性疾病

16. 多发性硬化最常见的发病类型是?
A. 原发性进行性多发性硬化（PPMS）
B. 缓解－复发型多发性硬化（RRMS）
C. 进展－复发型多发性硬化（PRMS）
D. 持续型多发性硬化
E. 良性多发性硬化症

17. 判断题：不同患者 MS 的临床表现（如初始体征和症状）非常相似。

（七）MS 吞咽障碍的管理

18. MS 吞咽障碍的评估和治疗应重点关注?
A. 患者所述的吞咽障碍
B. 病史和临床评估
C. 吞咽的仪器评估结果
D. 其他学科专业人员（如神经学家、营养师）的评估结果
E. 以上都是

19. 判断题：对 MS 患者吞咽障碍的治疗方案应根据临床和仪器吞咽评价期间观察到的特殊损害进行调整，以期对每例患者的障碍进行相应的个体化治疗。

20. 在诊断为吞咽障碍的 MS 患者中，已证实使用 A 型肉毒神经毒素可治疗下列哪种情况?
A. 舌根回缩减少
B. 下颌痉挛
C. UES 张力过高
D. 咽部收缩减少
E. 以上都不是

答案与解析

1. 正确答案：（C）上下运动神经元均有。

诊断为 ALS 需要上、下运动神经元均受累，以符合 El-Escorial 世界神经病学联盟标准。ALS 的诊断标准不包括基底节和初级运动皮质损伤所致的损害。

2. 正确答案：（C）言语和吞咽相关肌肉的退化。

延髓神经受累导致参与言语和吞咽的肌肉受损。随着脊神经受累的进展，上下肢功能受到影响。

3. 正确答案：（C）肌束震颤。

上运动神经元受累引起痉挛导致肌肉减慢、僵硬和反射亢进。由于下运动神经元受累而发生肌束震颤，也引起肌肉萎缩导致弛缓、肌肉速度和力量降低。

4. 正确答案：（E）以上都是。

ALS 吞咽障碍的管理需要跨学科方法（如言语语言病理学专业人员、营养师和神经科医师），解决吞咽安全、营养维持、患者教育和替代喂养方法，以避免误吸和营养不良。

5. 正确答案：（B）减少每餐进食量，增加进餐频率，在两餐之间摄入高热量零食。

全天少食、多餐、摄入高热量零食，有助于避免进餐时疲劳，保证足够的热量摄入。在该患者人群中，体重增加不是问题，由于常观察到

咀嚼和舌强度，以及运动受损，因此避免大口进食。

6. 正确答案：（E）仅 A 和 C。

EAT-10 在临床吞咽评价中是有用的，但尚未显示能以 95% 的准确性预测误吸或识别无症状（隐性）误吸。为了识别隐性误吸，有必要进行仪器吞咽评价，如吞咽造影检查或光导软管喉镜吞咽功能评价。

7. 正确答案：错误。

在该特定患者人群中，可能发生无症状性误吸。最近的研究表明，在专门的 ALS 多学科诊所就诊的 ALS 患者中，约 30% 的患者发生误吸（通过吞咽造影评估证实）。在发生误吸的 ALS 患者中，58% 没有咳嗽反应，而 42% 表现为无效咳嗽，不能清除误吸物[23]。

8. 正确答案：（E）以上都是。

以上均被认为是 PD 的标志性症状。PD 的其他早期体征可能包括疲乏、全身无力和步态障碍。

9. 正确答案：（B）吸入性肺炎。

吸入性肺炎被认为是 PD 患者主要的死亡原因。其他主要死亡原因包括肺栓塞和跌倒。

10. 正确答案：（E）A 和 C。

神经元激活不足和多巴胺能神经元死亡均可导致 PD 中观察到的运动损害，包括但不限于步态障碍、运动迟缓、运动障碍、协调受损和姿势不稳。

11. 正确答案：（E）A 和 C。

舌抽动和长时间咀嚼都是 PD 口腔期障碍的标志。尽管在 PD 中可能观察到喉前庭闭合不全和 UES 松弛受损，但不会发生在吞咽口腔阶段。

12. 正确答案：（A）改善咳嗽功能和气道保护。

Troche 及其同事进行的一项研究 EMST 对 PD 患者疗效的随机对照试验发现，咳嗽功能和气道保护得到改善。该研究未考虑吞咽的时间和运动学改变（舌根回缩、残留分级）。

13. 正确答案：错误。

考虑到疾病伴随的认知障碍和对损害的自我意识较差，生物反馈和护理人员教育在该患者群体中非常有效和重要。

14. 正确答案：（E）B 和 C。

重复是指为了引起持久的神经变化，重复练习一项新任务，避免因训练不足而生疏。用进废退的原则说明，当一段时间没有训练时，系统内的神经回路会退化。LSVT 和 EMST 方案中都包含了重复和用进废退的可塑性原理。

15. 正确答案：（E）中枢神经系统进行性疾病。

MS 是一种进行性中枢神经系统疾病，不幸的是，无论何时确诊都无法治愈。尽管存在关于 MS 的病因学理论，包括环境因素、免疫受损和遗传标记，但尚未确定该病是由遗传或创伤性脑损伤引起。

16. 正确答案：（B）缓解 – 复发型多发性硬化（RRMS）。

RRMS 占 MS 病例的 85%～90%，其中大多数在 25 年内进展为继发性进展型 MS（secondary-progressive MS，SPMS）。PPMS 和 PRMS 较少见，患病率分别为 10% 和 5%。

17. 正确答案：错误。

不同 MS 患者的症状差异巨大，导致治疗困难。需根据症状采取干预，并根据每例患者的症状进行相应调整。

18. 正确答案：（E）以上都是。

吞咽障碍的干预应全面并以多学科方法为中心，包括临床和器械吞咽评估，并随着症状的持续进展进行频繁的监测和再评价。

19. 正确答案：正确。

与任何其他人群一样，吞咽障碍治疗应集中于临床和仪器吞咽评估中发现的损害及多学科护理团队中其他专业人员的结论。

20. 正确答案：（C）UES 张力过高 。

向 24 例 MS 患者的环咽肌注射 A 型肉毒神经毒素可改善 UES 的高张力，减少咽部残留和渗漏 – 误吸量表评分[86]。

第 20 章　卒中后吞咽障碍

Dysphagia Following Stroke

Giselle Carnaby　著
卫小梅　译

本章概要

卒中后吞咽障碍是常见的临床问题，但认识不足，并与重要的负性健康结局相关，言语语言病理学专业人员在此问题的早期鉴别和处理中发挥了重要角色。为了加强这一目标，临床医师需要不断更新特定的卒中相关数据，尤其是早期应用的强化措施，促进运动功能恢复和消除可能妨碍有效康复的异常运动。

关键词

卒中，吞咽障碍，筛查，干预，代偿，康复

学习目标

- 描述卒中后吞咽障碍的常见特征。
- 确定卒中后吞咽障碍的健康问题。
- 描述卒中后吞咽康复干预策略及其进展。
- 描述卒中后吞咽障碍新的干预方法。

一、概述

吞咽障碍是卒中后常见症状，影响了近一半的卒中患者，并与负性健康结局（如呼吸并发症、吸入性肺炎、脱水、生活质量下降，甚至死亡）相关。卒中后吞咽障碍患者是言语语言病理学专业人员最常见的工作对象之一。言语语言病理学专业人员在脑卒中后吞咽障碍患者的筛查、评估和治疗中具有重要作用。因此，临床医师了解卒中后吞咽障碍相关的因素和治疗非常关键。本章概括了卒中后吞咽障碍的影响、特征和常见并发症。强调了确定卒中患者吞咽障碍的关键信息，综述了言语语言病理学专业人员工作中面对脑卒中患者时吞咽障碍治疗的最新知识。

老年人群最常见的是脑血管疾病。脑血管病可以表现为渐进的血管性痴呆或者突发的卒中。卒中指突发的局部或全脑的功能丧失或神经障碍，持续超过 24h（或导致死亡），并推测与血管的病因有关[1, 2]。当大脑由于卒中而受损，它扰乱了不同结构间的信息流。传入脑的感觉信息和传出脑的运动信息被打断。因此，一些生理活动，如吞咽，由于在脑内存在广泛的代表区（皮质、皮质下和脑干多级中枢控制），常受影响。

卒中后吞咽功能紊乱（或称为吞咽障碍）明显并极大地影响了患者结局。卒中后吞咽障碍和误吸相关，将导致肺炎、住院时间延长、返回社区生活的花费增加、发病率和死亡率增加 [3, 4]。基于此，我们应该致力于早期甄别和治疗卒中后吞咽障碍。

二、卒中的发生率 / 患病率

卒中是第二大最常见死亡原因，也是发达国家导致的可预防长期残疾的最常见原因之一 [5, 6]。仅在美国，卒中每年发生超过 795 000 人，或者每 40s 就有 1 人发生卒中 [7]。值得注意的是，卒中更多导致的是残疾而不是死亡，是引起医疗费用增加和生产力丧失的重要公共健康问题。它同样也属于老年病。随着年龄增加，发病率随之呈指数级增加，给社会带来巨大的负担。此外，非裔美国人首次患卒中的风险几乎是白种人的 2 倍，而且死于卒中的可能性更大 [8]。卒中后死亡常常由于非神经性原因，比如心血管疾病或肺炎。大约每年有 700 000 美国人发生卒中，超过 20% 的患者在第一年死亡，接近 35% 的卒中急性期后患者的死亡是由于肺炎的恶化 [9]。事实上，卒中自然病程的研究证实了卒中后第一年的死亡中 20% 患者是由于吸入性肺炎，后续每年为 10%～15% [10]。卒中后一年大约 70% 患者会死亡或者残疾 [11, 12]。

三、卒中后吞咽障碍的患病率

卒中后吞咽障碍很常见，也常被作为低估了的严重并发症 [13, 14]。据报道卒中后吞咽障碍发生率在 25%～60%[13–15]。另外，22%～42% 卒中会有口咽吞咽障碍导致的误吸 [4, 16–19]。尽管文献报道的数据差异很大（22%～60%），粗略的筛查手段估计最低在 37%～45%，临床评估的检出率更高（51%～55%），仪器评估的检出率最高（64%～78%）[20]。这些不尽相同的描述说明了确诊吞咽障碍和流行病学估计的方法不同导致不同的估计值。同样，研究样本也只限于来自指定人群 [21, 22] 中的入选群体 [13, 15]，或是选择的人群中潜在的混杂因素控制不好，比如发病时长 [23]。真正的在无选择的卒中人群中的前瞻性研究很少，而且，研究者也在致力于卒中研究的其他方面。因此，我们对于急性脑卒中后吞咽障碍的发生率、特征（临床和影像学）、生存曲线、预后和可选用的治疗的认识是不完整的 [24]。

四、卒中后吞咽障碍的机制

卒中主要有两种形式，包括缺血性和出血性。缺血性卒中是脑部供应血液的动脉阻塞时发生，出血性卒中是指脑内血管破裂或者血液漏出到周围脑组织。缺血性卒中是脑卒中的主要原因（87%），随后是脑内出血和蛛网膜下腔出血。卒中后吞咽障碍的原因被认为是卒中后损伤了皮质和皮质下结构。研究显示吞咽障碍在卒中类型间无差别，但是卒中的严重程度可作为其预测因素 [25]。尤其是卒中后意识水平低下是吞咽障碍的最有力的预测因素，病损范围和损伤部位的功能结局将影响吞咽障碍症状 [26]。临床上这些问题对于帮助鉴别吞咽障碍严重性和预后具有重要意义。

五、基于病灶部位的吞咽模式

卒中病灶，无论是在皮质还是皮质下均可以产生很多不同吞咽症状的组合。大脑不同区域的损伤会导致吞咽障碍，从没有吞咽意图到吞咽模式协调性差但不影响吞咽功能的情况都可能出现。反过来，由于吞咽是一个如此高度协调的过程，从患者的症状和体征去判断最有可能的神经损伤定位是很困难的。很多作者揭示了病灶位置并不总是能预测吞咽障碍[27, 28]。特定的或具有诊断意义的吞咽功能缺损与临床不同卒中类型的关系尚有争议。

有几项研究尝试证明卒中后吞咽障碍的优势侧病灶位置，传统认为病灶必须是双侧皮质或位于脑干才会产生吞咽障碍，但是，单侧病灶同样与吞咽障碍相关[17, 29, 30, 31]。Daniels 在 16 例单侧卒中患者的回顾性综述中提到，吞咽造影检查证明存在明显吞咽障碍患者的病灶更多位于前侧而非后侧，多位于皮质而非单纯皮质下病灶。此外，在一项 54 例连续随访的前瞻性研究中，上述作者发现吞咽障碍患者岛叶病变常见[32]。

同样已有文献发表，吞咽障碍患者的初级感觉皮质也有受损。一般认为初级感觉区同大脑运动区具有广泛联系。这些感觉联系被认为控制或限制了自主运动[13]。这些脑区损伤表现为难以对感觉刺激做出相应处理和反应。比如，吞咽障碍患者不能注意到口腔中的食团和液体，而一直含在口中，直到有提示才能吞咽。

与之相比，最近来自 Flower 的 Meta 分析数据提示，特定的神经解剖部位受损增加了发生吞咽障碍的可能性[26]。例如，脑桥卒中患者吞咽障碍发生率为 43%，延髓内侧损伤为 40%，延髓外侧损伤则为 57%。这些脑区中，脑桥（相关危险系数为 3.7，95% 置信区间为 1.5～7.7）、延髓内侧（相关危险系数为 6.9，95% 置信区间为 3.4～10.9）、延髓外侧（相关危险系数为 9.6，95% 置信区间为 5.9～12.8）的病变预示吞咽障碍的风险增加[26]。类似的，40% 单侧非优势侧半球皮质卒中有吞咽障碍，56% 为双侧皮质病灶，67% 患者为脑干病变[33]。同样，最近弥散加权磁共振成像研究报道左侧脑室周围白质病变可能对吞咽行为的破坏力更大[32]。同样，已有证据表明，脑部损伤越严重，发生吞咽障碍的机会也越高。

为了测试双侧半球对正常吞咽是否都是必要的，Hamdy 等证实了咽肌皮质代表区是双侧且非对称性的，存在吞咽运动功能半球皮质间的非对称性[33, 34]。他们采用了经颅磁刺激（transcranial magnetic stimulation，TMS），发现近一半的卒中后非吞咽障碍患者表现出患侧大脑半球诱发不出咽肌动作电位。相反，吞咽障碍患者显示患侧大脑刺激后的咽肌动作电位却存在。作者得出结论，双侧大脑皮质的神经支配在正常吞咽中不是必需的。由此提出假设，吞咽优势半球损伤可能是卒中患者发展为吞咽障碍的原因。

为了更好地理解卒中后吞咽障碍的机制，Hamdy 等绘制了卒中后幸存患者的吞咽功能恢复过程中的地形图（$n = 28$）。卒中后非吞咽障碍的幸存者相比吞咽障碍者在病灶对侧半球咽肌皮质代表区更大[35]。卒中后 1 个月和 3 个月的经颅磁刺激数据发现，吞咽障碍恢复者健侧半球的吞咽皮质代表区明显扩大[35]。现已有数个研究证实这项发现，提示未受损半球通过皮质神经可塑性进行功能重组可能是吞咽障碍恢复的机制[36, 37, 38]。

迄今为止，关于病灶位置和卒中后吞咽障碍之间的关系的研究中可以得出一些结论。临床上不同的定位研究具有共同循证的原则。

1. 多个部位的病灶都可以产生吞咽障碍。

2. 双侧半球卒中和脑干结构损伤产生的吞咽障碍最严重。

3. 很多单侧皮质卒中的患者吞咽障碍恢复较快。

4. 运动前区受损可能出现吞咽启动困难或者运动协调差。

5. 感觉区受损会出现食团滞留和（或）清除受损。

6. 以前有过脑卒中病史者更有可能发生吞咽障碍。

吞咽障碍显然是一个常见且重要的问题。我们注意到有不同模式的障碍，病灶的位置、大小/严重程度可能决定了吞咽障碍的特征。最后，未受损侧大脑的皮质重塑可能是卒中后吞咽障碍患者恢复吞咽的机制。

六、卒中后吞咽障碍的临床特征

卒中后可以出现很多种形式的吞咽障碍。临床上吞咽障碍的体征和症状常出现重叠。卒中后吞咽障碍的绝大多数模式是处理食物和液体缓慢、延迟、效率减低。但是大脑半球病灶［皮质和（或）皮质下］可产生一系列问题，比如口腔期吞咽启动缓慢、口腔期吞咽启动困难、咽期启动延迟、吞咽动作不协调、口腔和咽腔运送时间延长、咽部廓清或收缩能力减弱、渗漏或误吸入气道，以及咽食管功能异常（框 20–1）。

框 20–1　卒中后常见的吞咽问题

- 口腔运动不协调
- 吞咽启动延迟
- 口咽运送时间延长
- 咽部廓清减低导致多次吞咽
- 食团的渗漏和误吸
- 咽食管功能异常

在评估急性脑卒中患者时，吞咽障碍的体征和症状可能不是即刻显现出来。卒中后患者可能起初表现为虚弱、警觉性减低或者注意困难。另外，患者表现为耐力下降伴有言语理解或言语产生困难也不少见，如失语或失用。这些因素常常妨碍了早期有意义的吞咽功能评估。为此，很多临床医师会延迟吞咽功能的综合评估，花时间收集病史和患者目前状态信息以更好地明白卒中相关的障碍。这种情况下，患者可能要等待后期的进一步评估。

很多临床征象都和卒中后吞咽障碍相关（框 20–2）。这些包括舌肌无力、软腭力量减弱、异常呼吸模式、咳嗽力弱、发音困难、湿音、构音障碍 [39]。这些征象常常同某一个或几个脑神经及其功能有关。事实上，任何吞咽临床评估的核心部分都是体格检查。这一过程评估了吞咽相关的口腔、咽、喉的结构和功能。这些结构的运动为吞咽相关的脑神经受累提供了重要信息。表 20–1 提供了一些脑神经最常见的卒中后脑神经障碍及这些障碍的特征。最新的急性脑卒中患者吞咽功能评估体征中纳入了呼吸功能（咳嗽无力 / 不充分的咳嗽反应）。急性脑卒中患者可表现为异常呼吸模式 [40–42]。呼吸减弱或呼吸模式的改变将导致卒中患者吞咽后咽部残留物或落入气道的食物清除不完全。考虑到卒中患者误吸以及吸入性肺炎的风险增加，将呼吸功能评估作为任何临床检查的一部分是很重要的。

表 20–1　卒中后吞咽障碍累及的脑神经

CN Ⅴ	颌活动减低
	张口、闭口力量减弱
	咀嚼 / 咬断食物困难
CN Ⅶ	噘嘴 / 缩唇能力不完全
	微笑消失或不对称
	不能扬眉
	不能保持嘴唇紧闭以抵抗阻力
CN Ⅸ	呕吐反射消失或减弱
	软腭活动不对称或发“啊”动作减弱
CN Ⅹ	咳嗽力量减弱
	咳嗽效果减弱
	发声障碍或持续发音 / 言语困难
CN Ⅻ	舌运动减弱
	舌力量（前伸、侧伸）减弱
	舌难以抗阻
	舌肌萎缩

有很多常见的临床征象与卒中后吞咽障碍有关，临床医师对于每个征象的重要性的意见不一致。McCullough 等评估了临床医师对吞咽障碍临床床边检查中最常用和最有价值的部分 [43]。总体上，吞咽障碍领域的临床医师确定了 16 个独立的口腔运动和声带成分作为吞咽障碍的重要节点（除了试验性吞咽）。

这些被高度评价的征象只有 7 项有研究证据支持。再者，这些征象中很少作为转介进一步仪器评估的提示因素（如构音障碍、发音困难、肺炎病史、无吞咽产生、湿性音质、吞咽后咳嗽反应）[43, 44]。相反，Mann 等统计了一组大样本的卒中患者，明确了一组对吞咽障碍和误吸有重要临床提示作用的因素。这项研究报道了吞咽障碍最强的独立预测因素（通过吞咽造影证实），包括年龄＞ 70 岁、男性、致残性卒中、软腭活动弱或不对称、口腔清除不完全、咽部反应受损（咳嗽 / 咯咯声）。已证明了卒中后误吸的预测因素包括口腔运送延迟和口腔清除不完全[45]。很明显，预测脑卒中患者发生吞咽障碍或吞咽障碍后引起的误吸的最重要的因素之间缺乏一致性[46, 47]。

框 20-2　卒中吞咽障碍患者常见体征

- 舌肌力量弱
- 软腭活动弱 / 不对称
- 声音异常 / 发音困难
- 湿性咳嗽
- 构音障碍
- 失用
- 咳嗽无力 / 呼吸模式改变
- 唾液分泌 / 处理差
- 口腔清除差
- 吞咽启动延迟

预后： 卒中恢复的状态或其预后可能与卒中引起的吞咽障碍完全不同。

（一）卒中

神经系统检查卒中的严重程度可能是影响短期和长期预后的最重要因素。大约 25% 的患者在卒中后第一个 24h 内变差。急性事件后有 3/4 的患者幸存下来，这些幸存者中的大多数需要持续健康医疗服务[5]。通常，初始临床受损症状越严重的大卒中的预后比小卒中差。致残性缺血性卒中患者有一半在 18 个月内康复，最初的 6 个月恢复最快[48]。恢复的重要预测因素有卒中的严重程度和有无周围动脉疾病病史或糖尿病病史[49]。

1. 卒中后吞咽障碍

众所周知，一些卒中后吞咽障碍的患者可能经历相对较好的临床进程，而其他患者则反复出现阴性事件[13, 14, 50]。据报道，卒中后一周约 90% 的吞咽障碍患者可以快速恢复[13, 14, 20, 51]。尽管很多卒中患者吞咽功能可以早期康复，但据报道有 11%～50% 的患者会在发病 6 个月后仍有吞咽障碍[19, 51]。对 Medicare 文件的最新分析显示，卒中后伴有严重吞咽障碍的患者在发病一年内死亡的可能性是非吞咽障碍患者的 2 倍（吞咽障碍 66% 对比非吞咽患者 36%），很可能因吸入性肺炎再次入院者几乎是非吞咽障碍患者的 6 倍（17% 与 3%），并且可能因被感染再次入院者为非吞咽障碍患者的 3 倍以上（13% 与 4%）。所以，吞咽障碍及其并发症导致了住院时间延长，并且和功能活动能力差、护理机构住院、死亡率增加、卫生保健费增加有关[52, 53]。事实上，最近研究显示卒中后受损的吞咽系统会进行适应或代偿而不是恢复到卒中前的状态[35]。鉴于这种关系，对于卒中患者的医务人员而言，认识与未解决的吞咽障碍相关的负性结局的范围很重要（框 20-3）。

框 20-3　卒中后吞咽障碍的临床影响

- 脱水
- 肺炎
- 误吸
- 住院时间延长
- 在护理机构住院
- 抑郁
- 功能结局较差
- 患者及社区的花费增加

2. 功能性结局

卒中后吞咽障碍与住院时间长及功能结局低下强烈相关[54–57]。吞咽障碍患者常常表现有入院时认知功能较差，出院时功能测试评分较低[58]。另外有数名作者报道，急性脑卒中后吞咽障碍是卒中患者死亡的独立预测因素[4, 52, 54, 59]。例如，Barer 对吞咽障碍患者的死亡率进行分析，考虑了意识水平，结果显示，有吞咽障碍的卒中患者比有其他事件的卒中患者死亡机会增加（6个月内 33% 死亡）[14]。

3. 营养状态

据报道，卒中后营养状况下降的发病率为6%～62% [60]。卒中后营养状况下降很重要，因为它对功能恢复和死亡率具有负面影响。一项关于卒中后喂养的大型多中心研究发现，营养状态不良与卒中后 6 个月内的死亡率和致残率增加相关 [60]。

将卒中后吞咽障碍与营养状况联系起来的证据不太明确 [52, 61–64]。超过 11 项研究报道了吞咽障碍和营养不良的关联。Smithard 等在一项 121 例卒中患者的前瞻性队列研究中报道了吞咽障碍患者营养指数明显恶化，并认为营养障碍导致了人体对感染的免疫反应低下，引发螺旋式下降，导致进一步的吞咽障碍 [52]。相反，其他研究发现吞咽障碍和营养不良没有关系 [65, 66]。这些研究表明，卒中患者的营养状况随着时间的推移逐渐恶化可能是卒中严重程度和年龄导致的结果，而非吞咽能力导致。不幸的是，并非所有研究都使用了多个卒中前变量以及对身体快速变化敏感的营养测试方法。因此，关于吞咽障碍是否会导致卒中后营养状况下降的争论仍在继续。

4. 脱水

卒中后住院患者脱水很常见（30%～40%）[67,68]。脱水可以从血的检测指标发现（如尿素与肌酐或血液中的尿素氮比）。脱水患者往往卒中较严重，结局也较差 [70]。但是，卒中急性期吞咽障碍是否引起了明显的脱水还不清楚。一些研究已报道，存在吞咽问题的患者具有发生脱水的趋势 [13, 14, 66, 69]。这些研究表明，吞咽障碍的患者与非吞咽障碍的患者相比，从入院到卒中后 1 周与脱水有关的血液标志物发生了变化 [70]。但是，仍不清楚这是不是因为患者没有输入足够的液体或是患者没有进食经调整的食物或液体。相反，在其他急性卒中患者的研究中采用了相同的脱水指标，却没有发现支持这一结论的证据 [52]。

5. 感染

卒中后感染也很常见。感染最常见的部位是肺和泌尿道 [6]。肺炎占卒中后 30 天死亡人数的 30%，使其成为卒中患者急性期过后的首要死亡原因 [6]。大部分肺炎是继发于进入气道的异物带来的细菌感染。这常发生在那些虚弱、不能移动的患者身上。肺炎是一个重要问题，因为它会导致卒中后再入院率的增加、致残率增高、死亡率增高 [25, 71]。

在卒中后吞咽障碍患者中，有 40%～70% 发生与吞咽障碍相关的肺部感染和下呼吸道感染 [13, 52, 72, 73]。最近一项有关吞咽障碍和误吸有关的肺炎发生率的 Meta 分析表明，吞咽障碍患者患肺炎的概率是其他患者的 3 倍，其中确诊有误吸的患者则为 11 倍 [20]。吞咽障碍伴有食物误吸之所以成为一个影响卒中患者生活质量的重大问题，是其导致了不良的结局。

6. 卒中后吞咽障碍的误吸

误吸被认为是卒中后死亡的首要原因 [84]。但是，误吸口腔内容物发生肺炎从而导致死亡是有争议的 [74–78]。据报道，卒中后误吸事件发生率为 42%～72%，建议大多数误吸需要快速处理 [3, 20, 23, 27, 57, 74–79]。

吞咽障碍相关的误吸和发病率及死亡率的关系不清楚。误吸本身很常见，大约一半的正常成年人和 70% 意识低下的患者在睡眠时会将口中内容物误吸至肺中，几乎没有危害 [80]。吸入性肺炎的病因是混有感染性物质的咽内容物进入下呼吸道。发生误吸时，可能会出现以下 4 种综合征，包括快速清除、化学性肺炎、细菌性肺炎或喉管阻塞。吸入性肺炎通常是指由于正常的非病理性物质引起感染导致的肺炎。这可能受几个因素单独或一起作用的影响，包括误吸物的 pH、误吸量、发生误吸的时间，以及宿主的免疫防御状态。

很多卒中患者是老年人。老年患者容易出现营养状况低下，因此免疫能力较差 [81]。它们还可能出现相关的胃部不适，容易使胃内容物反流到咽部，甚至可能导致吸入性肺炎。吸入性肺炎的诊断比较困难。此外，许多研究未能确定做出此类诊断的具体标准[82]。在大多数情况下，这种诊断是出于方便而做出的。研究显示，很多情况下吸入性肺炎的诊断并没有使用口腔内容物误吸至肺的敏感测试方法，而是直接由言语语言病理学专业人员做出的。结果，误导了这一术语的使用、缺乏清晰解释、对吸入性肺炎敏感测试方法有限，这些都导致了诊断问题。误吸是吞咽障碍的重要症状，它在患者发展为肺炎中的角色仍不清楚。然而，最近的 Meta 分析汇总的结果表明，吞咽障碍和误吸都与肺炎的发生率增加有关[79]。因此，临床专业人员在评估卒中后吞咽障碍的患者时应特别小心此术语的过度使用。

7. 住院和护理机构

据报道，卒中后吞咽功能障碍与住院时间延长和出院后进入护理机构的可能性有关[14, 18, 56]。Kalra 的一项研究显示，卒中后 2 周出现吞咽障碍是进入护理院的预测因素[83]。类似的，Smithard 等报道了吞咽障碍与入住医疗机构的概率增加之间存在关联。该作者提出吞咽障碍是卒中加重和远期预后差的标志，导致患者需要进入护理之家[52, 54]。

8. 吞咽障碍的患者远期结局

卒中后完全康复可能需要花费几月或几年。很多卒中后患者可能永远不能康复。临床上弄清楚预测卒中患者出现持续吞咽障碍的因素很重要。很多卒中后吞咽障碍患者发病一年内不良结局的风险最高[53]。一年后，风险降低，卒中的严重程度仍然是最重要的因素。

已发表的证据的一个核心争议问题是吞咽功能恢复的定义。作者们已经将吞咽功能恢复定义为喝水没有困难、恢复“正常饮食”的患者百分比、在特定时间段内进食不同质地食物的能力得到改善、吞咽时没有误吸、吞咽不需要代偿策略或医疗支持。为了使临床医师更好地预测患者及其家人的结局，需要有一个吞咽功能恢复的通用定义。为了阐明这一点，需要更多的研究针对卒中后吞咽障碍的患者进行数年随访。

（二）吞咽障碍的影响

吞咽障碍易于使患者受到生命威胁，比如肺炎。强迫患者改变饮食，降低了预期生活质量。患者或是不能进行正常饮食，或是只能吃限定质地的食物，甚至完全不能吃喝。这些导致不能安全进食以及不能进食足量的食物和液体，使急性卒中的患者有出现并发症和一系列不良后果的风险[4, 59]。

1. 社会心理影响

不是每个患者的吞咽能力都可以恢复[4, 54, 84]。因为吞咽障碍导致进食限制有时是很明显的。当进食不再令人愉悦和（或）满足不了社交需求时，无法正常饮食会极大地影响患者的信心和生活质量。对于持续有吞咽障碍的患者，健康状况较差、进入护理之家或辅助机构的可能性很高[54]。此外，患者持续存在吞咽障碍常会产生抑郁，阻碍了康复进程。卒中后抑郁影响了大约 18% 的卒中幸存者，其可能伴随患者超过 1 年[85]。常见抑郁症状可以表现为对日常活动失去兴趣、无法享受活动、无法集中精神或决策困难、失去自尊或自信、逐渐与社会隔离。同样，照顾者的抑郁程度和感知负担也很高。照顾者在卒中后吞咽障碍患者的长期治疗中发挥了重要作用。但是卒中后吞咽障碍患者的照顾者在社区感到隔离，家人朋友的支持也有限。最近的研究证明，高负担和照顾者生活质量下降与卒中后残疾增加（如吞咽障碍）有关[86, 87]。

2. 卒中的费用

卒中治疗的花费是惊人的。一篇系统综述中估计严重卒中的长期（15 年）花费为 159 004 美元，轻度卒中为 58 582 美元。此外，短期费用（6 个月）主要由住院时间决定（73%）[88]。

吞咽障碍明显增加了卒中后的住院时间。在美国，与卒中后吞咽障碍相关的疾病负担范围为每年 287 000～573 000 人[88-90]。此外，对于幸存者，吞咽障碍已被证明会大大增加其终生估计费用（12 031～73 542 美元）[89, 90]。因此，重要的是确定那些临床上能获益同时也能改善远期结局的治疗方法，这些对于将适当的医疗资源应用到卒中后吞咽障碍很重要。

（三）卒中后吞咽障碍的筛查

减轻卒中后吞咽障碍经济负担的方法之一是对吞咽问题早发现、早干预，推荐采用吞咽功能筛查方法。成功的吞咽功能筛查项目可以降低卒中患者肺炎发生率[9]。吞咽功能筛查方法包括一些简单的床边测试吞咽障碍的症状和体征。筛查的目的是为了筛查经口进食食物、水、药物的患者，以及哪些患者需要正式吞咽评估。不幸的是，这些技术并不是真正的筛查方法，因为它们不符合筛查的定义［即“在明显好（无症状）的个体中执行的用于识别或检测疾病的简短程序”］。这是因为伴有吞咽障碍的卒中患者在筛查之前已经被送往医疗机构或已被确认患有健康问题。因此，它们不符合筛查的定义[91]。

但是，许多急诊医院和卒中中心都有标准，希望所有卒中患者经口进食食物、液体或口服药物之前，筛查并记录下来（例如，2009 年的卫生健康组织联合委员会）[92]。建议的筛查方法包括但不限于：①饮水试验，例如 Burke 饮水试验[93] 或 3 盎司饮水试验[93-97]；②吞咽筛查方案，包括对口腔运动和感觉功能的简单评估以及饮水试验、多伦多床边吞咽筛查测试[98]，或简易标准化床边吞咽评估[99, 100]；③护理人员或医师的临床（床旁）吞咽体征的检查[101-103]。

支持这些方法的证据来自对急性卒中的研究，结果表明吞咽障碍的早期发现可降低吸入性肺炎的风险[9, 20, 101-105]。迄今为止，已经发布了大量用于检测吞咽障碍和误吸风险的各种临床筛查工具，其准确度各不相同[106, 107]。然而，由于未能就一种可接受的方法达成共识，美国仍没有公认的吞咽障碍筛查标准。

1. 卒中后吞咽障碍的评估

有几种形式的评估可用于评定卒中后吞咽功能障碍及其严重程度。这些技术的范围从非侵入性临床任务（如临床床边评估）到综合的仪器操作（如吞咽造影或软管喉镜吞咽功能检查）[91]。

2. 卒中患者吞咽功能的非仪器评估

有不同量表的非仪器“临床”方法应用于吞咽功能的评估，这些主要是临床床边评估。大部分评估包括一些体格检查和一种或多种食物的“试验性吞咽”。床边评估常常作为卒中患者的吞咽评估的一线工具[91]。它旨在帮助确定吞咽障碍的潜在原因，并初步发现吞咽功能受损的性质和水平。目前很少具有充分信度和效度的正规临床仪器评估的研究发表[91]。大多数用于评估卒中后吞咽障碍的临床仪器都强调或仅限于检查身体是否存在症状。他们可能没有捕捉到其他重要问题，例如身体响应质量下降或行为改变。此外，许多工具都是针对特定机构的，未经验证的分级量表，其测量强度并未明确。在这种情况下，患者可能会继续改善，但是用于评估吞咽改善的量表可能不够敏感，无法检测出功能上微小但重要的变化。一项针对卒中患者专门开发的评估工具是 Mann 吞咽能力评估（Mann assessment of swallowing ability）[108]。它包括 24 项临床评估，旨在指导吞咽成分的床边评估。每个条目采用 5～10 分顺序得分来衡量表现，还提供每个技能的分数和总分（最高分 200）。吞咽障碍和误吸均会被评估，并且分开评分。它已被用于许多卒中研究和治疗性试验[101, 108, 109, 111]。

尽管使用了这种方法，但仍有报道，吞咽功能的临床评估在识别卒中后吞咽障碍方面不如仪器方法敏感[112, 113]。然而，这些临床评估的优势在于价格便宜、易行且省时。它们可以提供宝贵的信息以帮助指导即时干预，并且常用于指导未来的更具侵入性的评估。

3. 卒中患者吞咽功能的仪器评估

在过去的 10 年，已经开发出了一系列的仪器评估方法来量化卒中后吞咽障碍的性质。吞咽造影是最为流行的方法。仪器评估可以提供更完整的吞咽评估，因为它们提供可观察的输出信息

（如 X 线图像，实时视频或线性轨迹追踪）[114]。一些研究报告称，这些可观察的或动态的图像可以帮助临床医师定位问题并更好地发现治疗的潜力。最大的优势是可以使临床方法观察不到的咽期吞咽信息可视化。事实上，几项研究已发现，临床评估可能遗漏大约 40% 关于误吸程度的重要信息，因此低估了卒中的残疾风险 [115]。相反，也有人认为吞咽造影评估并不能反映真正的吞咽能力和环境，并且成本太高，同时又使患者受到额外的辐射 [116, 117]。尽管如此，作为常规做法，许多机构现在都在实行这种吞咽评估工具。

最近，研究人员还验证了吞咽造影检查的评分和指导技术，以帮助训练其解释的准确性。改良的吞钡试验（modified barium swallow，MBS）评分现已广泛地提供给希望学习评估吞咽造影研究的医疗专业人士 [118]。要进一步深入了解吞咽临床评估和仪器评估，读者可以参考本章文末列出的内容 [107–118]。

（四）卒中后吞咽障碍的康复

治疗卒中后吞咽障碍的主要目标是促进自然恢复、提高吞咽功能、优化营养、降低误吸和其他并发症的风险（框 20–4）。

框 20–4　卒中后吞咽障碍的主要目标

- 预防误吸相关的并发症
- 保持和提高吞咽功能
- 满足营养和水的需要

当前吞咽障碍的治疗有两种截然不同的方法：①处理吞咽障碍的并发症，包括以替代喂养的形式预防误吸、改变食物和液体质地以促进安全吞咽、代偿性手法和体位改变；②吞咽动作的康复训练，这包括口肌训练技术以及促进吞咽相关结构运动的技术。可单独使用，但通常联合使用。治疗方案的选择重点是减少误吸风险还是减轻吞咽障碍的程度，大多数治疗方法是高度个性化的（框 20–5）。

框 20–5　治疗卒中后吞咽障碍的最佳临床实践

- 直到确定吞咽功能状况才经口进食
- 评定营养 / 水合状态
- 规律进行口腔护理以限制细菌生长
- 通过代偿 / 调整食物的方式提供进食辅助（按处方）
- 吞咽状态的筛查，为进食做准备
- 对患者及家属进行宣教
- 筛查有问题的患者应进行吞咽功能评估
- 定期评估患者治疗进展

随着患者病情的改善，吞咽障碍的治疗通常采取更加积极的干预措施。此时，患者的病情已经稳定，患者应积极参与治疗，以改善其吞咽功能。研究表明，直接和强化的康复计划可以改善卒中后吞咽结局。实际上，直接和强化的干预措施可以降低肺炎发生率、提高饮食水平和改善营养状况 [119, 120]。治疗技术的选择在很大程度上取决于特定的患者特征。但是，数据表明，即使在慢性吞咽障碍患者中，更频繁、更高强度的干预也能带来益处 [119–124]。此外，治疗方法的最新进展扩大了康复技术的范围，包括表面肌电生物反馈、神经肌肉电刺激（neuromuscular electrical stimulation，NMES）、神经刺激和肌肉调节 / 运动学习整合技术。所有设计均旨在确保最简便、最安全和最有效地吞咽方法。以下部分将介绍临床医师可使用的吞咽障碍治疗方法。

1. 非经口（肠内）喂养

当卒中患者出现严重吞咽障碍或不能通过经口进食满足营养需求时，建议采用非经口或肠内喂养。食物可以通过从鼻子到胃或小肠的鼻胃肠管进入，更严重或更长期的喂养问题可能需要胃造瘘管，该管经手术直接插入胃中。通常在初次吞咽评估后 3～4 天放置。如果吞咽障碍很严重或可能持续存在，可放置经皮内镜下胃造瘘管（percutaneous endoscopic gastrostomy tube，PEG）或空肠造瘘管 [125, 126]。对于需要长期替代喂养的患者，鼻胃管的疗效较差，不良反应更大，而 PEG 喂养患者的营养支持不成功的较少，营养状态下降较少 [120, 127, 128, 129]。

卒中患者的非经口进食策略也可能显著增加

医疗卫生成本，并不一定减少或消除吞咽障碍相关的并发症[127-130]。约 12% 的卒中康复病例使用 PEG 或替代喂养[131]。约 1/3 患者的饲管在康复出院之前拔管，并有许多报道称在 1 年后拔管[131]。双侧大脑病变或脑干区域的卒中患者恢复经口进食的可能性较小。

并非所有患者都需要长时间的管饲。因此，对于存在吞咽障碍的脑卒中患者来说，了解如何从管饲过渡到经口进食的方法很重要。第一个前提条件是患者能够定期管理安全的经口摄入量。摄入口腔的材料不仅应该安全，它也必须有效。如果患者的进食速度未达到要求，则不建议患者采用经口进食，以避免患者发生营养不良或脱水的风险。在从其他喂养方式过渡完成之前，患者还应能够摄取足够的食物和液体以维持营养需求。患者应保持警觉，并应保持足够久的注意力以完成进餐。最后，从替代喂养过渡到经口摄入应该分阶段进行。由于过渡过程对于某些患者可能在认知和生理上都具有挑战性，因此应使用特定的患者相关参数和吞咽评估信息来决定何时停止管饲。吞咽的行为和安全性并不总是能预测出患者在拔管后是否可以食用所需数量和种类的食物来维持身体健康。仔细记录所有摄入食物并与营养专家密切合作对于确保患者成功过渡到经口进食至关重要[132]。

2. 饮食调整

治疗卒中后吞咽障碍患者最常用的策略之一是饮食调整，或改变患者进食的食物和液体的稠度、容积、温度或酸度[133-137]。一项全美国调查显示，在专业护理机构中，有 80% 的患者采用了增稠策略[137]。尽管通过改变食物质地通常是吞咽障碍治疗方案的主要手段，但是这种策略既不能直接改变吞咽障碍，也不能促进卒中患者吞咽受损的恢复。饮食调整的应用是基于这样的前提，即增稠的液体可以减慢食团运送并改善食团流量，从而减少渗漏和误吸[133]。可以认为，通过减慢食物或液体的运动，患者将更好地吞咽，而且吞咽时气道受损的风险也较小。但是，食物和液体的调整不统一，而且很主观。例如，液体的确切稠度取决于液体的种类、温度、制作饮料的人，以及所使用增稠剂的类型，从而导致患者自身和患者之间较大的差异[134]。

此外，增稠剂和增稠配方的使用，以及不同机构之间不同程度增稠的定义不一致。同样，用于评估患者的食物与患者治疗时使用的食物不匹配，这导致这种“伪科学”实践被错误应用。当前支持使用增稠作为治疗策略的证据也存在争议。一些作者认为，这种益处微乎其微，超过 50% 的患者在开处方时不坚持增稠饮食[137]。此外，几乎没有证据支持关于哪个患者应该接受哪种饮食水平和哪种类型的食物是安全的决定[138]。尽管有限的数据支持将饮食调整作为改善吞咽障碍的策略，但这种做法仍然广泛存在。为了解决与饮食调整及其定义有关的一些问题，一组吞咽障碍专家发起了“美国吞咽障碍饮食”共识，通过评估确定患者吞咽障碍的水平，以帮助定义稀流质、花蜜样、蜂蜜样稠度的含义[139]。临床执业医师对这些全国性指南建议的实用性和应用广泛程度尚不清楚。

3. 食物和液体调整的替代选择

增稠或改变卒中患者的食物或液体的特性也可能改变吞咽生理。研究一致表明，改变食团特性可影响吞咽机制的特定时间学参数[140-142]。例如，液体增稠可以减慢食团的运送速率，促进舌 – 软腭和咽腔压力增加，延长上食管括约肌的开放时间[140-144]。另外，吞咽生理学已经被证明能够适应进食过程中的食团变化。最近的研究也提示食团改变导致的生理性改变在吞咽障碍和非吞咽障碍患者身上是不同的。我们需要进一步的研究以扩展我们对这些影响的理解，而不仅仅是简单的时间改变。

4. 代偿性治疗或手法

传统上，很多方法均可“纠正”卒中患者的吞咽。其首要目标是控制患者的经口摄入量、减少卒中患者的气道损害。综上，这些措施被命名为代偿性策略，因为它们专注于即时的吞咽生理改变。短期的调整策略，不能提高长期的吞咽生理和促进吞咽康复。这些策略或方法包括姿势改变（如点头、转头、侧躺、减缓进食速度、减小食团容积、用力吞咽、声门上吞咽、超声门上吞咽，以及门德尔松手法）[145–147]。表 20–2 简要描述了每种方法的作用。综上，代偿性动作被认为可以重新引导食团推进，并改变当时的咽部活动。至今，这些代偿方法可以减少误吸或改善卒中患者结局的证据有限。大多数研究已经评估了在吞咽造影检查下进行单次治疗干预后的效果。几乎没有进行过长期研究，并且在做过的研究中，患者的长期依从性较差 [148]。尽管没有证据支持姿势代偿技术的疗效，但却被广泛应用，导致建立吞咽照护标准困难。更深入地定义每种操作及其预期效果，请参阅本章末尾推荐阅读部分的第二篇参考文献 [2]。

5. 主动康复技术：肌肉状况干预

主动康复训练（如治疗性训练）旨在提高基础吞咽功能。这些方法常常可以加强吞咽相关肌肉的力量和协调性。将增强肌力作为改善卒中后功能结局的概念并不新鲜。对卒中患者加强四肢肌肉的研究表明，在跑步机行走和爬楼梯过程中表现出积极作用。因此，加强和调节吞咽肌肉的训练是已经公认方法的拓展。这种基于训练形式的吞咽障碍治疗包括舌肌训练、Shaker 手法、McNeil 吞咽障碍治疗项目（the McNeill dysphagia therapy program，MDTP）及辅助治疗，包括表面肌电治疗（surface electromyographic therapy，sEMG）、神经肌肉电刺激（NMES）、神经刺激疗法 [50, 149–154]，这些方法的核心是强化和运用未受损的吞咽结构。根据神经可塑性和运动生理学原理，即“用进废退”。更具体地说，当一个系统不被使用或未被充分使用时，它可能会失去有效运行的能力。通过训练吞咽的各种肌肉，卒中患者可能会重新获得肌肉力量和肌肉控制，从而改善吞咽时食团的管理。因为全面展示吞咽康复的训练原理不在此章节的范围，读者可参考表 20–3 和本章末尾推荐阅读的第 2、3 篇参考文献 [3, 4]。

常见的康复技术，比如口、舌训练，重点在于肌力和耐力的加强 [154]。越来越多的数据支持舌肌力量训练方案。Robbins 等发现健康老年人舌肌训练后疗效明显 [154]。现在初步数据表明，8 周舌强化等长肌力训练也可以改善舌压、舌体积和气道保护功能 [155]。已报道的渐进性口咽等长抗阻训练（I–Pro 治疗）是这一方法的扩展。研究人员开发的新设备（麦迪逊口腔强化设备，MOST），对 1 例传统方法治疗失败的慢性吞咽障碍的卒中患者进行了 8 周的舌肌强化治疗，然后连续 5 周不进行治疗，之后又恢复了强度较小的 I–Pro 治疗计划 9 周。在 I–Pro 治疗期间，患者每周 3 天进行每天 3 组、每组 10 次的舌压练习（前舌和后舌）。这项单例研究的结果表明，I–Pro 干

表 20–2　卒中后处理吞咽障碍的代偿技术

技　术	描　述	可能的作用
转头	头转向患侧	引导食团从健侧通过，降低误吸和残留的概率
点头	抬升下颌	帮助推动食团到达口腔后侧，使口咽部开放；改善食团传送
侧卧	健侧卧位	使食团在健侧咽腔缓慢传送
声门上吞咽	屏住呼吸，吞咽，然后咳嗽	促进声门关闭和口咽复合体的运动——减少误吸
超声门上吞咽	屏住呼吸，向下压，吞咽，然后咳嗽	促进声门关闭和口咽复合体的运动——减少误吸
用力吞咽	使劲吞咽	增加舌对食团的推送力，并加速食团运送，减少残留
门德尔松手法	吞咽，保持吞咽动作位于最高处	增加和扩大了舌骨喉复合体上抬，减少了残留和误吸

表 20-3　运动训练改变肌肉状况的原则

频　率	一段时间内运动练习的数量	多久一次
总　量	训练的重复次数和组数	训练次数
强　度	训练中使用的阻力大小	抬、推或拉的难易程度
负　荷	比正常更强的刺激——约需改变肌肉最大量的 40%	必须超负荷才能锻炼肌肉
多样性	多于一组肌肉的训练	运动的顺序
恢　复	休息可使肌肉修复和恢复	每组 / 节训练间休息的时间
特异性	训练类型将决定结果，因此训练必须反映所需的结果	如果你想吞咽，就进行“吞咽”
进　展	有效地锻炼必须系统地进行，要求较高	开始时较慢，然后逐渐增加
逆　转	通过训练取得的获益将会在训练停止后逆转	用进废退

预后患者舌压得到改善，并且恢复了完全经口进食的能力，减少了吞咽后咽部残留，并改善了食管上括约肌的开放度[156]。这些数据表明，集中的舌部强化训练可以导致等长收缩压力增加和有助于吞咽系统的向下推送。然而，问题在于该运动方案的疗效。舌部训练是一种只针对吞咽单个部位的方法。因此，尚不清楚强度的提高如何有效地推广到更加动态的吞咽运动中。

Shaker 技术或抬头运动是另一种流行的康复方法。该技术意在提高咽食管段（pharyngoesophageal segment，PES）开放的肌肉力量[149]。吞咽时舌骨上肌群通过上提和前拉 PES 使其打开。Shaker 技术可通过让患者仰卧并完成重复的抬头动作来锻炼这些肌肉。Shaker 训练具有等长又具有等张的成分。等长训练时，指导患者完成每个抬头动作，保持住 1min，然后间歇休息 1min，要求完成 30 次连续的抬头，一天 3 组，持续 6 周[149]。尽管有几项临床研究证明了该技术的疗效，但患者依从性并不强[150]。颈部损伤、气管切开、颈椎受损的患者不能完成此任务。另外，它与运动训练原理的一致性有限。该方法为临床医师提供进阶训练以获取更多益处，需要更多的研究来证明这项技术对卒中患者的长期康复疗效。

其他方法报道了运动学习原理和功能性吞咽过程。其中被证明有效地一种方法是 McNeil 吞咽治疗方法（MDTP）[124]。该方法将用力吞咽应用于此康复项目。但是，MDTP 不仅仅是简单的用力吞咽技术，其吞咽康复方法中结合了肌肉调节和运动学习的原理。患者每日接受治疗，旨在通过大量练习促进吞咽动作。吞咽的食物会随着患者逐渐耐受而系统地推进，因此选择吞咽食物的目的是促进抗阻能力、速度和协调性方面的特定挑战。临床医师遵循该技术中如何使患者进阶或后退的规则。现已进行的一系列研究结果表明，该技术可改善经口摄入量、吞咽协调性、时序性，以及吞咽相关的效果[157-159]。该方法在最近的一项随机对照试验中已被证明可有效治疗脑卒中康复期患者[159]。

七、辅助治疗

（一）表面肌电生物反馈

很多行为治疗需要卒中患者在康复时进行不同的或不常见的动作。这些新的动作常常对运动学习提出了挑战。表面肌电生物反馈（sEMG）联合行为治疗可促进这些不常见吞咽动作的学习[152]。另外，这些技术可以帮助患者以视觉反馈观察自己吞咽功能。sEMG 是一种无创性、客观测量和评估吞咽生理活动的方法[160]。该过程需要双通道的表面电极贴片置于颏下区域，吞咽时贴片处的肌肉收缩的电活动被记录了下来，肌肉活动的形态和数量可量化［单位为微伏（μV）］[152]，该技术在明确吞咽动作的准确性和评定者间的一致性中已充分证实[122, 161–164]。另外，在吞咽和非吞咽任务中也显示了良好的可靠性和特征性[164]。

有关 sEMG 的研究显示这种形式的反馈可以减少治疗时间。另外，它可以帮助发展吞咽技能。再者，评估 sEMG 治疗对卒中后吞咽障碍恢复的作用的研究报告显示，患者的吞咽动作、经口摄入量和吞咽协调性均有改善[122, 161]。据报道，急性和慢性卒中的吞咽障碍患者都有相似的结果。这些数据将行为治疗用于吞咽障碍的临床医师提供了指导。但是，应该强调的是生物反馈并不单独使用。作为辅助治疗措施，此技术可以用来增强治疗效果。就其本身而言其治疗效果不显著。治疗师必须首先使用患者的所有信息（包括患者的病史、医疗信息和基础疾病）制订治疗计划，然后再决定是否使用这些辅助设备。

（二）神经刺激

另一种辅助工具是神经刺激。已有几种不同的神经刺激技术被推荐用于吞咽康复中，如咽部电刺激（pharyngeal electrical stimulation，PES）和神经肌肉电刺激（NMES）。这些方法可以刺激皮质可塑性帮助吞咽康复。通过电刺激周围口咽感觉系统或直接刺激咽运动皮质达到目标。

1. 神经肌肉电刺激

神经肌肉电刺激是一种物理治疗的康复形式。它旨在绕过受伤的中枢控制，通过刺激周围肌肉收缩来激活神经组织，以使功能较差的肌肉群恢复功能。NMES 通过经皮低电流刺激肌肉收缩。被刺激的肌肉需要具有完整的周围神经支配。NMES 通过附着在吞咽肌肉上方的皮肤的刺激电极进行传递。目前，NMES 主要用于患者吞咽或吞咽训练时的辅助手段[153, 165]。

NMES 已被广泛地研究，用于包括卒中在内等多个疾病的肌肉。大量研究表明，它可以有效地增强功能活动并促进生理任务的运动学习。同样，一些研究报道卒中患者应用 NMES 后吞咽改善[166]。包括经口摄食改善、误吸减少、拔管或替代喂养[167, 168]。其他研究则显示了相反的结果[169]。在健康人群进行 NMES 的研究报告了一系列结果，表明应用 NMES[169] 使舌骨喉复合体上抬[170] 的效果不明显，不同的电极位置有不同的影响[171]，以及年龄与 NMES 振幅之间的相互作用[172]。在卒中人群中，数据同样是混乱的。尽管一些作者报告了 NMES 能减轻吞咽障碍症状，例如咽部残留、吞咽时间加快[167]、舌骨喉复合体移动改善[173]、提高吞咽分数[174] 和饮食水平的改善[175]，但其他研究未显示有获益[176]。研究结果的冲突似乎是由于这些研究设计不同，而且研究中除 NMES 外的其他疗法也不同。NMES 应用于不同患者、不同的刺激参数、不同的电极放置以及不同的行为疗法很难得出一致结论。最近，一篇 NMES 的 Meta 分析报道表明与传统治疗方法相比无明显差异[177]。但是，这项分析是基于非卒中人群。同样，最新的一项针对亚急性脑卒中的 NMES 随机试验（n=53）也发现，NMES 没有比强化行为疗法效果更佳。这项研究中，强化行为治疗加假 NMES 组显示在经口进食、吞咽生理和 3 个月后结局方面比 NMES 组和常规治疗组疗效更佳[159]。NMES 的应用在该研究中并未增强治疗效果。显然，NMES 对卒中患者吞咽障碍康复效果的影响尚不一致。临床医师将需要继续评估未来的研究，以确定该技术应用于患者的最佳治疗方式。

2. 咽腔内电刺激和其他技术

Phagenesis 技术（Phagenesis 公司出品）是由 Hamdy 研发的一种[178] 用于咽腔电刺激的设备。该疗法通过经鼻插入到咽腔的导管上的电极施加电信号，旨在通过重建神经控制提高吞咽功能。电刺激的强度是在计算每个卒中患者的合适感觉阈值之后确定的，确定了最佳刺激强度后，即发放刺激脉冲。在咽腔电刺激的初步研究中，28 名卒中后严重吞咽障碍患者在基线时、2 周、3 个月使用该技术（除标准治疗外），每天 1 次，每次 10min，连续 3 天。该研究报道咽腔电刺激可能加速了卒中后吞咽的恢复[179]。

卒中后吞咽障碍治疗文献中也报道了其他较少用到的神经刺激技术，例如经颅磁刺激（transcranial magnetic stimulation，TMS）和经颅直流电刺激（transcranial direct current stimulation，tDCS）。TMS 是一种利用磁场刺激大脑神经细胞的方法。在 TMS 期间，电磁线圈放置在患者头部附近。它已被用于探索与吞咽有关的皮质运动通路等生理活动。已观察到 TMS 诱发的运动诱发电位会改变投射到吞咽肌肉的神经兴奋性。

另外，tDCS 使用低强度直流电作用于皮质的大面积区域，以改变皮质神经元的电位。根据其应用方式，tDCS 可以增强或降低皮质兴奋性。在 Yang 等的一项研究中，卒中后吞咽障碍的患者在接受传统吞咽康复疗法的同时，患者随机接受 tDCS 或假 tDCS 于患侧半球的咽部运动皮质[180]，他们在 10 天内每天接受 30min 的治疗。结果显示，接受 tCDS 的患者在治疗后 3 个月采用未经验证的吞咽量表显示其吞咽分数有提高。尽管有希望，但这些显然是非常早期和新兴的治疗方法。

总体而言，有证据表明神经刺激方法可以减少卒中患者的误吸和咽部残留，并改善吞咽表现。虽然一些证据表明可以改善吞咽功能[181]，然而最近关于吞咽障碍治疗的综述中则报告了这些干预证据的一致性有限。当然，有必要进行进一步的研究比较这些神经刺激方法的效果。吞咽器官为双侧神经支配，并表现出不同的神经重塑行为。应用不合适的疗法可能会导致消极影响，进而干扰吞咽功能的恢复。

八、卒中患者吞咽障碍治疗的有效性

虽然治疗方法多种多样，但它们通常是随意应用于卒中后吞咽障碍的患者。尚不清楚它们是否有效（甚至有风险），因为很少有研究充分评估了这些技术。少数尝试评估吞咽障碍治疗对患者预后的影响的研究由于受到方法学的影响，因此出现不同的结果。尽管研究提示了吞咽治疗对卒中患者具有积极的结果[3, 15, 18, 66, 119]，但是大多研究为小样本或无对照组的回顾性研究，这就增加了因纳入不同类型人群导致结果出现差异的可能性。所以，任何治疗方法疗效可能都不具有代表性。重要的是在评估各种吞咽康复治疗方法的使用和效果时，临床医师应意识到缺乏严格的研究及其对现有证据解释的影响。

九、卒中后吞咽治疗的对照试验

治疗有效性的最高证据类型之一是随机对照试验。至今卒中后吞咽障碍治疗中很少有真正的随机对照试验[119]。例如，早期 Depippo 等评估了亚急性卒中阶段吞咽障碍治疗，该研究尝试对比吞咽障碍治疗师不同层级的干预对肺炎、脱水、能量 - 蛋白质不足、复发上呼吸道阻塞、死亡的影响。不幸的是，这是一项小型的研究（n=115），没有对照组（无治疗的一组）。这些临床试验方法学上的错误在吞咽障碍领域很常见。因此，本研究中评估干预措施的有效性仍存在不确定性。

Carnaby 等报道了另一项较大的试验，他们比较了急性卒中后吞咽的两种分级行为干预水平[119]。在该试验中，他将 306 名临床上发现的吞咽障碍患者随机分为 3 组，包括常规治疗组、低强度吞咽行为干预组（代偿策略）或高强度干预组（直接吞咽训练）。主要结局指标是无须调整饮食即可生存。尽管该试验未能支持其主要假设，但报告达到功能性吞咽的患者比例显著增加，并且有吞咽障碍相关医学并发症（例如肺炎）的患者数量显著减少（相对风险，0.56；置信区间 0.4～0.8）[119]。该试验的价值在于方法的严谨性，研究者确保了一个安全的随机系统，确认了他们的样本量，并指定了所有主要和次要结局指标。此外，所有评估者均不知道治疗分组，并且对患者进行了严格的随访。Carnaby及其同事进行的这项单中心试验首次确定了行为干预可能对卒中后吞咽障碍的预后产生积极影响，治疗强度可能与并发症减少有关。该研究为吞咽障碍试验的构建提供了指南。鉴于这样积极的结果，进行类似的大型研究以评估脑卒中患者吞咽障碍的其他干预措施的疗效是很重要的。

十、最后的思考

卒中后吞咽障碍常见，但又是认识不足的问题，与重要的和负性结局的健康状况相关。言语语言病理学专业人员通常在为这些患者提供一线的医疗服务。早期发现和评估卒中相关的吞咽功能缺损有可能为患者及其家人带来重大益处。在卒中患者康复期间的不同时间应用不同的治疗策略，可以帮助加速康复并促进正性结局，应鼓励临床医师及时了解卒中后吞咽障碍康复的新进展和治疗措施。

习　题

1. 卒中后吞咽障碍主要位于哪个脑区？

A. 初级运动皮质

B. 只有脑干结构

C. 岛叶

D. 多个脑皮质及皮质下结构

E. 初级感觉区

2. 哪些卒中的负性结局与吞咽障碍不相关？

A. 误吸

B. 脱水

C. 住院时间延长

D. 胸部感染

E. 营养不良

3. 为什么卒中后吞咽障碍患者的早期诊断与死亡率下降有关？

A. 能明确高风险患者，并指导更快、更准确的治疗

B. 提高进食康复需求的意识

C. 护士有时间去做其他事

D. 确保稀缺的资源用于风险最大的病例上

E. 有助于言语语言病理学专业人员明确卒中后吞咽障碍患者

4. 如何进行饮食调整促进卒中后吞咽障碍的恢复？

A. 它并没有促进吞咽障碍的恢复

B. 它有助于挑战和训练吞咽机制，并改变吞咽生理

C. 让食物和液体运送更慢，使患者进食时更安全

D. 鼓励患者更经常清除食物

E. 提供感觉刺激促进吞咽恢复

5. 吞咽的神经刺激技术（tDCS）如何被使用？

A. 作为传统疗法的辅助

B. 使卒中患者兴奋，并鼓励他们为研究捐钱

C. 促进吞咽皮质兴奋性

D. 评估吞咽皮质可塑性

E. 帮助研究人员绘制脑皮质地图

答案与解析

1. 正确答案：（D）多个脑皮质及皮质下结构。

（D）是正确的，因为研究人员在吞咽中发现了多个皮质和皮质下结构。其他的仅为所涉及的许多特定位点之一。

2. 正确答案：（E）营养不良。

（E）是正确的，因为缺乏营养不良的证据。其他选项都有直接证据证实。

3. 正确答案：（A）能明确高风险患者，并指导更快、更准确的治疗。

早期确诊能降低死亡率，是通过更快指导更恰当的治疗。其他选项并没有更快提供恰当的治疗。

4. 正确答案：（B）它有助于挑战和训练吞咽机制，并改变吞咽生理。

证据表明，饮食调整的获益有限，数据也表明不同种类食团的适应也能引起生理学改变。

5. 正确答案：（C）促进吞咽皮质兴奋性。

（C）是正确的，因为神经刺激技术被认为能兴奋皮质向吞咽肌肉的神经投射。虽然它主要作为传统治疗的一个辅助手段，但是它目的在于提高兴奋性。其他选项也是可能的，但不是主要原因。

第21章　脑外伤后吞咽障碍

Dysphagia in Traumatic Brain Injury

Paras M. Bhattarai　著
王　杰　译

本章概要

总体而言，脑外伤患者可以呈现不同模式的吞咽功能变化，由轻到重。诊治脑外伤患者的临床医师需要注意合并认知–语言障碍对于患者安全耐受经口进食的影响。受伤程度、机械通气时间、年龄等多种因素都会影响患者的结局。

关键词

脑血管意外，弥漫性轴索损伤，硬膜外血肿，格拉斯哥昏迷评分（Glasgow coma scale，GCS），认知功能恢复过程分级（rancho los amigos scale，RLAS），蛛网膜下腔出血，硬膜下血肿

学习目标

- 理解脑外伤的发生率和患病率，理解吞咽障碍是其主要的并发症之一。
- 理解不同类型脑外伤的病理生理和临床表现的差异。
- 在其他原因所致的神经源性吞咽障碍的临床表现、评估、管理等方面，理解脑外伤后吞咽障碍的独立存在。
- 理解脑外伤后吞咽障碍的临床表现、并发症和结局。
- 理解评估和管理脑外伤吞咽障碍的基本原则。

一、概述

在美国，脑外伤是导致死亡和残疾的主要原因之一，造成近1/3（30%）与伤害相关的死亡[1]。钝器伤和锐器伤均可导致大脑的原发性和继发性损伤，其主要原因包括机动车事故，跌倒，袭击和意外钝器伤。尽管外伤的类型和程度多种多样，但有共同的临床表现，包括意识水平改变，记忆障碍，错乱和神经系统体征[2]。吞咽障碍是脑外伤后的常见问题，发生率受不同的因素影响，包括损伤程度，GCS评分，RLAS评分，气管切开，机械通气的持续时间，基础神经病理学和CT扫描发现[3]。脑外伤后常见的认知行为和交流障碍造成评估和管理的困难[4]。吞咽障碍的存在是增加发病率和住院日延长的决定性因素[5]。

脑损伤患者的吞咽功能评估应开始于急性期，在患者清醒、警觉时进行[6]。仅仅靠临床发现容易漏诊一部分误吸的患者[7, 8]。作为吞咽评估的金标准，吞咽造影和软管喉镜吞咽功能评估（FEES）是最常用的方法[9-11]。

脑外伤后吞咽障碍无特别的治疗方法。脑外伤后吞咽障碍多样性的特点决定了治疗需要个体化，神经肌肉、认知－交流、行为症状都需要考虑在内。除此之外，与其他病因相关的吞咽障碍的常见治疗和管理策略也适用于脑外伤患者[12]。治疗应遵循进餐时低风险策略，以认知－行为和交流的问题为导向[5]。然而其他原因导致的神经源性吞咽障碍通常采取的是代偿方法和技术[13]。脑外伤后吞咽功能的结局受多个因素影响，最主要的是 GCS 评分、RLAS 评分、CT 扫描发现和机械通气时间[3, 14, 15]。

脑外伤的定义至今尚未统一，根据专业和环境的不同其定义也不同。脑外伤是外部机械力对颅骨和颅内突然获得的、非退行性的损伤，很可能引起永久或暂时的认知、肢体和社会心理功能的障碍，伴随相关意识的减弱或变化[16-18]。当头部突然收到暴力性撞击或被物体穿透颅骨进入脑内，即造成了脑外伤。脑外伤这一术语等同于头外伤，脑外伤包括外伤后的原发性损伤和继发性损伤。身体、认知和行为障碍是造成所有年龄段脑外伤死亡和残疾的主要原因，进而影响家庭和社会。脑外伤的经济支出包括急性期治疗和持续的门诊和康复护理。另外患者以及患者照护者因此失去生产力。脑外伤患病群体常较年轻，由于医学进步提高了生存率并延长了患者寿命，也进而增加了社会经济负担[19]。

神经源性吞咽障碍是一个宽泛的定义，涵盖了中枢神经系统损害所致的吞咽障碍。神经源性吞咽障碍有不同的原因，包括脑外伤、脑血管意外、神经性肿瘤、神经退行性病等[13]。像其他原因的吞咽障碍患者一样，脑外伤合并有吞咽障碍的幸存者也在康复中心接受治疗。

二、病例介绍

JS 是一位 14 岁的男孩，半小时前右侧颞叶区域受到棒球撞击后被送至急诊科。主诉伤处头痛，但是看起来仍清醒，时间、地点、任务定向正常。急诊科记录显示 GCS 评分 15 分，无影像报告，但是患者仍被严密观察。伤后 2h GCS 评分下降到 6 分，进行插管并行 CT 检查示右侧硬膜外血肿伴占位效应，中线轻度移位（图 21-1），随后开颅清除血肿。病情进展后患者出现左侧上下肢体无力，收入儿科重症监护病房（PICU）并于 2 天后拔管。拔管后 2 天由于患者逐渐清醒，接受指令能力也在提高，由言语语言病理学专业人员进一步介入咨询。

三、脑外伤的发生率和患病率

发达国家脑外伤的年发生率大约为 200/100 000[13]。据统计儿童的发生率可以高达 280/100 000。每年因脑外伤至急诊室就诊者达

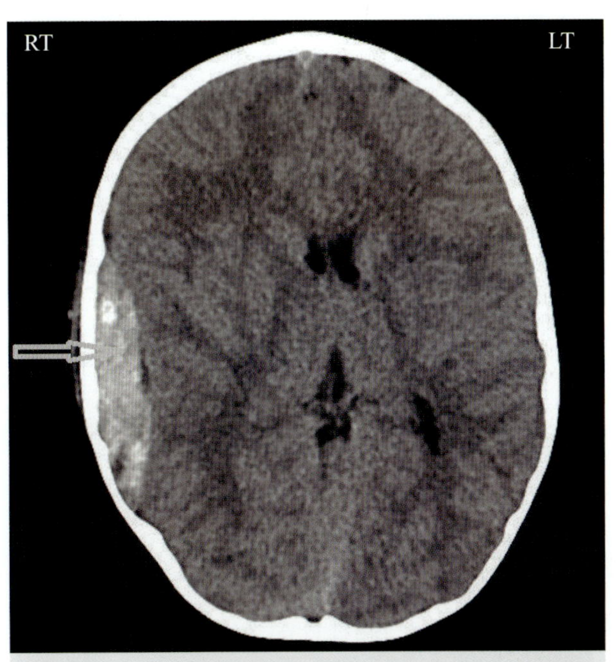

▲ 图 21-1　CT 显示右侧硬膜外血肿（空心箭指向处为病灶）。没有发现骨折。血肿对周围脑组织有占位效应（译者注：原图方向标注有误，已修改）

170 万，超过 80% 的患者接受治疗后离开，但是大约有 52 000 人死亡和 275 000 人住院。

根据美国疾病预防和控制中心 2011 年的报告，320 万～530 万人或者 1.1%～1.7% 的美国人口，因脑损伤而造成长期残疾 [17, 20, 21]。脑外伤是美国人主要的死因之一。总的来说，几乎 1/3（30.5%）的死亡是脑外伤造成的。从出生到 4 岁的儿童，15—19 岁的青少年和 65 岁的老年人最有可能遭受脑外伤。0—14 岁的儿童每年有接近 50 万（473 947）因脑外伤被送至急诊室。75 岁以上的老人脑外伤相关住院率和死亡率最高。各年龄段的脑外伤患者中男性均多于女性。总体上发生率是女性的 1.4 倍。出生到 4 岁的男性儿童脑外伤相关的急诊科造访率、住院、死亡最高。摔伤是脑外伤的首要原因，在 0—4 岁儿童和 75 岁以上老人中发生率最高。因跌倒导致脑外伤相关急诊的就诊人数（523 043 人次）和住院人数最多（62 334 人次）。另一方面机动车交通事故是脑外伤相关死亡的首要原因，20—24 岁的成年人发生率最高 [1]。外伤是 1—19 岁的首要死因，占到人口总死亡的 62%。至少 50% 的外伤相关死亡是因为脑外伤（框 21–1）。

框 21–1　2002—2006 年美国脑外伤数量（CDC 报告）

- 总例数：170 万（估计）
- 急诊室就诊人数：1 365 000
- 住院数：275 000
- 死亡数：52 000（3%）或者死亡 137 人 / 天

四、脑外伤的病理生理

脑外伤是外部机械力作用于颅骨和颅内所致。严重程度不一，可表现为轻度脑震荡、昏迷甚至死亡 [22]。格拉斯哥昏迷评分（GCS）（框 21–2）和 RLAS 评分（框 21–3）[23, 24] 可以在受伤后前 48h 内评估脑外伤的严重程度，前者应用更广。GCS 评分中，12 分以上表示轻度，9～12 分是中度，3～8 分是重度。数据显示，每年约 75% 的脑外伤属于轻度，或诊断为脑震荡。但是真正的轻度脑外伤是很难确定的，因为有些个体具有脑外伤的症状却没有寻求医疗照护，这样的患者占到 16%～25% [25]。

框 21–2　GCS 评估脑外伤严重程度 [23, 24]

GCS 评分是描述脑外伤后伤者意识水平最常用的评分系统。评分系统得分从①睁眼（E），②言语反应（V）和③运动反应（M）。GCS 是所有反应的总和：E+V+M。
改良版 GCS 可以用于＜ 5 岁的婴幼儿
GCS 常用来定义或对脑外伤严重程度的分级如下。

- 轻度：13～15 分
- 中度：9～12 分
- 重度：3～8 分

意识丧失持续时间（duration of loss of consciousness，LOC）是脑外伤严重程度的另一评估手段。分级如下。

- 轻度：LOC ＜ 30min
- 中度：LOC 30min～6h
- 重度：LOC ＞ 6h

框 21–3　认知功能恢复过程评分

- Ⅰ级：无反应
- Ⅱ级：对刺激出现泛化的反应
- Ⅲ级：刺激反应可定位
- Ⅳ级：错乱反应伴行为躁动
- Ⅴ级：错乱反应，不恰当行为（无激越）
- Ⅵ级：错乱反应，但行为恰当
- Ⅶ级：自主反应、恰当的行为
- Ⅷ级：有目的性、恰当的行为

脑外伤的损伤分为原发性损伤和继发性损伤，前者发生在创伤发生时，后者于创伤发生时开始，其影响会持续很长时间。原发性损伤是由于撞击和突然的活动造成的，包括组织压迫、拉伸、扭曲。根据损伤程度的不同，可能会有局部损伤，比如颅骨骨折、颅内出血、着力伤、对冲伤、穿透伤，或者可能存在弥漫性损伤，比如弥漫性轴索损伤。脑外伤导致的继发性损伤引起全脑低氧或低灌注，明显增加了发病率和死亡率。外伤后脑梗死是脑外伤后并发症，发生率大约占脑外伤患者的 2%[26]。局灶性损伤可能继发于局部的占位效应、脑疝、脑血管痉挛、血栓栓塞、脑血管损伤或颅骨切除部位的静脉堵塞。其他类型的继发性损伤包括脑水肿和脑疝可能呈急性发展，由于血块阻塞了脑脊液的流动而导致脑积水。原发和继发性损伤的详细内容在此不再赘述 [27]。

五、脑外伤的病因

脑外伤的病因依年龄不同而有不同，主要原因包括跌倒、车祸、袭击和其他无意的损伤。不同年龄组的病因见表 21–1 和图 21–2。

表 21–1 脑外伤的原因（不同的年龄存在差异）

年龄段	脑外伤的主要原因
婴儿	虐待性头颅外伤
＜5 岁儿童	跌倒
青春期前儿童	跌倒，行人伤害，车祸伤
青少年和年轻成人	车祸
成人	车祸，跌倒

美国国家健康访谈调查关注轻到中度的脑损伤（1991），发现医疗风险最高的有青少年、年轻人、男性和低收入的独居人群 [28]。

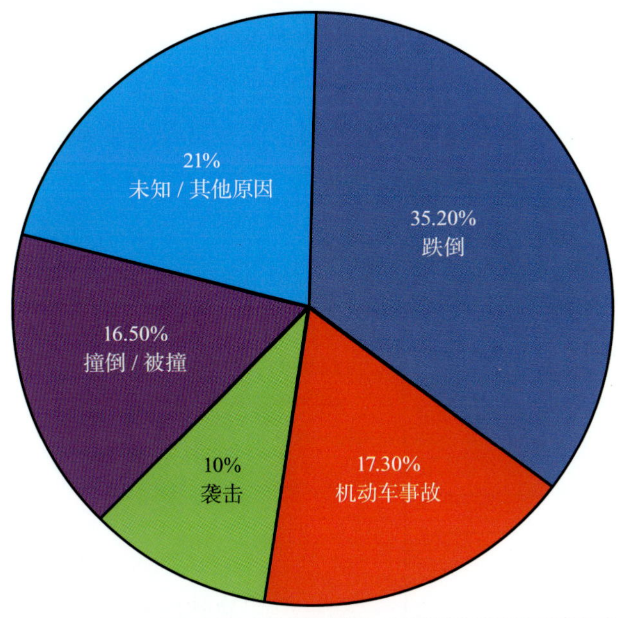

▲ 图 21–2 美国的脑外伤病因分布

这些数据是根据 CDC 的报告，只针对美国而言。与其他发达国家的数据具有可比性

六、脑外伤严重程度的评估

脑外伤是一组异质性的疾病，临床表现、严重程度和结局均不相同。为此出现了不同的评估严重程度的方法。创伤中心在急性期常用 GCS 评分（框 21–2）。但是对于长期的管理，尤其是吞咽障碍等并发症的管理，需要采用其他形式的严重程度评估量表来评定认知功能和残疾，这些包括在 RLAS 中（框 21–3）。

七、脑外伤的创伤模式

如先前所述，脑外伤可以引起局部损伤或者弥漫性损伤。局部损伤包括头皮伤、颅骨骨折、脑挫伤、硬膜外和硬膜下血肿。快速加速和减速引起的弥漫性轴索损伤和弥漫性低氧 – 缺血性损伤，都是弥漫性损伤的例子。患者可能同时存在以上两种损伤。

患者急性期的临床表现取决于原发性和继发性损伤。原发性损伤是由机械力引起的，在受伤时由于接触或快速加速减速而发生。比如脑挫伤、弥漫性轴索损伤、不同类型的颅内出血（硬膜外、硬膜下血肿）、蛛网膜下腔出血、弥漫性血管损伤和脑神经和垂体柄的损伤。原发性损伤可以是局部也可以是弥漫性损伤。继发性损伤是脑损伤的叠加，可能发生在受伤后几小时到几天，原因可能是局部的水肿、出血和增加的颅内压综合因素导致的脑血流减低 [29]。

八、脑外伤后吞咽障碍

脑外伤后吞咽障碍比较常见，由脑外伤引起的吞咽障碍与脑血管意外、退行性神经疾病和神经肿瘤一起被归入非特异性神经源性吞咽障碍的范畴。与其他神经源性吞咽障碍不同的是，脑外伤后吞咽障碍具有不同的病理生理，因此需要单独考虑。为了更好地理解脑外伤后吞咽障碍的病因需要对解剖和病理生理有基础的了解。

（一）吞咽障碍涉及的解剖结构

吞咽困难可以发生在口腔、咽、上食管括约肌和食管水平的功能障碍。神经源性吞咽障碍是由于神经损伤导致上述结构功能异常所致。

对于大多数人来说，吞咽是一项简单、不费力的动作，大约只需要 750ms。尽管很容易，但它是一种复杂的动态感觉 – 运动活动，涉及 26 条肌肉和 5 对脑神经（Ⅴ、Ⅶ、Ⅸ、Ⅹ、Ⅻ）。吞咽的神经调控是皮质、延髓、皮质下结构的复杂的相互作用。正常的吞咽是在气道保护完善的前提下，使摄入的食物形成食团从口腔安全的输入到胃内[30]。

（二）吞咽的神经控制

吞咽的神经控制本质上是多维的多级神经系统的调控。脑干的吞咽中枢集中分布在双侧延髓上部、脑桥和网状结构内，意识、呼吸、感觉刺激的传输共同组成的脑网络。这个神经网络由传入成分、传出成分和复杂的神经间组织系统即中枢模式发生器（central pattern generator，CPG）组成。尽管我们认为是大脑皮质启动了吞咽，而 CPG 组织了控制吞咽肌肉的运动神经元的依次激活。

尽管脑干 CPGs 控制了吞咽各期的时序性，但是这些时期的外周表现依赖于咽、食管反射的感觉反馈[31]。皮质下结构如基底节、下丘脑、杏仁核、中脑代表了吞咽控制机制的二级水平。三级水平控制则是核上皮质的吞咽中枢[30]。

（三）脑外伤后吞咽障碍的发生率

研究中报道脑外伤后吞咽障碍的发生率在严重的脑外伤中可高达 93%[32]。很少有研究评估儿童脑外伤后吞咽障碍的发生率。Morgan 等发现儿科脑外伤住院者中平均发生率为 5.3%，更严重的病例发生率更高（图 21–3）[3]。

表 21–2　不同阶段吞咽功能的控制

	涉及的脑结构	自主或非自主
口	大脑皮质（额叶、岛叶、下丘脑、小脑）	自主
咽	脑干吞咽中枢	半反射性
食管	无结构直接参与	反射性

脑外伤后吞咽障碍的特殊性在于个体由于弥漫性和不同的神经损伤模式而表现各异。与脑卒中不同，它可能包括了大脑相邻的区域。所以吞咽障碍会表现不同的特征和严重程度。因为脑损伤的诊断实际上包括了多种不同严重程度的病情，吞咽障碍和脑外伤的严重程度并没有线性关系。认知障碍和行为障碍的复合存在也可能是脑外伤患者吞咽障碍的原因，这在其他神经源性吞咽障碍患者中比较少见。

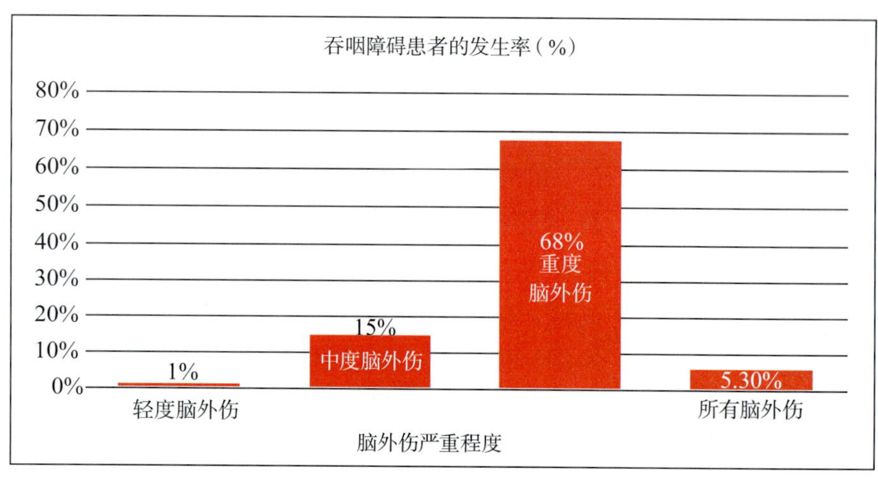

◀图 21–3　不同程度脑外伤儿童的吞咽障碍发生率（根据 **Morgan** 等的数据）[3]

（四）脑外伤吞咽障碍的病因

如本书其他章节讨论，在随意和反射性控制下，典型的吞咽被分为 3 期，包括口腔期、咽期、食管期。口腔期包括食物的自主传送，准备好的食团从口运送到口咽。这一期受大脑皮质的多脑区控制，尤其是额叶。咽期是皮质和皮质下激活触发的第一个半反射性成分，然后主要由脑干 CPG 控制口咽的肌肉把食团从口咽运送到放松的环咽肌部分。第三期也是最后一期，为食管期，从上食管括约肌的关闭开始。其后的反射性成分通过在咽启动的依次蠕动收缩和下食管括约肌放松，提供了把食物传送至胃的服务。因为吞咽受神经系统不同等级传入和传出神经支的影响。其中一级或多级神经过程受损即可出现吞咽障碍（表 21–2）。

脑外伤后吞咽障碍是三联障碍，包括运动、感觉、认知。脑外伤患者尤其是重度损害，可能出现异常的肌张力、反射和感觉。感觉传入差导致对口腔内的食团运动反应差。结果延长口腔期食团转运、吞咽反射延迟、口咽蠕动减少。除了感觉和运动障碍外，认知障碍在吞咽障碍中也有很大的影响。脑外伤使皮质、皮质下的中枢，以及它们之间的连接受损导致认知障碍，包括清醒程度、注意和记忆能力减低。认知障碍结合感觉、运动障碍导致明显的吞咽障碍。患者要开始经口进食至少要达到 RLAS 分级的Ⅳ级（错乱反应伴行为躁动）[33]。

因为脑外伤损害的多样性，包括从局部到弥漫性损伤、从轻度到重度，吞咽障碍的临床表现也是因人而异。脑外伤的临床（和放射影像）表现差异较大（图 21–4）。

为什么我们要强调脑外伤相关的吞咽障碍需要有别于其他类型的神经源性吞咽障碍呢？简而言之就是因为脑外伤相关的吞咽障碍在很多重要的方面都不同于其他类型的神经源性吞咽障碍，尤其是脑血管意外后的吞咽障碍。有关这两种类型的神经性吞咽障碍的重要区别被概括（表 21–3）[13, 34]。

（五）预测脑外伤后吞咽障碍发生的因素

根据现有经验，表明哪种脑外伤患者会发展为吞咽障碍的预测因素目前还不十分清楚，尤其是儿童。这是因为脑外伤代表了不同严重程度的诊断。有关脑外伤吞咽障碍的研究有不同的纳入、排除标准，但是定义能够预测脑外伤后吞咽障碍的发生以及严重程度的因素研究会继续[35]。

1. 损伤的范围

损伤的范围和严重性不但是预示吞咽障碍发

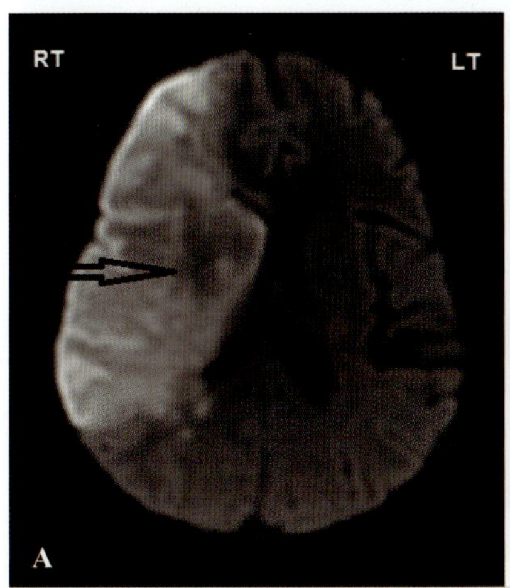

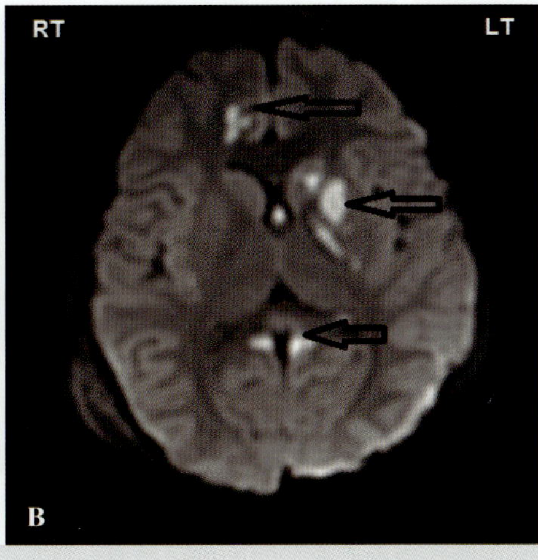

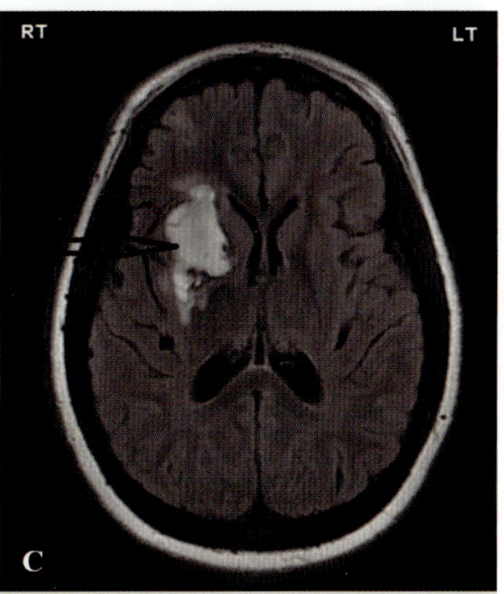

▲ 图 21–4　**A.** 脑血管意外（缺血性卒中）位于右侧大脑中动脉分布区。**B.** MRI 弥散成像 DWI 显示 6 岁男孩因为高速的机动车碰撞出现了弥漫性轴索损伤。**C.** T_2–FLAIR 图像显示一位 13 岁女孩遭遇机动车伤害情况

表 21-3　脑血管意外和脑外伤吞咽障碍的区别 [13, 34]

	脑血管意外	脑外伤
人口学特征	老人，发病前，多发性退行性疾病多病共存	相对年轻和健康，统计学显示男性更常见
脑损伤特征	常常是局部，一支动脉血管分布区	广泛性，复杂局部损伤和弥漫性轴索损伤 ± 缺氧性损伤
神经障碍	1～2 个主要障碍（运动、感觉）	各种神经肌肉和感觉障碍；临床异质性
口咽障碍	舌控制下降更突出	咽蠕动减弱

生的最重要因素，也可以同其他导致吞咽障碍的因素相互作用。损伤的范围和严重性决定了 GCS 评分（框 21-2）和 RLAS 评分（框 21-3）。昏迷持续时间是脑损伤范围和严重程度的决定因素之一，随着昏迷时间的延长，吞咽障碍的程度也会增加。昏迷时间大于 24h 相比小于 24h 的患者更容易产生吞咽障碍 [35]。入院时 GCS 评分较低的个体（3 分、4 分或 5 分者）自发病至可以经口进食的时间明显增加，到可以完全经口进食的时间明显延长，从尝试经口摄食到完全经口的时间是轻症者的 3 倍。这种关系并不总是线性的，很多没有昏迷或昏迷时间很短的患者也会出现吞咽障碍（框 21-4）。

框 21-4　增加脑外伤吞咽障碍发生率的因素

- 重度损伤
- 对口腔、咽腔、喉结构的身体创伤
- 口腔、咽腔、喉结构的其他潜在的障碍
- 潜在的病因

脑外伤的严重程度是吞咽障碍的重要考虑因素，可以通过离散或非离散的方式进行评估。CT 和 MRI 表现越严重，那么吞咽障碍的可能就越大。影像学的重要表现，包括中线移位、脑干损伤、需要紧急外科干预的颅内出血。脑干上相对较小的损伤也可能引起吞咽障碍，因为脑干是吞咽中枢和参与吞咽的脑神经核团的所在处（图 21-5）。

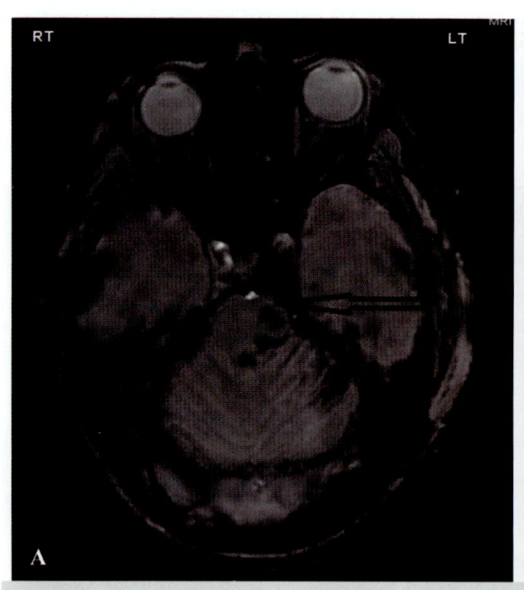

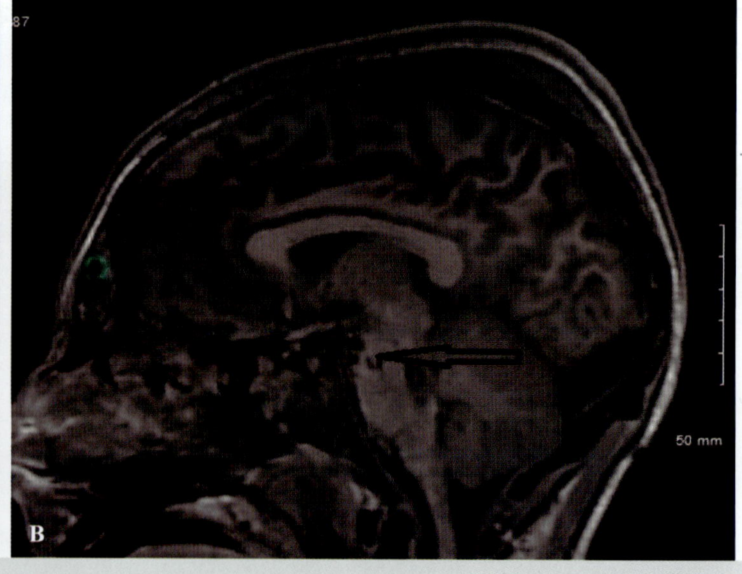

▲ 图 21-5　A. MRI T_1 加权轴位像，显示一名车祸伤的脑外伤患者。轴向磁化率加权成像（MRI 系列对发现出血敏感）显示左半脑桥低信号，符合点状出血。该患者是一名车祸伤患者，表现为呼吸衰竭和吞咽障碍。空心箭所指是脑桥上部点状出血的位置，也是吞咽中枢的位置。尽管损伤看起来很小，却可以导致呼吸衰竭和吞咽障碍。B. 同一患者的 MRI 扫描矢状位观，空心箭处对应脑桥出血的位置

2. 需要气管内插管和气管切开

脑外伤患者常需要进行气道控制和机械通气，他们中的许多人由于脑损伤的性质和范围需要气管插管[36]。这个过程中常用麻醉，导致声门保护功能、保护性咳嗽反射、自主呼吸和吞咽的缺失缺乏。许多因素可引起吞咽功能障碍（框 21-5）。

框 21-5　脑外伤并发吞咽功能障碍的因素
• 内科或外科疾病性质（如脑干损伤） • 吞咽相关肌肉长期废用（去适应作用） • 抑制吞咽机制的药物（麻醉药、镇静药） • 由于经喉插管或气管切开造成的声门周围局部损伤

尽管可引起吞咽障碍的严重脑外伤患者需要插管或气管切开，其实机械通气时间、气管内插管、气管切开时间延长本身也增加了吞咽障碍的风险。脑外伤的患者中机械通气超过 15 天导致吞咽障碍和误吸的风险明显增加（90%），相比之下，通气 8～14 天发生率 75%，持续 7 天则只有 42.9%[14]。

3. 损伤的部位

如本书其他部分所讨论，大脑重要部位损伤和特定脑神经损伤可引起吞咽障碍。吞咽中枢和呼吸中枢所在地的脑干损伤就是一个良好的例子（图 21-5）。皮质脊髓束、岛叶（尤其是双侧）、小脑的传导通路、锥体外系通路受累导致吞咽障碍[37]。与误吸相关的最常见的脑损伤部位是脑干或多脑叶的损伤，通常超过 3 个损伤部位[7]。与创伤相关的预测吞咽障碍因素见框 21-6。

框 21-6　脑外伤性吞咽障碍：创伤相关的预测因素
• GCS 评分低（3、4、5） • RLAS 评分低 • 气管切开 • 需要并延长机械通气时间 • 住院时间延长 • 严重的 CT 扫描发现

4. 认知和行为障碍

除了明显的生理病变导致吞咽障碍，认知、行为和交流障碍也可以影响吞咽功能。根据损伤可能会有感觉接受和感知、注意、记忆、组织、解决问题、判断、推理障碍。基于 Chery 和 Halper 的研究，以上障碍在严重吞咽障碍患者中更常见（图 21-6）[5]。

行为问题如激动、强迫、冷漠常常妨碍进食或在尝试经口进食时增加误吸的风险（表 21-4）。

（六）脑外伤吞咽障碍的并发症

由于创伤、吞咽障碍和其他并发症的存在，导致脑外伤患者有营养不良的风险。营养不良比较常见，伤后 2 个月发生率约 68%[38]。营养不良常见的原因包括患者的高代谢状态和额外损伤（脑外伤相当常见）导致的高代谢（hypercatabolism），以及意识水平的下降。同其他类型的创伤相比，脑外伤患者的静息代谢消耗平均增加 40%，导致了负氮平衡和肌肉消耗[39]。意识障碍导致咽反射的保护消失造成气道保护不足，从而增加了误吸的风险。在插管时，无论是在现场还是在急救环境中，都会有误吸的额外风险。肺炎是误吸相关的主要肺部并发症，也是临床上脑外伤患者最常见的并发症[36]。吸入性肺炎是住院和延迟经口进食并发因素，增加了护理的费用，甚至引起死亡[40]。根据多项研究，如果

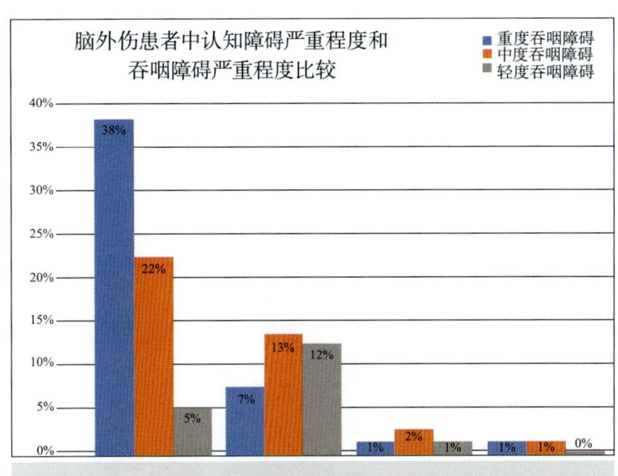

▲ 图 21-6　脑外伤患者吞咽障碍严重程度和认知障碍的关系

改编自 Cherney 和 Halper[5]

表 21–4　脑外伤后认知 – 交流和行为障碍阻碍了吞咽功能

障　碍	对经口进食的潜在影响
激动或焦虑	• 口腔刺激耐受水平减低 • 受到刺激打人或谩骂 • 误吸机会增加 • 极度激动妨碍了经口进食
淡漠（昏昏欲睡）	• 参与性降低 • 经口喂食或吞咽启动减慢
注意	• 可能会影响经口进食 • 进餐时间增加 • 使用吞咽代偿策略减少
执行功能（如计划）	• 在整个进食过程中，完全独立进食可能性小 • 代偿策略使用减少
高级认知功能（组织、推理和解决问题）	• 系列步骤学习困难
冲动 / 失抑制	• 因为快速摄入大量食物增加了误吸的风险
记忆	• 综合理解能力和记忆力下降 • 学习新策略困难
感觉接受和感知	• 对事物气味、质地和味道辨别力下降 • 食欲减低

来源：改编自 Halper 等 [4]

患者合并吞咽障碍将导致住院时间明显增加，伴有另外的疾病和费用 [5]。脑外伤吞咽障碍的各种并发症可以通过首字母 AIMS 助记术帮助记忆（框 21–7）。

框 21–7　脑外伤吞咽障碍的并发症（助记：AIMS）

- A：吸入性肺炎
- I：住院时间、花费、相关并发症增加
- M：营养不良，体重减低，脱水
- S：社会和经济的影响

（七）脑外伤伴吞咽障碍患者的结局和预后

脑外伤吞咽障碍会出现多种并发症，包括吸入性肺炎、营养不良，增加了发病率和死亡率。患者的结局取决于很多因素，包括损伤严重性、年龄、气管切开置管、机械通气的持续时间 [3, 34]。

Winstein 完成了一项 201 名神经疾病或损伤患者的回顾性研究（包括了脑外伤），分析了吞咽障碍的发生率、进展和结局，发现 25% 合并有吞咽问题。康复出院时，84% 的吞咽障碍患者可以经口进食，继续随访可以增加到 94%。入院时，96% 的患者被推荐非经口补充营养，其中认知障碍被认为最常见的干扰因素。受伤到完成经口进食的平均时间是 13 周 [41]。

脑外伤合并吞咽障碍的患者住院时间比无吞咽障碍的患者明显长（126.7 天和 52.3 天）[42]。误吸、营养不良、伤口愈合不良等并发症的增加都导致了住院时间延长 [42]。

目前还没有研究评估认知功能是如何影响吞咽障碍，Terré 和 Mearin 发现了认知和吞咽之间有联系（分别通过 RLAS 评分和吞咽造影检查）[12]。另外，出院时的喂养模式同入院时 RLAS 等级、出院时 RLAS 分级和残疾等级评定量表关联密切。Hanse 等也发现恢复至经口进食的机会取决于脑损伤的严重程度，也可以通过入院时 GCS、RLAS 、FOIS 预测 [32]。

习 题

1. 吞咽障碍是成人和儿童脑外伤后并发症之一，下面关于脑外伤吞咽障碍发生率的陈述哪一选项错误？

A. 损伤程度不同，发生率不同

B. 评估的时间可能会影响发生率

C. 从入院时到出院后，其发生率直线上升

D. 不同的评估方法会有不同的结果

E. 世界各地的研究具有相似的结果

2. 脑外伤是美国首要的致死和致残原因。下面关于脑外伤哪一说法是正确的？

A. 儿童中，5—10 岁最常见

B. 目前的数据显示 0—4 岁儿童、＞ 75 岁的老人中与跌倒相关的脑外伤发生率是下降的

C. 儿童更容易出现弥漫性轴索损伤，成人更可能出现局部损伤，如硬膜外血肿

D. 脑外伤没有性别的差异

E. 65 岁以上的老人脑外伤相关的住院率较低

3. 关于脑外伤营养不良，下面哪项说法正确？

A. 脑外伤尤其是严重脑外伤引起高代谢状态

B. 脑外伤后开始几个月负调节作用的激素大量增加

C. 肌张力增高在随后几周发生，帮助储备能量

D. 脑外伤后 2 个月营养不良的发生率为 10%～12%

E. 脑外伤康复期氮平衡是正向的

4. 脑外伤吞咽障碍受很多因素影响，包括神经肌肉问题、感觉障碍、认知交流障碍、行为障碍等。其中，关于脑外伤吞咽障碍的病理生理学下面哪项说法正确？

A. 喉上抬不足是最常见的障碍

B. 肌张力增高维持了吞咽功能，但也和吞咽障碍和误吸有关

C. 气管内插管时间延长增加了吞咽障碍的风险，但是气管切开降低了吞咽障碍的风险

D. 尽管病因不同，脑外伤和脑血管意外口咽期吞咽障碍却是一致的。

E. RLAS 分级是恢复至经口进食最重要的独立预测因素

5. 下面哪一种状况最有可能预测脑外伤患者吞咽障碍的风险？

A. 4 岁的儿童 GCS 评分 13 分

B. RLAS 认知分级 Ⅷ级

C. 头颅 MRI 示左侧枕极挫伤和局限性弥散

D. 头受伤当时意识丧失持续 5min

E.CT 显示脑干和岛叶的损伤

答案与解析

1. 正确答案：（C）从入院时到出院后，其发生率直线上升。

研究显示脑外伤吞咽障碍发生率相当高；随着时间推移，吞咽功能会逐渐好转。报道的发生率为 26%～70%。康复期的发生率可降至 1/3（26%～42%）。从康复中心出院时，超过 75% 的脑外伤患者可耐受经口进食，门诊随访发现，数量可增加到 90%。Terré 等在一项 48 名康复科住院的严重脑外伤患者的前瞻性队列研究中发现康复出院时，72% 的患者可以经口进食（45% 正常进食，27% 需要食物调整），14% 的患者联合经口摄食和胃造瘘进食，14% 的患者只能胃造瘘补充营养 [12]。

（A）脑外伤患者严重程度增加，吞咽障碍的发生率剧烈增加。低 GCS、RLAS 评分、机械通气和气管切开率增加，CT 结果明显都是脑外伤严重程度的预测因素。（B）报道的脑外伤吞咽障碍的发生率因评估的时间不同而不同。不同群组（医院，康复中心）获得的数据也不相同。（D）在不同研究中吞咽障碍评估因临床和诊断技术不同显示了不同的结果。（E）尽管不能从世界每一处获得数据，吞咽障碍的发生率还是可比的。

2. 正确答案：（C）儿童更容易出现弥漫性轴索损伤，成人更可能出现局部损伤，如硬膜外血肿。

研究认为同成人严重脑外伤相比，儿童弥漫性损伤和脑水肿更常见（44%），进而出现颅内高压。儿童容易出现弥漫性轴索损伤是因为其头部占身体比例大，旋转的加速和减速，加之颈部肌肉弱，还有缺少髓鞘化（< 3 岁的儿童）（图 21-6）。儿童在非外伤性创伤的情况下，弥漫性损伤是其典型表现，弥漫性缺氧和低灌注是继发性损伤，常常和医疗救治较晚有关。此外，儿童比成人立即发生癫痫的可能性更大，这也是导致低氧的原因。另一方面，局部损伤，如硬膜下、硬膜外和颅内血肿成人更常见（30%～40%），儿童发生率（15%～20%）[43]。（A）儿童脑外伤有 2 个高峰，包括儿童早期（< 5 岁）和青春期中晚期。儿童早期非外伤性创伤是严重脑外伤的原因，占到至少 2/3 的病例。年幼儿童遭受行人和自行车损伤，但是青少年可能更多是机动车祸的受害者[43-45]。（B）根据美国疾控中心数据，0—4 岁儿童和 75 岁以上老人脑外伤的首要原因是跌倒。但是机动车祸和交通事故相关的脑外伤死亡占比最大（31.8%）[46]。（D）根据美国 CDC 数据显示 2001—2010 年间的每一年，男性因脑外伤送急诊科人数明显多于女性，男性脑外伤死亡比女性高 3 倍[47]。（E）根据美国疾控中心统计，65 岁以上老人脑外伤住院和死亡的比例最高。

3. 正确答案：（B）脑外伤后最初几个月负调节作用激素大量增加。

脑外伤同其他类型的损伤，都和反调节激素产生有关，如肾上腺素、去甲肾上腺素、皮质醇。（A）脑外伤，类似其他损伤呈现一种高代谢状态，不是合成代谢状态，由于反调节激素的增加和负氮平衡[48]。（C）张力亢进导致大量的能量消耗而不是储存。（D）因为不同研究所用纳入标准不一致，脑外伤患者营养不良发生率难以估计。根据 French 和 Merriman 等的研究，大约 68% 的患者在康复早期出现了营养不良（脑外伤后 2 个月）[38]。（E）因为过多的肌肉衰弱和负调节作用激素的产生，脑外伤后和康复阶段呈现负氮平衡[41]。

4. 正确答案：（E）RLAS 分级是恢复至经口进食最重要的独立预测因素。

研究显示，入院时 RLAS 评分低是恢复经口进食的强预测因素。Mackay 等的研究，患者 RLAS 水平越低，启动和达到完全经口进食的时间就越久。恢复至非限制性经口摄食的机会取决于脑损伤的严重程度，可以通过入院 RLAS 水平、GCS 评分，功能独立性评定 FIM、功能性经口摄食测定[32]。（A）脑外伤最常见的吞咽障碍包括口腔期延长（87.5%），会厌谷残留（62.5%），和梨状窦残留（62.5%）。Mackay 等也报道了其他的吞咽障碍，包括食团控制差（79%）舌根回缩减弱（61%）。最少见的为吞咽启动延迟（48%）、喉关闭减少（45%）和喉上抬减低（36%）。影响吞咽最主要的因素是认知障碍[49]。（B）低张力和高张力对吞咽都是有害的。高张力大多是由于上运动神经元损伤导致，限制了活动范围。这通常和无力、共济失调、失用和锥体外系运动障碍有关。这些障碍常常合并发生，因为选择性神经束损伤比较少见[50]。（C）气管内插管和气管切开时间增加也是吞咽障碍的危险因素。两者可能引起周围组织的损伤。插管可引起声门上 / 声门水肿、喉痉挛、口咽损伤、声带麻痹、气管软化和气管狭窄，发生率为 1%～20%。Stauffer 等的前瞻性研究显示，通过尸检显示延长气管插管后再做气管切开比短期插管者后再做气管切开，喉损伤比例更高（P=0.05）[49]。（D）脑血管意外的口咽期吞咽障碍不同于脑外伤。脑外伤患者的舌控制问题更多见也更严重，相比咽收缩压受影响不严重。另一方面，脑血管意外导致的吞咽障碍舌控制障碍较轻，但是咽蠕动无力问题更常见[8]。见表 21-3 脑外伤和脑血管病吞咽障碍的差异。

5. 正确答案：（E）CT 显示脑干和岛叶的损伤。

CT 显示明显的异常对于吞咽障碍具有预测作用。脑干创伤（包括了吞咽中枢）和岛叶（颞叶的一部分）损伤是涉及吞咽功能异常的重要脑区。脑神经Ⅴ、Ⅶ、Ⅸ、Ⅹ、Ⅻ也会随着脑干损伤出现损伤，既包括了口咽结构感觉输入也包括了吞咽过程相关肌肉的运动输出[30]。（A）GCS用来评估脑外伤的严重性，调整后可用于婴幼儿的评估。得分13分提示轻度脑外伤，这只有1%的可能发展为吞咽障碍[3]。（B）RLAS认知功能评估为Ⅷ级处于有目的适宜状态。至少达到Ⅳ级才可以开始经口进食。（C）脑皮质和脑干的重大创伤很可能引起吞咽障碍。但是枕极是初级视觉区，不太可能引起吞咽功能异常。头MRI示限制性弥散损伤最有可能是创伤后梗死，属于继发性损伤，随着MRI技术的发展越来越被注意[27]。（D）意识持续时间常用来评估脑外伤的严重性，意识丧失＜30min被认为是轻度脑外伤，引起吞咽障碍的可能性较小[44]。

第22章 头颈部肿瘤
Head and Neck Cancer

Heather M. Starmer 著
何 萃 译

本章概要

吞咽障碍的发生常常与头颈部肿瘤及其治疗有关。言语语言病理学专业人员是头颈部肿瘤治疗组中的重要成员，他们必须非常熟悉患者可能会出现哪些吞咽困难。针对头颈部肿瘤患者吞咽障碍的治疗手段包括食物性状调整法、代偿性策略的应用和直接/间接吞咽干预。应该在患者放疗前进行预防性的治疗，防止放射相关的吞咽障碍。

关键词

头颈部肿瘤，喉切除术，舌切除术，放射治疗，放化疗，放射性纤维化，人乳头状瘤病毒，吞咽障碍管理

学习目标

- 列出头颈部肿瘤患者吞咽障碍的原因。
- 解释头颈肿瘤患者在接受手术或保守治疗后吞咽障碍的特征。
- 运用循证研究评估和管理头颈部肿瘤患者的吞咽障碍。

一、概述

在过去的10年中，头颈部肿瘤的发生率有所上升，主要由人乳头状瘤病毒（human papilloma virus，HPV）感染相关的口咽癌患病数量上升所致[1]。不论接受手术还是保守治疗，头颈部肿瘤患者都可能会出现短期或长期吞咽障碍的风险。言语语言病理学专业人员有责任去了解这一类吞咽障碍的病理生理机制，以及基于证据的策略，使吞咽障碍发生的风险和影响最小化。本章内容将介绍头颈部肿瘤相关的吞咽功能障碍，以及相关预防和治疗计划的证据支持。

二、流行病学

大部分头颈部肿瘤起源于上呼吸消化道的黏膜层，最典型的是起源于鳞状细胞的鳞状细胞癌。虽然临床上也可以看到其他类型的头颈部肿瘤（如腺样囊性癌、鼻窦未分化癌、鼻咽癌等），但绝大多数头颈部肿瘤属于鳞状细胞癌[2]。在美

国，头颈部肿瘤的病例数量占每年新增确诊癌症的 3%～5%[3]。头颈部肿瘤起源于口腔、口咽（软腭、腭扁桃体、舌扁桃体 / 舌根）、鼻咽、鼻腔 / 鼻窦、唾液腺、下咽和喉。虽然甲状腺癌的病理过程和结局与鳞状细胞癌不同，但是一些学者认为甲状腺癌也起源于头颈部。传统观点认为，头颈部肿瘤的发生与吸烟、饮酒有关，高发年龄段为 60—70 岁，5 年生存率为 40%～50%[3]。

在过去的数十年间，美国的头颈部肿瘤患者的人口统计学变化明显，头颈部肿瘤的流行病学新特征与 HPV 感染相关的口咽癌患者数量有关。随着吸烟有害人体大众教育的普及，头颈部肿瘤（除甲状腺癌）的发病率稳步下降，但是口咽癌的发病率一直呈上升趋势，这与 HPV 感染有直接关系 [4]。与 HPV 感染相关的疾病主要见于青年、健康人群和不吸烟者 [5]。此外，因这一类人群在确诊头颈部肿瘤后的治疗期间，常常会选择继续工作，所以他们会更加重视并期望获得比几十年前同类患者更好的生活质量。HPV 感染相关的头颈部肿瘤患者的 2 年生存率为 85%～90%（HPV 阴性患者为 50%～65%）[6]。我们发现头颈部肿瘤患者有两大特征，一类与高龄和吸烟有关，一类患者年轻且存在病毒感染史（框 22–1）。

框 22–1　人乳头状瘤病毒
• 人乳头状瘤病毒（HPV）与所有的宫颈癌发病有关。在美国，HPV 感染是口咽癌的主要原因。人类可以在初次性交前通过注射疫苗获得对 HPV 的免疫能力

吞咽障碍在头颈部肿瘤开始治疗前并不罕见 [7, 8]。患者的不适包括进食某种食物困难、呛咳、需要改变性状后才能顺畅吞咽和进食时间延长。因为肿瘤生长相对缓慢，患者通常能适应这种吞咽功能的缓慢变化过程，而低估吞咽障碍的严重程度。与器械检查和客观量表评估相比，通过主诉和查体发现吞咽障碍的概率较低 [9, 10]。

相比于治疗开始前吞咽功能缓慢变化和发现率低的特点，治疗后的吞咽障碍非常常见。吞咽障碍的发生取决于肿瘤大小、部位和治疗方式。有数据显示，晚期肿瘤和原发于下咽、喉、舌根的肿瘤吞咽障碍的发生率相对较高 [12, 13]。一般而言，大而广泛的手术比微创手术更易引起吞咽障碍。同样，在放疗的基础上增加化疗会增加吞咽障碍的发生率 [11]。

三、病因

头颈部肿瘤相关的吞咽障碍可以分为 3 类，包括器质性、功能性和两者并存。肌肉、神经、血管、淋巴循环的损伤是功能障碍产生的原因。器质性吞咽障碍主要发生在手术治疗后，而功能性吞咽障碍更常见于非手术治疗方式之后。头颈部肿瘤的主要治疗方式是放疗和手术，化疗能增加肿瘤对放射治疗的敏感性，也可作为肿瘤全身扩散时的治疗方法。对于瘤体小的肿瘤，可以选择单一的治疗手段（单纯手术切除或者放疗）；对于瘤体大的肿瘤，则需要联合治疗方案（如手术切除后放疗，或者联合放化疗）。因为患者常常需要联合治疗方案，他们的吞咽障碍常常为器质性和功能性并存。

四、手术治疗

头颈部肿瘤的手术可采用开放性切口或微创切口。开放性手术经颈或下颌，以较大的切口直达病灶。新的手术方式可以运用激光切除或机器人辅助完成手术，术后患者的功能损失较少 [14]。言语语言病理学专业人员应在评估头颈部肿瘤手术患者的吞咽功能前浏览手术记录，以充分了解组织切除的程度以及对脑神经的影响，这一点至关重要。此外，了解重建技术对于确定功能恢复预期非常重要。也有必要对常见外科手术及其如何影响吞咽功能进行回顾和探讨。

（一）舌切除术

舌切除术指手术部分或全部舌切除。舌切除

术分为部分切除（＜ 50%），半切（50%），次全切除（50%～90%）和全切（＞ 90%）。外科医师在手术过程中为了达到肿瘤周围 2mm 的健康组织边缘，会导致手术缺损比最初肿瘤成像提示的范围更大。在考虑舌切除术对吞咽功能的影响时，应重点考虑舌切除的范围（表 22–1）。

舌的主要功能区分为舌尖、舌体和舌根。涉及舌尖的手术可能会影响吞咽口腔期的食团成形、咀嚼和口腔内食团的清除功能，而舌体切除术会影响食团的成形和向后推送能力。如果是舌根手术，会影响食团的咽腔清除能力。舌次全切除和全切患者常发生误吸是由于食团清除能力下降，舌骨上肌群切除导致舌骨喉复合体位移减少所致 [15]。

除了考虑舌切除范围以外，我们还需要考虑术后功能重建的类型。功能重建的主要目的是在口腔内提供一个皮瓣，以辅助吞咽和构音。如果切除程度有限，通常可通过一期缝合或将剩余结构缝合在一起来闭合术野。有研究表明，当手术切除范围在舌的 25% 以下时，一期缝合的功能结局优于组织移植 [16]。更大范围的舌切除需要做皮肤或组织转移进行重建。如果皮瓣采用了术区附近的组织，这叫局部重建，如果采用远处组织，这叫远距离重建。皮瓣转移是将一处的皮肤连带皮下软组织转移至另一处，同时在原处形成一个蒂。肌皮瓣包含肌肉层，可用于更广泛的重建。肌皮瓣包括胸大肌瓣和颈阔肌瓣。颈阔肌瓣带有面静脉颈阔肌支，主要用于较小区域的功能重建，而胸大肌瓣主要用于更大区域的功能重建。因为有丰富的微血管，可将肌肉远距离转移至术区，最近，微血管技术的进步使将肌肉和组织从身体的远处移植到手术部位变得可行，其可与附近的组织内血管连接，从而使移植组织获得生命力。这种类型的皮瓣的主要优势是能够对采集 / 移植的组织量有更高的选择性，从而预防组织不足或过多，两者均可能对吞咽功能结局产生负面影响。此外，移植组织中的神经可与手术局部皮肤神经吻合，使皮瓣有可能有感觉神经支配。有证据证明，对舌半切和次全切除的患者，一旦植入神经皮瓣，可以获得更满意的吞咽功能 [17]。这些“游离皮瓣”常用于较大范围的舌切除术的功能重建。游离皮瓣包括前臂桡侧的游离皮瓣和股前外侧皮瓣。

表 22–1　不同范围舌切除术的吞咽问题

舌尖切除	食团控制问题、咀嚼困难、口腔清除能力下降
舌体切除	食团控制问题、食团向后推送能力下降
舌根切除	咽腔清除、喉上抬、误吸

（二）口腔复合性切除术

口腔复合性切除涉及两个以上口腔结构的切除，如口底、上颌骨、下颌骨和舌。与舌切除术一样，切除的部位和范围对功能有重大影响。切除口底会使舌前部固定，食团向前溢出、食团咀嚼和口腔清除下降。口底和牙槽的切除通常会导致牙列切除，影响咬合和咀嚼。舌骨上肌群的切除会影响喉上抬，此时若未及时采用代偿策略，会增加误吸风险。随着下颌骨切除范围扩大，功能重建手术对维持功能起到了重要作用。已证实骨皮瓣移植可以改善下颌骨切除后患者的言语和吞咽功能 [18]。

（三）上颌骨切除术

腭部肿瘤需要切除上颌骨和软腭。因为软腭是口腔和鼻腔之间的屏障，上颌骨切除后的潜在风险是发生食物的鼻腔反流。如果腭切除术造成腭咽功能不全，推送食团的能力也会受到影响，造成咽腔清除能力下降。最后，上颌牙的缺失也会影响咀嚼能力。

（四）口咽切除术

随着近年来手术方式的进步，口咽切除术获得了极大的提升。虽然到达扁桃体的传统路径是经口，但传统舌根入路需要切开下颌骨，由此引起吞咽障碍 [19, 20]。近些年来，微创手术方式被引入，包括经口机器人手术（transoral robotic surgery，TORS）。在TORS的辅助下，手术医师可以运用人工手术器械经口腔评估舌根，从而无须切开下颌骨。因此，现在的口咽切除术对吞咽功能的影响显著少于传统手术方式。尽管有这些进展，基于手术范围可预计术后吞咽功能的变化。扁桃体切除术后的1～2周，患者会出现吞咽痛，随后吞咽功能恢复正常。然而，在切除范围延伸到软腭时，咽闭合不全会导致鼻腔反流，并且不能产生足够的压力将食团推送向下。舌根切除术会影响食团推送和咽腔清除能力。术后出现的感觉功能缺失也会造成吞咽障碍。舌根的大范围切除术也可能因累及舌骨上肌群而造成喉上抬受损。虽然TORS在术后问题方面优于传统手术方式[21]，但是它对吞咽功能的影响并不清楚。TORS术后的吞咽功能评估是通过对术后所采用的代偿性手段来评估，如对管饲的依赖性来进一步评估TORS术后的吞咽功能[22]。虽然现有证据提示，TORS术后可获得相对较好的预后，但是关于该技术对吞咽生理的影响尚缺乏足够的认识。

（五）喉手术/喉切除术

与舌切除术一样，喉切除术后的结局因切除部位和范围差异显著。喉按部位分为声门上区、声门区和声门下区。声门上喉癌可通过声门上或环状软骨上区喉切除术进行手术治疗。吞咽时声门上区有助于确保喉前庭关闭，因此声门上区的手术可影响气道保护，引起误吸。声门上喉切除可包括舌骨切除、会厌切除、杓会厌襞切除和假声带切除。与上面口咽切除术讨论的内容一样，随着技术的进步，声门上喉切除术的术后问题相对较少。采用传统的开放式声门上喉切开术，术后恢复时间长，患者需要约3个月时间才能恢复经口进食[23, 24]。向上或向下扩大切口会延长恢复时间，并且吞咽功能的受损程度会更加严重，常持续2～6个月，部分患者可长达2年[23, 25]。声门上喉切除术后，吞咽相关生活质量的主观评估与肿瘤的大小和范围直接相关[26]。

相比之下，内镜下声门上肿瘤激光切除术后发生吞咽障碍的概率更小，且更快恢复正常吞咽功能，有时最快术后2～7天能恢复正常吞咽功能[27, 28]。患者术后能获得更好的吞咽功能，这得益于内镜手术对喉上神经的保护。Sasaki等[28]报道了通过软管喉镜吞咽功能评估（FEES）和感觉试验发现，6例患者术后72h内恢复了快速声门闭合反射。相比之下，接受传统喉裂开术患者的术后声门闭合反射持续性消失可长达12年。

如果声门上喉切除术扩大到切除部分或全部舌骨，喉上抬可能会受到影响。如果联合切除会厌和假声带，气道保护会受到影响。如果声门上切除包括了舌根切除，会影响食团推送，造成食物残留、误吸和渗漏[23, 29]。对于声门上喉部分切除的患者，环咽肌切开术和咽丛神经切除术可减少环咽肌痉挛造成的吞咽障碍[30]。

环状软骨上喉切除术是基于以下概念而设计，环杓单位（包括了杓状软骨、环杓关节、环杓侧肌、环杓后肌、喉上神经、喉返神经）是喉的功能解剖单位[31]。环状软骨上喉切除术范围包括了切除双侧真声带、双侧假声带、双侧咽旁间隙、整个环状软骨、会厌软骨和单个杓状软骨。考虑到参与气道保护的喉上结构，如真声带、假声带及会厌被切除，误吸是术后最大的问题。虽然术后患者的气道保护功能受损，研究一致表明，大部分患者可恢复完全的经口进食和功能性吞咽[32, 33]。环状软骨上喉切除术后吞咽障碍的特点包括过早的食物溢出、食团推送和清除能力减弱、喉误吸和喉渗漏，以及不能通过咳嗽清除误吸的食物[34]。

与喉部分切除不同，喉全切除术后的安全性（误吸）不是典型问题。结构异常和咽食管运动问题会严重影响吞咽效率[23]。在喉切除术中，咽部肌肉和神经支配被破坏，从而造成咽的食团推送能力下降。这常常造成吞咽非常费劲和单餐进食时间延长。舌根部会形成假会厌谷，造成食物残留于此，以及反流入口咽或鼻咽的风险[23]。咽食管段或食管结构的缩小或狭窄会造成固体食物

（偶有液体食物）在咽食管内不能清除。喉全切术后咽食管狭窄的发生率高达 39% [35]，如果切除范围增大，如在气管食管穿刺术的基础上再做咽喉切除术，狭窄的发生概率更高 [36]。在喉全切的同时做环咽肌切开术，可以减少这个部位痉挛的发生，以及食物在食管上部分的残留 [37]。虽然喉全切术后进食安全性得到了相对保障，但是大多数患者术后主诉他们的吞咽过程发生了变化，使得他们不愿意参与社交 [38]。

（六）下咽部切除术

下咽部的病变常常需要做喉全切术，以达到完全切除肿瘤的目的。起源于梨状窦区的小肿瘤切除有限，可导致的梨状窝的瘢痕形成或闭塞。

（七）甲状腺切除术

甲状腺手术后吞咽障碍的最常见原因与手术对喉上神经和喉返神经的破坏有关。喉返神经受损会造成声带麻痹，引起吞咽时声门闭合不全。喉上神经外侧支负责声门上的感觉传递，因此，该神经受损会减弱患者对渗漏 / 误吸物的敏感性（框 22–2）。

框 22–2　手术和吞咽障碍风险
• 一般而言，越大范围的手术，术后出现吞咽障碍的可能性越大

五、保守治疗

除了手术治疗以外，保守治疗也可以影响吞咽功能。虽然吞咽的结构基本保持完整，但是功能并非如此。当非手术方法被推广时，一个常见误解是保留结构等于保留功能。近年来，人们逐渐认识到功能的保存不仅仅取决于正常结构的保存。有足够证据表明，头颈部肿瘤患者接受保守治疗后，可能出现药物的急性毒性反应和吞咽功能的长期改变 [39-42]。这些改变可能导致健康状况和生活质量的长期下降 [43-45]。与手术治疗一样，肿瘤越大，治疗的范围越大，出现吞咽障碍的可能性越高 [7, 8]。放射治疗会从 3 个方面影响患者的吞咽功能。

第一，在治疗过程中，患者因疼痛和口干会减少吞咽的频率（框 22–3），可能发生失用性萎缩，造成吞咽肌无力。

框 22–3　急性毒性反应
• 口腔干燥症——口干 • 味觉障碍——味觉改变 • 黏膜炎——口腔和喉黏膜溃疡 • 食欲减退 / 体重减轻

第二，在治疗后及完成放射治疗后的数月至数年内，可能出现放射性纤维化。组织纤维化源于机体的不恰当愈合反应。在此过程中，胶原蛋白过度沉积于炎症反应区域，导致瘢痕化，组织的活动度下降。头颈部的纤维化可造成长期和永久性吞咽障碍。

第三，少部分患者会在放疗数年后出现后组脑神经病变，从而出现吞咽障碍 [46]。由于化疗可增加人体对放疗的敏感性，化疗可扩大放射毒性，导致治疗期间和治疗后更易发生吞咽障碍。

六、放疗后的吞咽障碍

虽然放疗后患者反馈的功能状态和生活质量随着时间推移而改善，但已证实接受非手术治疗的患者存在吞咽障碍，并因此导致饮食改变 [47-49]。许多接受非手术干预的患者在接受保守治疗后的数月内，报告吞咽功能恢复到了正常水平或接近正常水平 [50, 51]，生活质量接近放疗前的水平 [52, 53]。然而这些以主诉为依据的评估方式却不能够解决患者对吞咽障碍的耐受，他们认为这是一种新的正常吞咽和进食模式。研究表明，渗漏 – 误吸评分量表（PAS）与放疗后患者的报告的结局相关性不佳 [43]。RTOG 91–11 是一项临床试验，其发现与诱导化疗和单独放疗相比，联合放化疗的非喉切除术患者生存率有优势 [54]。对这项试验的随访显示，尽管3组之间的长期（10年）癌症相关死亡率相似，但是接受放化疗患者的非癌症相关死亡率更高[55]。由于已经证实联合放化疗患者的吞咽障碍发生率更高，所以推测这些非肿瘤相关死亡可能部分归因于吸入性肺炎。经证实，放化疗患者的吸入性肺炎发生率为20%～25%，肿瘤晚期、下咽癌/鼻咽癌、高龄、多种并发症、患者主诉吞咽障碍，以及吞咽造影提示误吸与肺炎的相关性最高[56, 57]。当控制其他因素变量，吸入性肺炎可增加42%的死亡率[57]。因此不能单独依靠患者主诉的症状去判断吞咽障碍，还需要考虑实际存在的生理功能。

单纯放疗和联合放化疗后吞咽功能障碍已在以往的文献中得到了很好地阐述。常见的失代偿表现有喉渗漏、误吸、舌根收缩减弱、咽部收缩减弱、缺乏会厌翻转、喉上抬减弱、需要多次吞咽才能清除咽部的食物残留[38, 40, 42, 58]。一些患者在治疗后的第一年内，会出现吞咽生理异常，可能反映了纤维化的隐匿性[59]。因为存在食团推送能力和清除能力下降，这些患者会出现误吸[58, 60]。放疗患者出现上食管括约肌狭窄和开放不全的概率为20%～35%，且常常见于女性、喉和下咽原发性肿瘤的患者[60–62]。狭窄通常发生在治疗完成后30天以上，并在手术治疗后频繁复发[63]。

放射相关的其他远期并发症可加重吞咽障碍。放疗相关并发症包括味觉障碍、张口受限和口腔干燥症[64, 54]。在放疗后的第3周，大多数患者出现味觉障碍或味觉改变[66]。放疗后1年味觉功能得到明显改善，但是味觉障碍可能持续超过1年，导致食欲减退[67]。张口受限发生在约1/3的头颈肿瘤放疗患者[68]。虽然张口受限的定义发生着变化，然而普遍认可上下切牙距离至少应维持在35～40mm[65]。张口受限可影响经口进食和咀嚼[65]。口腔干燥症，或者叫口干，是最麻烦和最困扰放疗患者的长期并发症之一。低至30Gy的辐射剂量可导致唾液腺的永久性损伤，导致头颈部辐射后口干的高患病率[69, 70]。唾液分泌减少会影响咀嚼，尤其是进食干的食物，如面包和肉，需要改变它们的性状或者用水送服才能咽下去。因为唾液可以保护牙齿，口腔干燥症会增加龋齿的风险，龋齿又会影响咀嚼功能。另外一个需要考虑到的长期影响吞咽功能的是淋巴水肿。手术或放疗后的淋巴水肿主要因淋巴液循环障碍导致。这会造成纤维化，在放疗区域和周边组织的活动范围下降，由此引起吞咽障碍。

七、头颈部肿瘤患者的管理

头颈部肿瘤患者的吞咽障碍诊断应该考虑到器质性和功能性改变两个方面，这些改变可以通过器械、经口进食影响、管饲的依赖度和患者的吞咽功能来评估。如此全面的评估可有助于了解患者正在经历的吞咽问题。

因为头颈部肿瘤患者无症状性吞咽困难的风险较高，所以在肿瘤治疗前必须进行仪器评估，尤其是对那些存在功能障碍高风险的患者[71]。治疗前的吞咽障碍会造成治疗过程中的严重后果，如吸入性肺炎、脱水和营养不良。此类事件可导致治疗中断而影响肿瘤治疗结局。在开始治疗前明确误吸风险，可以帮助言语语言病理学专业人员采取更好的干预手段，如代偿性策略、调整食物性状和康复性的手段。在治疗前掌握哪些患者出现吞咽障碍的风险概率较高，可以帮助言语语言病理学专业人员合理、经济和有效地安排医疗资源配置。治疗前了解患者的器官功能情况，可有利于选择最佳肿瘤治疗方案，以最优化治疗后的总体功能和生活质量。比如，在治疗开始时如果知道患者喉功能较差，就可以选择器官保护性治疗，以帮助恢复功能，获得安全有效地吞咽。

可以联合吞咽造影和FEES进行评估。这些方法互相补充，在头颈部肿瘤患者的吞咽功能评估中具有重要作用。吞咽造影被公认为是评估口咽疾病的金标准，因为它可以将吞咽协调阶段可视化并展示特定的生理学。此外，吞咽造影也可以用来评估口腔期和食管期。相比之下，FEES

可避免射线暴露、简便易行和将相关解剖结构可视化。经比较，两种方法具有较好的一致性、敏感性、特异性、阳性和阴性预测值[72]。相比吞咽造影，FEES 在显示喉渗漏和误吸方面具有更高的灵敏性[73]。经验丰富的言语语言病理学专业人员通过 FEES 便可以获得结构性和功能性方面的信息，也可以帮助评估吞咽不同性状和黏稠度食物时的功能，并在发现功能障碍时实施代偿姿势和策略。必要时可进行吞咽造影，用来评估并获取关于生理、口腔、食管功能方面的信息。当肿瘤造成解剖关系发生改变，不能直观显露吞咽结构时，也可采用吞咽造影检查。Mlynarek 和同事[74]通过对文献的系统回顾，指出应在口腔癌和口咽癌治疗前、治疗期间和治疗后进行以下评估，包括仪器吞咽功能评价和语音清晰度评估，有指征时补充语音评价和患者报告的吞咽结果。

（一）手术后的管理

手术后的吞咽障碍管理很大程度上取决于术式的类型和切除范围。一般而言，康复手段包括代偿策略、调整食物性状、活动度训练和力量训练。干预的目标在于通过最小的限制和调整获得安全有效地吞咽。在可能的情况下，应选择适应性调整来模拟患者在社会环境中更易坚持的更正常的饮食行为。已证实，头颈部手术患者运用代偿策略可以减少 81% 的误吸发生率。

切除范围在口腔内的手术会影响食团控制、推送和清除。因此，应针对以上步骤设计治疗策略进行优化。由面瘫导致的食团溢出口腔可以通过咀嚼时头倾斜至正常侧，或者饮水时使用吸管将液体吸至正常侧来克服。当口腔内手术的患者存在食团控制问题时，通过将头斜向健侧，或者头后仰可以获得更好的食团控制能力。口腔内食团控制障碍的患者对浓稠食物的控制最好。当食物向后推送困难时，可以通过将食物放置于健侧口腔后部，配合向健侧的侧头吞咽，便可获得相对较好的食团后送能力[75]。对食团向后推送困难的患者，收拢下巴可能有利于食物推送[76]。如果舌重要的部分被切除，可以通过在腭内植入假体而缩小口腔[77]，从而使舌更容易对合食物。当口腔推送能力受限制，导致食团清除受损时，可以采用液体冲洗帮助食团清除。通常，出现食团推送和清除困难的患者可以通过进食稀流质获得更好的吞咽功能。舌叶次全 / 全切而无法推送食团的患者，可以通过灌胃喂养绕开口腔期。通过将红色橡胶导管接在注射器上，将液体和泥状食物直接注入咽部。上颌骨切除而未进行功能再造的患者可出现食物的鼻腔反流。颌面口腔外科医师可以使用腭孔闭合器来填充缺损。牙关紧闭 / 张口受限会阻碍食物进入口腔。使用婴儿汤勺可以帮助食物进入口腔，对严重的病例，吸管是患者经口进食的唯一工具。下巴伸展和使用 TheraBite 张口装置有助于改善口腔开合程度[78, 79]。口腔内切除术后的治疗训练包括舌活动度训练和牵拉训练。术后 3 个月内进行活动度训练有助于获得更好的远期预后[80]。表 22-2 列出了针对手术患者的治疗策略和训练。

表 22-2　手术患者的治疗策略和训练方法

	策　略	训　练
口切除	• 向健侧侧头 • 仰头 • 调整食团位置 • 用水送服 • 灌胃	• 关节活动度牵拉 • 力量训练
咽部切除	• 向患侧转头 • 向健侧侧头 • 点头吞咽 • 用力吞咽 • 仰头吞咽	• 用力吞咽 • Masako 训练 • 用力滑音训练 • 门德尔松手法 • Shaker 训练
喉切除	• 声门上吞咽法 • 超声门上吞咽法 • 屏气吞咽法 • 点头吞咽 • 用力吞咽 • 向患侧转头	• 声门上吞咽法 • 超声门上吞咽法 • 用力吞咽法 • 门德尔松手法 • Shaker 训练 • 喉内收运动

咽部切除术通常会造成更多的咽部清除问题；因此应该采用策略以增加咽部食团运送效率。向患侧地转头吞咽可以缩小切除区域的咽

腔，同时增加食管上括约肌开放，因此可以让健侧的肌肉运动，将食团更好的清除[81]。另外，向健侧的侧头吞咽可以使食物分流至肌肉更有力的一侧[82]。应该鼓励咽部切除术后患者多次用力吞咽，用水冲服帮助吞咽[82]。对那些腭切除术后腭咽功能不全的患者，仰头吞咽可以最大限度地减少鼻腔反流。门德尔松手法训练可以改善喉上抬，促进环咽肌开放[83]。通常，咽切除的患者吞咽稀流质食物有利于食物清除，喉上抬减弱时除外。咽切除术后患者可以采用Masako训练、门德尔松手法训练、用力吞咽法、用力滑音训练和Shaker训练增加舌、咽肌和喉上抬肌群的力量。

如上所述，喉切除术后患者的最大问题是会出现气道保护能力下降。声门上喉切除术后，应该改善声门闭合，缩小喉前庭的入口大小。声门上吞咽和超声门上吞咽正是为此目的而设计。声门上吞咽的重点是在食团进入咽部之前实现气道闭合，并维持闭合直至吞咽完成[84]。吸气前进行咳嗽以清除喉入口中的所有残留物质。超声门上吞咽通过舌根与喉入口对合进一步增强气道保护，从而缩小喉前庭入口[84]。对声门区的喉手术，术后需要缩小喉前庭入口，可以采用低头吞咽和用力吞咽法。向患侧地转头吞咽可以改善声门闭合的程度。对于喉全切的患者，因为缺乏咽的推送力，食物的清除是主要问题。对这部分患者来说，用水送服食物吞咽是有益的，尤其是当配合用力吞咽时。一般来说，部分喉切除的患者能较好地吞咽浓稠状食物。对于喉全切除术后的患者来说，稀流质能被较好的清除。对喉部手术术后有益的训练方法包括用力吞咽法、门德尔松手法训练法、用力滑音训练、声门上和超声门上吞咽法、Shaker训练、咽部肌肉收缩训练。

关节活动度和力量训练需要在外科医师允许下进行，通常不早于术后2周。这为大多数患者提供了充足的愈合时间，但对于做了复杂重建或者延迟愈合的患者来说，则需延迟更长时间。训练应针对未受损的肌肉，目的在于提高吞咽的安全性和效率。吞咽训练还包括采用适当的策略促进从易到难的进食变化过程。如前所述，需注意患者常常联合切除多个部位。另外，患者通常接受联合治疗手段，比如放化疗后进行挽救性手术，这就需要综合训练方法以获得安全有效地吞咽。

（二）保守治疗

对接受保守治疗的头颈部肿瘤患者进行预防性的吞咽训练已被逐渐认可和重视。Carroll和同事进行的一项回顾性病例对照研究证实了在放化疗前开始预防性的吞咽训练的意义[85]。在放化疗前和放化疗过程中进行训练的患者，可获得了更好的舌根与咽后壁对合能力和会厌翻转能力。Kotz和同事[86]进行的一项随机对照研究进一步证明，预防性的吞咽训练可以让患者在治疗后3～6个月获得更满意的进食能力。这2篇文章共同证明预防性吞咽训练可以优化吞咽生理和功能。van der Molen及其同事[87]研究了在放化疗期间进行预防性吞咽训练的可行性以及患者的依从性。在他们所做的系列研究中，69%的患者能在治疗前培训结束后立即开始治疗性训练，31%的患者在治疗开始的第一周内继续进行训练。

Carnaby-Mann及其同事[88]提供了预防性吞咽训练对头颈部肿瘤放化疗患者临床作用的客观数据。他们通过磁共振研究了治疗6个月后的肌肉的容积和肌肉成分。每日进行2次吞咽训练的患者，颏舌肌、舌骨舌肌、下颌舌骨肌的结构性改变少于另外两组。积极治疗组中的患者更有可能在治疗期间继续经口进食。以下复合指标可用于评估更好的吞咽预后，包括体重减少＜10%，维持经口吞咽，以及调整曼恩吞咽能力评估量表评分变化在10分以内。在积极治疗组中，约86%的患者达到了这一目标，而在未积极参与吞咽治疗的患者中，只有47%的患者达到了这一目标。他们的数据表明，参与预防性吞咽训练可以使发生吞咽功能障碍的绝对风险降低36%。这些阳性数据证实，头颈部肿瘤患者在放疗开始前应该进行吞咽功能训练。

致力于头颈部肿瘤康复的言语语言病理学专业人员应对吞咽生理和受治疗影响的结构有扎实的了解，以便于能制订合适的治疗方案。在没有临床试验证明特定练习的优越性的情况下，治疗师必须利用他们的知识来选择最合适的练习。患者对治疗建议的依从性通常有限 [89]，因此治疗师应注意提供有效、可行的治疗计划。常用的吞咽训练有 Masako 训练、用力吞咽法、用力滑音训练、门德尔松手法训练和 Shaker 训练。除此之外，下颌运动度训练和 TheraBite 张口训练装置在预防和治疗张口受限方面具有价值 [78]。最后，虽然还没有证据证实减轻淋巴水肿和吞咽功能改善之间存在直接联系，但是颏下淋巴结水肿有可能会阻碍喉上抬肌肉的活动范围。因为有证据表明减充血治疗可以帮助减轻淋巴水肿 [90]，因此也可以考虑将此纳入治疗方法备选。

除了预防性的吞咽训练以外，还有证据证明，保持经口进食能帮助患者获得良好的吞咽功能。治疗后的进食水平与治疗过程中的经口进食量显著相关，因为保持一定经口进食的患者在治疗后可以获得更好的进食水平 [91]。Hutcheson 等也做了关于经口进食和治疗后进食水平的其他研究 [92]。该研究表明，放疗过程中的进食和吞咽肌肉的训练可以对治疗后的吞咽功能起到保护作用。对于未经口进食和未进行吞咽训练的患者，只有 65% 的患者能恢复正常进食功能。对接受经口进食和训练的患者中，有 92% 的患者在治疗结束后吞咽功能恢复到正常水平。因此，言语语言病理学专业人员显然应该在放射治疗前参与患者护理，以指导预防性的吞咽训练，并鼓励他们坚持经口进食。

八、病例介绍

（一）病例介绍

患者：J 先生，男，54 岁。诊断为右舌根舌鳞状细胞癌（T2N2b）。患者先接受了同步放化疗，随后进行了颈部手术。在治疗前，患者主诉吞咽困难，特征为吞咽时感觉食物黏滞在喉部，需要用水送服才能吞咽，没有误吸。随着放化疗的进行，患者出现了口干、味觉改变（味觉障碍）、吞咽固体食物困难，频繁出现食物在喉部的黏滞感。患者既往患有高血压病，不吸烟，偶尔饮酒。已婚，育有两子，职业为项目经理，就职于一家技术公司。

（二）关于诊断的讨论

患者在放化疗开始前接受了吞咽临床功能评估和 FEES 评估。临床功能评估提示口腔运动正常，最大上下门齿距离为 42mm（正常值＞40mm，功能界限为 30mm）。这些结果非常重要，因为它们提示肿瘤没有侵犯深部舌肌、咬肌和翼外肌。据描述，患者饮食受到轻度限制，他避免食用坚果和米饭，因为进食这两种食物可增加吞咽的黏滞感。经口摄食功能评估量表（FOIS）评分为 6 分，提示饮食受限。患者进行了安德森吞咽障碍量表评分，该量表可反映患者的生活质量和对吞咽相关困难的感知程度。他的得分为 82/100 分，提示存在轻度的吞咽障碍自我感知困难。FEES 检查发现右侧舌根部一个大的、外生性肿物，肿物波及会厌谷。当进食浓汤和固体食物时，食物残渣黏滞在瘤体上，需要反复吞咽，或者用水送服才能将食物清除干净。没有发现喉渗漏和误吸，渗漏误吸量表评分为 1 分。

放疗后的第二个月，患者再次接受了吞咽功能的综合性评估。临床评估发现舌的活动度轻度受限，表现为活动范围缩小。最大上下门齿距略低于基线（35mm），但仍维持在功能范围内。食物受限程度较基线水平更加明显，患者避免进食淀粉类食物如面包和饼干，进食需用水送服或者进食固态食物，或者进食少量软食。患者的经口摄食功能评估量表评分为 5 分，表明需要对他进食的食物做专门的处理。治疗后他的安德森吞咽障碍量表评分降至 68/100 分，提示中度的自我感知的吞咽障碍。调整的吞钡试验发现患者的会厌增厚，不能完成翻转，舌根后缩力减弱，上中咽缩肌收缩功能下降，舌骨前移减弱。这些生理变化导致食物残渣在会厌谷的中度残留，吞咽时浓汤和液体渗漏至声门上，但未发生呛咳（渗漏－误吸量表评分为 2 分）。

在放疗开始前，患者与言语语言病理学专业人员就治疗过程中和治疗后吞咽功能恢复的期望值进行了沟通，以及如何实施预防性吞咽训练。对患者的早期宣教包括讲解吞咽解剖和生理，以及在基线期的吞咽机制。言语语言病理学专业人员告知患者关于放疗的不良反应有哪些（疼痛、口干、黏液和味觉改变），以及这些不良反应如何影响他对吞咽的欲望。还讨论了吞咽功能障碍从萎缩到纤维化的变化机制，以及保持经口进食和接受吞咽训练的重要性。患者接受了一系列的训练（Masako 训练、门德尔松手法训练、用力吞咽法、用力滑音训练），每天 2 次，每次完成 3 组动作，每个动作重复 10 遍。此外，患者每天完成 2～3 次的下颌牵拉训练以帮助减少张口受限。

（三）关于患者管理的讨论

在治疗过程中，J 先生在第 2 周、第 4 周、第 7 周完成了随访。每次随访都会评估治疗依从性和准确性，反复告知坚持训练的重要性。每次随访中，会告诉患者哪些放疗的不良反应可以影响经口进食。他被告知在治疗结束后的第 2～3 个月需要复评吞咽功能，找到急性不良反应的治疗方法。应向患者强调吞咽训练需要每天进行，并持续终身。

习　题

根据以上阅读到的信息，请回答以下问题。

1. 根据患者 J 先生的诊断，在治疗开始前，你预测他会存在哪些进食和吞咽问题？

A. 需要软食

B. 不能进食硬和脆的食物

C. 咽腔食物清除能力下降

D. A，B 和 C

E. 只有 A 和 B

2. 患者 J 先生接受治疗后，他会出现哪些吞咽生理改变？

A. 会厌翻转减弱

B. 下食管狭窄

C. 咽收缩减弱

D. 喉上抬减弱

E. A、C 和 D

3. 除了吞咽生理异常以外，治疗过程中的哪些不良反应会阻碍患者 J 先生重新恢复正常的经口进食？

A. 颈部皮肤灼伤

B. 张口受限

C. 口腔干燥

D. 牙齿脱落

E. B 和 C

4. 患者 J 先生应在治疗的什么时间点咨询言语语言病理学专业人员？

A. 治疗开始前

B. 治疗中期

C. 治疗结束后立马

D. 只有当出现吞咽障碍主诉时

E. 不需要咨询

5. 言语语言病理学专业人员对患者 J 先生的宣教应该包括哪些内容？

A. 预防性吞咽训练的原理

B. 治疗过程中可能出现的不良反应

C. 真实吞咽障碍的症状和体征

D. 言语语言病理学专业人员在治疗团队中的作用

E. 以上所有

6. 您会向患者推荐哪些治疗和照护计划？

A. Vitalstim

B. 经皮内镜胃造瘘术

C. 咽部吞咽训练

D. 通过吹哨、吹气泡和吹笛子完成口腔运动训练

E. 以上都不是

答案与解析

1. 正确答案：（D）A、B 和 C。

对于舌根部肿瘤患者来说，治疗前患者会因肿瘤或咽清除能力的下降出现吞咽痛或固体食物在喉部的黏滞感。因此，他们常常会选择吞咽容易被咽腔清除的软食。

2. 正确答案：（E）A、C 和 D。

虽然头颈肿瘤患者可出现食管上段狭窄，而放疗不会波及食管下段造成食管下段的狭窄。会厌翻转减弱、咽部收缩减弱、喉上抬差是口咽癌放疗后常见的问题。

3. 正确答案：（E）B 和 C。

虽然在治疗过程中，皮肤烧伤很常见，但这并不会影响进食和吞咽。因为口干问题，头颈肿瘤患者易患牙齿疾病，但这是长期的不良反应，并不会影响放疗后的恢复。张口受限和口腔干燥症都需要患者改变食物性状，常见于放疗早期。

4. 正确答案：（A）在治疗前开始。

控制放疗并发的吞咽障碍应在治疗前开始，所以咨询言语语言病理学专业人员的最佳时间是放疗前就开始。

5. 正确答案：（E）以上所有。

患者应该理解肿瘤治疗的急性不良反应和生理性吞咽障碍的差异，知道期望结果和异常情况，以及需要关注哪些问题。除此之外，对肿瘤治疗过程中接受训练的患者，应该向其解释训练的基本原理。

6. 正确答案：（C）咽部吞咽训练。

尚无支持对头颈部肿瘤使用 Vitalstim 和口腔运动训练的证据。经皮内镜胃造瘘术有增加吞咽障碍的风险，因此可用作备选治疗方案。放疗过程中，咽部吞咽训练是一项较好的治疗方法。

第23章 人工气道与吞咽

Artificial Airways and Swallowing

Debra M. Suiter Martin B. Brodsky 著

唐志明 译

本章概要

人工气道，包括气管插管和气管切开后置管，可能会对吞咽功能产生负面影响。然而，尚不清楚是放置人工气道的原发疾病还是人工气道本身影响吞咽功能。本章将回顾有关人工气道患者的评估和治疗选择，详细讨论气管插管和拔管后吞咽障碍，包括如何以及何时评估拔管。接下来是讨论关于气管切开套管及其对吞咽功能可能的潜在影响，并介绍有关评估和治疗选择的最新研究证据。

关键词

插管，拔管，气管内插管，气管切开术，经皮气管造口术

学习目标

- 解释为什么要放置人工气道。
- 了解气管内插管或气管切开插管对吞咽功能的影响。
- 讨论拔管后患者应如何以及何时评估吞咽功能。
- 讨论在气管切开套管患者中进行吞咽评估的最佳方法。
- 解释有关气管切开套管的气囊充气对吞咽功能的影响或缺乏影响的研究发现。

一、概述

气管内插管和气管切开插管是两种类型的人工气道，常见于呼吸功能受损的患者中。气管插管经过鼻或口腔、咽部放置，并最终固定在声带以下的气管，以保持气道通畅并进行机械通气。气管插管的过程（即放置气管插管时）和气管插管拔管过程中（即拔出气管插管时），咽部或喉部的结构可能会损伤。如果发生结构损伤，吞咽功能可能会受到影响。准确的评估和管理对拔管后有吞咽障碍风险的患者至关重要。本章讨论评估这些患者的最佳时机和方法。

气管切开置管通常在长时间（2周）经鼻或口插管后放置。套管末端在第2～3气管环，并且该管保留在气管内。尽管气管切开套管经过的结构与吞咽所直接涉及的结构不同，后者主要是

咽部结构，但仍有大量研究探讨了气管切开对吞咽的潜在影响。本章节将详细讨论气管造口术后口咽期吞咽障碍的评估和治疗的方法。

气管插管和气管切开置管的详细讨论包括以下关键问题。

1. 气管内插管的适应证
2. 气管内插管对吞咽功能的影响
3. 拔管后吞咽功能评估的最佳时机和方法
4. 气管切开置管的适应证
5. 气管切开套管对吞咽功能的影响
6. 评估和治疗气管切开套管患者吞咽功能障碍的最佳方法

二、呼吸和吞咽

呼吸和吞咽在咽部共享同一解剖结构，因此呼吸出现问题，吞咽可能也会存在问题。健康人群和哺乳动物不论年龄大小，都可以很好地协调呼吸和吞咽[1, 2, 3]。在吞咽开始时首先会停止呼吸，并在吞咽完成后恢复呼吸。换言之，健康人在吞咽时不呼吸，在呼吸时也不吞咽。但是，如果呼吸和吞咽的这种协调变得失衡，会发生什么？我们都经历过，你在喝酒或者喝水时，听到有人说些有趣的话或者忽然受到惊吓，这时水从你的嘴（或鼻子）喷出。实际上，这是身体对你说的一种方式：“我选择安全胜过营养”。但是，如果环境迅速变化，不是简单的安全对营养，而是生与死的抉择，那该怎么办？实际上，这是决定在各种环境下导致气管内插管的核心要素。

三、气管内插管

在美国，每年进入重症监护病房（ICU）的500万人中约有100万人（20%）经历过插管[4, 5]。在世界范围内，气管内插管的数量每年攀升至1300万～2000万。插管后，美国患者的死亡率接近35%，每天机械通气的住院费用为600～1500美元，其中39%的患者需要持续插管4天或更长时间[5]。尽管神经肌肉阻滞情况很快消失，但患者常常需要镇静和长时间卧床，因此患者患有所谓的ICU获得性肌无力，以及从ICU到出院后出现的重症监护综合征（PICS）。PICS包括一系列从ICU开始并一直持续到出院的精神、认知和（或）身体健康方面出现新的或者持续加重的障碍[6]。吞咽功能障碍与PICS相关的身体健康密切相关，在气管导管被拔出并对患者进行筛查之后才能发现。截至撰写本章这个时间点，关于拔管后的喉部、声音和吞咽及其长期损害和结局等方面的认识还有很大的差距[6, 7]。

呼吸受损的患者可能会表现为气道安全性下降（如外部损伤、出血）、呼吸窘迫（如困难气道/呼吸费力）或呼吸衰竭（例如，呼吸功能缺失）。为了维持人体对氧气的需求，可能需要放置人工气道。该人工气道一旦放置，便连接到机械呼吸机，以自动工作辅助维持氧气的供应。某些外科手术的患者需要通过气道进行全身麻醉，无论是否需要补充氧气，也要进行插管。这时，气管导管已经从维持生命的方法转变为气道维持和麻醉输送系统。

需要紧急使用呼吸机进行机械通气呼吸支持的插管称为快速插管[8]。简而言之，在快速麻醉后，先进行快速肌肉阻滞，通过使用喉镜允许气管插管，通常是经口（或经鼻途径），通过咽部，经过声带，并止于主干支气管中的隆突以上位置（图23–1）。在快速插管过程中，必须小心喉镜的操作，以避免牙齿崩裂（通常是门牙）和食管意外插管。

在普通成年人中，气管插管的行程为21～24cm（8.25～9.5英寸），而其气管切开套管的直径为10～13mm。

气管内插管的导管远端是一个可充气的气囊，充气时，允许正压空气进入肺部，而不会通过上呼吸道过度溢出（图23–2）。为了确定气囊是否充气，将引导气囊连接至气管导管的小气囊。当外面的小气囊充气“膨胀”时，这表明里面气囊也处于充气状态。同样，当外面的小气囊

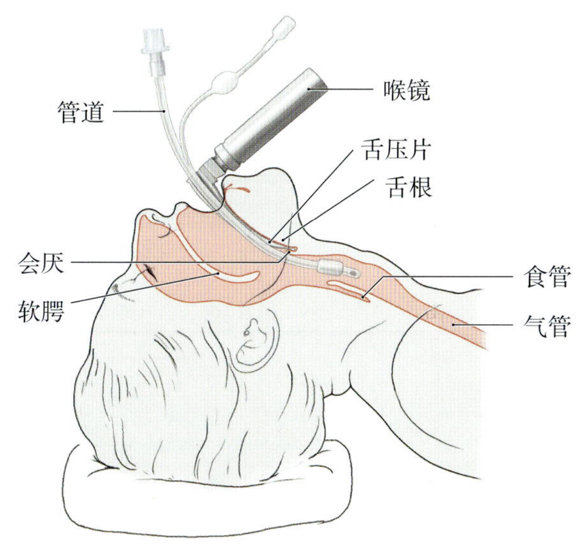

▲ 图 23-1　插　管

引自 Schuenke M, Schulte E, Schumacher U. THIEME Atlas of Anatomy. Volume 3. Illustrations by Voll M and Wesker K. 2nd ed. New York: Thieme Medical Publishers; 2016.

“干瘪”时，里面的气囊处于放气状态。尽管气管导管的尺寸多种多样，从很小的适合新生儿使用，到大的适合成人应用。但在美国，气管导管的外面的接口是标准的 15mm，用于连接呼吸设备。在外科手术的情况下，短时间内（即数小时）可以经鼻或口插管，预计较长的时期内（通常长达 2 周）可以进行鼻内插管。患者从口（或鼻）气管插管持续时间超过 10～14 天是否转换为气管造口术，在本书出版时仍有争论 [9-11]。这些争议主要围绕是否会增加并发症、感染和预期结局（即基于临床病程的预测）。但是，这种争议不在本章讨论的范围。

尽管口腔（有时是鼻腔）是气管内导管的初始通道，但是咽，喉和气管受导管和装置的影响最大。气管插管穿过声带，从而影响发音和吞咽功能 [12]。即使患者在经口（或鼻）插管过程中清醒，由于气管插管会阻止声门完全闭合，因此发声受到影响。在患者无法关闭声带的同时，也就无法关闭并保护气道，最终导致唾液和其他分泌物进入气道引起潜在的并发症（例如，吸入性肺炎，呼吸机相关性肺炎）。如本文前面所提到的，呼吸和吞咽的协调在喉的水平上最为明显，在喉的上面和下面的气道得到保护。任何破坏食团推送与气道闭合的协调能力都可能导致气道受损并最终导致误吸。在这一点上，对于已经通过插管的患者，无论是通过口腔或鼻内气管插管还是通过气管切开术插管（请参阅本章的“气管切开术插管”部分），常见的误解是一旦分泌物到达气囊水平才称为误吸。回想一下，误吸的定义是任何东西通过声带，因此，当分泌物达到气囊的水平以前，它们已经被称为误吸。气管导管及其气囊在声带以下的位置，位于气管中部至远端。

至少有 2 次机会发生与插管相关的口咽、喉和气管损伤，一次是气管内套管放置时，一次是气管插管期间。有一些损伤是非预期的比如意外脱管。气管插管的持续时间，患者的性别和气管套管的大小与咽喉的并发症有关。这些并发症包括水肿、组织损伤（例如血肿，撕裂伤）、感染、关节软骨半脱位和声带运动无力 / 麻痹 [13, 14]。针对喉部，85% 的 ICU 患者在拔管后出现甲状软骨和杓状软骨损伤，严重时可导致永久性声带损伤和吞咽障碍，从而导致误吸。延长插管时间可导致进一步的并发症，包括气管狭窄、肉芽组织形成、上皮 / 黏膜损伤和气管食管瘘的形成 [14-17]。除了声带闭合无力或麻痹外，目前尚不清楚哪些患者最容易发生这些损伤，尤其是那些会导致吞咽障碍的患者。针对这些临床问题的研究正在进行中。

由于插管带来的局部结构的改变，经气管插管的患者不能经口营养。因为气管内管放置在声带之间，这就意味着声门水平的气道是不可能关闭的，影响经口进食的安全性。

通过胶带将气管内导管固定在患者的嘴唇和（或）鼻子上，以提供稳定和放置的安全性，并最终防止患者或临床人员突然或意外地使套管活动。因为经口插管经过舌，经鼻或经口腔插管时经过舌根，所以在吞咽期间，该管会阻塞口腔舌抬高及舌和舌根的后移，这从理论上减弱了食物推送的力量。（这里使用“理论上”这个术语是

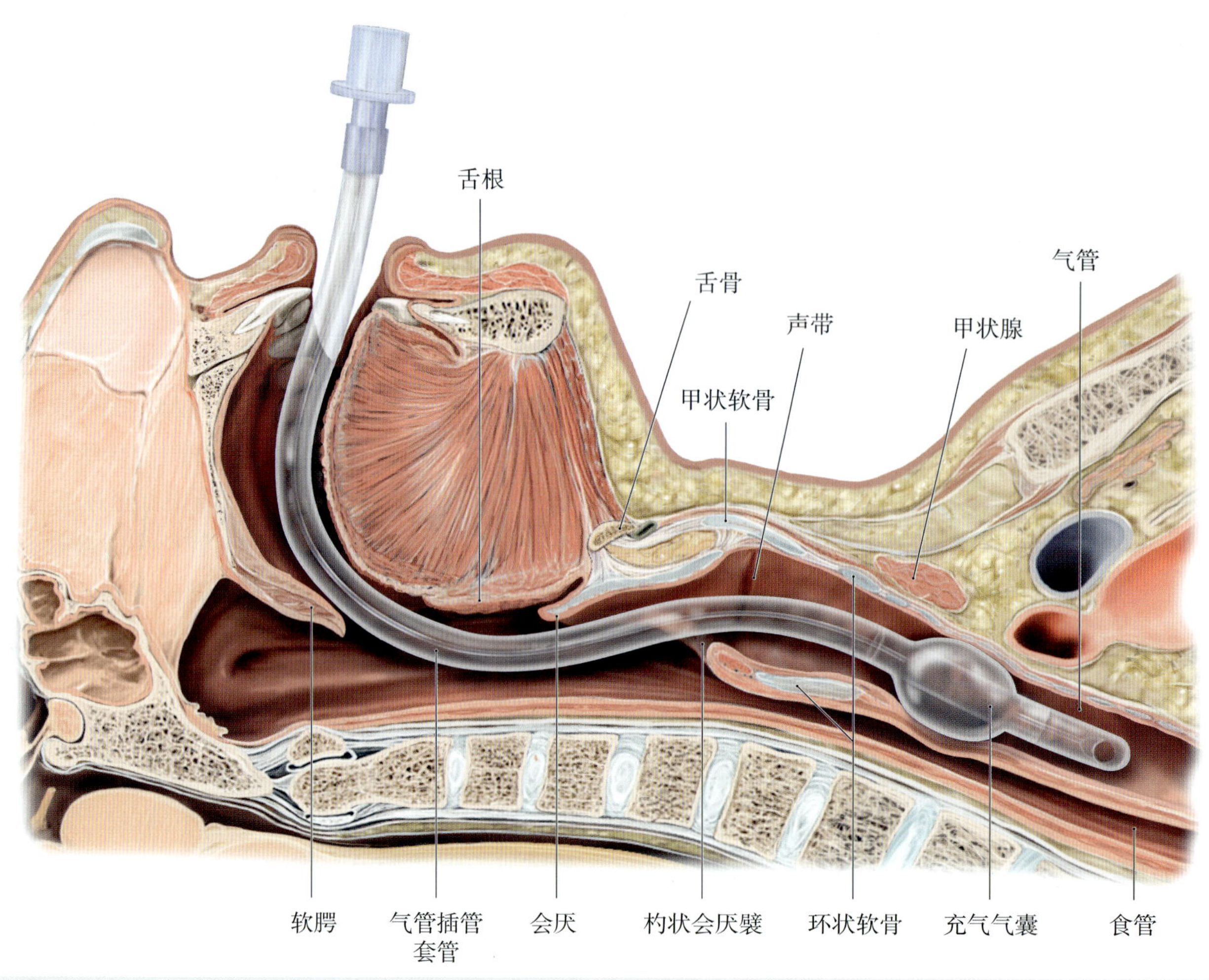

▲ 图 23–2　气管插管的位置

引自：Schuenke M, Schulte E, Schumacher U. THIEME Atlas of Anatomy. Volume 3. Illustrations by Voll M and Wesker K. 2nd ed. New York: Thieme Medical Publishers; 2016.

因为不可能在患者经口插管时还给患者喂食。因此，这一说法只是让大家了解吞咽的生理过程，并提示舌在吞咽过程中的作用）。在吞咽过程中放置鼻气管内管进一步限制了软腭的提升，这与气管内管对声带闭合的限制类似。此外，会厌翻转受限，喉部被膨胀的气管内管套固定，咽的收缩、喉部抬高和杓状软骨接近会厌底部等活动都将受到限制，破坏了吞咽时的气道保护屏障。因此，在给患者插管时，必须考虑到患者不能经口进食，需要通过鼻胃管，口胃管或经皮胃管保证患者的营养。这些导管的放置通常在人工气道放置的同时完成，插管和管饲放置后的胸部 X 射线可以在同一张片子上进行验证。

通过大量的调查研究发现成人持续气管插管（一般被定义为≥ 48h）后吞咽障碍发生率为 3%～62% [18–22]。发生率的不同可能跟医师调查的人群和方式不同所致 [23, 24]。目前尚不清楚吞咽障碍到底是由于插管 / 拔管、插管过程中提供的重症监护还是由于需要插管的潜在疾病所导致的。有几项研究描述了拔管后吞咽生理的改变，包括喉部感觉降低，导致隐性误吸 [19, 21]。其他研究指出喉上抬幅度降低，在会厌谷和梨状窦中存在残留物及食物过早溢出 [18]。

插管的持续时间似乎是影响对插管带来的并发症的重要因素 [7, 21, 25]。在患者插管后，吞咽障碍症状发生的概率每天都会增加 80% 直至出现吞咽障碍[26]。大多数研究报告认为随着插管时间的延长，吞咽障碍和（或）误吸的发生率增加。这可能是由于出现喉部损伤及其后遗症的可能性增加所致。此外，年龄似乎会影响拔管后吞咽障碍的发生率，特别是 65 岁或 65 岁以上的人吞咽障碍症状的发生率更高，并且与年轻人相比，吞咽障碍持续的时间更长，但这一发现仍在争论中[7, 26, 27]。不考虑年龄因素，约 75% 的患者在拔管后 3～6 个月即恢复吞咽功能，剩下的 25% 的患者则可能需要长达 5 年的时间才能恢复[28]。

四、拔管后吞咽评估

并非所有接受插管的患者都会经历拔管后吞咽困难，并且并非所有人都需要进行吞咽评估。但是，由于吞咽障碍伴有误吸的重症 ICU 患者（包括肺炎，呼吸衰竭和死亡）中具有显著的发病率和死亡率，因此对这类人群评估拔管后的状况非常重要。然而，对于拔管后何时或如何进行吞咽评估尚无共识[24]。

言语语言病理学专业人员就何时评估患者拔管后的吞咽也尚无共识。但在临床实践中，言语语言病理学专业人员在拔管 24h 后进行吞咽评估。间隔的这段时间大概可以使患者稳定下来，一些研究报道，可以改善咽部吞咽的启动[22]。

但是，没有证据表明需要等待更长的时间才能进行吞咽功能评估。Leder 等对 202 例拔管后的患者实施了耶鲁吞咽方案[29, 30]。耶鲁吞咽方案的实施是在拔管后 1h。通过该评估方案的患者开始进食。对于那些失败的人，拔管后 4h 重新施用耶鲁吞咽方案评估，如果他们通过了检查，患者将开始经口进食。如果再次失败，则拔管后 24h 重新施用耶鲁吞咽方案。然后，在所有 3 个时间点均未通过该评估方案的患者将被转入进一步评估，例如视情况进行喉镜吞咽功能评估。共有 166/202（82.2%）的参与者在拔管后 1h 通过了耶鲁吞咽方案，另外 11 名参与者在拔管后 4h 通过了评估，另外 8 名患者在拔管后 24h 通过了评估。通过耶鲁吞咽方案并开始经口进食的参与者在评估后平均随访 8.9 天，其中 87% 的人耐受经口进食。由于医学状况不稳定或神经系统状况的改变，在最初通过耶鲁吞咽方案评估后，建议其余 13% 的人接受非口服营养。根据这项研究的结果，拔管后无须等待 24h 即可评估吞咽功能。当患者病情稳定到可以考虑经口进食的状态，鼓励临床医师完成吞咽评估。

关于如何评估拔管后吞咽功能，临床实践中存在差异。要考虑的内容包括吞咽障碍风险筛查，临床吞咽评估，喉镜吞咽评估和吞咽造影评估。由于存在与插管相关的喉损伤的风险，因此人们担心，如果发生误吸，则隐性误吸的概率会更大。拔管后隐性误吸的发生率不同的研究不尽相同[12, 20, 21, 25, 31]，报告的变化范围为 20%～69%[31]。由于隐性误吸的发生率可能增加，因此一些临床医师主张对所有拔管后患者进行仪器评估，是否使用喉镜检查或吞咽造影是有争议的。通常建议进行喉镜检查，因为可以直接观察到喉部结构，并且可以观察到喉部损伤对吞咽功能的影响[12]。其次，如同进行其他的吞咽评估一样，临床医师在选择时应考虑患者的病情稳定性，考虑何时及如何评估吞咽功能。在某些机构中，对于将患者从 ICU 转出进行吞咽评估存在一定的限制，例如通常在吞咽造影的研究中会发生这种情况。在一般病房里面，患者的转运可以由输送中心护工或护士来完成。但是在 ICU 中转运患者通常需要一名重症监护护士和（或）接受心脏生命支持培训的人员。在重症监护病房中需要保障患者在检查过程的医疗安全，也要保障患者转运过程中的安全。受这些因素影响，临床医师可能更多会选择非仪器性吞咽评估或吞咽喉镜评估。

五、气管切开套管

气管切开术是美国每年最常见的外科手术之一，平均每年 100 000 次[32]。在临床实践中，气管切开术和经皮气管造口术这两个术语经常互换使用。但是，它们是不一样的[23]。气管切开术是一种外科手术，在此过程中会切开患者的颈部组织，并切开气管，通常，切口位于第2和第3气管环之间。经皮气管造口术是通过手术在患者颈部开一个孔，通过扩张方式形成气管造口。最后将气管切开套管插入气管造口处形成气道（图23–3）。

气管切开通常是在患者持续气管插管一段时间后进行。从气管插管过渡到气管切开的时间从1天至2周，这个时间取决于插管的根本原因，从机械通气中脱机的可能性，以及患者对脱机的反应。除了长时间气管插管或需要机械通气，气管切开的适应证还包括肺部感染（例如，控制分泌物）、上呼吸道阻塞（如，肿瘤）、狭窄、阻塞性睡眠呼吸暂停或难以维持的呼吸道通畅[33]。

气管切开套管的制造商有很多，每个公司的产品在制造管的材料，尺寸和其他因素方面都不同。气管造口术导管通常由聚氯乙烯（PVC），硅树脂制成，或者由金属（不锈钢或银）或更不常见的材料制成。通常，PVC和硅胶气管切开套管对患者来说更舒适，因为该材料比金属更易弯曲，塑料管可能包括一个气囊（金属管不可能附气囊）。金属管通常用于需要长时间气管插管的人，因为与PVC管相比，金属管更耐用且更耐细菌污染。

气管切开套管由几个部分组成（图23–4）。大多数气管切开套管都有一个15mm的接口，呼吸机管可以连接到接口。颈部凸缘靠在颈部皮肤上，可以通过凸缘两侧的孔放置绑带或织物粘合带以固定气管切开套管。气管切开套管的大小标示在颈部固定连接上。

气管切开套管的大小因外套管或气管切开套管的外壁直径而不同。根据患者的年龄，体重和身高选择气管切开套管的尺寸。内套管可以单独拆出来进行清洁。气管切开套管可能有气囊也可能没有气囊，气囊与气管插管的气囊相似，是一个空气或泡沫状的气球，环绕着外部插管，用于密封上呼吸道，防止液体流入上呼吸道。进行机械通气的患者将气囊充气。气囊可以放气，以允许呼吸道吸引（吸痰）和恢复部分通气。无气囊的气管切开套管常被用作气管造口术脱机过程的一部分，因为它们可恢复通过上呼吸道的气流。它们还与儿科和金属气管切开术管一起使用。

六、气管切开套管和吞咽

气管切开套管的存在会改变气道，使患者

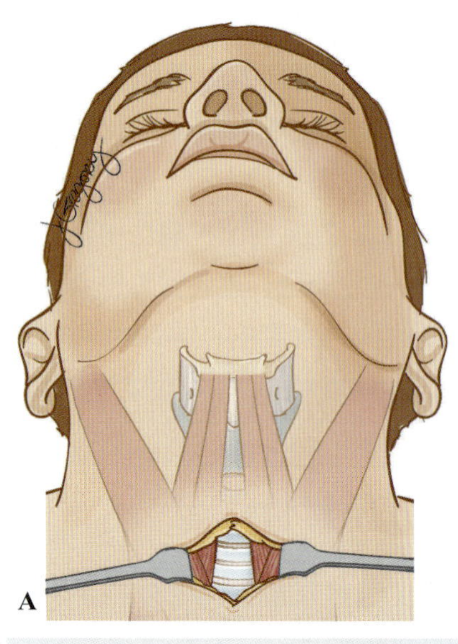

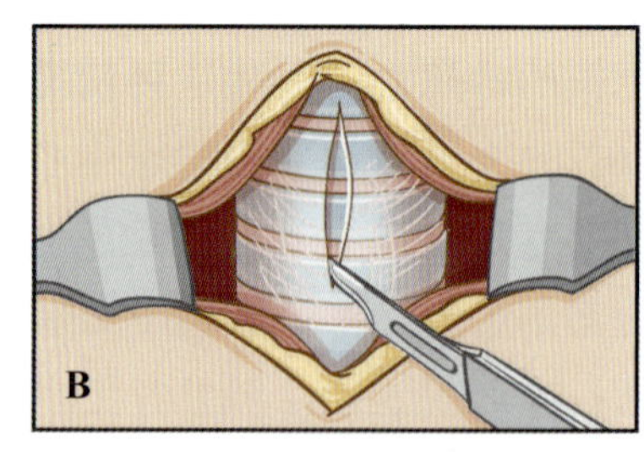

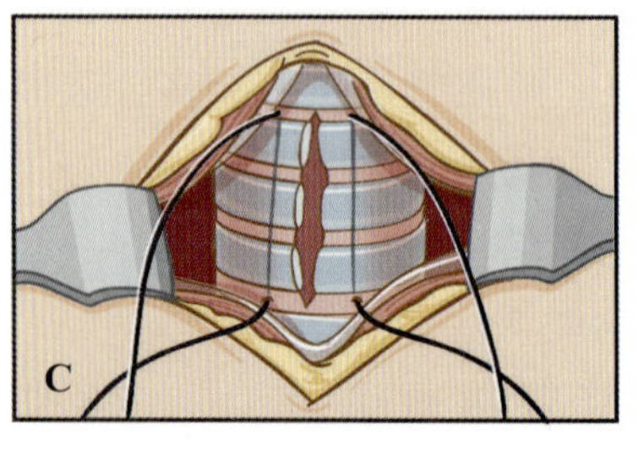

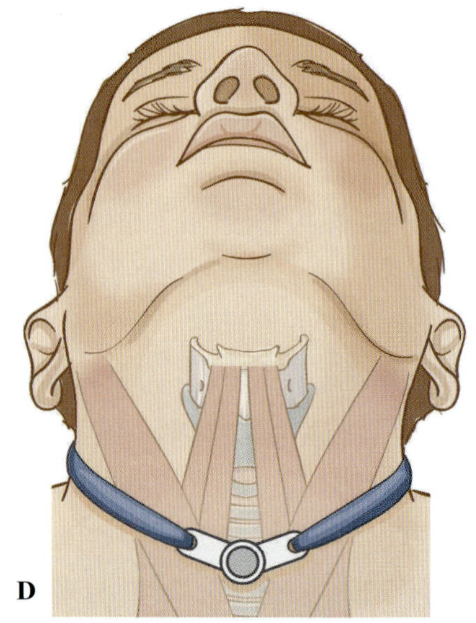

▲ 图 23–3　气管切开术

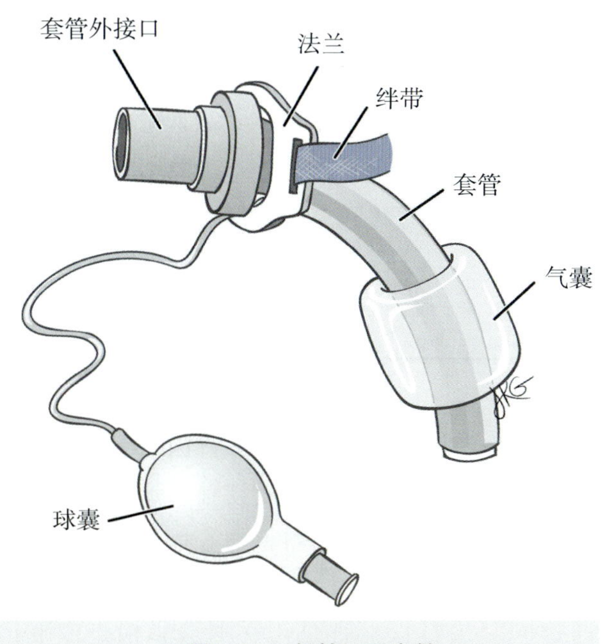

▲ 图 23-4 气管切开套管

通过气管切开套管而不是通过嘴和鼻子吸气和呼气。因此，味道和气味的感知可能会减少[34, 35]。因为该呼吸道低于真实声带的水平，所以减少了通过声带的气流，实际上丧失了发声的能力（图 23-5）。此外，一些人质疑气管切开套管的存在是否会影响吞咽功能。长时间缺乏气流通过上呼吸道会导致患者在长时间气管插管后（例如，6 个月或更长时间）减少声带内收肌的反射[36]。声带的内收肌反应是一种保护性反射，例如可防止异物误吸[37]。因此，喉内收肌反应减弱的患者，包括气管插管时间较长的患者，由于误吸而咳嗽的可能性较小，即隐性误吸[25]。

气管切开插管还通过改变吞咽和呼吸的模式来影响吞咽。典型的呼吸 – 吞咽协调模式涉及呼气 – 吞咽 – 呼气模式，吸气 – 吞咽 – 呼气模式较为少见。吞咽后的呼气被认为是一种保护机制，有助于清除吞咽过程中可能进入喉前庭的异物[1-3, 38, 39]。这种情况在带有气管切开套管的患者中经常发生改变，并且多达一半的神经肌肉疾病和气管切开套管患者表现出吞咽后吸气而不是呼气[40]。吞咽后吸气会使患者发生误吸的风险增加[1]。

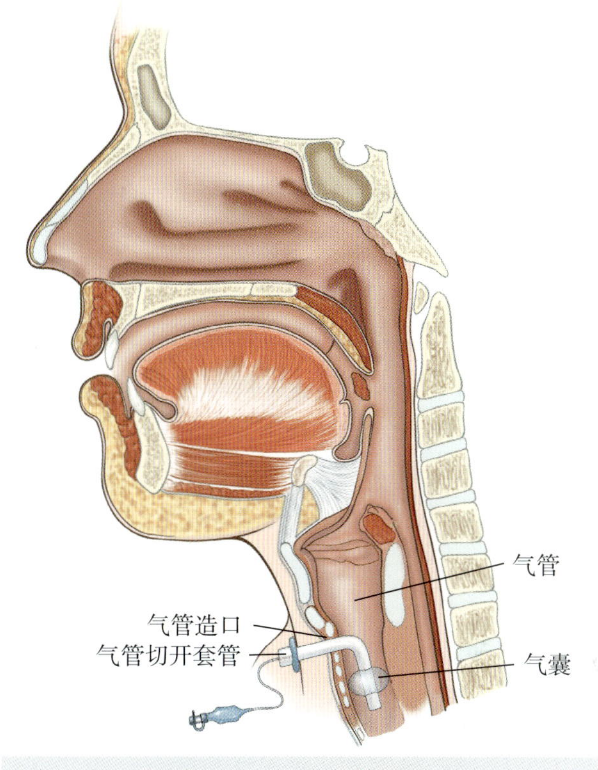

▲ 图 23-5 气管切开套管的位置

气管切开套管使得气管与外界相同，导致声门下气压降低[41-43]。许多研究发现，气管切开套管打开时容易出现误吸，当使用说话瓣膜或者塞子堵塞气管切开套管时，患者往往不容易误吸，这可能跟声门下压力有关[30, 44-48]。Eibling 和 Gross 等[41]首次评估了声门下气压在吞咽中的作用，他们观察到吞咽时声门下气压峰值与喉头升高同时发生[49]。他们认为，声门下气压可刺激气管中的机械感受器，而这些机械感受器的刺激会导致吞咽过程中的吸入抑制。理论上用气管造口术会丧失声门下气压，这将导致气管中缺乏机械感受，并中断吞咽和呼吸之间的协调，从而使患者在咽期增加误吸的风险。

气管切开套管增加了颈部的重量，因此有人推测，气管切开套管的存在会对舌喉的位移产生负面影响。另外，有人认为如果气管切开套管固定，如果患者吞咽时气囊仍保持充气状态，限制喉的活动减少了舌喉的移动[50]。这些假设暂无研究文献的支持。在同一患者中检查了气管切开套管的气囊对舌骨喉复合体位移影响的研究（即针对同一患者内进行充气和放气的状态下进行的吞咽评估）发现气管切开套管与舌喉的运动之间没有因果关系[48, 51]。

有人认为气管切开套管的气囊本身会导致吞咽障碍。气管切开套管气囊的过度充气会引起严重的并发症，包括气管坏死、气管狭窄、喉神经麻痹或气管食管瘘。此外，气管切开套管气囊的过度充气会阻碍食物或液体通过食管的流动。因此医务人员应充分对气管切开套管进行管理，可以使用压力计测量气囊压力，以确保气囊不会过度充气。

研究文献中的证据表明，气管切开套管的存在可导致吞咽功能改变，重要的是记住许多气管切开的个体有潜在的医学状况容易出现吞咽障碍和误吸。因此，难以区分气管切开患者发生的吞咽问题是否是由于导管本身引起的。此外，大多数的因果关系研究只是在气管切开套管放置后才检查患者的吞咽状态，而不是在放置前后都检查。在大多数情况下，这是不可能的，因为患者气管内置管时是不可能进行经口吞咽的。因此，不能确定吞咽功能是否受到负面影响。在同一人中进行气管切开术之前和之后进行的评估，未发现由于气管切开套管放置而导致的吞咽功能发生显著变化[52, 53]。

七、气管切开患者的吞咽评估

有关筛查和临床吞咽评估的信息将在第 4 章中讨论。气管切开套管患者的临床吞咽评估对临床医师来说也是一个挑战。如本章先前所述，延长气管插管会导致喉内收肌反应减弱。因此，使用气管造口术套管的患者不太可能因误吸而咳嗽[25]。此外，由于使用气管切开套管在声带下方，患者声带没有气流通过，即使患者出现渗漏或者误吸，也不会有湿性音质等声音变化。因此，用于没有气管切开患者中的一些评估误吸风险的方法在有气管切开患者中并不适用。

为了提高气管切开套管的患者进行临床吞咽评估的准确性，开发了调整的伊文思蓝染色测试（Evans blue dye test）[54]。如最初所述，在 48h 内，每 4h 将染料滴剂放在患者的舌上，并按设定的时间间隔在气管切开套管处进行吸引，浅蓝色分泌物的存在是因为它们是通过气管切开套管从声带下方被吸出的，从而表明有分泌物的误吸。调整的蓝色染料测试（MEBDT）是该方法的扩展，将蓝色染料添加到食物或者液体中，然后让患者进食并在气管切开套管内吸引。如果在抽吸的分泌物（或患者通过气管切开术的管腔分泌物）中检测到蓝色染料，则表示存在误吸。有人质疑 MEBDT 用于检测误吸的准确性[55–59]。在通过同时进行仪器评估（吞咽造影检查或喉镜吞咽功能评估）来检查 MEBDT 准确性的研究中，发现 MEBDT 的假阴性很高（50%），并且当患者微量误吸时，MEBDT 无法检测到误吸，仅当存在大量误吸时，MEBDT 的检测抽吸准确性才提高[56, 57]。因此，我们建议临床医师在解释 MEBDT 的结果时要谨慎下结论，并且充其量来说，该工具应被视为仅用于大量误吸的筛查工具。

由于在气管造口术患者中发生隐性误吸的风险增加，并且由于缺乏足够的证据来支持使用当前可用的筛查工具（例如 MEBDT）来检测气管造口术患者的误吸，当对患者的吞咽功能不确定时，建议进行仪器评估。选择什么仪器评估，无论是吞咽造影检查还是吞咽喉镜检查，都应基于本书相关章节对仪器评估的临床考虑。

一些临床医师对充气气管切开套管气囊可能产生的有害影响表示担忧，包括减少舌骨喉复合体位移、挤压食管和减少通过上气道的气流。因此，一些专家建议在吞咽评估之前，先抽完气管切开套管气囊的空气[60]。正如本章前面所讨论的，没有证据支持膨胀的气管切开套管气囊妨碍舌喉部偏移的观点[48, 51]。因此，对于那些不能忍受套管气囊挤压的患者，吞咽评估没有禁忌证。建议临床医师评估患者吞咽功能时在气囊充气和放气、佩戴或不佩戴说话瓣膜的不同情况下进行。

八、气管切开患者的吞咽治疗

气管切开患者的吞咽治疗与没有气管切开患者的吞咽治疗差异不大。可以采用传统的康复治疗手段或代偿手段，但是有一些注意事项。一般认为，对于气管切开患者，不建议使用Shaker训练，因为将头抬至胸部，套管可能会移位。使用需要屏住呼吸的代偿策略，例如需要超声门上吞咽（如使用手指堵管、说话瓣膜），对于呼吸功能还没有那么好的气管切开患者具有挑战性。重要的是要注意，目前尚无任何特殊的气管切开患者吞咽康复手段的高质量研究。因此，应逐案评估这些技术的有效性。

有大量的文献通过说话瓣膜的放置或堵管评估了气管切开套管封堵对吞咽功能和误吸状态的影响[43, 47, 48, 61-64]。虽然有很多不同生产商制造的说话瓣膜，但是几乎都集中在Passy-Muir说话瓣膜。尚不清楚其他说话瓣膜是否会发现类似结果。除Leder以外[62, 64]，结果表明气管切开套管堵管时吞咽功能得到改善（误吸率降低）。当对同一个体的说话瓣膜开 / 关状态下检查误吸状态时，结果是模棱两可的（某些患者稀流质误吸减少，但糊状食物的人的误吸没有减少）[48]。因为气管切开套管堵管时需要气囊放气，消除了气管切开套管对吞咽可能产生的影响。

另外，气囊放气可恢复通过上呼吸道的气流，并使空气刺激喉和声门下的感觉受体。气管切开套管堵管可恢复声门下气压，从而可改善吞咽安全性[43]。患者如果能够耐受说话瓣膜，建议临床医师在佩戴和不佩戴说话瓣膜的情况下评估患者吞咽功能。

综上所述，经验证据并不支持气管切开套管本身会对吞咽功能产生不利影响的观点。许多使用气管切开套管的患者，其本身的病情可能会使他们更容易吞咽困难，而不是气管切开套管导致吞咽的任何改变。当怀疑气管切开患者有吞咽障碍时，鼓励临床医师使用仪器评估吞咽，并以与患者平时进食方式相似的状态完成评估（气囊充气或放气，佩戴或不佩戴说话瓣膜）。

习 题

1. 由于以下哪些原因，气管切开患者不应该进行经口喂养？

A. 充气的气管内插管气囊可抑制舌咽位移

B. 插管患者意识状况低下，无法配合评估

C. 气管内插管导管位于两个真声带之间，因此在吞咽期间无法在此水平上保护气道

D. 充气的气管内插管会抑制声带内收

E. 以上所有都是插管患者不能进食的原因

2. 为什么许多临床医师选择将患者的吞咽功能评估推迟到拔管后24h进行？

A. 有经验证据表明，大多数患者直到拔管后至少24h才能完全恢复舌喉的位移

B. 有经验证据表明，大多数人直到拔管至少24h后，喉部感觉才能完全恢复

C. 有经验证据表明，在大多数人中，直到拔管至少24h后，会厌翻转才能完全恢复

D. 有经验证据表明，大多数人直到拔管至少24h才恢复舌根后缩

E. 其他临床医师传闻的经验证据表明这是一种合理的方法

3. 关于气管切开套管对吞咽功能的影响，常持有的信念以下哪项不真实？

A. 气管切开套管改变了吞咽和呼吸的动作协调性，因此患者更容易在吞咽后误吸

B. 气管切开套管束缚了喉部，因此减少了舌骨喉复合体位移

C. 气管切开术套管降低了声门下气压，声门下气压服务于刺激气管中的机械感受器

D. 长时间置管后，气管切开套管会减少声带内收肌的反射

E. 以上都不是正确的。气管切开套管不影响吞咽功能

4. 在对气管切开套管的患者进行吞咽的临床评估期间，临床医师应该如何进行?

A. 意识到可能不会出现典型的误吸症状和体征，例如声音质量的变化或咳嗽反应

B. 要求吞咽后患者发声，以评估嗓音质量的变化

C. 将蓝色染料添加到食团中，因为已经发现蓝色染料测试可以可靠地识别误吸

D. 确保气管切开套管的气囊放气，否则拒绝进行评估

E. 执行 3 盎司饮水测试的挑战

5. 对于气管切开患者吞咽障碍最有效地治疗方法是?

A. 温触觉刺激的应用

B. 神经肌肉电刺激

C. 超声门上的吞咽

D. Shaker 练习

E. 以上都不是

答案与解析

1. 正确答案:（E）以上所有都是插管患者不能进食的原因。

无论是经口还是经鼻放置，气管插管都穿过舌根、咽部和喉部，最终位于声带之间。因此，患者在吞咽期间无法在真声带水平处保护气道。当存在气管内导管时，这种情况以及会厌运动的抑制使患者处于明显的误吸危险中。因此，对于有插管的患者，建议使用其他营养手段，例如经口胃或鼻胃喂养管。

2. 正确答案:（E）其他临床医师传闻的证据表明这是一种合理的方法。

在临床实践中，言语语言病理学专业人员在拔管后完成吞咽评估之前要等待 24h。等待 24h 进行评估被认为可以使患者在医学上稳定下来并改善咽部吞咽的及时性。但是，没有经验证据支持拔管后需要等待 24h 来评估患者。Leder 及其同事在拔管后的 1h 内检查了 202 名患者，发现大多数（82.2%）能够通过耶鲁吞咽方案记录并安全地继续口服饮食。

3. 正确答案:（B）气管切开套管束缚了喉部，因此减少了舌骨喉复合体位移。

由于气管切开套管的重量以及气囊充气，有人认为气管切开患者的舌喉的位移减小了。但是，并没有循证证据证实这一点。相关研究报道在同一患者中气管切开套管的存在与减少的舌喉移位之间没有因果关系。当前最有效地手段是对所有具有气管切开套管的患者进行仪器评估。

4. 正确答案:（A）意识到可能不会出现典型的误吸症状和体征，如嗓音质量的变化或咳嗽反应。

气管切开套管的存在，特别是长时间的存在，会导致声带内收肌反射反应减弱。这意味着，如果发生误吸，则气管造口术患者更可能隐性误吸。另外，由于在插管或拔管过程中喉部受到损伤，气管切开患者的声音质量可能发生变化。尚未发现染料测试对于确定是否存在误吸敏感。

5. 正确答案:（E）以上都不是。

目前尚无针对气管切开患者中吞咽障碍干预措施的有效性进行具体的研究。对于有气管切开术的患者，禁止使用 Shaker 训练，因为可能导致气管切开套管位移。对于具有气管切开术的人来说，超声门上吞咽因为需要患者配合用力屏气，所以临床的操作会比较困难。

第 24 章 食管疾病中的吞咽障碍
Dysphagia in Esophageal Disease

Caryn Easterling Reza Shaker 著
戴 萌 译

本章概要

本章所述内容包括食管结构及功能、食管常见的疾病，以及食管功能的评估手段。虽然言语语言病理学专业人员并不直接参与食管疾病或功能障碍的治疗，但了解有关食管及其功能 / 功能异常仍十分重要。食物和液体在进入食管前先通过口腔和咽部转运。由于食管和咽在解剖上相连，食管的功能障碍可能会影响咽的功能，反之亦然。美国言语语言与听力协会（ASHA）在《言语语言病理学专业人员进行吞咽造影检查的指南》2004 版中声明“临床人员应该意识到在食管动力障碍伴吞咽障碍的患者中，口咽吞咽功能也常有所改变。言语语言病理学专业人员应具备识别患者食管期吞咽障碍相关症状和体征的知识和技术”。吞咽评估的目的是了解症状对应的功能情况，当患者的症状与评估所发现的口咽吞咽功能不能够完全对应时，应当考虑可能存在食管期吞咽障碍的影响。言语语言病理学专业人员应当具备食管功能的相关知识，以识别是否需要进一步转介患者完善进一步的评估。

关键词

食管功能障碍，食管期吞咽障碍，食管评估，食管检查，24h pH 监测，多通道腔内阻抗

学习目标

- 理解食管期正常的食团运送过程及食团在健康人和患者中可能出现运送受阻的情形。
- 理解食管上括约肌（UES）和食管下括约肌（LES）的动力学机制及其如何与食管体部、咽、喉协调作用。
- 理解用于食管疾病的评估、诊断的各类仪器检查。

一、概述

本章为读者介绍了食管解剖和生理的基本理解，参与协调吞咽过程中食管、咽、喉、食管上括约肌和食管下括约肌功能的多个生理反射，以及食管的常见障碍、治疗手段。本章还介绍了几种评估食管功能的仪器检查技术，探讨其诊断价值。

吞咽专家应意识到吞咽障碍的症状既可因口咽功能障碍所致，也可能是食管功能障碍问题。本章所介绍的患者病史、症状和仪器检查的结果对于鉴别诊断口咽或食管的功能障碍至关重要。口咽和食管的功能障碍可能同时存在，这一情况使得诊断、治疗及处理容易混淆。在评估吞咽障碍的患者时，言语语言病理学专业人员可能会发现食管功能障碍的相关证据，这时就需要进一步转介患者。某些针对口咽期的治疗手段会加重食管吞咽障碍，反之亦然。识别食管问题有助于诊断出之前未考虑到的系统性疾病，这些疾病可能是口咽功能的并发症。鉴于以上原因，吞咽专家应进行团队合作，从而针对累及多系统、多因素的病情进行诊治。

二、食管的解剖和生理

食管是一个肌性管道，不吞咽时管壁为塌陷状态。吞咽时，食管通过蠕动将食团从食管上括约肌（UES）运送至食管下括约肌（LES）。初级蠕动由吞咽所触发，次级蠕动由食管扩张引发，通过蠕动从而排空食管。食管的长度为18～26cm，因个体而异。在吞咽时，食管腔直径可扩张至2cm以容纳食团。静息状态下，食管壁厚2～4mm[1]，包含4层结构，黏膜、黏膜下层、固有肌层及外膜[2]。食管的近段1/4为食管上括约肌，由横纹肌组成，而中远段为平滑肌。食管中段同时存在横纹肌和平滑肌，当进行测压时，该部分的蠕动压幅值比近端和中远端要低[3]。食管肌肉组织包括外层的外纵肌纤维及内层的环形肌纤维。这些纤维从下咽缩肌延伸到食管下括约肌[2]。纵行肌和环形肌的收缩产生蠕动压力波，将食团从食管近端向远端推送。初级蠕动压力收缩受食团大小、黏度、温度和体位等因素影响，可产生范围为30～150mmHg的压力，持续3～7s[4-6]。食管的感觉能力由迷走神经和脊髓感觉神经支配[6]。迷走神经支配食管的运动，产生初级蠕动波[7]。

三、食管上下括约肌

食管上括约肌及食管下括约肌有别于食管体部，可通过测压评估及分析显示，它们在测压中显示为高压区域。这些括约肌保护食管体部，使气体及食团不会任意流进或流出食管。

食管上括约肌以甲状腺和环状软骨的后表面为界，由环咽肌（CP）、下咽缩肌和颅颈部食管组成。环咽肌是横纹肌，从环状软骨的背侧面下部发出，形成一个水平的环形结构，止于对侧的环状软骨。环咽肌主要由Ⅰ型慢肌纤维组成，也包括一些进行糖酵解的Ⅱ型快肌纤维和连接组织。这种组合使得食管上括约肌能够长时间保持张力，同时在吞咽时能够产生快速地收缩[8]。这些肌肉保持食管上括约肌的张力，然而，在食管上括约肌中仅有环咽肌这一成分参与所有的生理状态的收缩和松弛动作[9]。食管上括约肌的高压区长2～4cm，位于下咽部和颈段食管连接处，或在声带水平下1cm处与C_5～C_6颈椎毗邻[10]。食管上括约肌的运动由咽丛神经和喉返神经支配，感觉由舌咽神经和喉上神经支配。环咽肌的运动神经元受同侧延髓疑核调控，兴奋性的神经递质为乙酰胆碱。

食管上括约肌静息时为高压，保持关闭状态，预防消化道反流及气体逆流进入气道。食管上括约肌压力变异性大，受到言语、情绪、颈部位置、睡眠及药物的影响[11]。食管局部扩张可引起食管上括约肌的收缩，而食管体部弥漫性扩张可导致UES的松弛。身体姿势也可影响食管扩张时食管上括约肌的反应，仰卧时，水扩张食管引起食管上括约肌的收缩，而空气扩张食管则产生食管上括约肌的松弛[12]。

在一次吞咽中，食管上括约肌开放时间为300～600ms。食管上括约肌的开放是由向前的牵拉力、括约肌的扩张及食团内压力共同作用所产生的肌肉松弛、肌张力抑制引起。食管上括约肌的松弛从上移开始、继而括约肌达最大开放程度，最终在0.1s达到最大松弛程度[13]。

LES 和膈脚通过膈食管韧带相连。由于这一联系，食管下括约肌和膈脚在吸气和呼气时共同活动。这两个结构的运动在食管蠕动、纵行肌收缩时会分开，此时食管下括约肌发生短暂的松弛 [14]。

测量高压区，或食管 – 胃连接部（EGJ）的腔内压是评估括约肌机制的一种方法。高压区的压力来源于食管下括约肌的平滑肌及膈脚的骨骼肌共同产生的力量。高压区的长度为 3.5～4cm。膈脚长约 2cm，环绕高压区近端的 2cm 范围 [15]。

迷走神经是支配食管和食管下括约肌主要的运动神经，感觉传入神经则包括了迷走神经和脊神经。

四、食管的反射

有多个反射机制参与食管功能和咽、食管上括约肌和食管下括约肌的协调。这些反射由食管的扩张诱发，引起食管的清空，同时保护呼吸道免于受到胃内容物的影响。初级的反射包括食管的继发蠕动、食管 – 食管下括约肌松弛、食管 – 食管上括约肌收缩、食管 – 食管上括约肌松弛及食管声门关闭反射 [16]。这些反射在特定的刺激下被诱发，如食管扩张或食管表面物质接触。共有 9 种反射机制参与咽和食管的排空，如反射性的咽期吞咽和继发的食管蠕动。也有反射性的机制增加食管上括约肌的压力，从而加强上呼吸消化道屏障，包括食管 – 食管上括约肌反射，咽 – 食管上括约肌反射，喉 – 食管上括约肌收缩反射。此外，诱发声门关闭的反射机制包括食管声门关闭反射、咽声门关闭反射及喉喉反射。这些机制共同作用，预防咽部反流及喉反流物误吸的发生 [17]。

五、食管障碍

食管体部、食管上括约肌和（或）食管下括约肌发生运动异常或结构改变时可出现食团从近端向远端运送障碍。运动障碍可表现为间断的、缓慢的进行性加重的液体和固体的吞咽困难。运动异常包括失弛缓症、弥漫性食管痉挛，食管硬皮病和非特异性的运动障碍。

失弛缓症意味着“松弛不能”，是这种障碍的首要特征，即食管下括约肌不协调、不完全的松弛伴有食管蠕动停止（图 24–1）。在食管造影中，失弛缓症可表现为食管下括约肌特征性的“鸟嘴”样改变（图 24–2）。来自西北大学的研究团队将食管下括约肌松弛不足分为：Ⅰ型，经典失弛缓症（食管松弛功能受损伴有食管扩张，食管增压不明显）；Ⅱ型，食管增压型；Ⅲ型，明显失弛缓伴有远端食管段痉挛性收缩 [18]。吞咽障碍逐步加重，吞咽液体和固体均可出现（图 24–3）。

食管下括约肌的扩张和切开术等治疗方法可改善患者症状，改善食管排空，预防巨食管发生。钙离子通道阻断药、肉毒毒素等药物也被用于消除食管症状，但效果次之。多种方法联合可获得最佳疗效 [19]。

弥漫性食管痉挛在测压下可表现为多种食管蠕动压力波异常，可表现为＞ 20% 的吞咽为波幅＞ 30mmHg 的同步间歇性收缩，同时食管下括约

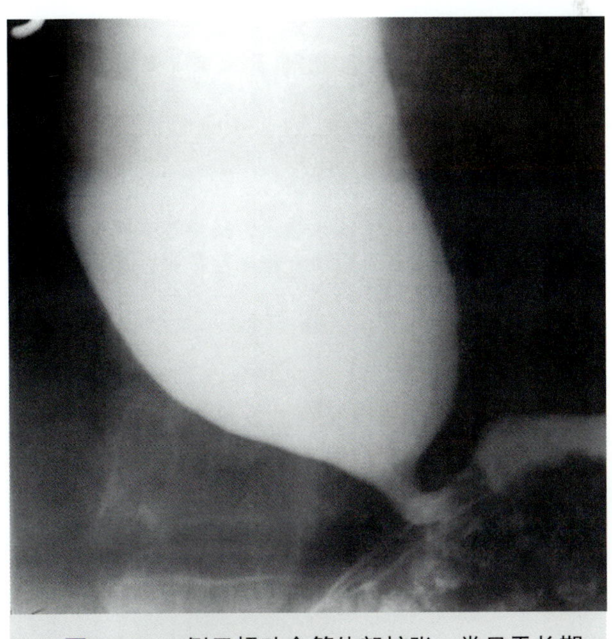

▲ 图 24–1 1 例无蠕动食管体部扩张，常见于长期特发性的失弛缓症

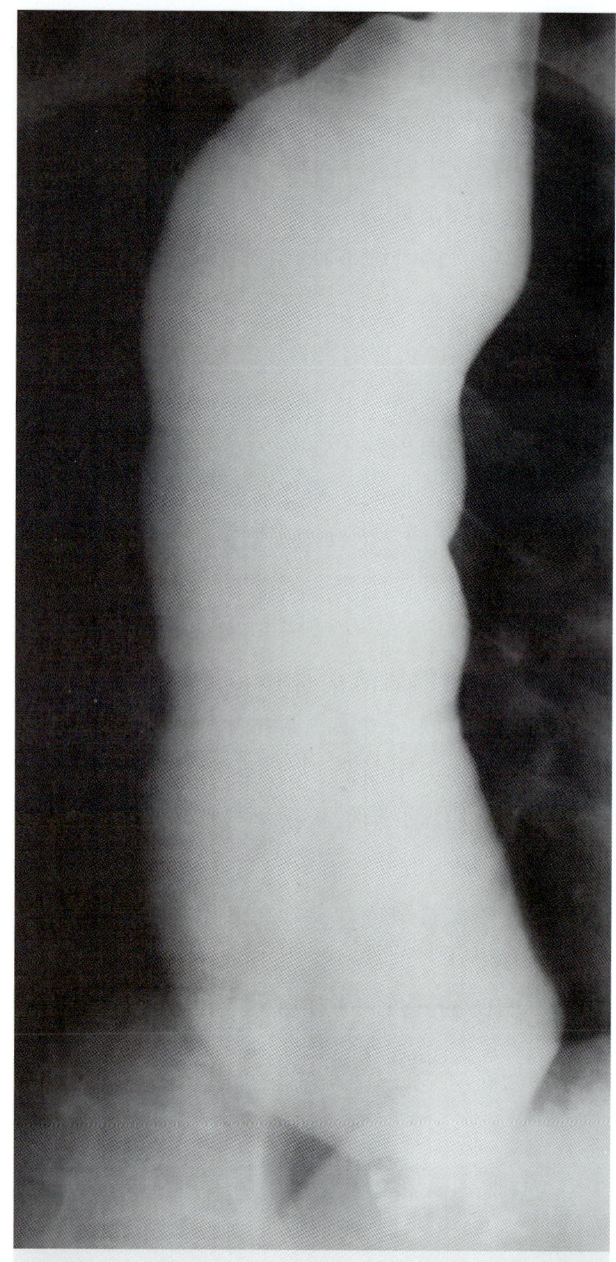

▲ 图 24-2 1 例鸟嘴状狭窄，表示食管下括约肌失弛缓症痉挛，注意无蠕动食管体部扩张，常见于长期特发性的失弛缓症

肌功能正常 [20]。测压检查的发现并不总是和患者的吞咽障碍的症状对应。影像学检查可能提示造影结果大致正常，存在蠕动中断及“螺旋形”食管 [21]。药物辅以行为疗法可以减轻患者的症状。

胡桃夹食管指远端食管的收缩压力幅值大于 180mmHg，收缩时间超过 6s，但大部分患者蠕动正常、食管下括约肌功能正常。然而，胡桃夹食管患者也可能出现不完全的食管下括约肌松弛 [20]。如果存在胃食管反流病，需用药减轻酸暴露。食管肌切开术也有一定的疗效 [22]。

胃食管反流病与痉挛性的食管功能障碍有关。因此，存在痉挛性食管功能障碍的患者也可从胃食管反流病的 pH 评估中获益 [23]。

硬皮病是一种病因不明的系统性疾病，特征表现为小血管功能和结构的改变、皮肤和脏器的进行性纤维化改变。硬皮病患者常见吞咽障碍。这种疾病能够导致唾液腺功能改变、嗓音变化、张口受限及咀嚼功能受限 [24]。食管期吞咽障碍亦常见，可表现为食管扩张、开放但变窄的食管下括约肌，进而导致频繁的反流事件 [25]（图 24–4）。主要采用药物治疗，以缓解患者的症状。

食管的结构损伤通常引起固体食物吞咽障碍。结构异常包括狭窄、环状和网状改变，食管肿瘤和食管外部的压迫。

（一）狭窄

食管狭窄是和反流症状最相关的病变，可由放疗、药物、吞下化学腐蚀剂及恶性肿瘤引起。

消化性食管狭窄是最常见的类型，占 70%～80%。见于食管远端鳞柱上皮交界区。该交界区为胃食管交界处的鳞状上皮和柱状上皮的过渡处。狭窄常由于该部位的酸暴露引起。消化性狭窄黏膜表面光滑、长度小于 1～8cm[26]。容易诱发消化性狭窄的因素包括未治疗的胃食管反流病，硬皮病、非甾体抗炎药（NSAID，如布洛芬、阿司匹林）、长期鼻胃管管饲 [27]。当消化性酸暴露引起食管黏膜内损伤或炎症则会造成狭窄（图 24–5）。

食管黏膜的改变导致食管狭窄。如果不使用抗酸药物，黏膜、肌肉，以及食管的固有神经会随着时间推移发生永久性的变化，包括食管变窄、食管壁增厚、食管缩短和纤维化 [28]。食管狭窄的治疗包括生活方式的改变和胃食管反流病的用药。改善吞咽障碍的主要治疗方法是食管扩张和狭窄处注射类固醇激素 [29]。狭窄也可能由腐蚀

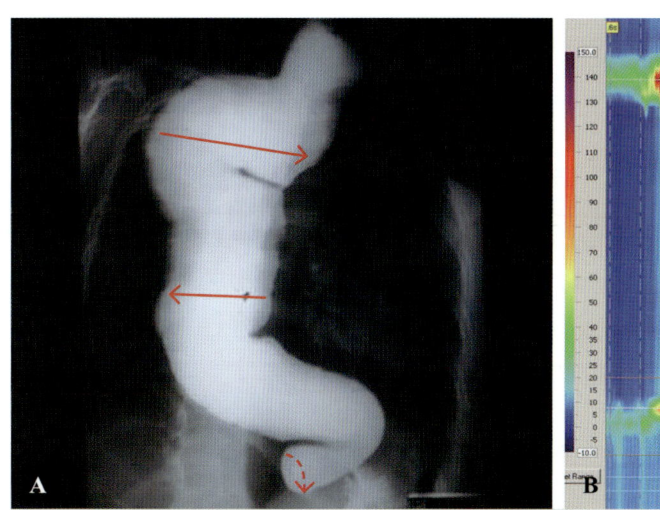

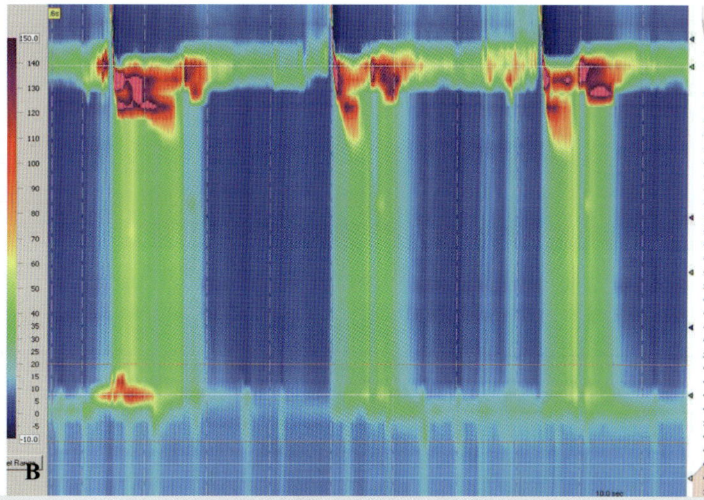

▲ 图 24-3 **1 例特发性失弛缓症患者食管造影和测压的（A）结果（B）**

注意食管体部的扩张（直箭）和鸟嘴样狭窄（LES，虚箭），以及测压中所显示无 LES 松弛和食管蠕动不能的等压线图

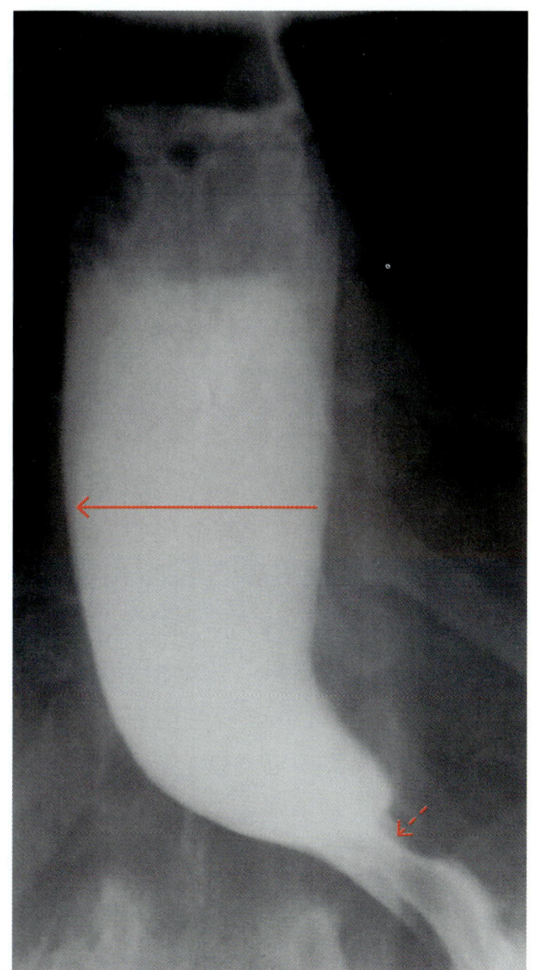

▲ 图 24-4 **1 例硬皮病的食管**

注意食管远端无蠕动扩张表现（直箭）和 LES 固定的轻微狭窄（虚箭）

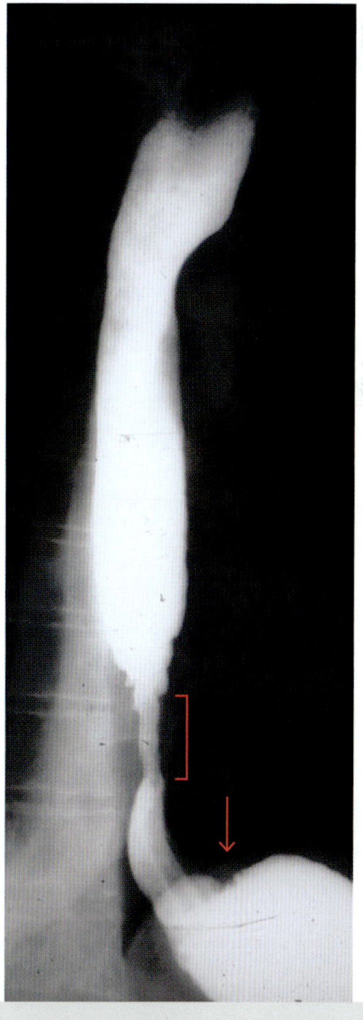

▲ 图 24-5 **1 例存在食管裂孔疝（红箭）患者的远端食管消化性狭窄（方括号）**

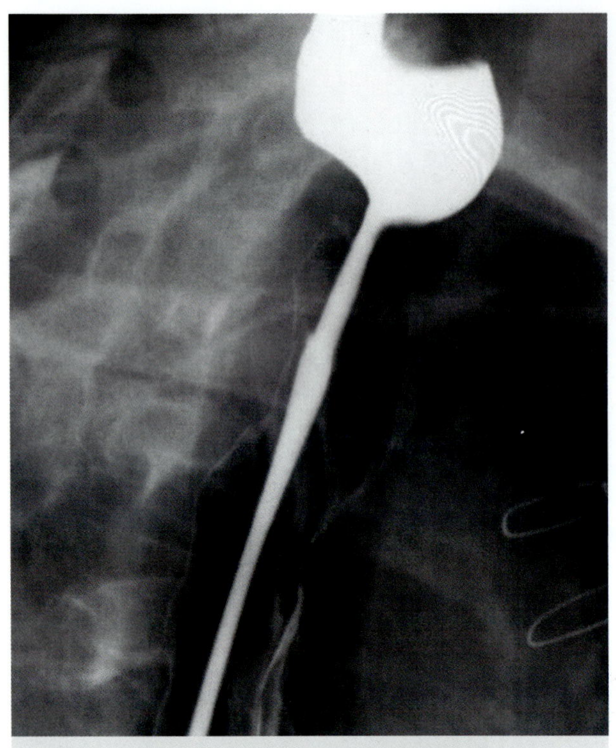

▲ 图 24-6　食入含氢氧化钠的下水道清洁剂后，出现食管长段腐蚀性狭窄

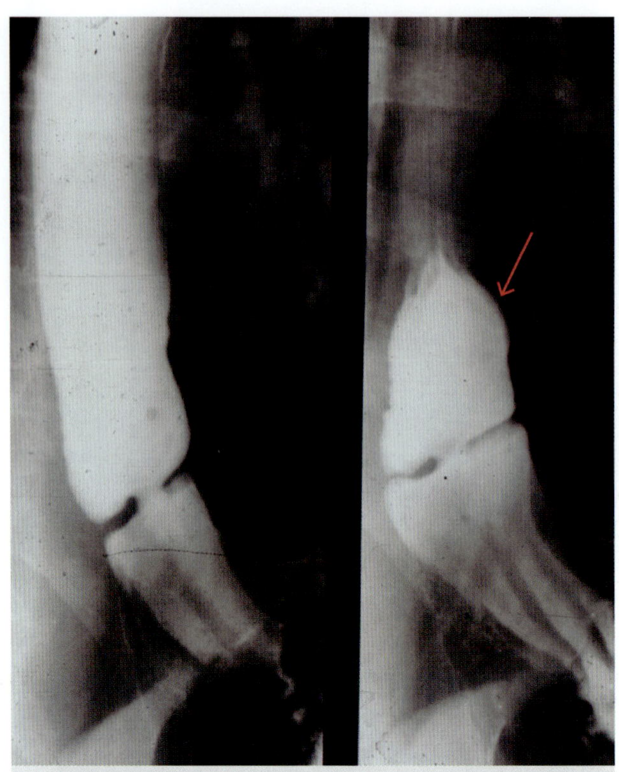

▲ 图 24-7　对 Schatzki 环患者进行棉花糖测试时被挤压的棉花糖（红箭）

性的注射和辐射损伤引起，但没有消化性狭窄常见（图 24-6）。扩张可用于治疗所有类型的狭窄，采用探条或球囊扩张器进行。由辐射损伤引起的狭窄可能更长、更曲折、直径更小，这一类型的狭窄更适用自扩展支架的置入[30]。

（二）食管环

食管环由鳞状上皮和柱状上皮组成，位于食管远端胃食管交界处。它表面光滑而且很薄，长度不到 4mm。食管环病因尚不明确，如 Schatzki 或 B 环。胃食管反流与食管环的进展之间可能有关。Schatzki 环的组成不包括肌肉组织，因此不会改变食管蠕动。A 环较少见，它累及食管的肌层、表现为肌肉肥大，从而改变食管蠕动。A 环见于胃食管交界处上方 2cm 处[31, 32]。存在食管期吞咽障碍症状的患者常以间歇性和不协调的固体食物吞咽障碍为主诉（图 24-7），症状可能存在于颈部、胸骨切迹和胸中区域[33]。食管环的治疗方法是食管扩张和抑酸药物。食管环患者需要监测症状是否反复，可能需要反复扩张。

（三）食管蹼

食管蹼是食管内的一种膜性结构，它不是环状的，但会使食管腔变窄。食管蹼薄而表浅，见于食管近端，常位于环状软骨后食管前壁（图 24-8）。然而，在 Plummer-Vinson 综合征中可见于食管全段，这是一种见于慢性缺铁性贫血的患者的疾病，它可致多发食管蹼形成。食管蹼可有症状，但在吞咽造影或食管造影时通常无异常。有症状的食管蹼患者可能会感觉到固体食物黏滞在颈部水平，或有鼻咽反流、口咽反流的症状。有症状的食管蹼的治疗方式包括扩张和激光治疗[34]。

六、嗜酸性食管炎

嗜酸性食管炎（EoE）可影响所有年龄人群，

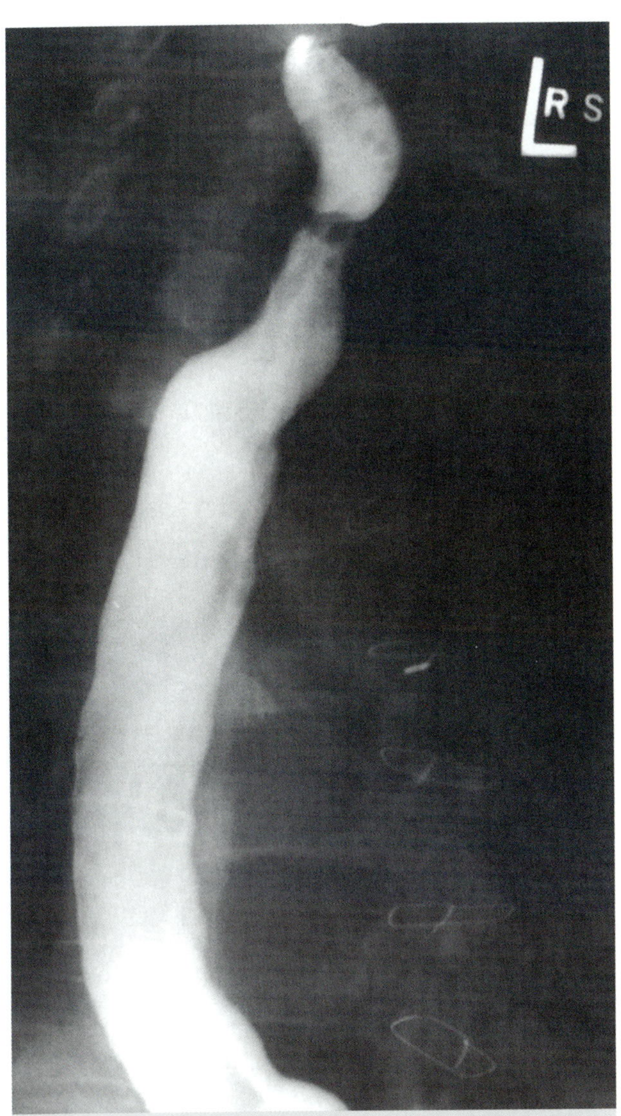

▲ 图 24-8 食管网薄而表浅，见于食管近端，位于环状软骨后食管前壁

男性比女性更常见。EoE 表现为慢性、免疫、抗原介导的食管疾病，同时伴有嗜酸性炎症。确切的发病机制尚不明确[35]。嗜酸性粒细胞是白细胞，通常不存在于食管内。在 EoE 中，大量嗜酸性粒细胞出现在食管组织中。EoE 被认为是多致病因素的疾病，可涉及食物暴露、空气过敏原和遗传因素[36, 37]。食管内膜的炎症引起食管肿胀和管腔损害，进而导致食管期固体食物吞咽障碍。随着时间的推移，如果这种情况没有得到诊断和治疗，它将导致纤维化和永久性食管狭窄，并可能形成食管狭窄和食管环[38]。

食物嵌顿伴有食管狭窄和食管环形成在 EoE 患者中很常见。患者也可能主诉有胃灼热和胸骨后疼痛，尤其是在饮用高酸度的液体时[39]。该疾病需通过食管内镜检查［食管十二指肠镜检查（EGD）］进行诊断，镜下活检结果显示嗜酸性粒细胞介导的过度炎症（图 24-9）。该疾病典型的 EGD 表现包括食管黏膜的波纹环、皱纹、白色渗出物和易碎性。然而，一些 EoE 患者可能食管直观表现正常，需依靠活检病理报告来明确诊断。吞钡食管造影对诊断 EoE 价值较小，除非患者出现明显的管腔狭窄和管壁损害[40]。针对固体吞咽障碍的治疗可能需进行连续的扩张[41]及经验性的抑酸治疗[42]。采用饮食排除法、局部雾化类固醇激素控制炎症，结合扩张治疗控制结构改变的综合疗法对该类病变有效，可改善吞咽障碍。

七、食管障碍的仪器评估

诊断食管吞咽障碍的常用仪器评估包括食管十二指肠镜、吞钡食管造影、食管测压、pH 监测和多通道腔内阻抗测试。

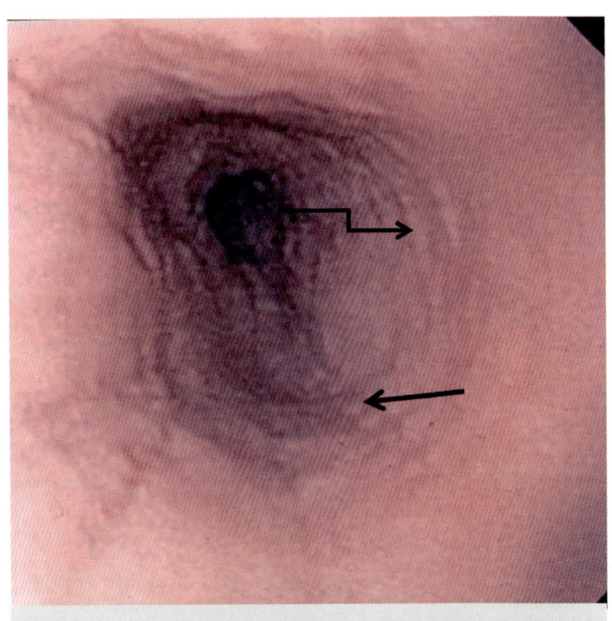

▲ 图 24-9 嗜酸性食管炎的诊断需要进行食管镜检查，镜下进行活检显示过度的嗜酸性粒细胞介导的过度炎症

八、食管十二指肠镜

食管十二指肠镜是在患者清醒、镇静状态下进行的，用以评估食管、胃和十二指肠的黏膜、结构和功能。食管十二指肠镜采用直径 9～10mm 的柔性可视内镜，临床医师可在镜下进行活检和扩张。不需要检查胃和十二指肠时，可以进行经鼻食管镜检查（TNE）。食管十二指肠镜和经鼻食管镜检查都可用于评估存在反流、吞咽障碍、头颈癌和食管病理改变的患者。经鼻食管镜不需要镇静，临床医师能够进行镜下活检同时评估食管上区域的情况 [43, 44]。鉴于其可在检查室条件下完成，减少了患者的检查成本和操作的时间。

九、食管吞钡造影

食管吞钡造影是一种用于评估存在吞咽障碍、阻塞性结构障碍症状、胃食管反流、运动障碍、食管痉挛、失弛缓症和其他食管疾病患者的一种影像学检查。食管造影在以下方面应用价值最高，包括鉴别食管的解剖改变，如食管狭窄、食管蹼、食管环、裂孔疝，评估食管运动功能和食管清空功能等。检查过程中，患者采用直立、俯卧、直立斜位和斜倚位等体位。患者分别进行高密度和低密度钡剂检查，以显示黏膜皱襞。在口服高密度钡后患者还可服用产气的晶体以扩张食管进行气钡造影。

食管扩张后的视图使放射科医师能够观察到食管的轮廓，而未扩张状态下的食管造影则展示食管纵向的褶皱和结构。放射科医师还可以观察到贲门，它显示为胃食管交界处的中心点周围放射状的 3～4 个星状折叠。行低密度钡餐检查时，可行右侧前斜位检查以观察单次吞咽时的食管蠕动。然后，当患者处于右侧位时，可进行 Valsalva 手法，观察自发性胃食管反流 [45]。

十、测压检查

食管测压用于测量食管内多点的压力，其结果可用于评估食管括约肌、食管肌肉功能和蠕动情况。现在的高分辨率测压技术是在 20 世纪 90 年代由 Clouse 和同事引入，最初的测压系统包括 21 个传感器（各传感器间距为 1cm），通过导管上环形定向传感器来记录压力。压力数据由专用软件程序分析处理后可生成三维压力等高线图，以显示食管运动功能 [46]。如今，这项技术可使用多达 96 个高保真度的环周固态传感器，并将其整合到一个柔性动态导管中采集并制作出压力等高线图。

水灌注测压和固态单向传感导管未能成功运用在食管上括约肌压力的测量中，这是因为其无法准确测量径向不对称的食管上括约肌压力及吞咽过程的上方压力偏移 [47]。软件采集导管压力数据，并以生动的颜色在垂直轴和水平轴上以位置和时间的维度显示出压力数据的等高线图。测压的用途包括咽、食管上括约肌、食管下括约肌压力的测定，明确括约肌位置以指导 pH 探头的放置，测定食团内压力，确定食管上括约肌的静息压和松弛压，明确治疗手段对于咽部及食管上括约肌的有效性等。

由于目前还没有标准或共识将 UES 的压力值与特定的诊断进行对应，在使用高分辨率测压测量 UES 压力时应该谨慎分析。需要进一步建立不同年龄组的数据库，以确定压力的异常范围。UES 的压力受年龄影响 [48]，目前已有报告的最大样本量的数据集包含了 50 岁以下人群的数据。颈部位置的改变会影响 UES 压力，食团的容积也会影响 UES 的松弛持续时间 [49]。测压导管无法明确单侧 UES 的功能障碍，因为传感器呈放射状排列，每个通道每个时点生成一个压力读数，该数值取自于该传感器所在特定位置时测得数据的平均值 [50]。相比结构不对称及吞咽时发生位移的食管上括约肌，这种传感器的设计更适用于食管和食管下括约肌。最常评估的参数有 UES

的静息压、UES 松弛时间、UES 松弛残余压、咽腔的收缩压及食团内压。食管高分辨率测压通过提供食管收缩的形状、幅度和持续时间等信息来评估食管蠕动。此外，还可以提供 UES 和 LES 静息压、残余压和括约肌松弛时序与咽部和食管收缩的协调关系。

测压导管经鼻放置，测量出食管的收缩压力并以生动的颜色显示。食管动力障碍评估进一步采用芝加哥分类来对食管动力障碍进行鉴别，该分类制订了可用于分析临床高分辨率测压数据的方案，它是由国际高分辨率测压（HRM）工作组开发的在不断更新的分析框架。该工作组采用层级式的方法，将食管的功能障碍顺序分类如下：食管胃交界处（EGJ）流出道功能障碍；主要的蠕动障碍，如无收缩、食管远端痉挛、食管过度收缩；轻度的蠕动障碍，主要表现为食团运送障碍。该团队还定义了 EGJ 的静息形态和收缩性的评估分类，包括“片段性收缩”和无效食管运动[51]。

HRM 还可用于确定 UES、LES 的位置，以便放置 pH 探头进行 24h pH 监测。此外，测压法可在抗反流手术前用于记录食管蠕动情况[52]。

十一、24h pH 监测

pH 探测通常用于有胃食管反流的症状且抑制胃酸分泌治疗无效的患者，它还可作为评估药物治疗或手术的评估随访。pH 探测结果可以增强临床医师对反流事件及其与患者症状的相关性的了解，以指导进一步的诊治。24h 探头监测的结果将定量评估是否存在部分酸抑制和非酸性反流，以及是否未发生酸性反流。

十二、多通道腔内阻抗测定

阻抗装置测量电极间电阻的变化。Silny 将多通道腔内阻抗装置和流程引入测量食团通过时食管腔内阻力变化[53]。阻抗系统通过经鼻置管的电极导管进行评估，能够判断出食团的不同类型（气体、液体或混合状），因为每一种食团通过食管时均会产生特征性的电阻，这一电阻在食团越过间隔 2cm 的测量电极时可被测量。此外，当与 pH 监测同步进行时，阻抗测定能够辨别出酸性事件和非酸性事件，从而提高检查的灵敏度。联合使用 pH 监测和阻抗测试反流事件可以对其进行量化，能够辅助临床医师将反流事件区分为酸性、弱酸性和弱碱性[54, 55]。联合使用多通道腔内阻抗和 pH 监测被认为是测量反流事件[56, 57, 58]及反流事件与症状关联性[55]最敏感的工具。

多通道腔内阻抗已被用于评估健康受试者和轻度食管炎患者的食团运送模式[59, 60]，当结合测压时，还可提供食团运送模式、食管清空功能和 LES 松弛功能等信息，因而无须再进行放射线检查[61]。

习 题

1. 有关食管上括约肌描述准确的是?

A. 和食管下括约肌类似，餐后的静息压会受到影响

B. 静息压不受言语、颈部体位、睡眠、用药和情绪影响

C. 开放是由于肌肉放松、向前的牵拉力、括约肌松弛和食团内压力共同作用

D. 是吞咽过程中舌骨喉复合体上抬所维持的高压区

E. 受舌咽神经的感觉和运动支配

2. 协调食管和咽、喉、食管上括约肌和食管下括约肌功能的初级食管反射是?

A. 不被对表面接触和扩张敏感的食管表面机械感受器激活

B. 降低 UES 压力，强化了上呼吸消化道和食管之间的屏障

C. 包括允许反流物反流至咽部的机制

D. 由食管扩张引起，可引起食管的排空，同时保护呼吸道不受胃内容物影响

E. 倾向于破坏食团吞咽的安全性和有效性

3. 典型的食管运动障碍是？

A. 包括食管狭窄

B. 表现为间歇性、缓慢、进行性的吞咽液体和固体困难，以及蠕动压力异常

C. LES 有鸟嘴状表现

D. 是指食管狭窄、食管蹼和食管环

E. 使用 X 线成像或测压法进行鉴别诊断时表现相同

4. 鉴别食管障碍的诊断是？

A. 最好用 X 线成像和 pH 监测技术结合

B. 最好用多通道腔内阻抗测定（MII）

C. 最好用食管吞钡造影

D. 评估 UES 压力、松弛时间、松弛残余压、UES 松弛与咽部收缩的协调性，以及食团内压力

E. 选取一种或多种仪器检查，包括食管吞钡造影、测压、24h pH 监测、多通道腔内阻抗测定

答案与解析

1. 正确答案：（C）开放是由于肌肉放松、向前的牵拉力、括约肌松弛和食团内压力共同作用。

（A）餐后 LES 压力会发生改变。括约肌处的压力变化具有保护作用，压力升高可以防止气体、液体或固体回流进入食管。UES 压力在餐后没有变化。（B）当我们说话、改变颈部位置、睡觉、情绪化或服用某些药物时，UES 的静息压力会改变。（D）括约肌压力随舌骨喉复合体升高而降低。UES 松弛在 UES 上升时发生，达到最大开放、松弛程度的时间不到 0.1s。（E）感觉由舌咽神经和喉上神经支配，运动由咽丛和喉返神经支配。

2. 正确答案：（D）由食管扩张引起，可引起食管的排空，同时保护呼吸道不受胃内容物影响。

这个选项描述了初级食管反射的作用，这些反射包括次级蠕动、食管 –LES 松弛、食管 –UES 收缩、食管 –UES 松弛和食管声门关闭反射。（A）这些反射是由食管扩张和与食管黏膜接触所引发的，例如，可在咽部吞咽不激活的情况下，通过二次蠕动波来清空食管体部。（B）这些反射实际上增加了 UES 的压力，以保护或加强上气道与食管之间的屏障。（C）这些反射与加强声门闭合的反射协同，有助于防止咽部反流、误吸和反流物，后者包括有食管声门闭合反射、咽声门闭合反射、喉咽反射等。（E）食团运送无效时，这些反射具有保护作用，可刺激食管的清空和保护声门闭合。最终使得食团能够更顺利运送至胃部，避免其在呼吸消化道中流向错误或造成损伤。

3. 正确答案：（B）表现为间歇性、缓慢、进行性的吞咽液体和固体困难，以及蠕动压力异常。

（B）食团从近端到远端运送中断，可由食管运动障碍或食团运送无效所致。（A）食管狭窄被归类为食管结构性功能障碍，因为食管狭窄是由于长期暴露于胃酸或其他刺激物而引起食管体结构完整性改变的结果。狭窄导致食管变窄，以及食管形状和功能的改变。（C）LES 的“鸟嘴”样外观是失弛缓症的典型表现。LES 的这种改变是因为括约肌不能松弛，因此出现了鸟嘴样改变，原本这个部位 LES 应该松弛并开放，使食团进入胃。贲门失弛缓症只是许多食管运动障碍之一。（D）食管狭窄、食管网和食管环状结构改变。（E）每一种食管运动障碍在影像学上有不同的表现形式，测压结果也不同。因此，测压是一个适宜并准确的鉴别诊断工具，可用于明确食管运动障碍类型，并进行针对性治疗。

4. 正确答案：（E）选取一种或多种仪器检查，包括食管吞钡造影、测压、24h pH 监测、多通道腔内阻抗测定。

（A）造影检查用于观察食团运送，可用于诊断中至重度运动和结构障碍。运动障碍可通过测压评估，结构障碍可通过食管十二指肠镜检查确认。pH 监测是用来定量评估食管或咽部是否存在酸反流。（B）阻抗测量一个空间内电极间电阻的改变，可应用在食管体部。阻抗测定能够识别

不同的食团性质，如气体、液体或固体食物在食管沿顺行或逆行方向通过时可进行测量。联合使用多通道腔内阻抗和 pH 监测被认为是测量反流事件及反流事件与症状关联性最敏感的工具，所以这种仪器常用于评估反流。(C) 食管吞钡造影用于评估存在吞咽障碍、阻塞性症状、反流、食管运动障碍、疑似食管痉挛、贲门失弛缓症等食管疾病的患者。虽然食管吞钡造影通常用作初步检查，但它对轻度或中度运动或结构障碍不敏感，因此需与其他仪器配合检查，如食管十二指肠镜检查或测压，以进行鉴别诊断。(D) 对食管疾病的评估包括 UES、LES 和食管体的运动和结构完整性等方面。

第 25 章 儿童吞咽障碍对肺疾病的影响

Dysphagia in Pediatric Pulmonary Disease

James D. Tutor 著

王玉珏 译

本章概要

误吸是导致儿童发生呼吸道疾病及导致死亡的重要原因。误吸一般发生在气道保护反射失败之后，尤其是当患儿同时合并吞咽障碍时更易发生。吞咽障碍和误吸的临床症状和表现常常是非特异性的，因此无法做到早期诊断，但新的治疗技术可以显著改善患儿预后和结局。本章节首先回顾了从新生儿期到青春期的正常吞咽过程的解剖学和生理学，其次探讨了防止误吸发生的保护性反射机制和误吸发生后的病理生理事件，然后对儿童吞咽障碍和误吸导致的呼吸道后遗症进行阐述，最后综述了儿童吞咽障碍、误吸和呼吸道后遗症的各种治疗方法。

关键词

咳嗽，喘息，吞咽障碍，肺通气，误吸，儿科，肺，支气管扩张，肺炎，肺脓肿

学习目标

- 了解婴幼儿吞咽功能的发育，婴幼儿的吞咽机制相较于成人存在的增加误吸风险的解剖学基础。
- 了解气道保护反射及其防止误吸发生的机制。
- 了解与误吸相关的病理生理事件。
- 了解吞咽障碍患儿发生误吸后产生的呼吸道后遗症。
- 了解吞咽障碍、误吸和呼吸道后遗症的治疗方法。

一、概述

吞咽障碍可导致误吸，即在吞咽中将食物或异物吸入下气道。吞咽障碍每年影响大约 1% 的儿童[1]。误吸的发生可以是急性的，也可以是慢性的。当儿童存在慢性复发性的误吸时，会对肺的发育产生毁灭性的影响，可能导致严重的肺功能下降并造成肺瘢痕，从而造成严重的呼吸道损伤。这些损伤会产生严重的疾病，有时甚至会导致死亡。因此，对儿童吞咽障碍和误吸应尽可能地早期诊断，可以预防肺损伤的发生。但不幸的是，在诊断儿童慢性呼吸道疾病的病因时，吞

咽障碍和误吸常常被初级保健医师或护理人员漏诊[2]。

本章复习了与儿童吞咽障碍和误吸有关的呼吸问题。首先，简要回顾吞咽功能的发育过程，并阐述在婴儿吞咽模式向成人模式转变的过程中存在的增加儿童误吸风险的解剖学基础。其次，探讨有助于预防误吸发生的气道保护反射及误吸发生后的病理生理事件。然后，对儿童因反复误吸导致的各种肺部疾病进行了讨论。最后，本章节阐述了儿童吞咽障碍、误吸及其相关肺部疾病的治疗方法。

二、病例介绍（病例 1）

患者是一个 9 周龄的白种人男孩，在儿童医院小儿肺科服务中心接受会诊。患儿出生 2 日后即出现长时间且大声地咳嗽，5 周大时咳嗽频率增加，伴有喘息、鼻塞和咳嗽后呕吐。儿科医师让患儿口服类固醇类药物（框 25-1）并雾化吸入沙丁胺醇（框 25-2），但这一治疗方案对改善他的呼吸道症状效果存疑。随后又改用口服兰索拉唑（框 25-3），患儿的呼吸道症状仍未改善。9 周大的时候，患儿因为呼吸困难、需要吸氧和经口进食不足而入院。病程中患儿没有发热。

框 25-1　临床须知

- 类固醇是人体中具有多种功能的天然激素，具有减少炎症反应和抗组胺的作用。类固醇药物是人工制造的模仿天然类固醇功能的药物。糖皮质激素与合成类固醇不同，合成类固醇有时用于强化运动员和健美运动员的肌肉发育，但糖皮质激素是用于治疗各种疾病的合法药物，治疗范围包括溃疡性结肠炎、关节炎、过敏和哮喘

框 25-2　沙丁胺醇

- 沙丁胺醇是一种支气管扩张剂，通常用雾化器将沙丁胺醇溶液变成可吸入的细雾应用。沙丁胺醇有助于扩张支气管和松弛支气管平滑肌，因此在吸入沙丁胺醇后，患者的症状常可迅速得到缓解

框 25-3　兰索拉唑

- 兰索拉唑是一种质子泵抑制药。这类药物的作用是减少胃酸的产生，从而治疗胃食管反流病。兰索拉唑的常用品牌包括 Prevacid（普托平）等

患儿在胎龄 39 周时经阴道自然分娩出生，出生时体重 3.71kg。出生后患儿在育儿室接受观察，期间无特殊，随后和母亲一起出院回家。家族史表明，患儿的母亲患有哮喘和过敏史，并有湿疹家族史。家里养有 2 只狗，无人吸烟，患儿有一个接受日托中心照顾的 3 岁的哥哥。除了呼吸道症状外，患儿无其他阳性症状和体征。

患儿入院时体格检查唯一发现的异常是粗大的肺部呼吸音和粗糙的呼气相喘鸣音。入院 X 线片示轻度双肺支气管管壁增厚（框 25-4），双肺过度充气，主动脉弓位于左边。

框 25-4　肺支气管管壁增厚

- 轻度的双肺支气管管壁增厚又称为支气管袖套征，是一种影像学表现，提示小气道内存在过多的液体或黏液，可能导致局部肺不张（部分肺关闭），并使气体交换减少

三、吞咽的发育

吞咽功能的发育在胎儿发育的早期就开始了。呼吸道、消化道的发育与脑干呼吸中枢的发育密切相关，脑干的疑核和孤束核负责控制和协调咀嚼、呼吸和吞咽运动[3, 4]，皮质输入的神经信号负责推进口腔期和启动咽期吞咽。吞咽相关的感觉传入神经反馈调节信号通过脑神经Ⅴ、Ⅶ、Ⅸ和Ⅹ（分别为三叉神经、面神经、舌咽神经和迷走神经）传递，而主要的运动传出神经信号则由第Ⅴ、Ⅶ、Ⅸ、Ⅻ对脑神经（分别为三叉神经、面神经、舌咽神经和舌下神经）和颈神经 C_1～C_3 传递。在孕 10～14 周时胎儿即出现咽部吞咽动作，孕 15 周时出现非营养性的吮吸和吞咽动作，孕 19～24 周时出现伴有舌向前向后运动的吮吸反射，孕 26～29 周时，胎儿出现味蕾及面部肌肉反射。有些婴儿在胎龄 32～33 周时

即可接受经口喂养，但最早也要在胎龄达 34 周时，经口获得营养和水分才能满足婴儿的生理需求[5]。

正常婴儿的上呼吸消化道结构非常适宜接受乳头喂养，可以保证婴儿吞咽过程中的安全性和有效性[6]。其吞咽机制及其解剖结构在出生后的第一个月逐渐发生改变，喉部开始下降进入咽，而上呼吸消化道在出生后 5 个月时结构已与成人相似。喉的下降可使婴儿出现潮式呼吸，出现时机与婴儿猝死综合征的发病率高峰相吻合[7]。在这一过程中，如果喉下降过度，会导致误吸风险升高，这可能与过度下降的喉部影响了在婴儿吞咽过程中提供气道保护作用的会厌的定位有关。只有当喉头部与会厌尖位于颈椎 C_2～C_3 水平时，会厌的定位才是良好的[8]。

四、气道保护反射

气道通过一系列位于咽、喉和食管的机械感受器和化学感受器诱发的反射来预防误吸发生[9, 10]。新生儿喉部化学感受器诱导的气道保护方式是预防液体误吸的主要屏障。随着婴儿的发育成熟，喉诱发的咳嗽反射变得更加显著。即使在成人中，刺激喉部化学感受器仍是诱发气道保护发生的主要途径[11]。保护反射的性质随个体的年龄和咽喉部受刺激的区域的不同而不同。在婴儿中，喉部机械刺激会引起吞咽反射和呼吸暂停，而在较大的儿童中则主要引起喉关闭和咳嗽反射[5]。病毒性呼吸道感染会导致成人的反射模式转回到未成熟的婴儿状态，即引起呼吸暂停，而不产生咳嗽和吞咽动作[12]。这可能解释了为什么有呼吸道合胞体病毒感染的婴儿患呼吸暂停综合征和婴儿猝死综合征的概率增加，尤其是当他们采用面部向下的俯卧位时[13-15]。气道保护反射一旦失败，就可能导致食团被误吸。事实上，喉部感觉的下降与误吸的发生有高度的相关性[16-18]。

五、误吸相关的病理生理事件

误吸可能对婴幼儿发育中的肺造成永久性损害。误吸大颗粒异物可引起急性气道梗阻和严重的肺换气不足，误吸小颗粒异物或液体可能引发反射性气道关闭、出血性肺炎、破坏和稀释肺表面活性物质造成继发性肺不张、血管内液体和蛋白质的渗出造成肺水肿等，进而导致低氧血症[19]。当误吸物的 pH ＜ 2.5 时（框 25-5），误吸物的 pH 越低，肺损伤越严重。当 pH 为 1.5 时，造成的肺损伤最为严重[20]。误吸物的容积也会影响肺损伤的程度。对狗而言，误吸入 1ml/kg 的酸性物质只会产生轻微损伤，而当误吸量达到 2ml/kg 的时候则损伤严重，通常会导致死亡[21]。在组织学研究发现误吸会导致细支气管上皮细胞变性、肺水肿和肺出血、局灶性肺不张、纤维蛋白渗出和急性炎细胞浸润，后期则会出现细支气管上皮细胞的再生、成纤维细胞的增殖和纤维化[22]。向狗的气管内注入胃内容物后，12～18s 肺表面即可出现改变，3min 出现广泛的肺不张，数小时内出现急性肺炎样改变，48h 内出现肉芽肿性改变[23, 24]。慢性误吸可最终导致儿童发生支气管扩张[25]。

> 框 25-5 pH
>
> - pH 是水溶液中氢离子（H）浓度的测量单位，表示为 10 的（负数）次方（“p”）。pH 范围为 1～14，pH 为 7 时溶液为中性，低于 7 时为酸性，高于 7 时为碱性

误吸最常见的原因是吞咽障碍、胃食管反流病或鼻腔 / 口腔分泌物处理不当[26]。如本书其他章节所述，有几种基础疾病可能导致患儿更容易发生误吸。

六、吞咽障碍 / 误吸的症状

存在吞咽障碍和误吸的婴幼儿可能会出现以下几种临床症状，包括慢性咳嗽，对治疗反应

不佳、反复发作的喘息、发育迟缓、喘鸣、反复发生的喉炎和声音嘶哑。他们也可能因反复发作的肺炎、肺不张、支气管扩张、肺脓肿、肺纤维化、细支气管炎闭塞症，或急性致命性事件 / 反复的呼吸暂停和心动过缓病史而多次入院。此外，患有病毒性呼吸道疾病（如呼吸道，病毒性细支气管炎）的幼儿可能出现隐性误吸 [23]。如果这些患儿继续经口进食，可能会导致意外的急性呼吸功能恶化。因此我们建议在经口喂养罹患细支气管炎患儿时使用增稠后的食物 [27]。此外，当婴幼儿吞下挥发性或油性液体，如矿物油、中链三酰甘油、家具上光剂或其他含烃类的液体时，也可能导致急性误吸 [28, 29]。这类液体可引起广泛的气道黏膜及肺实质的炎症反应和损伤，从而导致肺炎，并有可能导致急性呼吸窘迫综合征 [30] 和肺纤维化 [19]。

气道保护反射缺如或无效的婴幼儿可能发生隐性误吸，表现为呼吸道痰液增加、充血、慢性喘息或听诊闻及干啰音，以及反复发生的支气管炎或肺炎 [31, 32]。

七、误吸的体检

观察婴幼儿进食，并在进食前后听诊其胸前区和背部是否存在湿啰音、喘息音、“潮湿的”上气道噪声和湿性音质对判断是否存在误吸非常重要。查体中要格外注意婴幼儿是否存在鼻咽反流，是否存在吸吮或吞咽障碍，以及相关的咳嗽和哽噎。此外，流涎或口腔内分泌物过多也常提示吞咽障碍 [33]。

八、吞咽障碍患儿是否存在误吸的诊断

如前儿章所述，任何疑似吞咽障碍的儿童都需要由接受过吞咽评估训练的言语语言病理学专业人员进行评估。这些儿童中的大多数还需要接受吞咽造影检查（VFSS）和（或）纤维喉镜吞咽功能评估（FESS）[34]。

对有慢性或反复呼吸道症状病史的，疑似存在反复误吸的患儿应首先进行 X 线片检查。X 线片可显示支气管壁增厚、肺气肿或弥漫性 / 局限性肺部炎症浸润，大约 14% 的 X 线片是正常的。在反复误吸的患儿中，浸润通常发生在重力依赖区，如上肺叶和下肺叶后部 [22]。X 线片对肺损伤的早期改变不敏感 [35]。

计算机体层摄影（CT），特别是高分辨率的 CT 图像，在检测存在误吸患儿的早期呼吸道和肺实质疾病方面更为敏感，特别是类脂性肺炎 [36]。在长期误吸的患儿中，CT 表现（图 25–1）包括支气管壁增厚、空气潴留、支气管扩张、毛玻璃样改变和小叶中心性炎症（“树芽征”）[26]。

核素唾液显像可用于检测吞咽障碍患者是否有误吸唾液，尽管有报道称这种检测手段灵敏度良好，但 3 项回顾性研究发现，在怀疑存在误吸的患儿中，仅有 26%～28% 的核素唾液显像检查结果呈阳性 [37–39]。此外，核素唾液显像检查与其他误吸相关检查如 VFSS 和胃食管反流显像检查相关性较差 [40]。

此外，尚有其他几种检查也可作为 VFSS 和 FEES 的补充以确定吞咽障碍患儿是否存在误吸。例如，当患儿存在较为严重的误吸时，可通过在支气管肺泡灌洗时寻找肺部是否存在生物标记物来明确诊断。研究使用最广泛的生物标记物是含脂巨噬细胞（lipid–laden macrophages，LLM）。理论上，下气道中 LLM 的增加说明受检者在吞咽食物或胃反流时存在误吸，但几项关于慢性误吸患儿支气管肺泡灌洗液中 LLM 阳性率的研究结果并不一致 [41–44]。因为在无误吸的儿童中也可有多种状况导致 LLM 升高，如囊性纤维化病、接受静脉脂质制剂营养、镰状细胞贫血合并肺脂肪栓塞、支气管阻塞引起的内源性类脂性肺炎等 [45–49]。虽然这些状况限制了 LLM 的应用，但 LLM 仍可为某些患者的误吸提供诊断依据 [50]。

除了 LLM 外，也有研究将胃蛋白酶、胆汁

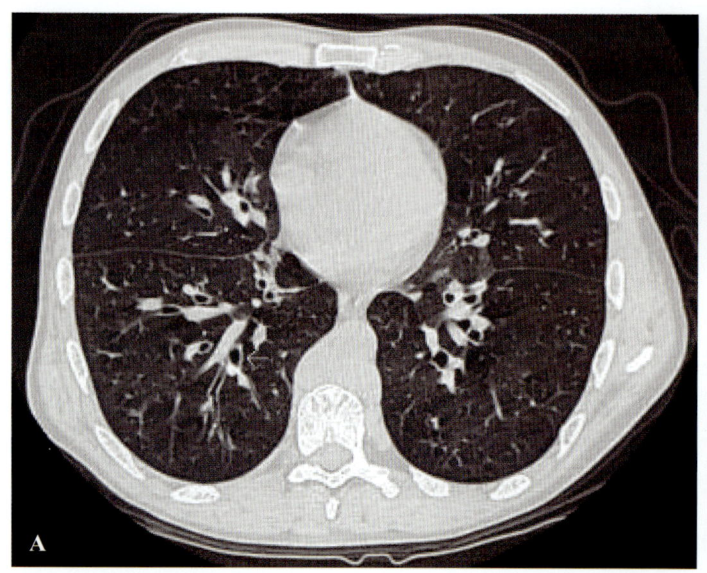

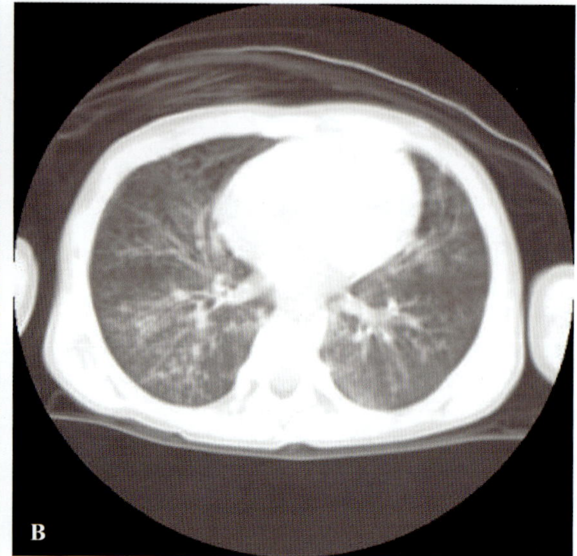

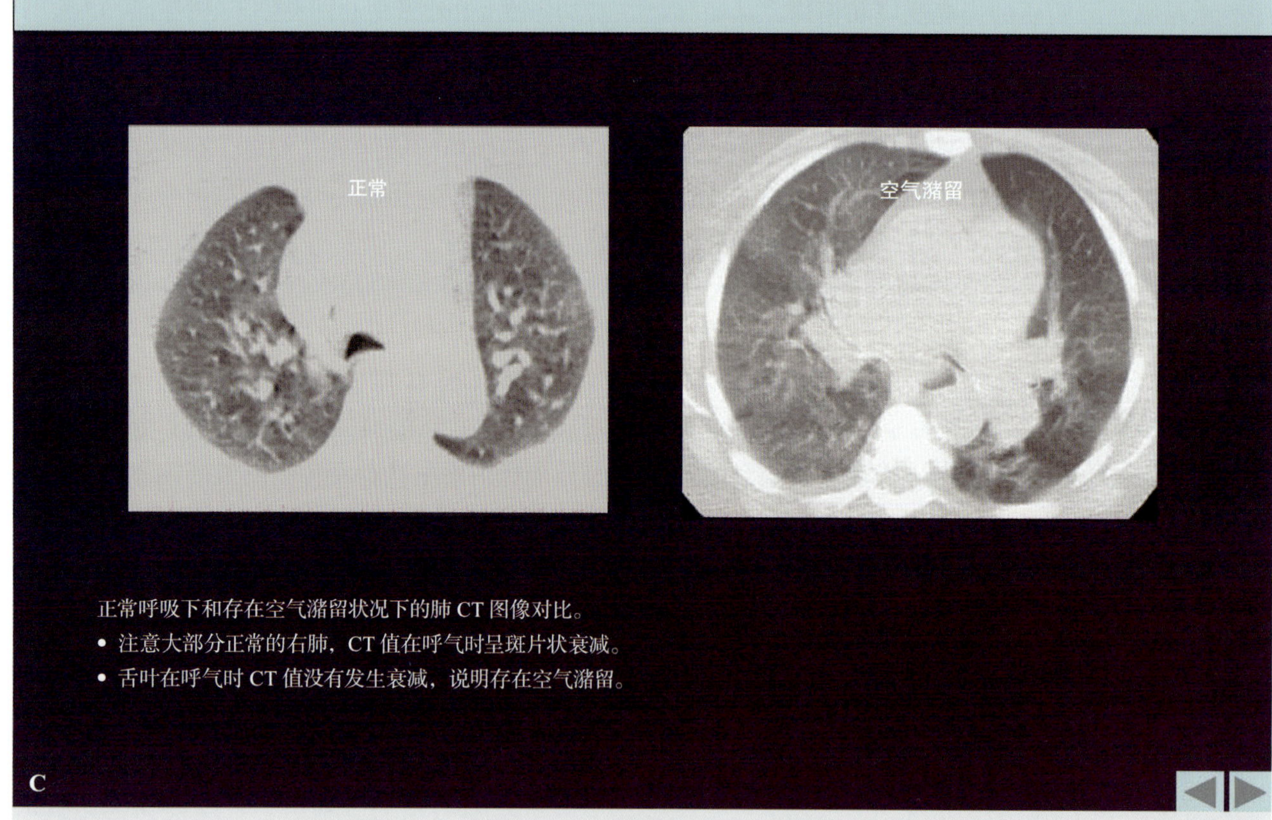

▲ 图 25-1 长期误吸的 CT 表现

A. 轻度支气管管壁增厚；B. 空气潴留；C. 慢性误吸导致的支气管扩张

酸和乳蛋白作为误吸的生物标记物 [51]。胃蛋白酶检测已用于评估插管早产儿、儿科危重患者和肺移植受者是否存在误吸 [52-57]。Farhas 等 [52] 在对 48 名早产儿的肺部分泌物进行分析后发现，有 92% 的样本含胃蛋白酶。有研究表明，在早产儿气管中发现高水平的胃蛋白酶与罹患严重的支气管肺发育不良之间具有相关性 [52, 53]。但在这些研究中，早产儿肺分泌物中胃蛋白酶阳性率过高，并且，其他研究也显示，即使在正常对照组，胃蛋白酶和胆汁酸也有阳性结果，说明这些检测可能过于敏感[58, 59]。支气管中乳蛋白的检测方法很多，但鲜有文献报道[60, 61]。目前，以上所有这些检测方法——胃蛋白酶、胆汁酸和乳蛋白——都欠缺标准，并可能只适用于检测近期发生的误吸[51]。

九、吞咽障碍婴儿的肺功能检查

肺功能测试（pulmonary function tests，PFT）是目前可用于监测由吞咽障碍和慢性误吸引起的婴幼儿慢性呼吸道疾病的工具之一。Tutor 和 Gosa[2] 进行了一项纳入 38 名经 VFSS 初次确诊存在吞咽障碍婴幼儿的研究，所有婴幼儿均为神经系统发育正常的足月儿，但有反复的咳嗽和喘息病史。这些婴幼儿在明确诊断存在吞咽障碍后，在 2 周内接受了 PFT 检查，结果发现有 25 名患儿存在肺活量异常，18 名存在肺容积异常，15 名患儿支气管扩张试验（bronchodilator responsiveness，BDR）呈阳性。这 38 名患儿中，有 17 位在接受吞咽障碍治疗 6 个月后，再次进行了 PFT 检查，结果发现在原本存在肺活量异常的 13 名患儿中，10 名仍有肺活量异常，3 名肺活量恢复至正常范围；而在原本肺活量正常的 4 名患儿中，2 名仍正常，2 名出现异常。在肺容积测试方面，原本存在异常的 11 名患儿中，8 名仍有异常，3 名恢复至正常范围；肺容积正常的患儿中则有 3 名出现异常。BDR 试验显示，原有的 8 名 BDR 试验阳性患儿中，有 5 名在接受 6 个月的吞咽障碍治疗后 BDR 仍持续阳性，3 名转阴。3 名原 BDR 阴性患儿转为阳性，2 名持续保持阴性。作者认为，6 个月的吞咽障碍治疗并没有明显改善这些婴儿的肺功能，以后还需要长期随访研究以明确这些肺功能异常是否会持续到儿童后期，甚至成年后。

十、病例介绍（病例 2）

儿童医院收入一名存在慢性咳嗽并需要吸氧的患儿，在住院期间，儿童肺科医师认为，这些症状可能与先天性疾病，如血管环、H 型气管食管瘘（tracheoesophageal fistula，TEF）、囊性纤维化病有关。在随后的检查中发现，患儿汗液氯化物测试结果正常，此外，虽然食管吞钡造影下放射科医师认为患儿可能存在气管远端，位于左侧主支气管起点上方的 TEF，但耳鼻喉科医师在对患儿进行支气管镜检查中并未发现瘘管。此外，患儿经 VFSS 检查发现存在轻度吞咽障碍，表现为咽部吞咽启动有轻微延迟，并且在吞咽稀流质时有轻度的渗漏，当将喂食食物增稠至花蜜状时渗漏消失。于是医师予患儿调整了食物性状，采用花蜜状食物，并使用 Avent 3 阶段奶嘴喂养。患儿还接受了胃排空闪烁扫描检查，发现有 3 次胃食管反流发生，但食物仅反流至食管近端，并未发生误吸，此外，患儿胃排空也略有延迟。于是予患儿口服兰索拉唑。随着吞咽障碍和胃食管反流的治疗，患儿逐渐不再需要吸氧治疗，并在治疗 2 周后出院，出院后患儿仍需要定时吸入沙丁胺醇治疗哮喘。

该患儿在出院后于儿童肺科医师诊所接受哮喘、吞咽障碍和胃食管反流病的随访。在 3 个月后和 10 个月后进行的 VFSS 检查结果与第一次的结果相同。其他较为重要的检查结果包括，出院后约 2 个月进行了胸部 CT 检查，提示散在的肺实质疾病并有伴肺容积下降，右肺下叶、左肺下叶及右肺上叶部分节段的肺不张，和右肺下叶的吸入性肺炎（图 25–2）。患儿在出院后约 2 周进行了 PFT 检查，3 个月后再次进行时发现小气道存在轻度至中度阻塞，肺容积描记中发现有轻度的空气潴留，BDR 试验阴性。随访后患儿继续接受增稠食物喂养并口服兰索拉唑。4 个月后，婴儿的肺活量和肺容积恢复正常。6 个月后，患儿脱失，未再接受随访。

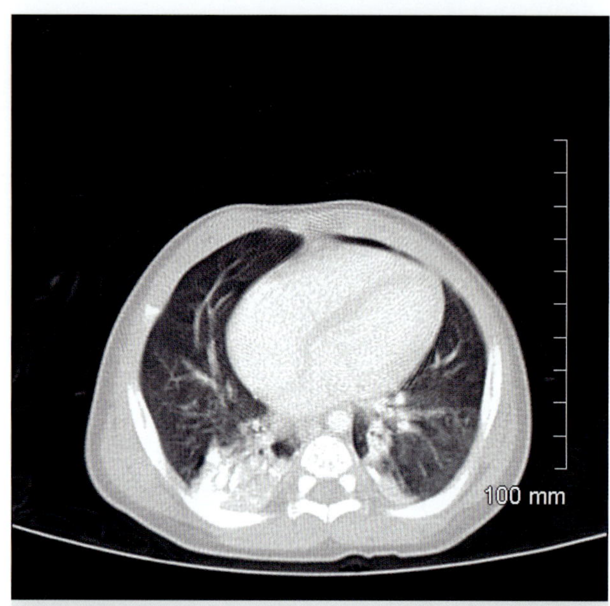

▲ **图 25-2　患儿接受了胸部增强 CT 检查**

CT 显示患儿存在肺泡疾病从而使肺容积下降。右肺下叶、上叶及左肺下叶可见肺不张。右肺下叶见支气管显影，内含误吸的钡剂，是导致患儿发生吸入性肺炎的病因。患儿的心脏大小为正常值上限

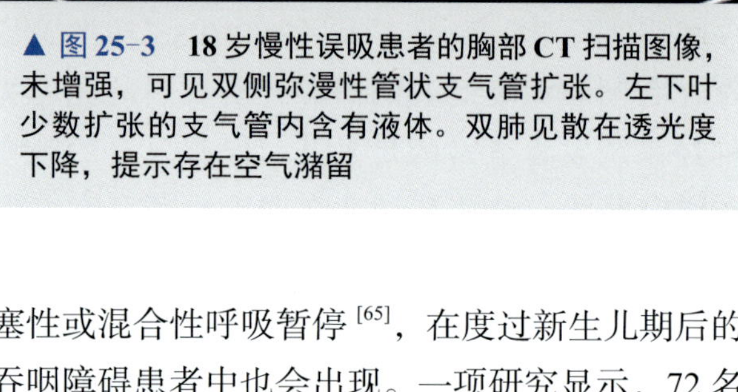

▲ **图 25-3　18 岁慢性误吸患者的胸部 CT 扫描图像，未增强，可见双侧弥漫性管状支气管扩张。左下叶少数扩张的支气管内含有液体。双肺见散在透光度下降，提示存在空气潴留**

十一、吞咽障碍和慢性误吸相关的呼吸系统疾病

前已述及，吞咽障碍和慢性误吸可使患儿出现反复的、对治疗措施反应不佳的喘息、慢性咳嗽，也有患儿表现为喉喘鸣和声音异常。此外，喉骨软化症和声带麻痹也会影响吞咽[62]。因此，当耳鼻喉科医师怀疑此类患儿存在误吸时，进行声门手术，或通过手术修复声门下狭窄就可能防止误吸再次发生。手术前可通过 VFSS 或 FESS 进行吞咽功能评估[63]。通过声门上成形术治疗严重喉骨软化症后，儿童可能出现短暂的吞咽障碍，需要通过改变饮食、改变进食体位和服用抗反流药物治疗[64]。见图 25-3 慢性误吸的影响。

起源于喉部化学感受器的反射，当喉部受到化学刺激和非营养性吞咽刺激时，可能导致幼年儿童发生呼吸暂停、心动过缓和低氧血症。吞咽和呼吸运动的不协调可能会导致呼吸暂停，因早产儿神经系统发育不成熟，更容易出现。已有报道表明，非营养性吞咽可导致新生儿中枢性、阻塞性或混合性呼吸暂停[65]，在度过新生儿期后的吞咽障碍患者中也会出现。一项研究显示，72 名阻塞性睡眠呼吸暂停综合征患者中约有一半存在吞咽障碍，作者认为，在接诊这些患者时，了解吞咽状况应该成为询问病史的一部分[66]。

急性或慢性误吸可导致肺部感染如肺炎或肺脓肿。在 2007 年的一份报道显示，150 名经 VFSS 证实存在吞咽障碍的患儿中，吞咽浓流质和糊状食物正常，但在吞咽稀流质后存在残留或误吸的患儿，罹患肺炎的风险明显增加。多因素回归分析发现，肺炎发生与罹患哮喘、唐氏综合征、胃食管反流病，存在下呼吸道感染史、咳痰和需要吸氧治疗之间具有相关性[67]。

在新生儿中，吞咽不协调会导致误吸，而误吸又会导致气道阻塞，继而导致肺不张（肺的一个或多个区域塌陷）和（或）肺实变［肺泡内的液体导致肺水肿和（或）硬化］，并使肺更容易受到感染。如婴儿出现发绀、呼吸暂停或喘息，肺听诊闻及捻发音（噼啪声或咯吱声）和干啰音（连续、低音、似鼾声的肺部听诊音），X 线片可

见新发的实变或浸润，尤其是病灶出现在上叶和下叶后部，就提示婴儿可能存在误吸。在明确患儿存在误吸后，应清理气道异物。患儿也可能需要吸氧治疗，甚至需要呼吸机支持治疗，并使用广谱抗生素，如氟氯西林（提取自青霉素）和氨基糖苷类抗生素（抑制细菌蛋白质合成的抗生素）至少 5 天 [22, 68]。

度过新生儿期以后的吞咽障碍患儿也可能发生吸入性肺炎。吸入性肺炎可能出现发热、咳嗽、喘息、白细胞增多（血液中白细胞数量增加通常在感染期间发生）和 X 线片出现浸润性病灶。多种疾病可并发吸入性肺炎，如牙龈炎、龋齿、幽门梗阻或肠梗阻、肠管喂养、长时间住院、气管插管、俯卧头低位、使用质子泵抑制药或制酸药。口咽部细菌可能是吞咽障碍儿童发生吸入性肺炎的病原体，包括多种需氧和兼性厌氧细菌，如肺炎链球菌、A 群链球菌、金黄色葡萄球菌、变形杆菌、铜绿假单胞菌、肺炎克雷伯菌、大肠杆菌、产气荚膜梭菌、流感嗜血杆菌等。在成人呼吸机相关性吸入性肺炎患者的口咽部，厌氧菌占优势地位，比例在 3：1～10：1。如患者在院内感染期间或在接受广谱抗生素治疗时发生误吸，占据优势地位的细菌一般为院内感染相关细菌或兼性厌氧菌，最常见的包括大肠杆菌、变形杆菌和铜绿假单胞菌 [19]。在肺炎早期，进行纤维支气管镜检查，并采集标本或支气管肺泡灌洗液送检有助于鉴别病原微生物。如果儿童肺储备功能下降明显或误吸物感染风险较高，则有必要早期经验性使用抗生素。在健康人，吸入性肺炎多由厌氧菌引起，建议使用青霉素、氨苄西林或克林霉素进行治疗。而患有慢性肺疾病、长期居住在福利机构或正在接受广谱抗生素治疗的儿童，建议使用第二或第三代头孢菌素。在免疫缺陷病患者，可能需要首先联合使用氨基糖苷类和合成青霉素类 / 头孢菌素类抗生素，如头孢他啶，直到完善病原学检查后再行换用更具有针对性的抗生素治疗。对抗感染反应良好的患者，抗生素治疗应持续 7～10 天 [19]。

肺脓肿是可能继发于吞咽障碍患儿误吸后的另一种感染性疾病。肺脓肿是肺部被感染后，肺实质破坏、空洞形成和空洞中央肺组织坏死从而形成的局部厚壁脓腔 [69]。误吸是导致肺脓肿发生的最重要的原因。如儿童罹患吞咽障碍、胃食管反流病、TEF 或各种神经系统疾病时，肺脓肿发生的风险更高。发生误吸的次数、误吸物的容积，以及呼吸道清除机制的异常也是影响肺脓肿形成的因素 [70]。如果误吸发生时患儿处于斜卧位，最易受影响的区域是左右肺上叶和右下叶的顶段；如处于直立位时发生误吸，则上肺叶后段更容易被感染 [69]。易导致肺脓肿的病原体同吸入性肺炎。肺脓肿的症状有发热（84%）、咳嗽（53%）、呼吸困难（35%）、胸痛（24%）、厌食（20%）、咳脓性痰（18%）、流涕（16%）、烦躁和嗜睡（11%），以及体重减轻。查体可见气促，肺部听诊局部可闻及呼吸音减弱和干啰音，叩诊可闻及浊音。如 X 线片见内含有气液平面的厚壁空腔，常可协助诊断 [70]。超声波可以帮助鉴别肺脓肿和脓胸。而胸部增强 CT 则是首选的检查方法，可观察到中间含有流动性液体的厚壁空洞。主要的治疗措施是静脉使用抗生素 2～3 周，然后口服抗生素 4～8 周。青霉素可用于覆盖误吸引起肺脓肿的常见的病原体，亦可联用克林霉素或甲硝唑 [71]。此外，在 CT 引导下行肺脓肿穿刺抽出脓液，或近期采用的 CT 引导下猪尾型引流管置入引流术可缩短患者的住院时间，但仍需更多的研究来证实 [72]。肺脓肿的并发症包括脓胸、气胸、支气管胸膜瘘和支气管扩张。如果及时有效治疗并进行密切的随访，并能消除诱发因素，肺脓肿通常预后较好。但影像学上恢复完全正常可能需要 6 个月 [70]。

闭塞性细支气管炎（bronchiolitis obliterans，BO）是一种罕见的、不可逆的、因细支气管阻塞和腔内闭塞所引起的阻塞性肺疾病。它是肺移植术后导致肺移植失败的主要原因（导致 40% 的患儿死亡）。它也是骨髓移植术后导致患者死亡的一个重要原因。BO 常致死，尤其是接受了移植手术的患者。胃食管反流病在接受器官移植的患者中非常普遍（回顾性研究显示其发生率约为73%），误吸反流物可能导致 BO 发生 [73]。Atkins 近期的两项研究 [74, 75] 显示，在 263 名肺移植患者中，有 70.5% 的患者经 FEES 或 VFSS 检查发现在术后出现吞咽障碍，63.8% 存在误吸。患者术前有吸烟史或罹患胃食管反流病、使用体外循环治疗是预测吞咽障碍发生的风险因素。此外，第一秒用力呼气容积（expiratory volume in the first second of expiration，FEV_1）峰值也是预测 BO 发生的风险因素之一，是否需要呼吸机支持和峰值 FEV1 同时还是预测死亡的风险因素。作者认为应积极评估并识别吞咽障碍患者，普通的吞咽评估和治疗即可改善患者的生存率，积极的排出肺部积液和痰液可以改善肺移植患者的结局。

BO 的临床发病往往是隐匿的。症状包括咳嗽（94%）、喘息（87%）、运动耐力下降（87%）、呼吸急促（77%）和频繁的呼吸道疾病（77%）。查体可出现干啰音（87%）、喘息（71%）和呼吸急促（61%）。肺活量测定显示 FEV_1 不可逆转的持续下降。胸部高分辨率 CT 检查可见由于空气潴留造成的肺透明度下降，这在呼气期 CT 图像中表现的更明显，但如要确诊则需要进行肺活检，镜下可见黏膜下的胶原纤维瘢痕形成导致的细支气管壁增厚，这一病理改变会导致气道结构扭曲和管腔狭窄。肺移植术后淋巴细胞性细支气管炎的存在是 BO 发生的重要危险因素。BO 的治疗方法有限，大多数的治疗方法的效果证据不足。但有证据表明他克莫司和霉酚酸酯对肺移植患者的 BO 有较好的预防和治疗作用 [73]。

支气管扩张是支气管和细支气管的异常扩张，由感染和炎症导致气道损伤引发 [76]。它可以导致慢性咳嗽、反复肺部感染和肺功能受损的发病率升高 [77]。当支气管扩张出现在儿童期时，可能造成不可逆转的肺损伤，并导致成年后的慢性疾病，增加发生呼吸衰竭死亡的风险 [78, 79]。

导致支气管扩张的通常是慢性或剧烈的损伤，如慢性或急性吸入性肺损伤。如合并支气管清除功能受损，导致肺部分泌物淤滞，将导致肺损伤进一步加重。病理上可见患者肺部的纤毛柱状上皮细胞发生鳞状细胞化生，并有贮存细胞增生，黏膜增厚的表现。随着疾病进展，支气管肌层和纤维软骨层逐渐受损，最终支气管壁破坏，支气管软骨受侵蚀。一旦继发感染，感染和炎症的循环将导致进一步的黏膜和支气管壁损伤。在慢性病例中，支气管动脉可能发生血管出芽与毗邻的肺动脉吻合，使患儿易发咯血 [80]。支气管扩张根据经典的 Reid 分类，按照形状不同可分为 3 种不同的类型：①柱状扩张，支气管扩张均匀；②静脉曲张型扩张，支气管扩张并伴有缢痕；③囊状扩张，为进行性扩张，常伴有肺结构的逐渐破坏 [81]。

支气管扩张的病史表现多样，从轻微的呼吸道疾病到气道阻塞、肺部感染，乃至呼吸衰竭合并高碳酸血症引起的死亡均有报道 [82]。肺心病和右心力衰竭是晚期支气管扩张症的罕见并发症 [83]。喘息和哮喘症状在支气管扩张患者中常见，据不同报道，其发生率为 11%～46% [84, 85]。支气管扩张患者的不良预后因素包括哮喘、双肺均有病变和支气管扩张为囊状扩张 [86, 87]。

慢性误吸是儿童支气管扩张的原因之一。Piccione 等 [25] 研究报道，在 100 名 6 月龄—19 岁经吞咽评估和气道内镜确认存在误吸的患者中，在历时 21 个月的研究中，经硬质支气管镜或纤维支气管镜检查和高分辨率胸部 CT 检查发现有 66% 的患儿患有支气管扩张，其中 2 岁以下的占 51%。最小的只有 8 个月大。合并严重的神经功能障碍和胃食管反流病史是发生支气管扩张危险因素。

慢性呼吸系统疾病是支气管扩张症患儿常见的临床表现，常出现与喘息或呼吸困难相关的干咳，可能伴有咳出脓臭痰，病情较严重的儿童可出现咯血。听诊常可闻及干 / 湿性啰音。据报道有多达半数患者会出现杵状指。此外，患者经常出现营养不良 [80]。

对怀疑存在支气管扩张的患儿进行评估的目

标是：①明确诊断；②确认气道损伤的分布及严重性；③寻找与支气管扩张相关的肺外器官疾病（如肺心病）；④寻找家族史及潜在存在的导致支气管扩张的病因[82]。

高分辨率胸部 CT 是诊断支气管扩张的金标准，普通 X 线片对诊断支气管扩张并不敏感[25]。高分辨率 CT 中支气管扩张的特征性表现是“印戒征”，即扩张的支气管直径增大，超过伴行血管的直径[88, 89]。在支气管扩张的患儿中，支气管动脉管径比（定义为支气管管腔的直径除以伴行的动脉的直径）为 0.8 或更大[90]。支气管扩张的胸部高分辨率 CT 征象，包括支气管扩张伴有气液平面、呈线性或簇状排列的囊状支气管、周围肺组织可见扩张的支气管、支气管间互相平行且管径无逐级减小、轨道征、因纤维化而增厚的支气管壁。误吸通常引起下肺叶支气管扩张[80, 91]（图 25–4）。

支气管扩张症患儿常见的呼吸道病原体，包括肺炎嗜血杆菌、肺炎链球菌、卡他莫拉菌、副流感嗜血杆菌、金黄色葡萄球菌和假单胞菌[80]。在小儿支气管扩张症中，从痰液或支气管肺泡灌洗中分离出病原体的比率为 53%～67%[92]。支气管内持续的假单胞菌感染与可能导致严重的进行性支气管扩张和生活质量下降[77]。

支气管扩张症的管理应注重控制潜在的风险因素并针对肺化脓性损伤进行治疗[80]。包括出现感染时积极应用抗生素抗感染、定期清理气道积液和痰液、注意营养支持，同时进行长期的临床动态监测警惕病程进展。积极的护理可改善患者的生存率并保护肺功能[93, 94]。定期随访的目的包括评价出生后的肺发育情况，预防过早发生呼吸衰竭，维持最佳生活质量，以及预防由于支气管扩张引起的并发症[82]。

支气管扩张急性加重的本质是并发了感染，特征是痰量增加、咳嗽加重、咳嗽性质改变（由干咳转为湿咳）、咳脓痰，伴有或不伴有运动能

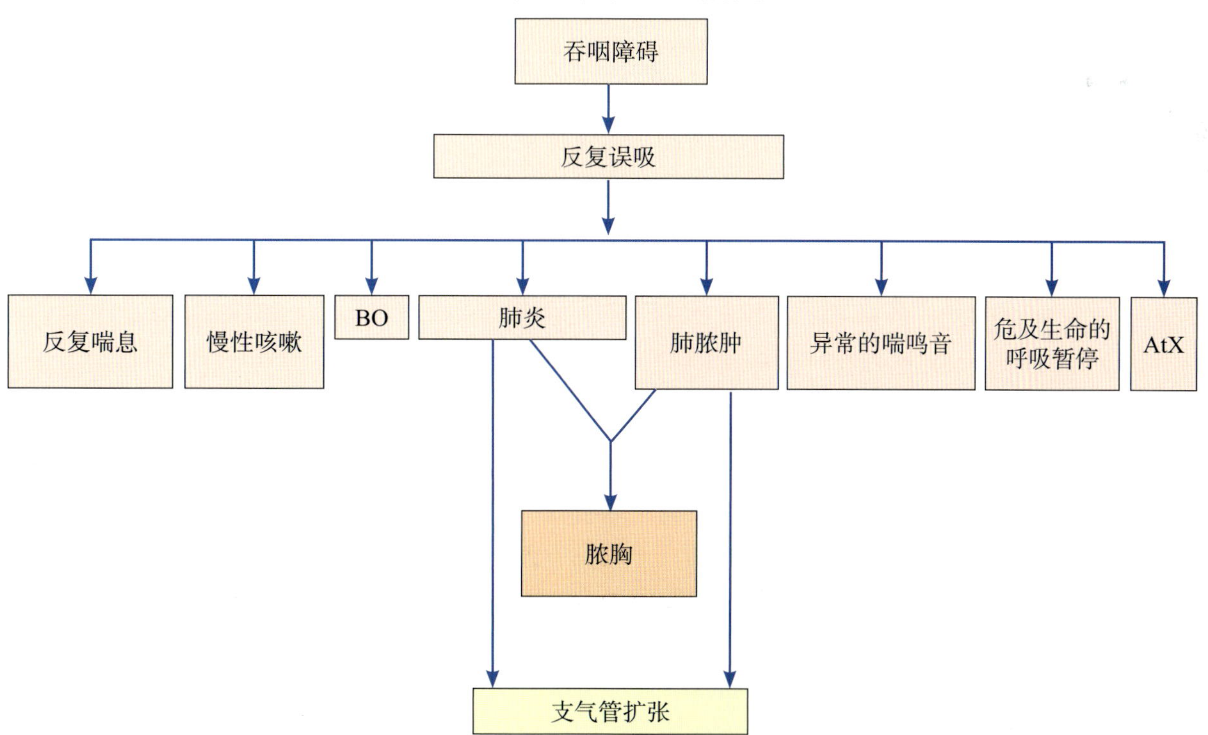

▲ 图 25–4　误吸引起支气管扩张的机制

AtX. 肺不张；BO. 闭塞性细支气管炎

力和耐力的下降[92]。感染加重时应使用适当的抗生素治疗，这些抗生素应根据从患者呼吸道分泌物中分离培养的病原体的药敏结果进行选择。

大环内酯类药物在治疗囊性纤维化支气管扩张时，具有抗炎和调节黏液分泌的作用。在一项应用阿奇霉素治疗非囊性纤维化支气管扩张成人的对照研究中，证实患者在接受中位期为 20 个月的治疗后，肺部急性加重症状得到了缓解，肺功能有所改善[80]。非甾体类抗炎药对外周血中性粒细胞功能有重要影响，可使被激活的中性粒细胞恢复静息状态，从而显著减少中性粒细胞趋化作用和纤连蛋白降解，但非甾体类抗炎药对气道的定殖细菌或中性粒细胞产生的超氧阴离子无影响[95]。Tamaoki 等报道，与安慰剂相比，治疗组（吸入吲哚美辛 4 天）在 14 天内痰液产量显著减少，呼吸困难评分显著改善，但两组患者肺功能和血液指标无明显差异[96]。

祛痰药是在肺支气管黏液纤毛清除系统功能受损的情况下协助排痰的药物[97]。多种不同机制的祛痰药可用于儿童患者。重组脱氧核糖核酸酶可溶解痰液中细菌和中性粒细胞 DNA，对囊性纤维化病患者有效，但有研究表明，在非囊性纤维化病患者中，重组脱氧核糖核酸酶会导致患者症状加重、增加住院率、降低肺功能，因此禁用与非囊性纤维化病性支气管扩张患者[98]。吸入医用渗透剂，如 7% 的高渗盐水，可改善化脓性肺疾病（包括囊性纤维化病和非囊性纤维化病导致的）患者的气道清除功能和肺功能，并降低支气管扩张急性加重的发生频率。此外，建议预先使用短效支气管扩张剂，以避免某些患者发生支气管痉挛[97, 100]。胸部理疗有益改善生活质量和运动能力，减少咳嗽和痰量[101, 102]。

伴有支气管扩张的儿童哮喘的治疗方案应根据其自身的特点确定。吸入糖皮质激素对患有严重支气管扩张症和铜绿假单胞菌感染的患者有利[103]。短效和长效 β_2 受体激动药在支气管扩张的治疗中也有不确定的作用，两者必须择一种单独使用[104, 105]。

如果支气管扩张病灶较为局限，并且经药物治疗失败后，考虑采用手术治疗。数篇关于支气管扩张的外科治疗的综述显示，接受手术的成人和儿童患者组的死亡率为 1%，手术并发症发生率为 8.5%。并发症包括脓胸、支气管肺瘘管形成、低血压和出血。患者的病灶较为局限时，手术治疗更为有效[106, 107]。

十二、结语

吞咽障碍患儿气道保护反射失效时会发生慢性误吸。目前有几种检查方法可以明确误吸是否存在。对婴儿的肺功能测试表明，当婴儿有慢性误吸时，肺功能会受到明显的损害。吞咽障碍患儿的慢性误吸可导致多种肺部疾病的发生发展，提高患儿肺部相关疾病的发病率，甚至死亡率。因此，我们强烈建议让儿童肺科医师尽早介入，参与此类儿童的评估和治疗。

习　题

1. 关于气道保护反射的陈述，下列哪项说法是错误的？

A. 喉部化学感受器是防止新生儿误吸的主要屏障

B. 呼吸道合胞病毒细支气管炎患儿在喉部感受器受刺激时，会产生咳嗽和吞咽动作

C. 喉反射是成人气道保护的主要组成部分

D. 喉部感觉下降与误吸的发生有关

E. 气道保护反射的感受器位于咽部、喉部和食管

2. 关于误吸相关的病理生理事件的陈述，下列哪项说法是正确的？

A. 误吸物的 pH 为 3 时，发生的肺损伤最严重

B. 误吸入气管的胃内容物在发生误吸后 60s 内就可出现在肺表面

C. 误吸 2ml/kg 的酸性物质会导致严重的后

果，通常会导致死亡

D. 发生误吸后至少 24h 才会出现急性肺炎样改变

E. 误吸造成肺部损伤可迅速修复，不会造成永久性损伤

3. 关于误吸的诊断，下列哪项说法是正确的？

A. 核素唾液显像试验是一种高灵敏度的判断是否存在误吸唾液的测试

B. 核素唾液显像试验分泌的结果与 VFSS 和胃食管反流显像的结果有很好地相关性

C. LLM 升高在不存在误吸的儿童中也可出现

D. 早产儿支气管吸出物中胃蛋白酶水平升高与严重支气管肺发育不良的发生无关

E. X 线片中，儿童发生误吸后最常受累的肺叶是右肺中叶

4. 关于闭塞性细支气管炎（bronchiolitis obliterans，BO），下列哪项说法是正确的？

A. BO 是由支气管阻塞和腔内闭塞引起的可逆的阻塞性肺疾病

B. 呼气中期用力呼气量（FEF 25%～75%）可用于预测肺移植患者 BO 的发生

C. 可采用高分辨率胸部 CT 以明确 BO 诊断

D. 他克莫司和霉酚酸酯可能更好地预防和治疗肺移植患者的 BO

E. 术前存在吸烟史、存在吞咽障碍和接受体外循环治疗是预测肺移植患者发生胃食管反流的风险因素

5. 关于儿童支气管扩张，下列哪项说法是正确的？

A. 研究显示，在存在慢性误吸的儿童中，有多达 66% 的患儿经支气管镜和胸部 CT 检查发现存在支气管扩张

B. 胸部 CT 显示，儿童支气管管径与其伴行动脉管径之比为 1∶1.5 方能诊断支气管扩张

C. 从支气管扩张患儿的痰液或支气管肺泡灌洗液中分离出病原体的比例＜ 50%

D. 使用脱氧核糖核酸酶是治疗儿童非囊性纤维化支气管扩张症的标准治疗方法

E. 推荐使用胸部平片作为诊断支气管扩张症的影像学检查方式

答案与解析

1. 正确答案：（B）呼吸道合胞病毒细支气管炎患儿在喉部感受器受刺激时，会产生咳嗽和吞咽动作。

当发育成熟的儿童喉部感受受到刺激后，会引起咳嗽和吞咽动作，但当患儿被呼吸道病毒，如呼吸道合胞体病毒感染发生毛细支气管炎后，会回到神经发育不成熟状态，导致发生呼吸暂停。其他选项（A，C，D，E）都是正确的。

2. 正确答案：（C）误吸 2ml /kg 的酸性物质会导致严重的后果，通常会导致死亡。

（A）误吸物的 pH 为 2.5 时，发生的肺损伤最严重。（B）误吸入气管的胃内容物在发生误吸后 12～18s 就可出现在肺表面。（D）误吸发生后 24h 内即可出现急性肺炎样改变。（E）误吸可造成永久性肺损伤。

3. 正确答案：（C）LLM 升高在不存在误吸的儿童中也可出现。

患有镰状细胞病伴脂肪栓塞、囊性纤维化病、静脉使用脂质制剂、支气管阻塞导致的内源性类脂性肺炎的患儿，其 LLM 也会升高。（A）应用核素唾液显像试验判断患儿是否存在误吸的灵敏性只有 26%～27%。（B）核素唾液显像结果与 VFSS 和胃食管反流显像的结果相关性不佳。（D）早产儿气管吸出物中胃蛋白酶水平升高与严重的支气管肺发育不良的发生有关。（E）X 线片中，儿童发生误吸后是最常受累的肺叶是上肺叶和下肺叶后段。

4. 正确答案：（D）他克莫司和霉酚酸酯可能更好地预防和治疗肺移植患者的 BO。

（A）BO 是一种不可逆的阻塞性肺病。（B）FEV_1 峰值可用于预测肺移植患者 BO 的发生。（C）BO 的确诊需要肺活检。（E）术前有吸烟史、存在胃食管反流和需要体外循环治疗是预测肺移

植术后患者发生吞咽障碍的风险因素。

5. 正确答案：（A）研究显示，在存在慢性误吸的儿童中，有多达 66% 的患儿经支气管镜和胸部 CT 检查发现存在支气管扩张。

（B）诊断儿童支气管扩张需要胸部 CT 显示其支气管管径与伴行动脉管径之比≥ 0.8。（C）从支气管扩张患儿的痰液或支气管肺泡灌洗液中分离出病原体的比例为 53%～67%。（D）非囊性纤维化支气管扩张症患儿禁用脱氧核糖核酸酶。（E）高分辨率胸部 CT 是诊断支气管扩张症的金标准，普通 X 线片并不敏感。

第 26 章　临终关怀

Considerations Emerging from the End of Life

Pamela A. Smith　Mary L. Casper　Paula Leslie　著

于　帆　译

本章概要

临终关怀，与生命的其他阶段的关怀并无不同。无论生命的哪一个阶段，临床医师都必须始终了解法规，以及法规如何适用于患者权利，并做出有关患者照护的明智决定。临床医师必须无偏见与患者充分沟通，避免家长式医疗作风，尊重患者的价值观。医患谈话记录应清晰、完整地总结患者所提供的信息、提出的问题和做出的决定，有明确的证据证明患者或家属已理解。卫生保健提供者必须认识到，所有患者在整个生命周期内都有选择自己照护的权利，我们有责任告知患者所有可选择的治疗，包括无干预措施及替代方案的费用和获益。我们鼓励所有的医师和准医师接受这种照护哲学，即尊重患者在生命的每个阶段的选择，并且很可能是医师自己临终时接受的照护哲学。

关键词

伦理学，共同决策，自主性，慈善，家长制医疗，成本效益分析

学习目标

- 讨论医疗卫生服务的监管水平，并解释联邦法规、专业协会指南和伦理原则之间的差异。
- 讨论居民/患者的权利，包括自我决定和拒绝的权利。
- 讨论家长制医疗的历史基础，以及它如何影响患者的照护。
- 描述在患者宣教的过程中，医患沟通对患者制订策略的影响。
- 描述 3 个理想的临床互动特征，这些特征利于制订共同决策和减少分歧。

一、概述

在历史上，普遍认为临终问题与绝症患者相关，即与发展到不考虑进行康复治疗的患者的照护相关。我们倾向于将临终关怀与年老、虚弱的患者联系起来，也许与多种疾病进程相关，伴有吞咽障碍的临终患者与其他临终患者相同。指导医学、法律和伦理的原则来自于对临终问题的思考，这些思考适用于我们对任何患者的决策过程。我们告诫人们不要认为事情有所不同，或者

康复不适当，或者人们在临终时可能承担更多风险。临床医师应从患者的个人状况、可用资源和偏好的角度来支持患者的每项决定。

本章的内容是围绕2名患者展开，简略的描述这2名患者的情况，全文将在整章中回顾这些患者，以便读者可以将讨论的概念应用于这2名患者身上。都是老年患者，但只有一位患者是典型的临终状态。终末期护理、临终关怀和舒缓治疗是出现在许多手册中的3个术语，但在生命结束的问题上经常被误解。舒缓治疗和临终关怀这2个术语经常交替使用，但它们并不完全相同。舒缓治疗是一种治疗方法，即无论患者身患何种疾病，更强调对症治疗和缓解疼痛。临终关怀既是指某种组织或机构，也指护理级别。临终关怀是指向患者提供的一系列服务（临终关怀的益处），临终关怀机构为临终患者和家属提供支持服务，其目的是让患者在死亡过程中保持舒适，并在患者死亡后为家属提供帮助和支持。获得临终关怀资格的患者，必须被其主治医师证明该患者生存期短（一般为6个月）。终末期治疗常与临终关怀联合使用，因为处于疾病晚期的患者康复希望渺茫。临终照护是让患者舒适地度过生命的最后阶段。有一种说法是临终关怀服务不包括治疗，或者终末期患者不宜接受治疗。而精湛的治疗服务对最大限度维持临终患者舒适性是非常重要的。

二、我们的患者

74岁的Carla，是一家专业照护机构的居民。她的入院诊断为肺癌伴脑转移及骨转移，在她入住之前，曾接受了各种针对癌症的治疗，但她的医师不相信这些治疗能治愈疾病。Carla和她的家人了解疾病的预后之后，身患癌症的她希望尽可能让自己感到舒适。她身高162.56cm，体重40.86kg，伴食欲减退。

Nancy也是74岁，是同一家照护机构的居民。她的入住诊断为脑血管意外（cerebrovascular accident，CVA），伴右侧偏瘫、中度混合性失语和吞咽障碍。目前她进食调配的浓流质食物，她存在步行、穿衣、自主进食、与他人交流和吞咽障碍。她期望改善受脑卒中影响的所有功能障碍。她身高165.1cm，体重65.83kg，自从脑卒中以来，体重减轻约4.54kg。

表面上看，2名患者差异很大——Carla诊断为癌症，康复希望渺茫，而Nancy则是脑卒中，有希望康复。2名患者都出现了吞咽问题，并且都接受了言语语言病理学专业人员的评估和治疗。脑卒中的Nancy可能更适合康复治疗，而身患癌症的Carla是临终状态。2名患者的临床诊断不同，但她们的评估过程、照护计划、治疗实施和患者管理过程没有什么不同。本章探讨医师在临床实践中，思考患者临终时可能出现的监管、伦理、临床和务实的问题。更重要的是，这些问题适用于所有患者，无论患者的疾病预后如何。联邦法律、临床最优实践和伦理原则要求，无论患者年龄或医疗状况，我们都应该遵循类似的程序。

三、监管背景

执业言语语言病理学专业人员知道规章制度，但常常害怕规章制度，而不是去了解相关规章制度知识如何支持我们的工作。熟悉当今国家、地方和专业法律法规及规章制度支持可辩护的执业行为，尤其是当执业行为与标准化(或“约定俗成”）行动不符时。因为患者个体情况的独特性，许多病情复杂的患者不存在标准行动。对于许多病情复杂的患者来说，没有标准的治疗方法，因为患者个体差异性，故患者个体化治疗应有充分的理由并符合监管体系（框26-2）。

（一）患者自决法案

患者是医疗保健的消费者，也是被照护者。根据法律规定，患者有权了解、思考和决定他们的医疗服务类型和程度。《患者自决法案》[1]描述了这项权利，该法案描述了患者有权参与自己的照护并指导其医疗服务策略。该法案要求医疗保险和医疗补助的提供者（包括医院、疗养院、临终关怀计划、家庭保健机构和管理式医疗组织）向患者提供准确的信息，即根据州法律规定，患者有管理预先医疗指示的权利[1]。该法案规定，患者有权接受或拒绝医疗或外科治疗，有权准备一份预先医疗指示，有权了解医务人员或机构将如何实现这些权利。若患者未签署预先医疗指示，医务人员不能限制患者的治疗、提供临时性治疗或以任何方式歧视患者。言语语言病理学专业人员作为医务人员也不例外。了解了患者有权指导自己的治疗，言语语言病理学专业人员在为任何患者、患者的任何生命阶段制订治疗计划时，应考虑患者的意见、价值观和愿望。

（二）医疗保险指南

大多数老年人享有医疗保险制度，该制度是 1965 年建立的美国医疗保健计划，旨在确保（主要）老年人获得足够的医疗服务[2]。医疗保险和医疗补助服务中心（centers for medicare and medicaid services，CMS）是监督医疗保险计划的政府机构。CMS 不直接支付医疗费用，它与被称为医疗保险管理承包商（medicare administrative contractors，MAC）的保险公司签订合同，MAC 为医疗项目提供财务管理。MAC 可能会发布自己的承保范围要求和决策，称为当地承保范围（local coverage determinations，LCD）。MAC 会受限制，以确保所有当地承保范围均符合联邦医疗保险和医疗补助服务中心的准则，而 MAC 会进一步规定特定医疗服务的付款要求。承保范围因地而异，可能在该区域内承保或拒保。

（三）最少限制的进食指南

需要继续住院治疗的患者可被收治到康复环境中，通常是专业护理机构。所有级别护理机构的患者不会因为住院而丧失自决权。代表这些患者权益的宣传工作越来越多。如先锋网络的出现证明了患者权益的扩大。先锋网络与医疗保险和医疗补助服务中心合作，努力促进卫生保健中的文化变革。它制订了《喂养和进食标准》[3]，帮助卫生保健服务提供者护理急症期后的老年人，关注他们的权利和健康状况。先锋网络制订的国家指南中指出，长期照护（long-term care，LTC）中的老年人存在营养不良的风险。

长期照护机构中的患者可能存在以下所述的一种或多种营养不良的危险因素。总体风险取决于个人的具体情况，所以对于所有新入院患者均要考虑营养不良的危险因素（框 26-1）。

框 26-1　长期照护者的健康危险因素[4]

- 最近体重减轻或食欲变化
- 功能障碍（包括吞咽困难症状）
- 压疮
- 绝症
- 抑郁
- 药物使用
- 治疗性进食
- 恶心，呕吐或腹泻
- 液体潴留和水肿
- 潜在感染

框 26-2　病例复习

- Carla 和 Nancy 的诊断和预后不同。在每个评估的过程中有什么相似之处和不同之处?
- 鉴于我们所了解的监管背景，讨论这些患者的康复服务候选资格。他们符合医疗照护计划的服务资格吗?
- 以 Carla 和 Nancy 为例，《新的餐饮实践标准》如何影响吞咽障碍患者的治疗建议?

本应改善这一问题的干预措施却被认定为增加了风险，治疗性进食。《新的餐饮实践标准》[3]汇总了从事老年照护专业人员的执业范围及有关营养研究的证据。这些标准帮助专业人员认识到，患者做出的每一个选择都有潜在的费用（经济、身体、情感）和获益。

四、法医学的框架

临床医师对他们的患者负有多项责任，如美国言语 - 语言 - 听力协会（American speech-language-hearing association，ASHA）道德准则[5]和执业范围[6]中所述。如果一个关于言语语言病理学专业人员的案件被提交到法院，适用于内科医师的法律很可能适用于任何临床医师。了解法医学框架有助于我们明确自己的职责，也有助于我们理解和使用医学和法律的共同语言。医师在治疗方面有两大职责，包括信息披露和获得知情同意。

经常被忘掉的治疗选择是无治疗。我们需要将这一点加入拟干预措施的讨论。以同样的角度和证据审查，患者服用或不服用增稠液体的费用和获益。因此，临床医师必须熟悉那些阐述改变食物或液体的黏稠度会减少食物摄入的文献。这是临床医师进行吞咽障碍的工作中必须知道的一个高危因素（框 26-3）。

框 26-3　病例复习：法医学框架

- Nancy 和 Carla 各自的情况如何挑战临床医师的信息披露？
- 在同意和参与治疗决策方面可能存在哪些特殊的挑战？

（一）信息披露

在美国，有两种主要的信息披露标准，其广义解释如下。

1. 合理的医师标准：将医师的行动与其专业同行的行动进行比较（也称为专业标准）。

2. 合理的患者标准：一个理性的患者发现什么是与自己有关的决定（也称为非专业标准）。

在美国大约有一半的州使用这两种标准。我们将用“临床医师”代替“医师”这个词，以帮助我们了解这些标准将如何适用于言语语言病理学专业人员。如果对专业人员提起医疗事故诉讼，法院将考虑当地的管辖权，或在该州如何审查案件。法院还可进一步调查并应用特定案件或侵权法的裁决。

合理的临床医师标准，是将临床医师的行动与同行进行比较。这表示该医师的行动符合大多数同行的行动范围和方式，并且具有同样的意义。我们认为，大多数临床医师的行动是恰当的，最新的医疗实践符合当前的临床指南。

合理的患者标准接受患者需要知道选择治疗或不治疗与要讨论的相匹配。作为患者，更倾向于这样一种想法，即希望获得所有相关信息，或者最重要的信息。

问题是我们不可能确切知道什么信息是至关重要的。而事情发生后，我们才更加明智，鲁滨孙法官在坎特伯雷诉讼斯宾塞案的摘要中承认了这一点：“它使医师面临患者的后见之痛。它使事实的发现者处于判断是否应该相信假设问题的推测性答案的位置。它要求仅凭证词的主观判断，而这些证词是由存在未披露信息风险的患者—证人提出的[7]。”

这种后见之明与极少使用的第三项标准有关，即主观标准。主观标准受到“后见之明”和“痛苦”影响的风险更大，因此，公认的合理的患者标准概念有利于常规的客观的患者。

（二）共识

知情同意是指患者（或代理人）同意临床医师进行某些评估或干预。作为知情同意的一部分，责任临床医师需要指导患者选择治疗项目，包括选择无治疗，并且对可能产生的费用（财务，生理，情感）和获益进行风险分析，以便患者可以做出明智的决定，进而同意临床医师进行干预。美国医学会承认，知情同意应包括以下内容：①信息披露与讨论（风险、获益、无干预、诊断等）；②给患者提出问题的机会以便理解选择的治疗方案[8]。

不幸的是，知情同意的过程变成了“你是否同意患者的决定”，而最坏的情况意味着“你在一些为了免除医务人员的法律责任的表格上签名了吗”[9]。言语语言病理学专业人员必须明白，他们的职责是与患者或患者家属探索可能的治疗方法，并可能会给予治疗建议，这就是患者会去找专家的原因。患者可以拒绝其不喜欢的治疗，因此，依从性差的患者治疗会有点麻烦。只有清晰记录谈话讨论内容，言语语言病理学专业人员才能证明有合理的信息披露，并且让患者了解治疗的费用和获益，了解他们最终选择的治疗，这是才是令人满意的知情同意过程。

为了表明已知情同意，我们需要证明满足了某些条件[10]。

1. 自愿性：患者均未受到胁迫，无论是公开的（如威胁患者同意干预措施，否则就终止治疗）还是隐秘的（如临床医师通过细微的语言或肢体语言表达不满）。

2. 能力：患者能够权衡每种治疗的花费和获益，并能够解释特定的选择。

3. 目的：患者的选择能够代表其在这段时间的价值观和想法。

自愿的要求直接阐明了弃权书的概念。弃权书是一份患者 / 家属可能被要求签署的文件，这份文件声明若患者未遵医嘱而导致的不良后果，可以免除医疗机构的责任[11]。在吞咽障碍领域，如果没有关于确保知情同意的对话的明确文件，弃权书不会保护专业人员或机构。如果已有这份文件，就不需要弃权书。

胜任不同于能力，能力是人对所有决定的合法判断的状态。胜任是在某一特定时刻由讨论该决定的临床医师判断的。有认知障碍的人有能力选择穿哪件毛衣，但却无法获得其财务文件。或者一个人可能有更清醒的时间，或者医疗也会影响家庭 / 临床团队何时应接近他们以做出决定。

（三）计划进展

预立指示的类型各不相同，每个国家、地区和州之间的要求和适用性都不尽相同[12]。遗嘱通常是由法律专业人士起草的文件，说明当某人活着却无法表达意愿时，遗嘱会指导医疗团队对自己的治疗，指导何时停止、延缓或维持治疗。但遗嘱不能拒绝基本护理（例如，简单的卫生保健），不能拒绝护理人员提供的饮食，不能要求安乐死或不合理的治疗[13]。最近，关于提供饮食、预立指示和痴呆症等方面的问题，已成为头条新闻，且尚未得到解决，但是对这些问题更全面的考虑已超出了我们的权限[14]。

预立指示的一个部分是谁可以代表患者做决定，或者谁有委托书。通常，这是指谁拥有财务权利，而不是与医疗保健相关的权利。临床医师必须检查被委托人是否持有医疗保健或医疗委托书（也称为医疗保健委托书）[12]。这是由委托人（患者）写的，并指定被委托人或代理人。患者可以写遗嘱来任命医疗保健代理人，但仍有一些要求，例如任命文件必须清楚地说明，患者与指定的医疗保健代理人已讨论患者的意愿[15]。患者可以随时更改此协议。实际上，医疗保健代理人不能依法推翻患者根据其遗嘱做出的特定决定[16]。建议患者咨询法律专业人士，因为各州有具体规定的预先指令。

五、医疗原则

一般的伦理原则在书中其他地方有讨论。我们对医学伦理原则框架进行了简短描述，因为它们是我们对本章许多主题的固有理解[10]。关于这些原则的细节，读者可以阅读 Beauchamp Childress 的著作，他们是这个医学伦理原则框架的发展者。通过这些原则，我们可以了解我们每天面对患者和患者家人时的紧张情绪，患者是自主的个体，甚至我们作为临床医师也在努力使患者做到这一点，临床医师有责任成为心存善意之人。然而，如果患者不听从我们的“专家”建议怎么办？

（一）自主性

许多人视为基本原则，尊重他人的权利，即一个有权利决定如何对待自己身体的人。Benjamin Cardozo 法官的判决和评论就是一个很好地例子，这是美国法庭上第一个因缺乏知情同意而做出的渎职判决。一百多年后，这一原则仍然适用，每一个成年且思想健全的人都有权利决定如何对待自己的身体；除了患者意识障碍及知情同意前必须进行手术的紧急情况外，外科医师在未经患者同意的情况下进行手术是一种侵犯，医师应该为这种侵犯承担损害赔偿的责任[17]。

这一原则既支持知情同意也支持知情拒绝。我们必须牢记个人有100%自治权的思想是西方的构想。许多文化认为家庭甚至是更广泛的社会群体才是决策者，这与许多国家和医疗保健系统的现代临床实践极其相关，在该体系中，广泛的文化内涵构成了患者和医务人员群体[18]。

（二）善行

这是临床专业人员的责任，采取积极的行动来帮助他人，并采取行动来预防或消除伤害，当然，我们作为言语语言病理学专业人士有责任施行善意之举，但是考虑到言语语言病理学专业人员专业人士建议改变食物的黏稠度，若患者不喜欢推荐的饮食，她可能会拒绝进食，这将带来严重后果[19-21]。因此，我们的善意目的可能会把患者置于危险之中。言语语言病理学专业人员专业人士可以通过专业能力、掌握最新临床指南及临床策略的循证依据来优化他们的善意之举。

（三）不伤害

不伤害原则与善行密切相关，临床医师不会故意伤害患者。大多数的临床医师会谴责任何对患者产生伤害的想法。但回顾之前的病例，改变食物质地或增加液体稠度，现在有研究证据表明限制患者的饮食是危险的，这一证据应该为临床医师在吞咽障碍的循证治疗中所了解。可以认为，不考虑潜在后果而让患者进行限制性饮食是一种有害行为。

（四）正义

正义是指以公平、公正的方式提供患者所需。从表面上看，这似乎很直接，但我们如何真正清楚人们需要什么呢？这和我们认为他们应该有的不一样。为此，我们需要提高聆听患者的能力，使他们能够提出需要问的问题，甚至是他们自己都不清楚需要问的问题（框 26-4）。

框 26-4　病例复习：医疗原则

- 如果 Nancy 是第一代台湾移民，那么对自主原则的解释与第五代德国移民有何不同？
- 比较和对比在 Carla 和 Nancy 的案例中如何适用正义原则。

六、专业标准

联邦法规描述了患者对他们将要接受的照护类型的权利。除这些法规外，我们的专业理事机构（ASHA）的标准和政策还提供了有关我们作为临床医师在美国执业应如何、在哪些领域、进行何种准备以及具有哪些基本知识的指导。其他国家也有自己的政策文件，国际临床医师在他们执业的地方必须遵守相关规定。ASHA 的临床能力证书（CCC）是多数雇主要求的唯一国家认可的临床标准。

（一）执业范围

ASHA 政策文件为临床医师和学生提供资源，指导他们进入这个行业应获得的必要知识和技能，并为不同诊断和复杂性的患者提供适当的照护。其中一个关键文件是描述言语语言病理学执业范围内的专业治疗行为[6]，包括在整个生命周期内做出临床决定，与他人合作，为个人提供咨询和指导，使他们能够充分参与共同的决策制订。为了执行这些专业治疗行为，临床医师必须对指导实践的政策文件和法律法规有一个完整的理解。这些政策不允许言语语言病理学专业人员从事超出其执业范围的活动。

言语语言病理学专业人员的活动包括评估和提出可能有助于有效吞咽的建议，咨询吞咽干预的疗效和风险，及协调或服务于跨专业团队，帮助患者制订综合性决策[22, 23]。跨专业团队对药物治疗提出具体建议，对营养补充剂的特定替代途径或类型提出具体建议。

（二）认证标准

2014 年的认证标准描述了执业的初级能力，其中包括所有临床医师必须具备的知识和技能[24]。要求学术课程为学生提供执业经验的学习，以便所有入门级执业人员都符合这些标准。认证标准包括正常和异常吞咽功能的知识，吞咽功能在生命周期中的变化，还包括研究原则、道德规范和目前专业问题的知识。临床技能包括（其中包括）收集和整合病历信息，调整临床程序以满足患者需求的能力。标准 IVH 规定，申请初级认证的个人必须具备与专业实践相关的所有级别（地方、州、国家）的法规知识[24]。因此，我们的国家级协会规定，初级专业人员必须遵守所有级别的法规和指导方针。

（三）道德规范

ASHA 道德规范也提供了一个框架来思考如何为患者提供不同级别的照护[5]。《道德规范》要求提供照护服务时不能因年龄或残疾而歧视患者，因此，在整个生命周期和任何医疗条件下，患者有资格进行干预和参与其照护计划的制订。此外，《道德规范》规定了知情同意的程序，即需要告知患者照护服务的性质和可能产生的影响。清晰描述干预措施，使患者充分了解任何干预措施的潜在费用和获益。

（四）额外资源

ASHA 提供了广泛的临床资源，包括技术报告，立场声明，建议课程和循证资源。临床医师必须及时了解有关正常和异常吞咽功能、衰老、吞咽，以及影响执业监管变化的最新知识，以便继续遵守管理执业行为的 ASHA 政策。

七、与他人互动

言语语言病理学专业人员在治疗患者时必须遵循所有法律和伦理规范，但许多言语语言病理学专业人员很难在一些病例中做到（框 26–5）。出于对临床或个人后果的恐惧，临床医师可能不愿“允许因进食或饮水而产生误吸”。个人难以遵守有关患者治疗选择的规定，可能源于医护人员与患者关系的变化，这些变化如何影响我们的行为，如何影响这些互动行为。

框 26–5　病例复习：专业标准

- 假设 Nancy 和 Carla 进行了吞咽障碍评估，而言语语言病理学专业人士不相信其中一个人能够通过经口进食维持营养。临床医师应如何处理建议，同时维持我们执业范围的限制？我们在讨论一个患者还是另一个患者重要吗?
- 对于每位患者，可选择哪些吞咽障碍的处理？对于每种治疗，考虑潜在的利益和风险。在符合道德规范的情况下，言语语言病理学专业人员如何与每个患者讨论这些治疗？
- 一个机构雇用了一个刚毕业的学生来完成她的临床研究。考虑到这些标准的要求，这位临床医师对与执业和患者权利有关的联邦、州和地方法律的知识的期望是什么?
- 一位同事说：“这个患者已到生命晚期。她不需要语言病理学服务”。查询道德准则，然后对你的同事做出什么样回应。

（一）患者

许多老年人将带着无法治愈的疾病度过余生。无论是终末期患者、晚期患者、康复患者或混合型患者，他们都有权选择自己的照护，参与照护计划，并作为团队的中心和最重要的成员发挥作用。我们不能忽视患者的诊断，这对了解每个临床病例的总体情况非常重要。同样，我们必须尊重每个临终患者的权利、自由及个性化照护计划。当患者临终时，临床医师会让患者更容易理解规划个性化照护计划权利的重要性。然而，非晚期患者也有同样的规划个性化照护计划的权利，自己决定，并积极参与其照护计划制订的各个方面。

（二）避免家长式作风

患者可能不同意临床医师制订的照护计划，临床医师可能不愿意接受关于尊重患者选择照护的指令和伦理指示。为什么会出现这样的分歧，谁来负责？可以避免吗？答案存在于一种称为医疗家长式的善意形式。医疗家长式作风被描述为善意的决策，通常是为了他人的最大利益[25]。治疗策略的制订涉及成本效益分析，但在医疗家长制中，医护人员将自己的分析应用到治疗策略中，优先考虑他们的信念系统而非患者。因此，家长式作风是一种慈善的形式，因为医师认为他们是在保护患者的最大利益，尽管事实上他们没有采用患者的信念体系或愿望[26]。医疗家长式作风尽管有其历史性的作用，但这是不恰当的做法。

在医疗保健领域有一个悠久的传统，那就是拥有医学知识和经验的医师是最有能力做决定的人。这种做法可能起源于古老的希波克拉底誓言（其中包括“根据我的判断和方法”，这是现代誓言中没有的措辞）[27]。因此，医师有责任了解并采取最好的治疗方法。患者不知道什么是更好，只能遵循或拒绝医师的指令。同样，言语语言病理学专业人员对正常吞咽和吞咽障碍的知识比患者多，他们使用医疗仪器评估，并给予建议。言语语言病理学专业人员可能会因医患关系偏离医疗家长式的传统而感到不舒服，并可能拒绝给依从性差的患者治疗。这是一种片面的不恰当的决策结构。

医务人员不能简单地按照患者的意愿行事，而不考虑潜在的后果（破坏医务人员的知识）。但是患者不可能简单地遵从医师的建议（破坏患者的意愿）[26]。理想情况下，在协调自主和利益的过程中，需要共同做出决策，通过诚实的讨论来考虑潜在的好与坏的结果、价值和愿望，从而达成对双方都有利的决策。

（三）避免偏见和强制

专业人士认为患者“应该做我们推荐的事情”，而专业人士提供的信息可能带有偏见，或在本质上具有导向性。必须确定并尽量减少或消除患者宣教中的偏见，因为向患者提供不利于其决策的信息是不道德的。无意的交流偏见会导致患者做出符合临床医师价值观的选择，而非符合自己的价值观。带有偏见或不完整的信息在本质上可以被认为是强制性的，因为它的目的是，在不尊重患者自身价值体系的情况下干扰患者的决策[26, 28]。

根据仪器评估文档记录，不管采用什么方法，患者都会误吸稀流质。所以患者宣教应包括已知的（评估结果）和未知的（例如个体差异、免疫反应、活动水平、一般健康、口腔卫生，以及所有影响误吸可能的后果）。完整的信息应包括我们知道的、不知道的和不能获得的，注意避免把患者引入超出已知医疗后果的方向[28]。存在偏见的交流可能是这样的陈述：“你可以拒绝增稠液体，但如果你拒绝，你会因误吸所有稀流质而导致肺炎。”这些信息排除了重要的因素，如患者目前的健康状况（如果患者目前存在误吸而无并发症）、活动水平、口腔卫生和其他个人因素。

其他被认为存在偏见的善行，包括承诺某些不恰当的行为过程（例如误吸或有误吸风险的人必须接受调制均一稠度的饮食），以及团队中其他人支持的偏见：“好吧，你让他进食增稠的液体。他不是存在误吸吗？我的天哪，他最不需要的就是肺炎”[29]。任何人都不能根据自己的价值体系和偏见来强迫患者，即使是无意的。

讨论必须包括无干预的潜在后果及拟议干预的后果。一个中立的陈述可能包括“当液体变稠时，你可以进食所有需要的液体，但许多人不喜欢它们。”有一个风险是没有补充足够的液体，这将会导致脱水。脱水非常危险，但我们现在还不知道你会喝多少水。然后患者可以在他们的信念体系内，根据其病例相关信息做出决定。过于简单的陈述，如“我们只是在做对患者最好的事情”，是含混不清的，并不能定义什么是“最好的”，以及它是谁的判断[26]。没有人能比患者和其家属更能确定有益处的照护[25]。

（四）家属、医师和团队成员

家人可以提供患者可能无法提供的关于既往史、个人爱好、哲学和宗教或精神问题的重要信息。如果患者在做决定时遇到困难或丧失了做决定的能力，家人可以提供信息、同意干预措施或饮食建议。家人并非确切知道患者的愿望，家庭成员价值观和愿望可能会误导患者的决定，这个决定并不符合患者的价值观和愿望。

与患者一样，家人需要完整和无偏见的信息来支持患者自己的独立选择，或代表患者做出决定。临床医师不能仅因为其他人（家人和言语语言病理学专业人员）意愿倾向性，就试图引导家人做出与患者价值观不一致的决定。

我们对患者的照护仅限于执业范围。评估过程中的客观信息必须完整，评估信息中的医疗问题，需要医师解释清楚。医师、医师助理和执业护士（若适用）是团队成员，他们填写护理单、饮食单和药物单。团队提供与医学相关的教育，如鼻饲进食，而我们的执业范围是关注患者的吞咽功能和身体功能，是否能通过进食获得足够的营养和水。

我们的沟通应该明确指出谁可以做什么，例如，“你可以考虑让营养师检查一下这个患者的营养状况；如果你观察他的实验室结果，可能会发现些偏差”。言语语言病理学专业人员应谨慎对待与患者和家属进行有关医疗信息的对话，如有需要，可咨询医师或指定人员（代理律师）。角色划分对于保护临床医师免受因违反执业范围而引起的任何责任非常重要。

当为患者制订照护计划时，其他机构工作人员可能不习惯交互式的共享决策，尤其是有医疗家长式经验的工作人员。法律和伦理框架、医疗保险指南和居民权利专门用于吞咽障碍治疗，因此，所有照顾者记录的支持知情选择的互动都很重要。发展着眼于患者做出明智选择的机构氛围，将有助于该机构尊重所有患者，并尊重他们的自主权。

（五）解决问题

那“依从性差”的患者呢？“依从性差”这个词有屈从的意思，好像患者在治疗计划中不是平等的一方。这个词是家长制作风的残余，不应该使用，它表达了对服务对象的不尊重。通过对 8 名言语语言病理学专业人员的小范围调查，研究吞咽治疗的“依从性”的本质时发现，言语语言病理学专业人员调查吞咽治疗“依从性”的性质时发现，患者不遵守治疗的原因包括不喜欢改变稠度的食物、否认吞咽障碍、接受估算的风险、最小化和妥协[30]。这项研究没有提及医患共同制订策略，也不清楚患者宣教是否存在偏见。患者、临床医师和医务人员之间的公开谈话，将减少患者拒绝照护计划的情况（框 26-6）。

> **框 26-6　病例复习：与他人互动**
>
> - 对于 Nancy 和 Carla，考虑两种可能的治疗方案，并进行角色扮演的讨论，达成双方都同意的治疗吞咽障碍的方案。
> - 认知和语言障碍如何影响这些讨论并进一步挑战我们的临床工作？
> - 想象一下，与一位习惯家长式照护方法的照护者讨论。她问，“如果你只是做患者想做的事情，为什么需要言语语言病理学专业人员呢？”根据 Nancy 和 Carla 情况的进行回答。

如前所述，弃权有时试图“保护”机构不受“依从性差”的患者决定的影响。但是，弃权并不能保护在护理方面疏忽的机构。弃权是强制性的，意思是“我们知道最佳治疗，如果你拒绝，必须签署这个文件”。相反，无偏见和诚实的讨论，会在充分了解潜在利益和风险的情况下做出共同的决策[25]。

八、责任、认证、目标制订和护理计划

由于担心这些决定会对健康造成负面影响，关于患者选择和决策的讨论常常蒙上阴影。本节讨论有关医疗责任的规定，我们的临床资质如何与责任相关，计划和记录照护的最好方法是尽量降低负面影响的风险。

（一）责任

诊断、患者安全、患者权利、保密、疏忽、

性侵犯、跌倒、患者护理——这些因素可能是医疗保健诉讼的基础。卫生保健专业人员应在现行的执业标准和伦理框架内应用循证实践。如果临床医师未能做到这一点，或未能准确地记录所提供的服务，临床医师可能要对其负面结果负责。根据全国州议会会议及州法律[31]，如果医疗保健提供者因疏忽或不作为导致患者受伤或死亡，患者可以向医师或其他医疗保健提供者提起民事索赔，称为医疗责任或医疗事故。要追回损害赔偿，患者必须确定。

- 医师（或保健提供者）对患者负有责任。
- 医师（或保健提供者）违反了护理标准。
- 可赔偿的伤害。
- 违反护理标准导致患者遭受伤害。

让我们来思考一下与患者一起完成吞咽困难评估和治疗计划的言语语言病理学专业人员。言语语言病理学专业人员最好与患者和患者的合法医疗保健决策者一起这样做。治疗结果的责任应该是透明的，准确记录每个节点所做的决策。在证明言语语言病理学专业人员违反执业标准并对患者造成伤害的情况下，言语语言病理学专业人员可能要为此负责任。

（二）执照

州执照是一个州级的（相对于联邦）监管过程，旨在保护公众免受不合格或没有资格提供服务的人员伤害。执业人员必须在其执业的州持有执照，向公众保证提供临床服务的专业人员经过适合的培训，并按照州和地方法律进行执业。州执照是关于机构执业准备和遵守州级别法规的授权。州执照并不会因患者的病情进展、病情进展缓慢或其他医疗并发症而被吊销。ASHA 报告的各州执照趋势表明[32]，50 个州中有 33 个州在其法律或监管文件中包含了道德准则，50 个州中有 48 个州规定了继续专业教育。执业行为包括向患者提供有关其照护的最新信息并遵守所有法律，包括允许患者做出选择并指导自己的照护。有趣的是，一些言语语言病理学专业人员担心，如果其名字出现在“不恰当的”建议上，则会“失去执照”。无论患者和家属做出何种选择，言语语言病理学专业人员的执照都是安全的。如果言语语言病理学专业人员遵循道德原则并遵守 ASHA 的执业范围，患者和家属共同努力将产生患者愿意接受的建议，患者最容易受照护计划的直接影响。

（三）目标制定和护理计划

在医疗保健环境中，制定的目标必须与报销指南一致。《CMS 医疗保险福利政策手册 2》描述了在急性期后的有偿服务的通用准则。医疗保险报销的服务文件必须具有一定的复杂性，证明报销是合理的（框 26–7）。

框 26–7　文件指南
急性期后的文件必须明确说明以下事项。 • 提供技术服务。 • 这些服务的医疗必要性。 • 患者对干预的反应。 • 继续（或终止）治疗计划的基础。

《医疗保险福利政策手册》第 15 章 230.3 节 D.4 描述更具体的吞咽障碍相关内容，其内容是吞咽功能的评估和康复是高度专业化的服务。专业照护人员必须具有教育背景、治疗经验和已证明的专业能力。专业能力包括识别异常的上消化道结构和功能；进行与吞咽功能评估，进行口腔、咽、喉和呼吸功能检查；推荐进口进食的方法和风险防范；并采用适当的代偿技术和治疗技术制订治疗计划[2]（原文第 207 页）。

美国言语语言与听力协会门户网站[33]描述了技术服务的文件（框 26–8）。吞咽障碍护理计划的目标可能包括特定黏稠度的食物和安全而有效地吞咽。目标应该是以功能为导向的，这表示目标中描述的是具体功能性目的，而不是饮食耐受性。目标的制定应该反映出言语语言病理学专业人员的专业素养，因此，不能仅以进食量的多少为目标。目标应该是可测量的，并且参考吞咽

框 26-8　技术服务文档的通用准则

- 使用能反映临床医师技术知识术语。
- 阐明活动的基本原理（服务与功能目标的关系）、类型和复杂性。
- 报告显示目标进展的客观数据：任务执行的准确性；反应速度 / 反应延迟；反应的频率 / 数量；线索的数量 / 类型减少；生理活动变化。
- 反馈患者 / 护理人员的表现。
- 解释导致治疗活动或护理计划改变的策略，以及策略改变如何导致功能改变。
- 解释基于功能变化的进展。
- 指出额外的目标或活动。
- 指出活动中断或减少。
- 评估患者 / 护理人员对培训的反应。

时间点、吞咽动作存在与否，而不是随机选择任务的 90% 阈值。目标应该以患者为行动者，而不是临床医师或护理人员将做什么。请注意，临终患者的目标结构不应与其他人存在差异，在所有的病例中，都应该有与患者讨论过的护理计划文件，以及患者可能的选择，这样患者就会同意治疗[23]。

一些目标示例包括以下内容。

- 差：在没有误吸的情况下，患者可以忍受最少限制的进食。
- 好：通过训练有素的照护者的提示，患者将在进食（饮食类型，如机械改变的固体）的同时表现出（期望的行为）以支持（日期）充足的营养摄入。

短期目标是具体而可测量的。饮食耐受性定义不明确，不清楚问题的本质。如示例所示，最少限制的进食（LRD）是不可测量的，言语语言病理学专业人员应该指定一个食物稠度。“通过受过训练的照顾者提示”展示言语语言病理学专业人员在提供照顾者教育方面的技能。

- 差：患者进食 75% 的糊状食物和浓流质食物 ×3 餐 / 天。
- 好：患者在（日期）前，10/10 次尝试吞咽中显示口腔有足够能力清除的泥状固体食团，且吞咽后无口腔残留。

这个短期目标可以通过口腔强化训练、综合感觉刺激和代偿策略（如舌头清除）来实现。它也反映了治疗师的技能，而不是显示一些非专业员可以监控的东西（进食）。

- 差：约定时间为患者做吞咽造影检查。

这是需要在治疗计划中适当处理的问题，但是治疗师执行或促进的任务不是短期目标。

临床医师必须与患者和家属（如果可能的话）讨论拟议的护理计划、可用的治疗选择，以及与每个治疗相关的费用和获益。患者必须在充分了解每种治疗的基础上做出选择，并且临床医师的文档也必须包含这样的对话。特别是在患者有沟通障碍的情况下，文档必须包含患者对治疗、费用和获益的理解（框 26–9）。临床医师应拟份进度说明，包含讨论总结、描述提供的治疗、提出问题、回答及参与者的讨论[34]。在沟通讨论中，临床医师应避免使用专业术语，如使用“食物和水”而不是“营养和水分”“吃喝”而不是“吞咽”。沟通障碍的患者可能需要图片或书面支持，需要更长时间处理信息，并需要更长时间来做出明智的决策[34]。记录清晰的对话内容应包含对以上所述内容的支持，避免质疑患者的理解力，有时可以使用标准化的表格来代替完整的文档[11]。

框 26–9　病例复习：护理计划和文档

- 可以为 Nancy 和 Carla 设计哪些可测量的、功能性的、需要言语语言病理学的熟练服务的目标？
- 如何写出治疗计划并说明该计划的医疗必要性?
- 与每位患者进行讨论并概述每种治疗的费用和获益。您将如何记录每次谈话?

九、消除常见的误区

临床医师常常通过面对面或社交软件与善意的同事交流。社交软件允许世界各地的临床医师就许多不同的主题进行交流，但是不能保证这些信息是真实的，这些信息有一定的规章依据，或适用于临床医师的工作环境或工作地点。我们将介绍在非正式对话中的一些误解，并根据本章中提供的信息，阐明期望的执业模式和结局。

误区 1：我的主要工作是预防患者出现误吸。

防止误吸是不可能的，某些情况下通过干预措施会降低患者的食欲，可能会降低生活质量，这是患者所不愿意的。最终，关于医疗保健的决定取决于患者，而患者需要准确的信息才能做出明智的决定，因此，言语语言病理学专业人员的主要工作是对患者进行吞咽的教育，让患者及其家属可以与医疗团队一起决定他们理想的治疗方法。

误区 2：如果我照顾的患者发生肺炎并发症，我将被吊销执照。

执照是符合国家规定培训要求的证明，它是一种证书，表明一个人有资格在执照规定的专业领域内执业，只要临床医师的工作符合监管和道德标准，执照就是安全的。实际上，许多居民都是老人和患者，患多种疾病，有可能导致并发症。对于害怕出现这种情况的临床医师来说，最好的预防措施是对患者和家属进行宣教，让他们自己做出照护决定，并确保医疗文档中清晰记录了所有的谈话。

误区 3：如果我照护的患者发生肺炎并发症，我将被起诉。

法律责任是一种不幸但又太普遍的担心。在美国，不可能阻止有人指控专业人员渎职，但重要的是提供正确的程序和文件，确保这些指控是毫无根据的。向患者和家人描述任何治疗过程中的潜在获益和费用，允许患者选择自己愿意接受的照护，医务工作者这样做不需要承担法律责任。如果言语语言病理学专业人员在干预实施前，未能向患者披露潜在的费用和获益，则需承担责任。

误区 4：对于有误吸的患者不能经口任何进食，或提供改变黏稠度的食物。

这是其中一种干预方法，所有的干预都有潜在获益和费用，禁止经口进食的建议也是如此。禁止经口进食的代价包括降低生活质量，但不能减少口腔细菌吸入的可能性。改变食物的黏稠度可能更容易管理，但如果患者不经口进食或饮水，则毫无用处。临床医师有责任对各种可能的干预进行宣教，以便患者做出明智的选择。

误区 5：鼻饲进食可预防误吸，所以当患者存在误吸时应使用鼻饲管。

与医疗团队协商后的患者有接受任何医疗的决定权。鼻饲进食也存在医疗风险，一个可能的医疗后果是留置鼻饲管与误吸性肺炎相关[35]。文献中不支持临终时患者进行鼻饲进食。精心的喂食在健康状况和生活质量方面的结局与鼻饲进食相似[36]。患者必须掌握准确的信息才能做出明智的选择，即他们是否愿意接受鼻饲进食。

误区 6：生命末期或临终关怀服务的人们不需要治疗吞咽障碍。

目前的规定是，允许熟练的言语语言病理学专业人员的服务作为舒缓治疗或临终关怀计划的一部分。临终患者的目标不同于急性期康复患者。但临终患者有权利选择自己的照护和康复治疗。

误区 7：如果患者不同意我推荐的可接受的饮食水平，那么我无法与患者合作，甚至降低了并发症的风险。

医务人员必须放弃家长式的医疗观点，即只有医师的意见才是最重要的，只有医师最了解这些。虽然临床医师了解吞咽和吞咽障碍，但患者有能力选择治疗。临床医师有责任以患者能接受的最好方式进行治疗，患者是这种治疗关系中最重要的人。

误区 8：如果患者不同意临床医师的推荐，患者必须签署弃权书才能进食。

弃权在本质上是强制性的[37]，没有法律效力。虽然他们的目的是替代知情同意或知情拒绝，但签署一份表格不等同于使用共同决策制订护理计划。即使患者和家属做出的决定似乎风险很大，弃权也可以产生强制性的动力，而这种动力在医疗保健中没有地位。相反，应该制订一项照护计划，在所有利益相关者之间进行讨论，包括患者。患者最终应负责自己的照护（或家庭成员或代理人）。应记录对话内容，但是强制签署弃权书，在共同决策或高质量的医疗护理中是没有地位的[11, 23, 34]。同样，机构必须尊重患者的自决权，不能要求家属免除一切法律责任。该机构有义务与患者及家属一起制订照护计划，并记录所有讨论的结果。

习　题

1. 认知障碍的患者仍有权做出有关其照护的决定。在以下哪项中具体描述了此权利？

A. 医疗保险福利政策手册

B. 先锋网进食标准

C. 临床认证标准

D. 患者自我决定的法案

E. 平价医疗法案

2. 临床医师可能会担心，尊重患者对照护决定的选择会导致其执照的风险，而事实上，他们有义务尊重患者的选择并提供足够的信息，以便患者可以给出知情同意。以下哪个陈述最能说明上述情况为何是真实的？

A.《患者自我决定法案》规定的患者权利仅在患者生命终了时适用

B. 患者在生命的各个阶段均有权自我决定并获得知情同意

C. 仅在认知完好无损时才需要向患者提供信息

D. 认知障碍的患者不受《患者自我决定法案》的约束

E. 当患者临终时，家庭成员可以合法地改变患者对照护的选择

3. 弃权是某些临床医师和机构认为在患者不同意拟议的照护计划时必要的文件。实际上，弃权是无效且不受欢迎的文件。关于弃权，以下哪项陈述是正确的？

A. 弃权提供标准语言，因此涵盖了所有诊断和患者的所有投诉

B. 弃权是经机构法律顾问批准的，因此签署弃权书需符合机构法律法规的要求

C. 弃权并不反映应该与患者及其家人进行的对话，应明确记录在案以支持患者宣教和明智的选择

D. 存在虐待患者或工作疏忽的情况下，弃权不保护工作人员，但会保护工作人员免受不合规的伤害

E. 在所有患者——临床医师意见不一致的情况下都应使用弃权书，并记录推荐的治疗计划

4. Janice是患有轻度认知障碍的患者。她不喜欢稠度不同的食物和液体，并且拒绝进食。她宁愿吃喝一些较普通的食物和饮料，但工作人员不允许这样做，因为她有误吸的危险，并且“不符合建议”。这种情况下最佳的回答是什么？

A. 这是一位依从性差的患者，除了推荐的食物和液体，在允许她吃任何东西前，家属应该签署一份弃权书

B. 这个患者正试图行使自我决定权利，应该有会议来讨论几种关于她进食花费和益处的干预措施，这样她能充分了解经口进食的信息，并做出进食方式的选择

C. 该患者可能会有误吸及其他并发症，因此需要对她进行宣教，并清楚地解释这些风险，鼓励她听从言语语言病理学专业人员的建议

D. 言语语言病理学专业人员应该从患者的病案中解救出来，因为患者不希望遵循建议

E. 如果患者患有认知障碍，则她无权拒绝临床建议，因为她无权自行做出决定

5. 胜任与能力不同，因此，了解这种差异对于确保尊重认知障碍患者并可以免除他们做出照护的选择非常重要。它们有何不同？

A. 患者可能没有能力胜任签署法律文件，但有能力决定自己想吃的饭菜

B. 患者没有能力胜任签署法律文件，也没有能力决定其饮食

C. 患者必须表现出随时做出决定的认知能力，这样她的决定才能得到尊重

D. 没有能力的患者不能就任何程序或计划提供知情同意

E. 认知障碍的患者既无认知能力做出决定，也不能被认为有能力胜任

答案与解析

1. 正确答案：（D）《患者自我决定法案》。

《患者自我决定法案》描述了患者参与自己的照护并指导他们自己医疗照护决定的权利。

2. 正确答案：（B）患者在生命的各个阶段均有权自我决定并获得知情同意。

尽管在照护临终病例时出现了许多与患者照护有关的问题，但法律明确规定，生命中各个阶段的所有患者都有权自我决定并获得知情同意。

3. 正确答案：（C）弃权并不反映应该与患者及其家人进行的对话，应明确记录在案以支持患者宣教和选择。

弃权书是不完备的文件，因为它不允许对问答进行概述，也不允许共同做出决定并就护理计划达成一致。

4. 正确答案：（B）这个患者正试图行使自我决定权利，应该有会议来讨论几种关于她进食花费和益处的干预措施，这样她能充分了解经口进食的信息，并做出进食方式的选择。

患者有权拒绝进食建议，并行使拒绝治疗计划的权利，但应在充分知情的情况下，选择所需的所有信息来做决定。

5. 正确答案：（A）患者可能没有能力签署法律文件，但有认知能力决定自己想吃的饭菜。

患者不会因为认知障碍而放弃指导自己治疗的权利，认知障碍可能会限制他们做出其他类型决定的能力，比如财务或其他类似的事情。

第 27 章 言语语言病理学专业人员的临床及职业道德

Clinical and Professional Ethics for the Speech-Language Pathologist

Tammy Wigginton 著

谢梦姝 译

本章概要

伦理推理的原则可以应用于职业行为和临床护理。美国言语语言与听力协会（ASHA）的道德规范可以作为工作场所日常工作决策的指导。违反职业操守的严重程度可能有所不同，也会确定相应地后果。与执业范围、临床能力和当前最佳医疗相关的违反职业操守可能导致患者身体损害，尤其是那些有营养、喂养和吞咽问题的患者。ASHA 的政策文件中可以找到有关吞咽与喂养能力的例子。

临床伦理学的有效引导需要在患者动态护理的背景下识别、分析与解决伦理困境。熟悉医学伦理学的 4 项原则可以帮助临床医师更好地理解临床伦理学。

关键词

职业道德，临床伦理学，自主权，善行，不伤害，公正

学习目标

- 讨论职业道德与临床伦理的区别。
- 讨论与环境、人群和程序有关的临床能力概念。
- 讨论医学伦理学的 4 项原则。
- 讨论净效益的概念。

一、概述

每年大约有接近 1000 万美国人接受吞咽困难的评估[1]。喂养和吞咽障碍与高患病率、高死亡率[2]、显著的财政负担[3]及生活质量下降[4]有关。对吞咽障碍患者的评估与治疗可能是目前的挑战。围绕营养、吞咽和喂养的问题往往很复杂。一个患者的照护可能涉及多个提供者，同时，喂养和吞咽问题对患者及家庭成员既敏感又难以处理。营养、喂养和吞咽问题往往引发复杂的情绪，许多患者、家庭甚至其他的医疗服务提供者对这些问题都有先入为主的观念或错信。此外，一些与营养、喂养和吞咽相关的病例被媒体大肆渲染（Karen Ann Quinlan，Nancy Cruzan， and Terri Schiavo)，导致患者与家庭成员的恐慌与困惑。在这种情况下，很难在提供了最佳的护理情况下，对患者、家庭成员和医疗团队、机构、专业组织的其他成员，以及我们自己的职责进行管理。对于新任的临床的医师和正在学习新技术的医师来说尤其如此。考虑到这些患者复杂的医疗和情感需求，对伦理的功能性理解是综合护理的一个重要方面。

伦理学是哲学的一个分支，哲学是研究道德价值的本质和评价人类行动[5]。医学伦理学则是研究用于患者护理的道德价值和行动。伦理推理的原则可以应用于职业行为和临床护理。

二、职业道德和吞咽障碍患者的管理

言语语言病理学专业人员与其他卫生健康从业人员一样，都获得了国家级和州级专业组织的认证。职业道德通常以道德规范或行为准则的形式来表述。通过确保医务工作者致力于原则性推理（principled reasoning）和专业行为，来建立保护患者的指导方针或准则。在美国，美国言语语言与听力协会（ASHA）的“道德准则”（code of ethics）[6]是指引专业人员进行日常的职业行为相关决策的框架和重要指导。ASHA 将该规范描述为“部分义务和纪律处分”，以及“部分有抱负的和描述性的”，前者强调了诸如保密性、账单、档案保存、执业范围、临床能力及终身学习等问题，后者则强调诸如诚信、利他主义和正直等价值观。其他国家的言语语言与听力协会（如加拿大、英国、澳大利亚、爱尔兰等），也有相似的道德规范。

尽管涉及保密、收费和病历存档的道德违规行为非常严重，但这通常不会对患者造成身体伤害。相反，与执业范围、临床能力，以及当前最佳医疗决策相关的道德违规可能会导致患者身体上的伤害，尤其是在患者存在营养、喂养和吞咽问题的情况下。因此，临床医师应仅在其专业领域、环境和人群中提供医疗服务，并应始终展示与当前最佳证据相一致的行医模式。

ASHA 需要言语语言病理学专业人员在不同的患者群体中表现出评估和管理一系列复杂的沟通、喂养和吞咽障碍的能力。能力是特定于环境、人群和程序。对职业发展和专业行为的指导应当建立在深入理解能力构成的基础之上。

被报告并证明存在违反职业行为的临床医师可能会受到国家级与州级专业组织的处罚。在国家层面上，ASHA 的伦理委员会可以对违反道德规范的临床医师实施一系列的处罚。处罚的范围包括从训斥到停止或扣留 ASHA 成员资格和认证。此外，伦理委员会还可以命令个人停止任何被发现的违反道德规范的行为[7]。一般来说，违反道德规范的行为越严重，导致的处罚就越重。临床医师还必须谨记，违反道德规范除了会受到专业组织的处罚，还可能受到民事或刑事诉讼。

与吞咽和喂养职业素养相关的案例可以在 ASHA 的政策文件中找到，如“言语语言病理学专业人员对吞咽和喂养困难的患者提供服务的知识与技巧”[8]和“吞咽功能的仪器诊断程序”[9]，或在 ASHA 的相关文章中找到，如“吞咽和吞咽障碍的研究生课程”[10]。职业素养通常是通过正规课程学习和继续教育框架的结合获得的。适当的辅导和终身学习是培养和保持能力的基础。

三、病例介绍

（一）Robert

Robert 是一位工作了 20 多年的言语语言病理学专业人员。他主要从事嗓音障碍患者的评估与治疗，特别是歌唱家。尽管他在研究生院接受过吞咽障碍患者评估与治疗的相关培训，但他已多年没有在这一领域工作过，因此也不清楚最新的治疗理念。Robert 目前正在治疗一位名叫 Ramirez 患有老年声带萎缩（presbyphonia）的老人。患者告知 Robert，他除了声音改变外，还患有吞咽障碍。Robert 与患者讨论了他的顾虑，并且与建议患者进行嗓音治疗的医师进行了讨论。Robert 建议患者转诊至一位擅长吞咽障碍诊疗的医师并接受他的评估，同时向该医师提供了几位当地的言语语言病理学专业人员的姓名，他们可以对 Ramirez 先生进行评估。因为 Robert 知道在他的专业领域之外进行执业是不符合职业道德的。

你能想到其他的在自己专业领域之外执业的例子吗？

（二）Samantha

Samantha 是一位相对比较年轻的言语语言病理学专业人员。她在一家教学医院完成了她的临床博后（CF）。她可以独立地评估和治疗各种沟通与吞咽障碍的患者。她和她的未婚夫已经在一个新的城镇定居，她能够与本地的康复公司签约，在一家专业的护理 / 康复机构谋得一个职位。Samantha 习惯于使用仪器来评估吞咽障碍患者。她不确定在没有仪器的情况下如何有效地评估或治疗患者。她不清楚转诊程序，也对机构的收费和病历记录流程不太习惯，她意识到目前的执业环境与以往学习时的环境差别很大，因此她向另一位在这家机构工作的言语语言病理学专业人员寻求指导，同时也在 ASHA 的网站上查阅了收费和病历记录的相关信息。

你能想到其他策略来帮助 Samantha 提高在新环境下工作的舒适度吗？

（三）Aubrey

Aubrey 作为一位言语语言病理学专业人员已经有 8 年了。她正在完成有关吞咽与吞咽障碍委员会的认证要求。她的专业领域是成人吞咽障碍的评估与治疗，尤其关注于头颈部肿瘤。Aubrey 的医院开设了一个新的分娩中心，设有新生儿重症监护病房。康复科主任希望她能够开展新生儿吞咽障碍的评估和治疗，毕竟她是科室的“吞咽障碍专家”。Aubrey 巧妙地拒绝了，因为在没有恰当的知识，专业技术或指导下对新生儿进行评估与治疗超出了她的执业对象和她的专业领域。Aubrey 试图寻找更多需要的信息以使自己尽快达到专业要求。同时，她建议科主任考虑雇佣一位兼职的或全职的有新生儿吞咽障碍诊疗方面专业知识的医师，或者暂缓开展新生儿吞咽障碍的评估和治疗的计划，直到她达到专业要求。Aubrey 的朋友 Priyal 是一位研究新生儿及儿童吞咽障碍的言语语言病理学专业人员，Aubrey 将这件事告诉了 Priyal，后者也给她提供了一些相关的继续教育专业课的信息。

在开始从事新生儿吞咽障碍治疗之前，Aubrey 还能做些什么来保证她的临床能力呢？

（四）Scott

Scott 成为一位言语语言病理学专业人员已经 12 年了。他在各种各样的环境中工作过，包括家庭保健、专业护理及公立学校。他中断了 4 年的职业生涯用来照顾年幼的儿子。现在他的儿子已经能够全天在学校上课了，他在儿子学校附近的一家医院找到了一份兼职的工作。在重返工作岗位之前，他决定参加一些继续教育课程。他还将跟随一位全职医师几天，来了解这家医院的工作方式。Michelle 是 Scott 的言语语言病理学专业人员同事之一，几年前她也处于同样的情况。她表示愿意在 Scott 重返工作岗位时提供支持。Scott 非常高兴地接受了，因为他知道他需要把自己的临床技能提高到目前最佳的实践水平，以便为患者提供称职的医疗。

Scott 还能做些什么来为他重返岗位做准备呢？

四、临床伦理与吞咽障碍患者的管理

尽管伦理规范可以帮助定义专业价值并建立基本的实践原则，但这可能无法帮助临床医师识别和解决一些临床伦理困境。

临床伦理学包括识别、分析和解决在为患者

提供医疗的过程中遇到的伦理困境。临床伦理的能力不仅取决于能否使用合理的分析方法，还取决于对医学伦理学文献的熟悉程度。这很具有挑战性，因为医学伦理问题会随着医学进步和社会文化价值观的变化而不断发展。临床伦理问题往往比职业道德问题更具有挑战性，因为人们通常无法在规范中找到解决方案。

对患者的伦理关怀可以追溯到公元前4世纪。希波克拉底是一位医师和哲学家，是希波克拉底誓言的起草者。希波克拉底誓言被认为是西方世界最早的医学伦理框架。现在，Beauchamp 和 Childress 提出的4项原则是用来确定伦理困境的常用框架[11]。4项原则是尊重自主权、善行、不伤害和公正。

（一）尊重自主权

医学伦理学文献将自主权定义为有能力的患者在不受他人或机构过度影响的情况下，具有对自己的医疗过程做出知情决定的权利。

对喂养或吞咽障碍的干预应致力于恢复、改善或维持生活质量。生活质量是患者对健康和幸福的个人看法。与患者讨论生活质量时，应当评估患者的吞咽或进食障碍对于幸福感的影响。要尊重自主权，我们必须倾听患者和照顾者，并与他们有效沟通。我们必须时刻记住，我们的职责是教育患者和照顾者提高安全性，同时尊重患者和照顾者的价值观和选择。当患者的选择不合常规或与建议相冲突时，这或许会具有挑战性。

（二）善行

善行指的是“做对患者好的事情”。根据 Beauchamp 和 Childress 所说[11]，“善行超越了慈善和仁慈。医疗卫生提供者有义务在预期的好处和可能由于行为或决定导致潜在伤害之间取得平衡”。这可能具有挑战性，因为言语语言病理学专业人员可能无法在不造成某种程度的风险或负担的情况下，执行可能有益的行动或提出可能有益的建议或预防伤害。例如，增稠液体可能消除或减少误吸，但是如果患者因为不喜欢增稠液体的味道而拒绝食用，那么他们就会脱水，我们也没能达成对患者“善行”的目标。我们不仅没有对患者有益处，事实上，我们还造成了潜在的严重医疗并发症。

当言语语言病理学专业人员提出关于吞咽和喂养干预的建议时，我们这样做是为了产生积极的结果。患者、家庭成员和护理团队成员都需要了解，尽管参与吞咽障碍的评估和治疗过程有预期的好处，但也可能存在风险，同时也无法保证一定取得积极的结果。此外，可能存在医疗费用负担的操作（如 VFSS、FEES、饮食调整、姿势技巧和治疗手法的运用、吞咽练习、治疗方法和肠内喂养）必须在患者整体医疗状况、生活方式和情绪健康允许的范围内进行。

（三）不伤害

Primum non nocere 是拉丁语，意指“首先，不要伤害他人“。不伤害包括避免故意伤害和有害的风险。根据 Beauchamp 和 Childress 所说[11]，“虽然善行和不伤害的原则很难分开，但他们是不同的，因为不伤害患者的义务与对患者有利的责任是不同的，并且通常比后者更严格”。

不幸的是，进食和吞咽干预可能导致有害的结果。饮食结构的改变（食用糊状食物、使用增稠剂和液体碳酸化）是对有进食和吞咽障碍的患者的普遍建议，但有证据表明，表面上无害的饮食改变可能导致生活质量下降[12]，还可能导致危及生命的并发症[13, 14]。

2002 年，Chaudhuri 等[15]提出假设，对某些患者来说，用力屏气，以及超声门上吞咽（super-supraglottic swallow）可能会对心脏产生不良的后果。尽管姿势（如点头、转动头部、倾斜头部）改变及代偿策略（如声门上吞咽和门德尔松手法），已经被证实能够改善部分患者的吞咽安全性和治疗效果，部分患者仍表现出显著的误吸和（或）吞咽后的残留[16]。尽管越来越多的证据表明，运动生理学原理可以应用于进食和吞咽障碍的治疗[17-24]，但仍有许多问题没有得到答案。其他的一些话题，如神经肌肉电刺激的使用，热触觉刺激（thermal tactile stimulation）的效用，自由饮水方案的安全性和效用，以及适当进行肠内喂养支持的指南，仍在持续激烈的讨论中。

作为临床医师，我们应当努力为患者提供“净效益“，这一概念由 Gillon 提出[25]。为使我们的患者了解净效益，我们必须清晰的理解营养、喂食和吞咽推荐的预期收益和潜在风险，也需要理解如何在患者照护过程中将这些信息进行有效地沟通。与此同时，我们还必须与患者、照顾者、和其他团队成员清楚地了解与受益可能性相关的潜在风险和负担。如果伤害的可能性很低，而受益的可能性很高，那么所提出的选择对患者来说可能是一个很好地选择。相反，如果风险或负担的可能性很高，而受益的可能性很低，那么所提出的选择可能就不是一个好的选择。最后，我们必须尊重患者的自主权（选择的权利），因为对一个患者有利的东西可能会对另一个患者造成负担或伤害。

（四）公正

在所有的道德原则中，公正可能是最难理解的，因为有太多关于公正的理论（亚里士多德的公正原则，自由意志主义和功利主义理论，以及绩效奖励）。公正原则可以在各种情况下进行研讨与应用（例如，个别患者的护理，科室内的交流，院校内的交流，或从州到国家到世界范围内的逐渐扩大的规模的交流）。例如，作为临床医师，你是否能在一天早些时候（当你还很清醒并且充满精力）与一天结束时（当你急于完成你一天的工作并且出门去接孩子，遛宠物，或者与你朋友共进晚餐）对患者提供同等质量的服务？如果你的团队收到 22 份床边吞咽治疗的转诊，而你的团队人手不足并且仅能处理 18 名患者，那该如何处理呢？如果你有 16 名患者需要进行 VFSS 检查，而你的机构只允许你的团队完成 10 个时间段的检查，那么你是否能满足患者的需求呢？你又如何决定哪些患者能进行检查呢？从更大的范围看，一些农村地区的患者无法接触到有吞咽障碍治疗资质的医师，这公正吗？如果患者的保险公司因为他能经口进食少量液体或食物而不同意对肠内喂养进行报销，这公正吗？所有人都有平等的医疗机会吗？

Gillon 将公正细分为 3 个子类[26]：①以公平公正的方式分配标准的卫生保健资源（资金、材料、设备、人员和时间）；②尊重他人权利；③尊重道德法律。根据 Gillon 的观点，受到平等对待和获得平等待遇的权利可能受到多种因素的影响，包括年龄、居住地点、社会地位、种族背景、文化、性取向、残疾和法律行为能力。

你要了解关于临床伦理、临终问题和文化影响的更多信息，在本书的其他章节有介绍。

习　题

1. *Primum non nocere* 是指？

A. 首先，不要伤害患者

B. 不计一切代价治疗患者

C. 在治疗之前，先取得许可

D. 伤害是相对的

E. 不劳无获

2. 医学伦理学的 4 项核心原则是？

A. 尊重自主权，有益，不伤害和公正

B. 尊重自主权，善行，不伤害和公正

C. 尊重自主权，善行，伤害和公正

D. 尊重专制，善行，不伤害和公正

E. 尊重自主权，善行，不伤害和司法

3. Jackson 先生 9 年前因扁桃体癌接受了放化疗。治疗结束 6 个月后他留置了经皮胃造瘘管（PEG）。经过强化吞咽治疗，他终于恢复了一定的吞咽能力，可以进食普通性状的食物，因此拔除了 PEG 管。最近的一项吞咽检查提示他存在持续的渗漏和偶发的误吸。尽管有许多困难，Jackson 依然一直在维持体重，没有任何与误吸相关的肺部并发症的征象。Jackson 最近还接受了颈动脉内膜切除术。术后出现了一些并发症，需要机械通气 6 天，术后几天他也有一些糊涂。因此放置了一条 Dobhoff 鼻饲管。当他的意识恢复后，他被转诊给言语语言病理学专业人员进行吞咽评估。在回顾了 Jackson 的病史并进行了全面的临床评估后，他的言语语言病理学专业人员建议他完善 VFSS，发现他存在持续渗漏、偶发误吸，以及以轻中度残留为特征的吞咽障碍。基于以上检查结果，Jackson 的言语语言病理学专业人员建议他停止经口进食，考虑再放置 PEG 管并接受吞咽治疗。Jackson 认为，尽管他还很虚弱，但他的吞咽能力与术前并无太大区别，只要稍加练习，他就能正常饮食。他认为再放置 PEG 管是治疗进程的一个“大的退步”，他明白经口饮食的风险，但他清楚地认为不能经口进食对他来说意味着生活质量很差。

这个场景中出现了什么伦理原则？

A. 自主权

B. 善行

C. 不伤害

D. 公正

E. 善行，不伤害和尊重自主权

4. Rosenbaum 夫人今年 89 岁，患有帕金森病。她的吞咽功能在 4 年前就已经显著下降。她在这 6 年来参与了许多吞咽相关的学习，并且接受了吞咽治疗。这几年来，你一直有幸成为她的主诊言语语言病理学专业人员，多年来，她也一直向你和她的护理团队其他成员明确表示她不想要鼻饲管。此外，她还签署了相关的医疗文书来表明她自己的意愿，她的家属也同样尊重她的选择。

Rosenbaum 夫人最近因为恶心和呕吐住进了医院，随后发现她患有吸入性肺炎。你现在被邀请来对她的情况进行评估。她的治疗团队建议留置一条 PEG 管以防止误吸。你被要求“建议患者及家属接受这个建议，这样床位就可以空出来了”。

这个场景中出现了什么伦理原则？

A. 尊重自主权，不伤害和公正

B. 善行

C. 不伤害

D. 公正

E. 善行，不伤害和尊重自主权

5. 你在一家大型一级创伤中心工作。不幸的是，许多治疗师已经辞职了，你们部门人手短缺，这已经持续几个月了。由于人员有限，你和同事不得不每天对患者进行分类，一般来说你所能做的就是进行临床吞咽评估和仪器评估，并提出一些饮食的建议，并与其他同事讨论这些建议。你几乎没有时间进行随访，你也忘记你上一次为患者提供吞咽治疗是什么时候了。医师和护士都很沮丧，他们认为你应该每天都对患者进行随访。患者和家属也很沮丧，因为他们有许多的问题，他们想要得到医师和护士承诺他们能得到的治疗。

这种场景主要出现了什么伦理原则？

A. 尊重自主权

B. 善行

C. 不伤害

D. 公正

E. 只有尊重自主权和善行

答案与解析

1. 正确答案：（A）首先，不要伤害患者。

“不计一切代价治疗患者”“在治疗之前，先取得许可”“伤害是相对的”“不劳无获”等并不是按字面意思从英语翻译成拉丁语的。“*Primum non nocere*”是一句拉丁语，意思是“首先或最重要的是，不要伤害患者”。换句话说，当医疗问题存在时，什么都不做实际上可能比冒着弊大于利的风险去做更好。

2. 正确答案：（B）尊重自主权，善行，不伤害和公正。

选项 A、C、D、E 都是不正确的，尽管这些词的拼写或发音相似，例如“有益”而非“善行”，“专制”而非“自主权”，但这些错误的词（有益、伤害、专制和司法）并不能代表医学伦理学的 4

项原则。选项 B 是正确的，因为 Beauchamp 和 Childress 所提出的医学伦理学的 4 项核心原则是尊重自主权、善行、不伤害和公正。

3. 正确答案：（E）善行，不伤害和尊重自主权。

善行的概念是表现在该临床医师是为了“做对患者有好处的事”。医师建议患者停止经口进食是为了减少误吸和相关并发症的风险。医师意识到 Dobhoff 鼻饲管可能会不舒服，且它通常用于短期的肠内营养支持。因此，医师建议患者考虑留置 PEG 管。医师还建议 Jackson 接受吞咽治疗，以提高吞咽的安全性和效率。不伤害这一概念表现在该医师不仅有义务“做对患者有好处的事”，还要防止出现伤害或者潜在的风险。Jackson 的吞咽能力基本上恢复到了颈动脉内膜切除术之前的水平。鉴于他在那样的水平下表现出良好的进食能力，完全停止经口进食似乎不太符合逻辑。尽管医师的目的是为了降低误吸的风险，但不尝试经口进食可能会对患者造成伤害，如失用性萎缩。尽管留置 PEG 管通常是低风险的操作，但任何外科手术或操作都存在一定的风险。对于医师来说，吞咽治疗似乎是一个相当温和的建议，但该治疗也存在潜在的负担，包括时间问题、路途问题、经济负担、情绪困扰，以及疗效无法完全保证。尊重自主权的概念也得到了体现，Jackson 的认知功能是完好的。他有较长的吞咽障碍病史，他也了解这对他生活质量的影响。他表现出了对他经口进食相关风险的理解，并对他希望如何继续治疗做出了明确的选择。

4. 正确答案：（A）尊重自主权，不伤害和公正。

尊重自主权这一原则在这里得到了体现，因为 Rosenbaum 夫人已经向你、她的家属和她的护理团队明确表示她不愿意接受 PEG 管。此外，她还签署了相关的文书。不伤害的原则也得到了体现。虽然 Rosenbaum 夫人因为吸入性肺炎被收入院，但尚不能明确肺炎是与食物的误吸有关，还是她在呕吐时出现误吸所致。她的医疗团队认为，放置 PEG 管就可以防止误吸，这一观点是不正确的。尽管有 PEG 管，患者仍然可能存在分泌物的误吸从而导致相关的并发症。最后，公正的原则也得到了阐述。医疗团队不能为了“腾出一张床位”来要求患者和家属同意手术。

5. 正确答案：（D）公正。

尽管你非常努力地工作，照顾患者，时间资源没有得到公平合理的分配。除了病情的评估，许多患者可能通过密切随访与吞咽治疗获益。缺乏后续的随访与治疗可能会导致一系列的问题，更长时间的非经口进食，更长时间的依赖于限制性进食，忽略了一些能够对患者的安全及营养水平产生负性影响的功能状态的改变，治疗缺乏进展，以及延长了住院天数。

第28章　伦理：文化考虑

Ethics: Cultural Considerations

Luis F. Riquelme　著
谢梦姝　译

本章概要

应该由专业人士发起一场尽可能避免文化偏见和刻板印象的交流。当努力提供具有文化敏感性的医疗服务时，认识到影响患者和医师之间交流的众多因素是最重要的。这种终生的过程为医师和患者提供了相互协作和学习的环境。从伦理的角度考虑，为了提高相关的和适当的吞咽障碍医疗服务，包括良好的评估、良好的治疗方法和良好的整体管理，患者的目标和偏好必须是制订护理计划的一个重要方面。没有与患者的真正沟通，可能就无法达到患者功能恢复的最好结局。

关键词

文化，能力，多元文化，敏感性，坚持

学习目标

- 提供广义的文化的定义。
- 提出同化和文化适应的概念。
- 阐述使用文化敏感性的依据。
- 提出文化谦逊的概念。
- 阐述国际吞咽障碍饮食标准化倡议框架发展的原理。

一、概述

美国持续的人口变化对卫生保健系统提出了挑战。卫生保健从业人员不再认为他们能够控制每一次临床遭遇，也不再认为他们能够“把一切都弄清楚”。临床的交流实际上是人与人之间的交流，因此充满了人际关系的复杂性，从个人感知（有时是刻板印象）到沟通风格的差异，即使是使用相同的语言来传递信息也是如此。事实上，医师和患者都带来了许多复杂的问题。能够认识到人与人之间的差异性是非常好的，但是医师和患者的想法往往凌驾于在某次临床遭遇中希望分享或接受的临床信息之上。医师需要获得患者的信任，以便能完成后续的评估和随访。这个过程很复杂，但并非不可能。

在文化、文化差异、文化意识和文化谦逊的

背景下，可以更好地理解双方之间的这种看法。文化作为一种概念，渗透到我们专业和个人的所有事情上。“文化”这个词指的是人类行为的综合模式，包括语言、思想、交流、行动、习俗、信仰、价值观，以及种族、民族、宗教或社会群体的制度[1]。这一定义显然比简单地将文化定义为只与族裔或种族有关更具有包容性。因此，从本质上讲，这意味着每个个体，无论是执业医师还是患者，都代表着多种文化[2]。当我们听到或者使用到“文化”“多样性”或者“多元文化”这些术语时，我们通常会把重点放在族裔和种族上。现今的临床医师必须接受并且有这样一种观念，即每个人都拥有或属于一种或多种文化，以提高与文化相适应的相关服务。否则，将会在所有的医疗环境下导致冲突、误解和供给劣质的服务，包括患者整体预后不佳。这将执业医师和患者都置于风险之中。执业医师应该更广义的定义文化，使其不仅包括种族，还包括宗教信仰、生活方式、特殊兴趣甚至是选择去哪个超市[3]。因此，执业医师有社会责任以一种文化敏感性的方式提供服务，同时将对于文化的定义超脱于民族与种族之上。

构建道德服务提供框架（frame ethical service delivery）和决策制订的概念在前面的章节已经提出，接下来将会对其进行回顾与展开。本章的内容都是围绕文化展开的讨论。伦理和文化必须共存，以便为各方取得最佳结果。例如，关于临终决定的伦理总是与文化交织，如果我们接受文化更广义的定义，那么在生命的这一时刻，由患者或其照顾者做的决定都将是基于文化的。首先是家庭信仰，这通常是我们在生活中接触到的第一组原则。此外，患者可能还会有自己的宗教信仰。最后，生活经历在形成患者的感知和偏好方面所起的作用也非常重要。这些因素都是基于文化背景的——文化的不同方面或者个人偏好的一部分，可能与另一群人共通。

二、文化的概念

文化的概念一直是人类学家、生物伦理学家、临床医师和其他人所努力的。这个术语被广泛用于描述共同的创造世界方式和地方知识的形式[4]。“文化概念”的一些用法侧重于认知和文化模式，然而另一些用法则侧重于社会实践和日常社会互动。支持和反对使用文化概念还存在争议。一些人认为它是理解模式的不同，因为一个特定的社区或国家的参与者被认为拥有共同的、统一的文化[4]。这可能会引起一些人的担忧，因为上述说法意味着作为一个文化或文化群体的一员，需要与该文化有关的所有问题达成完全一致。例如，有一个错误的假设，即所有的西班牙裔群体的成员都喜欢吃各种大米和豆类。另一些人则认为文化的概念掩盖了群体内部的紧张关系和反对意见，未能解释大众理解的重大历史性的改变，将群体内部的差异最小化，忽略了自主意识的重要性。举例来说，就是没有认识到基督教徒之间有共同的信仰，不管他们是不是新教徒，都相信基督存在于世上。因此，尽管基督教徒是各种各样的，但他们都有共同的信仰。这些想法来源于我们的认知倾向，即根据刻板印象和内在关键将个体进行分组。通过将个体归入这些类别，我们将个人主义的重要性，以及每个人都是许多不同群体或文化的成员这一事实降至最低。相反，应该理解的是，将具有共性的个体分组有时有利于他们的整体护理。例如，尽管拉美裔/西班牙裔来自至少 22 个不同的国家，但在需要时可以将所有人归入到一个具有政治和社会利益的群体，同时不应忽略他们之间具有很多的差异性。因此，理解和应用文化适应和同化的概念很重要。正如 Riquelme 所描述的[5]，同化是指一个人在新的环境中完全融入东道国文化的过程，而文化适应则是指东道国文化与本土文化在不同程度上的融合。美国是一个移民国家，在同化和文化适应方面有着悠久的历史。20 世纪中叶之前，基本上都是同化的过程，在那之后，许多移民群体才开始文化适应，即在他们的本土文化和信仰与东道国文化或本例中的“主流美国”之间找到平衡。最近的趋势可以证明这一点，它强调了不同群体的“文化自豪感”。创建具有共性群体的另一个好处是将不同群体之间的健康趋势联系起来。例如，帕金森病或其他退行性神经源性疾病的患者存在某些预期的症状模式。因此，这些分类的好处是显而易见的。然而，它也是需要变通的，因为一个分组中不是每个人都有相同的症状模式或严重程度。

三、文化能力还是文化敏感性

为了尽可能真实地回答这个问题，还必须理解其他几个文化概念。1998 年，Tervalon 和 Murray-García[6] 提出了一种文化概念，它包含了执业医师的终生学习和换位思考。按照这一说法，“文化谦逊包含了一种终身的承诺，即自我评估和批判，纠正医患关系中的权力失衡，代表个人和特定群体与社区发展互利的、非家长式的合作关系”[6]。医护人员与患者之间的动态关系常常受到各种社会文化不匹配的影响，包括医护人员对患者的健康理念和生活经历缺乏了解，以及医护人员有意无意地进行种族主义、阶级歧视、同性恋恐惧和性别歧视[2]。Crowley 等[7] 认为文化谦虚为文化能力的讨论增加了一个关键因素。但是，例如，一位检查者正在努力区分语言障碍和语言差异时，光有文化谦逊是不足够的。他们进一步补充道：“在许多情况下，医师对患者文化和语言的了解与医师的文化能力是分不开的。”确实如此，随之而来的问题就是任何一位医师都不能在所有患者的文化方面或是在言语语言病理学专业人员的实践过程中达到完全的文化能力。因此，问题就在于有些人相信他们“有足够的文化胜任能力”，这是怎么实现的？这可能吗？它的定义又是什么？

在这种情况下，人们可能认为“文化敏感性”是更好的术语，表示一个主动的过程。它不是绝对的，并且“敏感性”这个词可能会让人联想到运动或动力。《新牛津美语大词典（2016）》（The *New Oxford American Dictionary*）[8] 将“敏感”定义为“能够快速察觉或应对细微的变化、信号或影响；能够对他人的感受产生一种快速而精妙的欣赏能力”。因此，有人提出，文化敏感性是一个用来描述终身学习他人、了解文化的各种方面，以及在与他人的专业和个人互动中寻求平衡的更合适的术语。它赋予我们作为一个专业人士的归属感，并且还赋予我们努力实现平衡为患者和客户提供最佳护理中所必需的知识。

到目前为止，我们的讨论还主要集中在医师在临床 - 患者关系中的角色。除此之外，我们还必须要考虑患者如何看待执业医师。患者的看法对这种关系以及最终的结果可能有什么影响？一些人认为文化能力是双边的，另一些人则持反对观点。Sánchez[9] 提出了一个反对文化能力双边的观点。他认为，根据 Rawls[10, 11] 提出的“差异原则”的观点，接受医疗服务的患者并不一定有能力期待文化胜任的服务。这种权利差异与前面提出的文化谦逊的概念是一致的。他进一步阐述到：“任何外来文化者将文化期望带入到他 / 她的医患关系中时，如果这些期望既不能被理解也不能被解决，则会阻碍他 / 她获得最恰当的治疗与护理”（原书第 5 页）。不同文化背景的患者，对于自己执业医师的期望是不同的。认识了文化更全面的定义之后，患者的观念或期望会随着种族、社会经济地位、先前的经历、环境，以及其他可能的因素而变化。

文化胜任力要求我们不断致力于发现我们的文化差异和盲点，并找到解决这些问题的方法[12]。

四、言语语言病理学专业人员的指导原则

美国言语语言与听力协会（ASHA）有一系列的文件为言语语言病理学专业人员、听力学专业人员，以及语言听力研究者提供指导。最近，

第一个由多元文化委员会发布的“言语病理学专业人员和听力学专业人员提供文化和语言适当服务所需的知识和技能”[13]。该文件介绍了临床医师应该努力发展的知识和技能，以期能够为交流、吞咽，以及平衡障碍的患者提供偏见最少，且在文化方面最合适的医疗服务。该文件还支持了终身学习这一概念，提供了一系列能力来提高文化能力，包括对差异的敏感性、理解文化对提供服务的影响、倡导和授权存在沟通、吞咽或平衡障碍风险的消费者、家庭和社区的需要。在 2005 年，ASHA 多元文化委员会的成员撰写了一篇相关的文章，题为“为什么酸奶对你有好处？因为他有生活文化”[14]。本文着重于我们所有人都有多种文化的事实，我们的患者也是如此。除了这两个文件外，ASHA 道德委员会还通过制定专门针对文化能力的《道德问题》声明，强烈支持提供适合文化的服务需求。

道德规范要求向所有人提供合格的服务，并认同专业人员及其服务对象的文化/语言或生活经验。人人都有自己的文化。因此，文化能力与科学、技术与临床知识和技能一样，是成功提供服务的必要条件[15]。

几年后，ASHA 的成员制定了一份名为“专业服务中的文化胜任力”[16] 的政策文件。在 ASHA 的文化胜任力实践门户网站上（http://www.asha.org/practice-port al/professional-issues/cultur-competence），同样有一套对文化胜任力进行自我评估的工具。整套工具包括关于个人反思、策略和过程，以及提供服务的检查列表。此外，在一个交互式的网络平台上还有一个关于文化胜任力的工具。这些文件、工具和我们的同事所撰写的许多其他文章，为实现文化敏感性、为我们所有的利益相关者供给恰当的服务提供了依据。最重要的是，这些文件和文章也支持以下观点，包括文化、多元文化、超越种族和民族的多样性。

五、吞咽障碍实践的应用

关于文化和伦理如何在成人或儿童吞咽障碍的评估、治疗和管理中相互作用的文章很少。无数复杂的挑战和机遇与其他医疗实践领域相类似，但吞咽障碍实践的某些领域则截然不同。

在卫生保健实践的背景下，文化互通是具有挑战性的。部分原因在于疾病、健康和治疗系统的道德意义，它们具有文化和宗教基础[17]。这可能会导致一些做法与当地的传统与信仰产生冲突（如高级护理计划、披露疾病晚期或获得研究的知情同意等）。因此，在执业医师和患者之间需要更高的文化敏感度来达到平衡和相互理解，以得到积极的结果。Marshal 和 Koenig[17] 提出：“道德多元主义和文化差异在美国生物伦理学发展的前几十年并不是关注的重点。”他们进一步指出生物伦理学是第二次世界大战后不久创立的，但直到最近才开始涉及文化多元化的问题。2002 年，世界卫生组织（WHO）成立了伦理和健康单元，内容包括伦理、贸易、人权和卫生法。WHO 的这一举措旨在促进全世界临床和研究环境中生物医学和科学伦理问题项目的发展。在美国国立卫生研究院（national institutes of health）的 Fogarty 国际中心（fogarty international center）制定了以生物伦理为重点的项目，包括一个关于国际研究伦理的大项目。其中一项举措就是创建全球卫生生物伦理论坛，这是一个由国际机构组成的联盟，包括 Fogarty、WHO、泛美卫生组织、联合王国医学研究理事会和南非医学研究理事会。这个论坛为学者和研究人员提供了一个机会来讨论围绕世界各地的研究和生物医学实践的伦理挑战。Marshal 和 Koenig 认为，尽管这些都是朝着生物伦理全球化的积极举措，但应该理解的是，许多这些举措仍基于西方的意识形态和价值观[17]。

作为吞咽障碍评估、治疗管理的从业者，与我们相关的是，我们没有一套标准的规则或指导方针来保持文化敏感性或在文化敏感性的前提下取得更好的结果。在个人偏好或感知的背景下，以及当有多个人物使其更为复杂时，这几乎是不可能实现的。与其他医疗实践一样，患者对医师的看法在医疗服务中起着很大的作用。患者如何看待医师？医师的“第一印象”如何影响他们的交流？性别在其中起作用吗？这些都是要探索的复杂领域。此外，还有医师对患者的看法，患者的诊断是否会干扰交流？性别或服装的选择是否会影响交流？患者的保险范围是否影响所提供的医疗质量？同样，这些都是复杂的因素，在这里无法描述或分析所有这些因素，因为他们都是基于患者和执业医师各自反应和看法。

（一）食物喜好

具体到吞咽障碍的实践，通常在提供文化敏感性的医疗照护时，首要考虑是食物喜好。可以选择食物的菜单并不总是与文化相关，提出建议的医师并不总是了解患者的喜好。食物喜好通常是属于营养师工作范畴。然而，在临床上，我们所处的角色也需要推荐合适的食物质地以便使患者在病理情况下能够更安全地吞咽。我们应当了解每一位患者的饮食差异，以及这些差异是如何与我们的不同。例如，当我们推荐质软或糊状食物时，我们通常会推荐土豆泥，但我们不会想到大蕉泥，它是加勒比海岛屿上许多人的主食。当然，由于全球化和国际烹饪意识的提高，许多非加勒比血统的人在他们的饮食中也包括了大蕉，意大利血统的人也不是唯一吃自制意大利面的人。相互学习的复杂性仍持续存在。2002年，美国饮食协会出版了《美国吞咽障碍膳食（NDD）》[18]，确立了饮食结构在吞咽障碍管理中的标准术语和实践应用。NDD是由营养师、言语语言病理学专业人员和食品科学家共同创建的。NDD中描述的4个级别是基于8种质地的特点。更详细的信息，请参阅2002年的《美国吞咽障碍膳食》。McCullough等[19]也提供了关于NDD的简要介绍。

最近，鉴于国际上对食物的分类使用了许多不同的分类方法，我们需要在地理区域内和跨地理区域就术语达成一致，因此提出了国际吞咽障碍饮食标准化倡议（IDDSI；www.iddsi.org）。这项倡议的目标是为所有年龄、护理环境和文化中患有吞咽障碍的个人制订全球公认的经质地调整的食物和增稠液体的标准术语和定义。这一点在IDDSI网站上有明确说明。在一项全球范围的调查中，54种超过4～5种饮食水平的标签被报道最多用于调整质地[20]。标记液体时也发现了类似的变化，27种不同的标签最常用于3～4种液体的稠度。随后，Steele等[21]写了一篇系统综述并于2015年发表。基于对纳入的36篇文章回顾，这篇综述发现增稠液体可以帮助误吸的患者，但有证据表明“太稠”可能会产生更多的残留，增加了误吸的风险，没有具体的证据指出能够定义有效稠度的流变值。对于调整质地的食物，目前几乎没有综述证据。但固体食物和糊状食物在口腔期和吞咽时都需要更大的努力。在2015年晚些时候，由来自世界各地的言语语言病理学专业人员、营养学、胃肠病学、食品科学、机械工程、护理，以及职业治疗等领域的代表组成的IDDSI理事会发布了IDDSI框架（图28-1）。提出了8个连续等级，从0级（稀薄）～7级（常规食品）。每一级都有一个颜色、数字和标签。这3种标识符的组合有助于限制在推荐、识别、准备和组合吞咽障碍饮食订单方面的错误。在www.iddsi.org上提供了详细的描述和测试方法。这可以作为一个合适的多学科框架，在食物喜好的背景下对食物质地建议进行统一化。这将如何影响患者对于推荐饮食的依从性还有待观察。

（二）坚持治疗

坚持治疗在文化敏感性的背景下也不常被提及。在临床中，当治疗吞咽障碍时，许多医师已经将传统的评估/治疗转变为对吞咽障碍患者的管理。另一个值得注意的转变是使用代偿或间接的治疗策略，与直接的神经肌肉治疗相配合。这与我们所有的患者都有关。2005年，Colody[22]

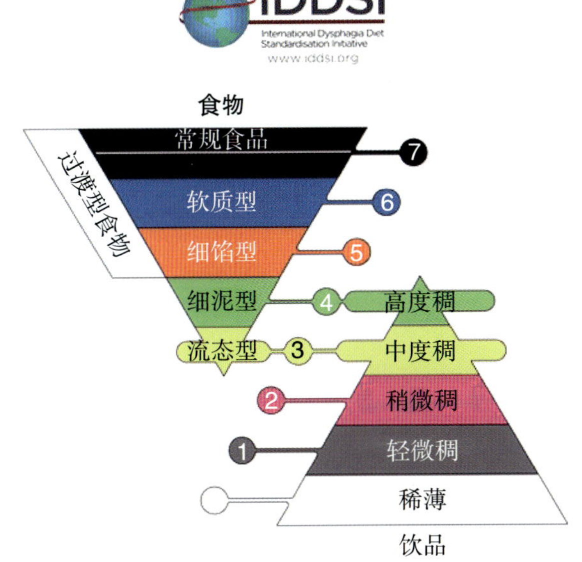

▲ 图 28-1　国际吞咽障碍食物标准行动委员会（IDDSI）框架

发表了一项研究，结果表明 63 名患有吞咽障碍的独立进食的成年人，不遵守治疗建议的原因包括否认吞咽问题，对食物 / 液体准备不满意，假设计算出的风险，将问题的严重性最小化，将责任归咎于执业医师，以及通过转介外部权威来不遵守建议。与此相关是卫生保健不一致的客观存在。

具体到卫生保健实践，Beal 和 Saul[23] 在《2004 年联邦基金国际卫生政策调查报告》中指出，医师与"少数族裔"的患者相处的时间更少（黑种人 67%、西班牙裔 63%、白种人 87%）。非白种人在就医之后也有更多未被解决的问题（西班牙裔 34%、黑种人 31%、白种人 25%）。他们还提供了数据表明医疗从业者强有力的文化能力改善了医疗质量和整体医疗结果。这在知情同意和整体高级护理计划的交互过程中也起着重要作用。

为了促进所有患者的文化意识，Westby 和同事[24, 25] 提供了一些额外的工具。具体来说，Westby 介绍了人种学访谈（ethnographic interviewing）的概念。虽然最初的重点是采访来自双语家庭、可能有沟通障碍患儿的父母，但总体原则适用于吞咽专业人员，并提供了如何以更开放、更客观的方式提出问题的想法。在这个过程中，执业医师通过一个系统的、有指导的对话来倾听患者或照顾者报告的行为和信念。人种学访谈传达按信息化定义的世界共鸣 / 接受，允许临床医师收集必要的信息来生成适当的支持和临床实践，有助于平衡能力的差距，为专业人员提供了一种方法来发现家庭和他们文化的优势和需求，提供了一种关注提供信息者的方法，帮助减少评估和干预潜在的偏差，并允许临床医师在一个更加生态有效地框架中收集数据[24]。在人种学访谈中，临床医师在开始的时候有一系列的问题，但随着访谈的展开，问题的流程是由所获得信息的范围和深度所塑造的。医师还必须注意提问的措辞，使用开放式而不是封闭式的问题，有效地使用预设的问题，一次问一个问题，使用预先陈述，同时保持对访谈的控制。

习　题

1. 文化这个词指的是？

A. 仅仅指一个人的肤色

B. 一个人说的语言

C. 人类行为的综合模式，包括语言、思想、交流、行动、习俗、信仰、价值观和种族、民族、宗教或社会团体的制度

D. 宗教信仰和种族背景

2. 文化谦逊指的是？

A. 让文化意识成为终身学习和换位思考的过程

B. 能够胜任文化的各个方面，但表现出自己的谦逊

C. 接受我们永远无法在文化上胜任的事实

D. 对患者的敏感度

3. 有些人认为"文化能力"一词需要改进，因为？

A. 对一种文化或语言的了解不是绝对或静态的

B. 在当今政治正确的环境下，这听起来不太合适

C. 它太异变，且表示一个积极的通融的过程

D. 文化多样性没有体现在术语中

4. 一些人认为“文化敏感性”这个词更合适，因为?

A. 在当今政治正确的环境下，听起来更好

B. 它似乎是绝对的或静态的

C. 它表示一个积极的过程，可能是动态的流程

D. “敏感性”更好，范围更小

5. ASHA 在以下哪个文件中提供了一些指导原则，帮助人们在文化上变得越来越有能力或越来越敏感?

A. 言语语言病理学专业人员和听力学家为了提供在文化和语言方面恰当的服务所需的知识和技能

B. 文化能力的伦理问题（道德委员会，ASHA）

C. 专业服务提供的文化能力

D. 以上都是

答案与解析

1. 正确答案：（C）人类行为的综合模式，包括语言、思想、交流、行动、习俗、信仰、价值观和种族、民族、宗教或社会团体的制度。

“文化”指的不只是一个人的肤色或是他/她使用的语言。它是一系列最终会影响到人类行为因素的结合。

2. 正确答案：（A）让文化意识成为终身学习和换位思考的过程。

临床医师应不断努力提高文化意识，认识到文化的概念是不断演变的。

3. 正确答案：（A）对一种文化或语言的了解不是绝对或静态的。

“文化敏感性”是一个比文化能力更合适的术语，因为文化的概念是不断变化的。

4. 正确答案：（C）它表示一个积极的过程，可能是动态的流程。

如前所述，文化敏感性是一个不断发展的过程。

5. 正确答案：（D）以上都是。

ASHA 为临床医师提供了许多关于文化敏感性的资源，包括以上所列。